中医经典名著临证精解丛书（疫病篇）

总主编 杨 进 魏凯峰

"伤寒瘟疫条辨"临证精解

魏凯峰 主编

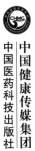

U0207208

中国健康传媒集团

中国医药科技出版社

内 容 提 要

《伤寒瘟疫条辨》系清代医家杨璿所著，为温病理论著作，对温病学的发展起到了重要作用。杨氏有鉴于伤寒与温病易于混淆的现实，采集诸家学说予以详辨。全书共 6 卷，卷一列述伤寒与温病的脉证、病因、治法等内容，卷二、卷三辨析伤寒、温病各种病候，卷四、卷五医方辨，卷六本草辨。本次整理选取底本版本精良，对书中条文进行注释、提要和精解，并加入重点方剂的临床运用医案，附有按语解读。本书有助于临床医生更好地学习中医温病理论，对指导临床治疗温病、提高临床疗效具有重要意义。

图书在版编目（CIP）数据

《伤寒瘟疫条辨》临证精解 / 魏凯峰主编 . — 北京：中国医药科技出版社，2024.9.
—（中医经典名著临证精解丛书）. — ISBN 978-7-5214-4866-5

Ⅰ . R254.1

中国国家版本馆 CIP 数据核字第 2024NA0062 号

美术编辑　陈君杞
版式设计　也　在

出版　**中国健康传媒集团** | 中国医药科技出版社
地址　北京市海淀区文慧园北路甲 22 号
邮编　100082
电话　发行：010-62227427　邮购：010-62236938
网址　www.cmstp.com
规格　710×1000mm $\frac{1}{16}$
印张　26
字数　631 千字
版次　2024 年 9 月第 1 版
印次　2024 年 9 月第 1 次印刷
印刷　河北环京美印刷有限公司
经销　全国各地新华书店
书号　ISBN 978-7-5214-4866-5
定价　**79.00 元**

获取新书信息、投稿、为图书纠错，请扫码联系我们。

版权所有　盗版必究
举报电话：010-62228771
本社图书如存在印装质量问题请与本社联系调换

丛书编委会

总主编 杨　进　魏凯峰

编　者（按姓氏笔画排序）

马晓北（中国中医科学院）

付丽媛（南京中医药大学）

朱　平（南京中医药大学）

朱　虹（扬州大学医学院）

刘　涛（南京中医药大学）

刘兰林（安徽中医药大学）

杨　进（南京中医药大学）

赵岩松（北京中医药大学）

龚婕宁（南京中医药大学）

魏凯峰（南京中医药大学）

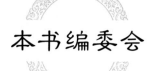

本书编委会

主　编　魏凯峰

编　委（按姓氏笔画排序）

　　　　万金圣　王一凡　付丽媛

　　　　汪伯川　沈　双　张彦亮

　　　　张晶晶　瞿旻晔

序

中医学是伟大宝库，是中华民族优秀文化代表之一，历经 2000 余年的发展，经久不衰。在其发展过程中，经历了数百次的瘟疫病的流行，在与这些疾病作斗争的过程中，积累了丰富的临床经验，形成了独特的理论体系，编写了大量专著，能有效指导临床防治疫病，为中华民族的繁衍生息做出了卓越贡献。特别是在近十几年来传染性非典型肺炎（SARS）、甲型流感病毒感染、新冠病毒感染等疫病肆虐时，中医药在防治方面发挥了重要作用。

为了更好地传承中医药，防治疫病，我们组织编写了《中医经典名著临证精解丛书》（疫病篇），选取中医疫病经典名著，加以注释、精解。同时选取古今临床医案，结合按语评注，示人以法，使读者在学习理论的同时，掌握常用方剂的辨证运用方法，学会理论的临床运用方法，提升读者临床辨治思维。本套丛书的出版有助于系统整理中医学辨治疫病的理论与治法方药，对于中医疫病学辨治理论体系的完善、提高临床防治疫病的水平具有重要指导作用。

丛书编写组成员来自南京中医药大学、中国

中医科学院、北京中医药大学、安徽中医药大学、扬州大学医学院等单位。江苏省苏南地区为中医温病、疫病理论发源地，南京中医药大学温病学教研室已故温病学名家孟澍江教授为现代温病学奠基人，编写了高等中医药教育最早的一批温病学教材，长期以来编写出版了大量的温病、疫病专著，具有深厚的学术积淀及丰富的编写经验。中国中医科学院、北京中医药大学温病学名家辈出，如赵绍琴教授、方药中教授、孔光一教授等，都在我国温病学理论形成、教学及人才培养中做出了巨大贡献。安徽中医药大学、扬州大学医学院受新安医派、孟河医派、山阳医派等中医学术流派的影响，形成了独到的中医温病、疫病理论，积累了丰富的临床经验。本丛书编写人员为各单位学科带头人及专业负责人，具有较高的学术水平及深厚的临床功底，确保了丛书的编写质量及学术水平。

本套丛书选取明清时期部分经典中医疫病名著及专著，结合临床实践进行校勘、分析、点评，具有版本精良、校勘细致、内容实用、点评精深的特点。多年来编写组成员已经点校出版了一批中医药古籍，积累了一定的编写经验，在本套丛书的编写过程中亦反复斟酌，但难免有不足之处，亟盼中医同行专家及广大读者给予批评指正。

首批国家级教学名师

全国名老中医药专家传承工作室指导老师　杨　进

全国名老中医药专家学术经验继承工作指导老师

2024 年 2 月

前　言

　　《伤寒瘟疫条辨》系清代医家杨璿所著，约成书于1784年（乾隆四十九年）。杨璿（1705-1795），别名杨浚，字玉衡，号栗山，清代河南省归德府夏邑县人。杨氏精研伤寒与温病，"集群言之粹，择千失之得"，零星采辑，参以己见，著成《伤寒瘟疫条辨》，时年七十有九，后人简称为《寒温条辨》，书成后广为流传，对治疗瘟病颇有影响。

　　《伤寒瘟疫条辨》全书共6卷，前3卷为辨析之论，后3卷为方药。卷一为总论诸项，共21条，载"治病须知大运辨""脉义辨""伤寒脉证辨""温病脉证辨""温病与伤寒根源辨""温病与伤寒治法辨""行邪伏邪辨""证候辨""寒热为治病大纲领辨""发表为第一关节辨"等有关温病与伤寒之病因、病机的理论阐述。卷二、卷三为辨证，共71条，对伤寒、温病所见诸证进行辨析。卷四、卷五为医方辨，选载正方181首，附方34首，绝大多数为前人有效成方，其中治温十五方出于自裁，对后世影响甚大。卷六为本草辨，对治疗伤寒、温病常用的190种药物的性味、归经、功效、主治等均做了归纳与阐述。杨氏学术思想远宗刘完素，近承吴有性。在《伤寒瘟疫条辨》中，杨氏对传统的伏寒化温学说进行了反驳，对其后新感温病学说予以继承和发展，从理论上澄清了二者概念的混淆。善于辨识脉象，并用以指导治疗，但也并非唯脉是凭。杨氏治疗温病重在清泄邪热，创立了以升降散为代表的治温十五方，用之对证，疗效卓著。

本书以清·乾隆五十年乙巳（1785）刊本为底本，各卷名称和顺序按原书不变。原著条文下包括【注释】【提要】【精解】及【医案举隅】等内容，对重点、难点内容进行阐释，并对常用方剂选取典型医案加以评述，以供读者学习相关方剂的临床用法。凡方药中涉及现代禁用药物（如虎骨、犀角等）之处，为保持内容原貌，未予改动。但在临床应用时，应使用相关代用品。

希望通过本书的编写帮助读者深入理解杨璿治疗温病的学术思想，系统掌握温病学相关理论，掌握治疗温病、疫病常用方剂，提高温热病临床诊治水平。书中难免会有疏漏和不当之处，敬请读者批评指正。

编者
2024 年 5 月

目　录

自　序

【原文】汉长沙太守张仲景《伤寒论》为医家鼻祖，其论治伤寒曰：未有温覆而当不消散者；至于治温病则曰：可刺五十九穴。可知温病伤寒划然两途矣。况世之凶恶大病，死生人在反掌间者，尽属温病，而发于冬月之正伤寒百不一二。仲景著书，独详于彼而略于此，何与？盖自西汉至晋，中历两朝，数经兵燹[1]，人物几空，相传《卒病论》六卷，不可复睹矣。《伤寒论》十卷，温病副之，想已遗亡过半。王叔和搜罗遗稿，编为序例，或得之传写，或得之口授，或得之断简残编，使三百九十七法，一百一十三方，流播人间，传之奕祀[2]不为无功。惜其杂以己意，以温病为伏寒暴寒，妄立四变换入《伤寒论》中，以致无人不以温病为伤寒，无人不以伤寒方治温病，混淆不清，贻害无穷，将经论亦不足传信于世，此其罪有不容逭[3]矣。自晋以来，千百余年，以伤寒名家发明其论者，不可以数纪。其尤者，如庞安常、许叔微、韩祗和、王海藏、赵嗣真、张璧、王实、吴绶、汪机，与林氏校正、成氏诠注、朱氏《活人书》、陶氏《六书》、《景岳全书》、王氏《准绳》，其于冬月正伤寒，各能援古准今，自成一家，无可拟议。道及温病，无一人不崇信叔和，先传后经，一字不能辨别，附会支离，相沿到今，故《尚论篇》曰：有晋以后之谈温病者，皆伪学也。惟刘河间《直格》、王安道《溯洄》，以温病与伤寒为时不一，温清不同治方，差强人意。然于温病所以然之故，卒未能阐发到底，使人见真守定，暨于临证，终属悯恪[4]，何以拯危殆而济安全。一日读《温疫论》，至伤寒得天地之常气，温病得天地之杂气，而心目为之一开；又读《缵论》，至伤寒自气分而传入血分，温病由血分而发出气分，不禁抚卷流连，豁然大悟。因绎经论《平脉篇》[5]，有曰：清邪中于上焦，浊邪中于下焦。又曰：清邪中上曰洁，浊邪中下曰浑。清邪、浊邪便是杂气，中上、中下便是血分。热淫于内，故经用刺穴之法，断非伤寒常气，外感气分所有事，乃论杂气伏郁血分，为温病所从出之源，变证之总。所为赤文绿字[6]，开天辟地之宝符，岂叔和序例之造言，与百家剿说雷同之所可比哉。呜乎！千古疑案，两言决矣。于是集群言之粹，择千失之得，零星采辑，参以管见，著《寒温条辨》九十二则，务辨出温病与伤寒另为一门，其根源、脉证、治法、方论，灿然昌明于世，不复搀入《伤寒论》中，以误后学，是则余之志也。知我罪我，何暇计乎。编次已定，撮其大要，弁于简端[7]，夫犹祖述仲景伤寒温覆，温病刺穴之本意云尔。

乾隆四十九年岁次甲辰正月既望栗山老人杨璿
书于溧水县署之槐阴轩时年七十有九

【注释】

[1] 兵燹（xiǎn 显）：燹，野火，战火之义。兵燹，指因战乱而遭受焚烧破坏的灾祸。

[2] 奕祀：亦作"奕禩"，意思是世代，代代。

[3] 逭（huàn 换）：逃避之义。

[4] 惝悦：亦作"惝恍"，指惆怅、模糊、不清。

[5] 《平脉篇》：此下引文，出自《伤寒论·辨脉法》，非《平脉篇》。

[6] 赤文绿字：古代传说中的一种符瑞。谓江河所出图箓皆为绿色，或用朱书刻于石碑上，故云"赤文绿字"。

[7] 弁于简端：把要说的话放在书籍的开头，意指序言。

【提要】本书自序交代本书编写的背景。

【精解】笔者提出仲景《伤寒论》因于战火，传抄遗漏，而致所论详于寒，略于温。王叔和搜罗遗稿，对于《伤寒论》的传承，贡献巨大。但其将温病归入伏寒、暴寒，导致后世以伤寒方治温病，贻害久远。刘完素、王安道虽能区分温病、伤寒，但并不能清楚阐明温病病因与发病。及至读《温疫论》《缵论》后，始豁然明悟温病之病因与发病。因此采集诸家所论之精粹，参以作者己见，著成《寒温条辨》，以区分温病与伤寒，辨明温病病因、脉证、治法及方论。

治病须知大运辨 订正

【原文】天以阴阳而运六气，须知有大运，有小运，小则逐岁而更，大则六十年而易。大小有不合，大运于阳岁位居阴，是阳中之阴，犹夏日之亥子时也；大运于阴岁位居阳，是阴中之阳，犹冬日之巳午刻也。民病之应乎运气，在大不在小，不可拘小运，遗其本而专事其末也。譬之子平，以运为主，流年利钝[1]，安能移其大局乎？病而与大小俱合无论矣。有于大运则合，岁气相违者，自从其大而略变其间也，此常理也。有于小则合，于大相违，更有于大运岁气俱违者，偶尔之变，亦当因其变而变应之。如冬温夏凉，怪病百出，俱不可以常理论也。总以大运为主，不以岁气纷更，强合乎证。又不设成见于中，惟证为的，与司天不合而自合，庶乎其近道矣。若概谓必先岁气，毋伐天和，似非世则之言。尝稽东垣李氏，一以补中为主；丹溪朱氏，一以滋阴为重；戴人张氏，一以荡涤为先，皆能表表于世。总得挈领提纲，故合一本万殊之妙。否则当年岂无岁气，而必各取其一耶。再以痘疹言之，有抱要于保元，有独取于辛温，有得意于清泻，是亦治痘之名手，何不见有逐年之分别耶。要知大运之使然，非三氏之偏僻也。如曰偏僻，则当年各操其一以应世，何以得各擅其胜乎？后学不明其故，各效其一而不通变；亦有畏其偏僻，而第据证按时，侈谈岁气，以示高卓，皆不知循环之大运者也。余留心此道，年近四旬，乡闬已经七困，肇于乾隆九年甲子，犹及谢事[2]。寒水大运，证多阴寒，治多温补，纵有毒火之证，亦属强弩之末。自兹已后，而阳火之证渐渐多矣，向温补宜重者变而从轻，清泻宜轻者变而从重。迨及甲戌乙亥，所宜重泻者，虽极清极解而亦弗验矣，势必荡涤而元泉之势始杀。至甲申乙酉，荡涤之法向施于初病者，多有首尾而难免者矣。历年已来，居然成一定局。间有温补者，什一千百而已，是大运转于相火矣。凡时行之气，如正伤寒与冬温、风温、暑温、湿温、秋温、飧泻、痎疟、燥咳、吐痢、霍乱，并男妇小儿一切诸证及痘疹，民病火病十八九，何况温病从无阴证，得天地疵疠旱潦之气，其流毒更甚于六淫，又岂寒水司大运者之所可同年语哉。自古运气靡常，纯驳无定，病故变态靡常，补泻无定，今之非昔，可知后之非今，先圣后圣其揆一也，易地则皆然矣，任胸臆者，断断不能仿佛。余于当事，时怀冰兢[3]，惟恐偏僻致误，庶几屡经屡验，差可自信，亦有莫挽者，明知其逆不必治，不过热肠所迫耳。

【注释】

［1］流年利钝：流年，星命家称一年所行之运。利钝，指顺利与困难。

［2］谢事：疑为"谢施"之误。《庄子·秋水》："何多何少，是谓谢施。"疏："谢，代也。施，用也。"

［3］兢（jīng 惊）：小心谨慎。《玉篇》："戒慎也。"

【提要】本节强调治病需辨析时下大运。

【精解】本节以大运、小运及岁气来阐述疾病发生机制并指导疾病治疗，并以李东垣补中、朱丹溪滋阴、张戴人荡涤及痘疹的治疗大法以及各治痘名家或重保元或独取于辛温或得意于清泻之不同为例，说明并非李、朱、张三家及治痘诸家治病之偏僻，乃是大运使然，岁气异则病异也。更是告诫后人要明其故，不要侈谈岁气，以示高卓。后文诸篇论述亦多言及《内经》，或言病理，或指导治疗之法。

在临床过程中，也要根据各年的气候、疾病变化和流行情况对患者进行全面分析，既参考气候变化的一般规律，又参考随时随地的气候变化来进行疾病的治疗。也就是说，无论何时何地，皆应在考虑主时之气和主时之胜的一般变化规律的基础上，随当时当地的实际气候而泻有余、补不足，以"逆其胜气、抑强扶弱"为宗旨。

脉义辨

脉义辨引

【原文】伤寒温病不识脉，如无目冥行，动辄颠陨。夫脉者，气血之神也，邪正之鉴也。呼吸微茫间，死生关头，若能验证分明，指下了然，岂有差错耶。伤寒脉法，与杂证自是不同，而温病脉法，与伤寒更是大异。今将长沙《内经》脉法揭于前，继以陶氏浮中沉三诊脉法，又继以温病与伤寒不同诊脉法，诚能洞晰于此，其于治也庶几乎。

【提要】本节重点强调了伤寒、温病重视辨脉，以及伤寒脉法与温病脉法的差异，并引出长沙伤寒、《内经》、陶氏伤寒三诊脉义，强调脉义辨析的重要性。

长沙伤寒脉义

【原文】问曰：脉有阴阳，何谓也？答曰：凡脉浮、大、动、滑、数，此名阳也；沉、涩、弱、弦、微，此名阴也。阴证见阳脉者生，按之阴者，阴极也。脉之阳者，阳生也。阴证阳脉真阴证也。阳生则阴长，故曰生。如厥阴下利，手足厥逆，脉数，微热汗出，今[1]自愈是也。若脉不数而紧，则死矣。阳证见阴脉者死。河间注云：脉近于绝故也。《类经》注云：证之阳者，假实也；脉之阴者，真虚也。阳证阴脉即阴证也。按：注既曰假实，知非真阳。既曰真虚，知为真阴。此假阳证真阴脉，直是阴证似阳也，故注曰即阴证也。若火闭而伏，以致脉沉细脱，此真阳证假阴脉，乃是阳证似阴也，非阴证也。辨之不明，死生反掌。（畏斋曰：仲景阳证见阴脉一语，不知糊涂了多少公，得此训话，发人猛醒。——眉批）

寸口脉微，名曰阳不足。阴气上入于阳中，则沥淅恶寒也。尺脉弱，名曰阴不足。阳气下陷入阴中，则发热也。阳脉（浮）濡阴脉弱者，则血虚。血虚则筋急也。其脉（沉）弱者，荣气之微也。其脉（浮）濡而汗出如流珠者，卫气之衰也。按：阳脉浮，其"脉浮"之二"浮"字，应是"濡"字，若是"浮"字，则与卫衰汗出如流珠之义不属。其脉沉之"沉"字，应是"弱"字，若是"沉"字，则与血虚荣微之义不属。悉宜改之。

寸口脉浮为在表，沉为在里，数为在腑，迟为在脏。若脉浮大者，气实血虚也。

寸口脉浮而紧，浮则为风，紧则为寒。风则伤卫，寒则伤荣。卫荣俱伤，骨节烦痛，当发其汗也。

夏月盛热，欲着复衣；冬月盛寒，欲裸其身。所以然者，阳微期恶寒，阴虚则发热也。

寸口脉浮大，而医反下之，此为大逆。浮则无血，大则为寒，寒气相搏，则为肠鸣，惊乃不知，而反饮冷水，令汗大出，水得寒气，冷必相搏，其人必饷[2]。按："令汗大出"四字，与上下文义不相连贯，当是衍文，宜删之。

诸脉浮数，当发热，而反沥渐恶寒，若有痛处，饮食如常者，当发其痛。脉数不时，则生恶疮也。

伤寒表证，欲发其汗，脉浮有力者，乃可汗之。若浮而无力，或尺脉弱涩迟细者，此真气内虚，不可汗也，汗之则死。伤寒里证已具而欲下之，切其脉，沉有力或沉滑有力，乃可下之。若沉细无力，或浮而虚者，此真气内虚，不可下也，下之则死。仲景治少阴病，始得之，反发热，脉沉者，麻黄附子细辛汤主之。此太阳少阴之两感也。有太阳之表热，故用麻黄；有少阴之脉沉，故用附子、细辛，发表温里并行。此证治之奇，脉法之奥，故《内经》曰：微妙在脉，不可不察也。

【注释】

［1］今：原作"令"，据文意改。

［2］饷：《玉篇》："食不下也。"

【提要】本节从脉辨阴阳以及不同脉象的意义、治法、误治等方面对伤寒脉义进行了论述，强调辨清脉象的重要性，阐明不同脉义的治法。

【精解】伤寒脉法以阴阳为辨脉总纲，从脉象分阴阳则脉浮、大、动、滑、数为阳，沉、涩、弱、弦、微为阴，阴证中出现阳脉，多提示阳气来复，正能盛邪，属阴出阳之象，多提示病情好转，故阴证见阳脉者生。反之，阳证见阴脉者死。三阳病中脉象多表现为阳气亢奋、搏指有力的阳脉，若见脉沉弱不可得等阴脉脉象，则提示正气衰败，阳去入阴，病势深重。证与脉象皆分阴阳，证象与脉象相悖，需谨慎审查证象虚实。一般情况下，若证象阳实，脉象表现为阴证虚证，则多属真虚假实，即阳证阴脉则阴证也。但若火郁于里，火闭而伏，则亦可见阳证与阴脉，此阴脉多属真实假虚，为阳证似阴，而非阴证。故临床中辨脉应多方斟酌，细辨脉之阴阳，注意脉象与证象的虚实真假，辨之不明，死生反掌。

《内经》脉义

【原文】《内经》曰：脉至而从，按之不鼓，诸阳皆然。王太仆注曰：言病热而脉数，按之不鼓动于指下者，此阴盛格阳而致之，非热也。又曰：脉至而从，按之鼓甚而盛也。王太仆注曰：言病证似寒，按之而脉气鼓动指下而盛者，此阳甚格阴而致之，非寒也。东垣治一伤寒，目赤面赤，烦渴引饮，脉息七八至，按之不鼓，此阴盛格阳于外，非热也。用干姜附子汤加人参，数服得汗而愈，亦治法之奇妙也。大抵诊脉之要，全在沉脉中分虚实。如轻手按之脉来得大，重按则无者，乃无根蒂之脉，为散脉，此虚极而元气将脱也。切不可发表攻里，如误治之则死，须人参大剂煎饮之。以上所言，乃脉证治例之妙，水火征兆之微，阴阳倚伏之理，要当穷究其指^[1]趣，不可轻易而切之也。

【注释】

[1] 指：通"旨"，目的，用意。

【提要】本节强调了诊脉的重点在于分清脉象虚实。

【精解】《内经》中阐述了若脉象与病证相一致，病为阳病、热病，但脉按之鼓动无力的，不是真正的阳病，各种阳病脉象应为壮盛有力。若热病脉数，但按之鼓动无力，应属阴盛格阳，阴气过盛，阳气过衰，阴中一线之元阳必随阴气而上行，故脉见数而无力，属真寒假热证候。需仔细辨别，分清虚实真假而后治之。

病证有寒热虚实，脉象可与病证相反，诊脉的重点在于分清脉象虚实。如脉轻按有分散凌乱之感，中按渐空，重按则无，则为散脉，属虚极元气离散、气血消亡、精气将绝，须急投人参汤大补元气、救逆固脱。若误辨其脉浮大而发表攻里则病情危殆。故诊脉需详辨其真假虚实、阴阳错杂，以指导诊疗。

陶氏伤寒三诊脉义

【原文】浮诊法：以手轻按于皮肤之上，切其浮脉之来，以察表里之虚实。尺寸俱浮者，太阳也。浮而紧者为寒在表，浮而数者为热在表。以脉中有力为有神，可汗之；浮而缓者为风在表，可解之，不可汗；浮而无力为虚为无神，不可汗。凡尺脉浮，寸脉浮，俱有力，可汗。若尺脉迟弱者，此真气不足，不可汗也。浮大有力为实为热，可汗之；浮大无力为虚为散，不可汗也。浮而长，太阳合阳明；浮而弦，太阳合少阳。凡脉浮主表，不可攻里也。

中诊法：以手不轻不重，按至肌肉之分而切之，以察阳明、少阳二经之脉也。尺寸俱长者，阳明也。浮长有力则兼太阳，表未解也，无汗者宜发汗。长而大，有力为热，当解肌；长而数，有力为热甚，当平热也；长洪长滑有力，此胃中实热，可攻之也。尺寸俱弦者，少阳也，宜和之。浮弦有力兼太阳，表未解也，可发汗。弦洪、弦长、弦数、弦滑有力，为热甚，宜清解之；弦迟、弦小、弦微皆内虚有寒，宜温之也。凡弦脉只可和，不可汗、下，不可利小便也。

沉诊法：重手按至筋骨之分而切之，以察里证之虚实也。尺寸俱沉细者太阴也，俱沉者少阴也，俱沉弦者厥阴也。沉疾、沉滑、沉实为有力有神，为阳盛阴微，急宜滋阴以退阳也；沉迟、沉细、沉微为无力无神，为阴盛阳微，急宜生脉以回阳也。大抵沉诊之脉，最为紧关之要，以决阴阳寒热，用药死生在毫发之间。脉中有力为有神，为可治；脉中无力为无神，为难治。用药宜守而不宜攻，宜补而不宜泻也。

【提要】本节论述了陶节庵伤寒三诊脉法，即浮诊法、中诊法、沉诊法及其脉义。

【精解】浮诊法，即以手轻按于皮肤之上，以查浮脉之虚实。浮脉总属在表之脉，浮而数为热在表；浮而紧为寒在表；浮而缓者为风在表。若三部脉皆浮且脉来壮实有力，脉象有神，为在表之实证热证，可发汗而解表；若三部脉浮但俱浮而无力或尺脉浮虚，不可汗也。脉浮为在表，太阳也，若浮而兼长，为太阳合阳明；浮而兼弦，为太阳合少阳。浮脉主表，治以解表为要，不可攻里，以防邪气内陷，另生变证。

中诊法，即以手不轻不重，按至肌肉之分而切之，以察阳明、少阳二经之脉。脉长属阳明之脉，浮长有力则兼太阳，表未解也，无汗者可发汗而解；长而大，有力为热，当解肌；长而数，有力为热甚，当平热也；长洪、长滑有力，此胃中实热，可攻之。脉弦属少阳，弦洪、弦长、弦数、弦滑有力为热甚，宜清解；弦迟、弦小、弦微皆内虚有寒，宜温之。凡弦脉属少阳，只可和，不可汗、下，不可利小便也。长脉属阳明，可以清下为要。

沉诊法，即重手按至筋骨之分而切之，以察里证之虚实。沉脉多属里证，陶氏认为沉脉最为紧要，以决阴阳寒热，用药死生在毫发之间，沉脉用药总宜守而不宜攻，宜补而不宜泻。三部俱沉细者属太阴；俱沉者属少阴；俱沉弦者属厥阴。沉疾、沉滑、沉实为有力有神，为阳盛阴微，可治，急宜滋阴以退阳也；沉迟、沉细、沉微为无力无神，为阴盛阳微，难治，急宜生脉以回阳也。

温病与伤寒不同诊脉义 诸书未载

【原文】凡温病脉不浮不沉，中按洪、长、滑、数，右手反盛于左手，总由怫热郁滞，脉结于中故也。若左手脉盛，或浮而紧，自是感冒风寒之病，非温病也。

凡温病脉，怫热在中，多见于肌肉之分而不甚浮，若热郁少阴，则脉沉伏欲绝，非阴脉也，阳邪闭脉也。

凡伤寒自外之内，从气分入，始病发热恶寒，一二日不作烦渴，脉多浮紧，不传三阴，脉不见沉；温病由内达外，从血分出，始病不恶寒而发热，一热即口燥咽干而渴，脉多洪滑，甚则沉伏。此发表清里之所以异也。

凡浮诊中诊，浮大有力、浮长有力，伤寒得此脉，自当发汗，此麻黄、桂枝证也。温病始发，虽有此脉，切不可发汗，乃白虎、泻心证也。死生关头，全于此分。

凡温病内外有热，其脉沉伏，不洪不数，但指下沉涩而小急，断不可误为虚寒。若以辛温之药治之，是益其热也。所以伤寒多从脉，温病多从证。盖伤寒风寒外入，循经传也；温病怫热内炽，溢于经也。

凡伤寒始本太阳，发热头痛而脉反沉者，虽曰太阳，实见少阴之脉，故用四逆汤温之。若温病始发，未尝不发热头痛，而见脉沉涩而小急，此伏热之毒滞于少阴，不能发出阳分，所以身大热而四肢不热者，此名厥。正杂气怫郁，火邪闭脉而伏也，急以咸寒大苦之味，大清大泻之。断不可误为伤寒太阳始病，反见少阴脉沉，而用四逆汤温之，温之则坏事矣。（于脉中即见异，此发前人所未到之旨也。——眉批）又不可误为伤寒阳厥，慎不可下，而用四逆散和之，和之则病甚矣。盖热郁亢闭，阳气不能交接于四肢，故脉沉而涩，甚至六脉俱绝，此脉厥也。手足逆冷，甚至通身冰凉，此体厥也。即仲景所谓阳厥，厥浅热亦浅，厥深热亦深是也。下之断不可迟，非见真守定，通权达变者，不足以语此。（此段议论，乃千古特识，患温者，从此不冤矣。俗医何曾梦见。——眉批）

凡温病脉，中诊洪长滑数者轻，重则脉沉，甚则闭绝。此辨温病与伤寒，脉浮脉沉异治之要诀也。

凡温病脉，洪长滑数，兼缓者易治，兼弦者难治。

凡温病脉，沉涩小急，四肢厥逆，通身如冰者危。

凡温病脉，两手闭绝，或一手闭绝者危。

凡温病脉，沉涩而微，状若屋漏者死。

凡温病脉，浮大而散，状若釜沸者死。

按：伤寒温病，必须诊脉施治。有脉与证相应者，则易于识别，若脉与证不相应，却宜审察缓急，或该从脉，或该从证，务要脉证两得。即如表证脉不浮者，可汗而解；里证脉不沉者，可下而解。以邪气微，不能牵引，抑郁正气，故脉不应。下利脉实有病愈者，但得证减，复有实脉，乃天年脉也。又脉法之辨，以洪滑者为阳为实，以微弱者为阴为虚，不待问也。然仲景曰：若脉浮大者，气实血虚也。《内经》曰：脉大四倍以上为关格，皆为真虚。陶氏曰：不论浮沉大小，但指下无力，重按全无，便是阴脉。此洪滑之未必尽为阳也、实也。景岳曰：其脉如有如无，附骨乃见，沉微细脱，乃阴阳潜伏闭塞之候。陶氏曰：凡内外有热，其脉沉伏，不洪不数，指下沉涩而小急，是为伏热，此微弱之未必尽为阴也、虚也。夫脉原不可一途而取，须以神气、形色、声音、证候彼此相参，以决死生安危，方为尽善。所以古人望闻问切四者缺一不可。（脉证两得，此治病之大关键也，业医者深宜留心。——眉批）

【提要】本节对于温病与伤寒在脉象表现上的不同、温病与伤寒同脉异治的情况，以及温病危重脉象进行了论述。

【精解】杨氏认为脉诊对伤寒、温病的临床辨析十分重要，若不识脉，如无目瞑行，动辄颠陨。因脉者气血之神，邪正之鉴，呼吸微芒间，死生关头，若能验证分明，指下了然，岂有差错？因此认真诊察发病初起脉象，可为辨别温病与伤寒提供可靠的临床依据。

杨氏对温病中的危重脉象进行了系统论述。凡温病初起洪长滑数之脉，兼缓者，说明里热内郁不甚，故易治；兼弦者，里热郁闭较甚，故难治。温病脉沉涩小急，而见四肢厥逆，通身如冰者，说明伏邪之毒滞于少阴，不能发出阳分，虽大清大下之法可用，但病情甚重，故曰危。温病脉，两手闭绝，或一手闭绝者，邪毒郁伏，阳气郁闭，病势危重。温病脉，沉涩而微，状若屋漏者，为阳气衰败、神气涣散之象，已难救治，故为死脉。温病脉，浮大而散，状若釜沸者，为三阳热极、阴液枯竭之象，亦为死脉。

杨氏善于通过辨识脉象来指导治疗，但并不唯脉是凭，仍强调四诊合参，如其所说："夫脉原不可一途而取，须以神气、形式、声音、证候彼此相参，以决死生安危，方为尽善"，确有临床指导意义。

对于杨氏所说温病与伤寒初起脉象的区别，仅供参考，不能绝对。如杨氏所云温病初起的脉象当属伏气温病，伏邪自发者，若新感温病或新感引发伏邪温病初起，其脉多浮，治疗亦不可囿于清里之说，而应投以辛散解表之味。

伤寒脉证辨

【原文】太阳经病，头顶[1]痛，腰脊强，身痛，发热恶寒，恶风，脉浮紧，以太阳经脉由脊背连风府，至颠顶，故为此证。此三阳之表也。仲景曰：大汗后，身热愈甚者、阴阳交而魂魄离也。

阳明经病，身热，目痛，鼻干，不眠，脉洪而长，以阳明主肌肉，其脉挟鼻，络于目，故为此证。此三阳之里也。正阳明腑病，由表传里，由经入腑也。邪气既深，故为潮热自汗，谵语发渴，不恶寒反恶热，揭去衣被，扬手掷足，或发斑黄狂乱，五六日不大便，脉滑而实，此实热已传于内，乃可下之。若脉弱无神，又当详辨。

少阳经病，往来寒热，胸胁满痛，默默不欲食，心烦喜呕，口苦目眩耳聋，脉弦而数，以少阳经脉循胁肋络于耳，故为此证。此三阳三阴之间也。由此渐入三阴，故为半表半里之证。伤寒邪在三阳，但有一毫表证，总以发汗解肌为上。

太阴经病，腹满而吐，食不下，嗌干，手足自温，或自利腹痛，不渴，脉沉而细，以太阴经脉布胃中络于嗌，故为此证。

少阴经病，欲吐不吐，脉注胸，邪上逆。心烦，络心故烦。但欲寐，阴主静。口燥舌干，自利而渴，络心故干渴。或咽痛吐利，引衣蜷卧，寒主收引，故蜷卧。其脉沉，以少阴经脉贯肾络于肺，系舌本，故为此证。

厥阴经病，烦满囊缩，脉循阴器。消渴，子盛则母虚，故肾水消而生渴。气上撞心，心中痛热，母盛则子实，故气撞心而痛热。饥不欲食，食即吐蛔，木邪则土受伤。下之利不止，脉沉而弦，以厥阴经脉循阴器络于肝，故为此证。

按：伤寒自外之内，脉证一定，而传变无常，但不可拘于日数，泥于次序。《内经》次第言之者，以发明其理耳。大抵太阳表证居多，然岂无初病径犯阳明者？岂无发于太阳即少阴受之者？岂无太阳热郁以次而传三阴者？岂无太阳止传阳明、少阳而不传三阴者？所以仲景有云：日数虽多，有表证即宜汗；日数虽少，有里证即宜下。此二句语活而义广，治伤寒之良法也。

【注释】

[1]顶：诸本同。据文义作"项"似胜。

【提要】本节论述伤寒六经病的证候表现。

【精解】太阳经病包括太阳中风证与太阳伤寒证，多由外感风寒所致，而阳气为人体物质代谢和生理功能的原动力，能发挥多种生理作用。太阳经病发生过程中出现的主要证候表现及其发病机制，都与阳气及其卫外抗邪功能有着密切联系。阳明病分为阳明经证和阳明腑证。阳明经证主要是太阳表邪入里传入阳明经，以气分热盛为主；阳明腑证主要是邪热内盛阳明之里，与肠中糟粕相搏，以燥屎内结为主。少阳病既不属于太阳表证，又不属于阳明里证，而是邪从太阳传入阳明的中间阶段，发于表里之间，所以又称半表半里证。此时外感病邪未除，正气已虚，病邪内侵，结于胆腑。太阴病是外感伤寒病发病过程中，由于病邪向内发展，由阳证、热证转变为阴证、寒证的一类证候。少阴病有从阴化寒与从阳化热两类。厥阴经病是伤寒六经病证的最后阶段，为三阴经之末。病至厥阴，则阴寒极盛，物穷则变，故阴寒盛极，则有阳热来复，也就是阴尽而阳生，寒极则生热，常以寒热错杂的证候为其特点。

温病脉证辨

【原文】《伤寒论·平脉篇》[1]曰：寸口脉阴阳俱紧者，法当清邪中于上焦，浊邪中于下焦。清邪中上名曰洁也，浊邪中下名曰浑也。阴中于邪，必内栗也。栗，竦缩也。按：经曰：清邪曰浊邪，明非风、寒、暑、湿、燥、火六气之邪也。另为一种，乃天地之杂气也。种种恶秽，上溷[2]空明清净之气，下败水土污浊之气，人受之，故上曰洁，下曰浑，中必内栗也。

玩篇中此四十六字，全非伤寒脉证所有事，乃论温病所从入之门，变证之总，所谓赤文绿字，开天辟地之宝符，人未之识耳。大意谓人之鼻气通于天，如毒雾烟瘴谓之清邪，是杂气之浮而上者，从鼻息而上入于阳，而阳分受伤，经云：清邪中上焦是也。久则发热，头肿，项强颈挛，与俗称大头温、虾蟆温之说符也。人之口气通于地，如水土物产化为浊邪，是杂气之沉而下者，从口舌而下入于阴，而阴分受伤，经云：浊邪中下焦是也。久则脐筑湫痛，呕泻腹鸣，足膝厥逆，便清下重，与俗称绞肠温、软脚温之说符也。然从鼻从口所入之邪，必先注中焦，分布上下，故中焦受邪，经云：阴中于邪是也。则清浊相干，气滞血凝不流，其酿变即现中焦，与俗称瓜瓤温、疙瘩温、阳毒、阴毒之说符也。此三焦定位之邪也。气口脉盛属内伤，洪长滑数，阴阳搏激曰紧。若三焦邪溷为一，则怫郁熏蒸，口烂蚀断，卫气通者，游行经络脏腑，则为痈脓。荣气通者，嚏出声嗢[3]咽塞，热壅不行，则下血如豚肝，如屋漏，然以荣卫渐通，犹非危候。若上焦之阳，下焦之阴，两不相交，则脾气于中难运，斯五液注下，而生气几绝矣。《缵论》所谓伤寒自气分传入血分，温病由血分发出气分，铁案不移。伤寒得天地之常气，先行身之背，次行身之前，次行身之侧，自皮肤传经络，受病于气分，故感而即动。认真脉证治法，急以发表为第一义，入里则不消矣。未有温覆而当不消散者，何至传入血分，变证百出哉？河间以伤寒为杂病，温病为大病，信然。盖温病得天地之杂气，由口鼻入，直行中道，流布三焦，散漫[4]不收，去而复合，受病于血分，故郁久而发。亦有因外感，或饥饱劳碌，或焦思气恼触动而发者。一发则邪气充斥奔迫，上行极而下，下行极而上，即脉闭体厥，从无阴证，皆毒火也。与伤寒外感，与治伤寒温散，何相干涉？奈何千年愦愦，混为一病，试折衷于经论，宁不涣然冰释哉？治法急以逐秽为第一义。上焦如雾，升而逐之，兼以解毒；中焦如沤，疏而逐之，兼以解毒；下焦如渎，决而逐之，兼以解毒。恶秽既通，乘势追拔，勿使潜滋。所以温病非泻则清，非清则泻，原无多方，时其轻重缓急而救之，或该从证，或该从脉，切勿造次。

《伤寒论》曰：凡治温病，可刺五十九穴。

成注：以泻诸经之温热，谓泻诸阳之热逆，泻胸中之热，泻胃中之热，泻四肢之热，泻五脏之热也。

按：温病脉，经曰：寸口脉阴阳俱紧，与伤寒脉浮紧、浮缓不同。温病证，经曰中上焦，中下焦，阴中邪，_{升降散、增损双解散主方也}。与伤寒证，行身背，行身前，行身侧不同。温病治法，经曰刺五十九穴，与伤寒治法温覆发散不同。非以温病，虽有表证，实无表邪，明示不可汗耶。独是河间以伤寒为杂病，三百九十七法，一百一十三方，至详且悉。温病为大病，岂反无方论治法乎？噫！兵燹散亡，传写多讹，错简亦复不少，承讹袭谬，积习相沿，迄今千余年矣。名手林立，方书充栋，未有不令发汗之说。余一人以管窥之见，而欲革故洗新，使之从风，亦知其难。然而孰得孰失，何去何从，必有能辨之者。

【注释】

［1］《伤寒论·平脉篇》：据此下引文当作《伤寒论·辨脉法》。

［2］溷（hùn 混）：《说文》："乱也。"一曰水浊貌。

［3］喕（wà 哇）：声塞而小也。

［4］漫：原作"慢"，据扫本、湘本改。

【提要】本节主要论述了温病与伤寒脉证及治法的不同。

【精解】杨氏引用《伤寒论·平脉篇》的"寸口脉阴阳俱紧者……浊邪中下名曰浑也"一句，点明温病脉证根源以及温病可能包括各种变证。温病与伤寒外感风寒不同，温病得于杂气，清邪中上焦，浊邪中下焦，也详细阐述了人体感受杂气之后三焦的感邪传化过程。

杨氏批判了过去医家将伤寒、温病混为一谈的现象，并从病因病机、疾病传变、治法上指出二者的不同。从病因病机看，温病以证为主，温病中上焦，中下焦，阴中邪；而伤寒以脉为主，与伤寒证，行身背，行身前，行身侧。从疾病传变看，伤寒自气分传入血分，温病由血分发出气分。从治法看，温病治法与伤寒不同。温病虽有表证，实无表邪，不可汗，可刺五十九穴，而伤寒可用辛温发散法治之。

温病与伤寒根源辨

【原文】西汉张仲景著《卒病伤寒论》十六卷，当世兆民赖以生全。至晋代不过两朝相隔，其《卒病论》六卷已不可复睹，即《伤寒论》十卷，想亦劫火之余，仅得之读者之口授，其中不无残阙失次。赖有三百九十七法，一百一十三方之名目，可为校正。而温病失传，王叔和搜讨成书附以己意，指为伏寒，插入异气，似近理而弥乱真。其序例有曰：冬时严寒杂厉之气，中而即病者为伤寒；中而不即病，寒毒藏于肌肤，至春变为温病，至夏变为暑病。成无己注云：先夏至为病温，后夏至为暑病，温暑之病本于伤寒而得之。由斯以谈，温病与伤寒同一根源也，又何怪乎！后人治温病，皆以伤寒方论治之也。殊不知温病另为一种，非寒毒藏至春夏变也。自叔和即病不即病之论定，而后世名家方附会之不暇，谁敢辩之乎！余为拨片云之翳，以着白昼之光。夫严寒中人顷刻即变，轻则感冒，重则伤寒，非若春夏秋风暑湿燥所伤之可缓也。即感冒一证之最轻者，尚尔头痛身痛，发热恶寒，四肢拘急，鼻塞痰喘，当即为病，不能容隐。今为严寒杀厉所中，反能藏伏过时而变，谁其信之？更问何等中而即病？何等中而不即病？何等中而即病者，头痛如破，身痛如杖，恶寒项强，发热如炙，或喘或呕，烦躁不宁，甚则发痓，六脉如弦，浮紧洪数，传变不可胜言，失治乃至伤生？何等中而不即病者，感则一毫不觉，既而挨至春夏，当其已中之后，未发之前，神气声色不变，饮食起居如常。其已发之证，势更烈于伤寒？况风寒侵人，未有不由肌表而入，所伤皆同荣卫，所中均系严寒。一者何其灵敏，感而遂通，一者何其痴呆，寂然不动，一本而枝殊，同源而流异，此必无之事，历来名家无不奉之为祖，所谓千古疑城，莫此难破。然而孰得孰失，何去何从，芸夫牧竖亦能辨之。再问何等寒毒藏于肌肤？夫肌为肌表，肤为皮之浅者，其间一毫一窍，无非荣卫经行所摄之地，即偶尔脱衣换帽所冒些小风寒，当时而嚏，尚不能稽留，何况严寒杀厉之气，且藏于皮肤最浅之处，反能容忍至春，更历春至夏发耶？此固不待辨而自诎[1]矣。乃又曰：须知毒烈之气，留在何经而发何病，前后不答，非故自相矛盾，其意实欲为异气四变，作开山祖师也。后人孰知其为一场懵懂[2]乎？予岂好辨哉，予不得已也。凡治伤寒大法，要在表里分明，未入于腑者，邪在表也，可汗而已；已入于腑者，邪在里也，可下而已。若夫温病，果系寒毒藏于肌肤，延至春夏犹发于表，用药不离辛温，邪气还从汗解，令后世治温病者，仍执肌肤在表之寒毒，一投发散，非徒无益而又害之。且夫世之凶厉大病，死生人在反掌间者，尽属温病，发于冬月正伤寒者，千百一二，而方书混同立论，毫无分别。总由王叔和序《伤寒论》于散亡之余，将温病一门失于编入，指为伏寒异气，妄立温疟、风温、温毒、瘟疫四变，插入《伤寒论》中混而为一，其证治非徒大坏而将泯[3]焉，后之学者，殆自是而无所寻逐也已。余于此道中，已三折其肱矣，兼以阅历之久，实见得根源所出。伤寒得天地之常气，风寒外感，自气分而传入血分；温病得天地之杂气，邪毒内入，由血分而发出气分。一彼一此，乃风马牛不相及也。何以言之？常气者，风寒暑湿燥火，天地四时错行之六气也；杂气者，非风非寒非暑非湿非燥非火，天地间另为一种，偶荒旱潦疵疠[4]烟瘴[5]之毒气也。故常气受病，在表浅而易；杂气受病，在里深而难。就令如序例所云，寒毒藏于肌肤，至春夏变为温病、暑病，亦寒毒之自变为温，自变为暑耳，还是冬来常气，亦犹冬伤于寒，春必病温之说，于杂气何与？千古流弊，只缘人不知疵疠旱潦之杂气而为温病，遂与伤寒视而为一病，不分两治。余故不辞谫陋[6]，条分缕晰，将温病与伤寒辨明，各有病原，各有脉息，各有证候，各有治法，各有方论。令医家早为曲突徙薪[7]之计，庶不至焦头烂额耳。

或问《内经》曰：冬伤于寒，春必病温。余曰：冬伤于寒，谓人当冬时受寒气也。春必病温，谓人到来春必病热也。亦犹经曰，人之伤于寒也，则为病热云尔。东垣云：其所以不病于冬，而病于春者，以寒水居卯之分，方得其权，大寒之令复行于春，开发腠理，少阴不藏，辛苦之人，阳气外泄，谁为鼓舞，阴精内枯，谁为滋养，生化之源已绝，身之所存者热也。故《内经》又云：冬不藏精，春必病温。此水衰火旺，来春其病未有不发热者，于温病何与？温病者，疵疠之杂气，非冬来之常气也。肾虚人易为杂气所侵则有之，非谓伤于寒则为温病也。经何以不曰温病，而必曰病温？盖温者热之始，热者温之终也，岂诸家所谓温病者乎？特辨以正前人注释之谬。

【注释】

［1］诎（qū 屈）：通"屈"。《淮南子·氾论训》："诎寸而伸尺，圣人为之。"

［2］懵（měng 蒙）懂：糊涂，不明事理。

［3］泯（mǐn 敏）：灭、尽之意。

［4］疵疠：灾害；疾病。《列子·黄帝》："人无夭恶，物无疵厉。"

［5］烟瘴：即瘴气。旧指南方山林间湿热蒸郁致人疾病的邪气。

［6］谫（jiǎn 剪）陋：谫，浅薄。《史记·李斯列传》："能薄而材谫。"

［7］曲突徙薪：突，烟囱。薪，柴。《汉书·霍光传》："臣闻客有过主人者，见其灶直突，傍有积薪。客谓主人，更为曲突，远徙其薪，不者且有火患。"后喻防患于未然。

【提要】本节从病因学角度系统论述了温病与伤寒的区别，对传统"伏寒化温"的病因学说提出异议，阐明了温病的产生是由于感受了非风非寒非暑非湿之杂气所致，而不是冬季感受的寒邪。

【精解】对于温病及温病因的认识，《黄帝内经》提出"冬伤于寒，春必病温"，即是说冬季感受寒邪，未即时发病，至春季则易发生春温。《素问·热论》提出"凡病伤寒而成温，先夏至日者为病温，后夏至日者为病暑"，即明确指出春季所发生的春温病与夏季所出现的暑温病，究其原因皆为冬季感受了寒邪所致。《难经》从"今夫热病者，皆伤寒之类也"的观点出发，更明确指出："伤寒有五：有中风、有伤寒、有湿温、有热病、有温病"，中风、伤寒、湿温、热病、温病"其所苦各不同"，病名各异，但可统称为伤寒，均由寒邪所引起。

杨氏坚决反对用"伏寒化温"学说解释温病的病机，他认为伤寒得天地之常气，风寒外感自气分而传入血分；温病得天地之杂气，邪毒入内，由血分而发出气分，一彼一此，乃风马牛不相及。他明确提出了伤寒的病因为冬季的寒邪，而温病的病因与其截然有别，强调"温病者，疵疠之杂气，非冬来之常气也"。显然，杨氏对温病病因的认识，较为系统地继承了明末著名温病学家吴又可的"杂气"学说，从致病原因上分清温病与伤寒不同，揭示其发病机制各异，在当时来说，这对认清温病与伤寒的证候表现、发展趋向、治疗方法等颇有积极意义。同时，其否定了"伏寒化温"之说，这对尔后新感温病学说的形成与发展有一定影响，从理论上澄清了二者概念的混淆。

当然，杨氏否定"伏寒化温"病因学说，并不等于否定伏气温病，两者不可等而同之。

温病与伤寒治法辨

【原文】读仲景书，一字一句都是精义，后人之千方万论，再不能出其范围，余又何辩乎？盖仍本之仲景矣。《伤寒论》曰：凡伤寒之为病，多从风寒得之。风属阳，寒属阴，然风送寒来，寒随风入，本为同气，故寒之浅者即为伤风，风之深者即为伤寒，故曰伤寒从风寒得之。始因表中风寒，入里则不消矣，未有温覆而当不消散者。成氏注：风寒初客于皮肤，便投汤药，温覆发散而当，则无不消散之邪，此论伤寒治法也。其用药自是麻黄、桂枝、大小青龙一派。《伤寒论》曰：凡治温病，可刺五十九穴。成氏注：以泻诸经之温热，谓泻诸阳之热逆，泻胸中之热，泻胃中之热，泻四肢之热，泻五脏之热也。此论温病治法也。若用药，当是白虎、泻心、大柴胡、三承气一派。末又曰：此以前是伤寒温病证候也。详仲景两条治法，于伤寒则用温覆消散，于温病则用刺穴泻热，温病与伤寒异治判若冰炭如此，信乎仲景治温病必别有方论，呜呼！历年久远，兵燹[1]散亡，王叔和指为伏寒，插入异气，后之名公，尊信附会，沿习耳闻，遂将温病为伤寒，混同论治。或以白虎、承气治伤寒，或以麻黄、桂枝治温病，或以为麻黄、桂枝今时难用，或以为温病春用麻黄、桂枝须加黄芩，夏用麻黄、桂枝须加石膏，或于温病知用白虎、泻心、承气，而不敢用麻黄、桂枝、青龙者，但昧于所以然之故，温病与伤寒异治处总未洞晰。惟王氏《溯洄》著有伤寒立法考、温病热病说，其治法较若列眉，千年长夜，忽遇灯炬，何幸如之。惜其不知温病中于杂气，而于严寒中而不即病，至春夏变为温暑之谬说一样糊涂，以为证治与伤寒异，病原与伤寒同，而未免小视轻忽之也。刘氏《直格》以伤寒为杂病，以温病为大病，特制双解散、凉膈散、三黄石膏汤，为治温病主方，其见高出千古，深得长沙不传之秘。惜其不知温病中于杂气，而于伤寒末传阴证，温病从无阴证之治法，无所发明。庸工不能解其理，不善用其方，而猥[2]以寒凉摈[3]斥之也。诸家混淆不清，而二公亦千虑之失也。余于此道中，抱膝长吟，细玩《伤寒论·平脉篇》曰：清邪中上焦，浊邪中下焦，阴中于邪等语，始幡然顿悟曰：此非伤寒外感常气所有事，乃杂气由口鼻入三焦，怫郁内炽，温病之所由来也。因此以辨温病与伤寒异，辨治温病与治伤寒异，为大关键。故多采王、刘二公之论，并《缵论》《绪论》《温疫论》《尚论篇》，及诸前辈方论。但有一条一段不悖于是者，无不零星凑合，以发挥仲景伤寒温覆消散，温病刺穴泻热之意，或去其所太过，或补其所不及，或衍其所未畅，实多苦心云。

【注释】

[1] 燹：火意。引用为兵火。

[2] 猥（wěi委）：多，杂。

[3] 摈（bìn殡）：排斥；弃绝。《后汉书·文苑列传·赵壹传》："恃才倨傲，为乡党所摈。"

【提要】 本节论述温病与伤寒治法的区别。

【精解】 杨氏力倡温病与伤寒治法应有所区别，并对《伤寒论》以及历代医家的有关论述进行评述。通过分析各医家对温病证治认识的贡献与不足，杨氏提出温病与伤寒之所以临床表现、治法、方药有明显不同，归根到底在于其感受邪气不同，温病的发生不是感受寒邪伏而化热所致，而是"杂气由口鼻入三焦，怫郁内炽"引起，这是辨治温病与伤寒区别的关键所在。杨氏的观点较为中肯，对温病与伤寒辨治区别的认识亦较为深刻，具有较强的理论价值和临床指导意义。

行邪伏邪辨

【原文】 凡邪所客，有行邪，有伏邪，故治法有难有易，取效有迟有速。行邪如冬月正伤寒，风寒为病自外之内，有循经而传者，有越经而传者，有传一二经而止者，有传尽六经不罢者，有始终只在一经而不传者，有从阳经传阴经为热证者，亦有变为寒证者，有直中阴经为寒证者。正如行人经由某地，本无根蒂，因其漂浮之势，病形虽乱，若果在经，一汗而解；若果在胃，一下而愈，若果属寒，一于温补；若果传变无常，随经治之。有证可凭，药到便能获效。所谓得天地之常气，风寒外感，自气分传入血分者是也。先伏而后行者，温病也。无形无声者，难言矣。毒雾之来也无端，烟瘴之出也无时，温热熏蒸之恶秽，无穷无数，兼以饿殍[1]在野，骸骼[2]之掩埋不厚，甚有死尸连床，魄汗之淋漓自充，遂使一切不正之气，升降流行于上下之间，人在气交中无可逃避。虽童男室女，以无漏之体，富贵丰亨，以幽闲之志，且不能不共相残染，而辛苦之人可知矣，而贫乏困顿之人又岂顾问哉！（杂气侵人，无论贫富强弱。说得淋漓痛快，令人目开心朗。——眉批）语云大兵之后，必有大荒，大荒之后，必有大疫，此天地之气数也，谁能外之。疵疠旱潦之灾，禽兽往往不免，而况人乎。所谓得天地之杂气，邪热内郁，由血分发出气分者是也。当其初病之时，不惟不能即疗其病，而病势日日加重，病家见病反增，即欲更医，医家不解其故，亦自惊疑，竟不知先时蕴蓄，邪微则病微，邪甚则病甚。病之轻重非关于医，人之死生全赖药石。故谚[3]有之曰：伤寒莫治头，劳病莫治尾。若果是伤寒，初受肌表，不过浮邪在经，一汗可解，何难之有，不知盖指温病而言也。要其所以难者，总因古今医家，积习相沿，俱以温病为伤寒，俱以伤寒方治温病，致令温魂疫魄含冤地下。诚能分析明白，看成两样脉证，两样治法，识得常气杂气，表里寒热，再详气分血分，内外轻重，自迎刃而解，何至杀人耶。虽曰温病怪证奇出，如飙举蜂涌，势不可遏，其实不过专主上中下焦，毒火深重，非若伤寒外感，传变无常，用药且无多方，见效捷如影响，按法治之，自无殒命之理。至于死而复苏，病后调理，实实虚虚之间，用药却宜斟酌，妙算不能预定，凡此但可为知者道也。若夫久病枯槁，酒色耗竭，耆[4]老风烛，已入四损不可正治之条，又不可同年而语。

【注释】

[1]殍（piǎo 缥）：饿死的人。《玉篇》："饿不死。"

[2]骴骼（zì gé 自革）：骸骨。《礼记·月令》："掩骼埋骴。"郑玄注："骨枯曰骼，肉腐曰骴。"

[3]谚：通"谚"，谚语。

[4]耆（qí 其）：古称六十岁为耆。《礼记·曲礼上》："六十岁曰耆。"

【提要】本节主要论述了行邪、伏邪的致病特点。

【精解】吴又可所谓伏邪，是瘟疫类疾病感染戾气后伏而未发的病邪。广义的伏邪则指一切伏而不即发的邪气，即指七情所伤、饮食失宜、痰浊、瘀血、内毒等内在的致病因素。广义的伏邪已经不仅仅局限于瘟疫范畴，还包括多种致病因素所导致的内科疾病。杨氏认为感受行邪即感受天地之常气，自气分传入血分，可施以汗、下、温法治之，辨证施治，易药到病除；先感伏邪后感行邪，引发温病。杨氏论述了在病机与治法方面，伤寒自气分传入血分，温病自血分发出气分者，伤寒莫治头，劳病莫治尾。杨氏还批判了历代医家多将伤寒、温病混为一谈，用治疗伤寒的方子治疗温病，多致坏病甚至伤及性命。

证候辨

【原文】或曰：子辨温病与伤寒，有云壤之别，今用白虎、泻心、承气、抵当，皆伤寒方也，既同其方，必同其证，子何言之异也？余曰：伤寒初起，必有感冒之因，冬月烈风严寒，虽属天地之常气，但人或单衣风露，或强力入水，或临风脱衣，或当檐沐浴，或道路冲寒，自觉肌肉粟起，既而四肢拘急，头痛发热，恶寒恶风，脉缓有汗为中风，脉紧无汗为伤寒，或失治，或误治，以致变证蜂起。温病初起，原无感冒之因，天地之杂气，无形无声，气交流行，由口鼻入三焦，人自不觉耳。不比风寒感人，一着即病，及其郁久而发也，忽觉凛凛，以后但热而不恶寒，或因饥饱劳碌，焦思气郁，触动其邪，是促其发也。不因所触，内之郁热自发者居多。伤寒之邪，自外传内；温病之邪，由内达外。伤寒多表证，初病发热头痛，末即口燥咽干；温病皆里证，一发即口燥咽干，未尝不发热头痛。伤寒外邪，一汗而解；温病伏邪，虽汗不解，病且加重。伤寒解以发汗，温病解以战汗。伤寒汗解在前，温病汗解在后。鲜薄荷连根捣，取自然汁服，能散一切风毒。伤寒投剂，可使立汗，温病下后，里清表透，不汗自愈，终有得汗而解者。伤寒感邪在经，以经传经；温病伏邪在内，内溢于经。伤寒感发甚暴，温病多有淹缠。三五七日忽然加重，亦有发之甚暴者。伤寒不传染于人，温病多传染于人。伤寒多感太阳，温病多起阳明。伤寒以发表为先，温病以清里为主。各有证候，种种不同。其所同者，伤寒温病皆致胃实，故用白虎、承气等方清热导滞，后一节治法亦无大异，不得谓里证同而表证亦同耳。

【提要】本节从温病初起临床表现及病情演变趋势等方面，论述伤寒与温病的区别，并揭示伤寒与温病治疗都可用白虎、承气汤之理。

【精解】杨氏极力主张温病与伤寒应区分清楚，两者在发病起因、传变趋向、初起表现、汗法的运用、病势、传染情况及治疗原则等方面皆有所不同。伤寒多感太阳，温病多起阳明。伤寒以发表为先，温病以清里为主，各有证候。

由于伤寒、温病在病势演变过程中，皆可出现邪入阳明之变，都可有阳明无形气分邪热炽盛证及邪热与燥屎相搏结阻于肠道之阳明腑实证，故都可用白虎、承气等方，清热导滞，因此伤寒、温病病程中后期治法基本相同。

杨氏在温病与伤寒区别的具体论述中有些值得商榷之处。如"温病之邪，由内达外"之说不可绝对，温病之邪同样有由表入里者，尤其是属新感温病者。又如"伤寒解以发汗，温病解以战汗。伤寒汗解在前，温病汗解在后"之论也不尽然。温病初起，邪郁卫表者，同样须用辛散解表法，以驱逐表邪，发汗宣卫，只不过所用药物宜辛凉而忌辛温。

寒热为治病大纲领辨

【原文】客有过而问之者曰：闻子著《寒温条辨》，将发明伤寒乎，抑发明温病也？特念无论伤寒温病，未有不发于寒热者，先贤之治法，有以为热者，有以为寒者，有以为寒热之错出者，此为治病大纲领，盍为我条分而辩论焉。余曰：愿受教。客曰：《内经》云：热病者，伤寒之类也。人之伤于寒也，则为病热。未入于腑者，可汗而已；已入于腑者，可下而已。三阳三阴，五脏六腑皆受病，荣卫不行，脏腑不通，则死矣。又曰：其未满三日者，可汗而已；其满三日者，可下而已。《内经》直言伤寒为热，而不言其有寒。仲景《伤寒论》垂一百一十三方，用桂、附、人参者，八十有奇，仲景治法与《内经》不同，其故何也？余曰：上古之世，恬淡浑穆[1]，精神内守，即有伤寒，一清热而痊可，此《内经》道其常也。世不古若，人非昔比，以病有浅深，则治有轻重，气禀日趋于浇薄[2]，故有郁热而兼有虚寒，此仲景尽其变也。客又曰：伤寒以发表为第一义，然麻黄、桂枝、大青龙每苦于热而难用，轻用则有狂躁、斑黄、衄血、亡阳之失，致成热毒坏病，故河间自制双解散、凉膈散、三黄石膏汤。若麻黄、桂枝、大青龙果不宜用，仲景何以列于一百一十三方之首乎？致使学者视仲景书，欲伏焉而不敢决，欲弃焉而莫之外。夫仲景为医家立法不祧之祖[3]，而其方难用，其故何也？余曰：伤寒以病则寒，以时则寒，其用之固宜。若用于温病，诚不免狂躁、斑黄、衄血、亡阳之失矣。辛温发散之药，仲景盖为冬月触冒风寒之常气而发之伤寒设，不为感受天地疵疬旱潦之杂气而发之温病设，仲景治温病必别有方论，今不见者，其亡之也。叔和搜采仲景旧论之散落者以成书，功莫大矣。但惜其以自己之说，杂于仲景所言之中，使玉石不分耳。温病与伤寒异治处，惟刘河间、王安道，始倡其说，兼余屡验得凶厉大病，死生在数日间者，惟温病为然。而发于冬月之正伤寒者，百不一出，此河间所制双解、凉膈、三黄石膏，清泻内热之所以可用，而仲景麻黄、桂枝、大青龙，正发汗者之所以不可用也。盖冬月触冒风寒之常气而病，谓之伤寒；四时触受疵疬之杂气而病，谓之温病。由其根源之不一，故脉证不能相同，治法不可相混耳。客又曰：人有伤寒初病，直中三阴，其为寒证无疑矣。又有初病三阳，本是热证，传至三阴，里实可下，止该用承气、抵当，乃间有寒证可温可补，又用理中、四逆，其故何也？余曰：以初本是热证，或久病枯竭，或暴感风寒，或饮食生冷，或过为寒凉之药所攻伐，遂变成阴证，所云害热未已，寒证复起，始为热中，末传寒中是也。且人之虚而未甚者，胃气尚能与邪搏，而为实热之证。若虚之甚者，亡阳于外，亡阴于内，上而津脱，下而液脱，不能胜其邪之伤，因之下陷，而里寒之证作矣。热极生寒，其证多危，以气血之虚脱也。客又曰：寒热互乘，虚实错出，既闻命矣。子之治疗，果何以得其宜，条辨之说，可闻否乎？余曰：证治多端，难以言喻。伤寒自表传里，里证皆表证侵入于内也；温病由里达表，表证即里证浮越于外也。大抵病在表证，有可用麻黄、桂枝、葛根辛温发汗者，伤寒是也；有可用神解、清化、升降、芳香、辛凉、清热者，温病是也。在半表半里证，有可用小柴胡加减和解者，伤寒是也；有可用增损大柴胡、增损三黄石膏汤内外攻伐者，温病是也。在里证，有可用凉膈、承气咸寒攻伐者，温病与伤寒大略同。有可用理阴、补阴、温中、补中调之养之者，温病与伤寒大略同。但温病无阴证，宜温补者，即所云四损不可正治也。若夫伤寒直中三阴之真寒证，不过理中、四逆、附子、白通，一于温补之而已。至于四时交错，六气不节，以致霍乱、疟痢、吐泻、咳嗽、风温、暑温、湿温、秋温、冬温等病，感时行之气而变者，或热或寒，或寒热错出，又当观其何时何气，参酌伤寒温病之法，以意消息而治之。此方治之宜，大略如此。而变证之异，则有言不能传者，能知意在言表，则知所未言者矣。客又曰：子之治疗，诚无可易矣。第前辈诸名家，皆以为温暑之病本于伤寒而得之，而子独辨温病与伤寒根源异，治法异，行邪伏邪异，证候异，六经脉证异，并与时气之病异，得勿嫌于违古乎？余曰：吾人立法立言，特患不合于理，无济于世耳。果能有合于理，有济于世，虽违之庸何伤。客唯唯而退。因櫽括[4]其说曰：寒热为治病大纲领辨，尚祈临病之工，务须辨明的确，或为伤寒，或为温病，再谛审其或属热，或属寒，或属寒热错出，必洞悉于胸中，然后诊脉定方，断不可偏执己见，亦不可偏信一家之谬说，庶不至于差错也。

【注释】

［1］浑穆：浑，简直；穆，谆和。

［2］浇薄：浇，薄意。浇薄，即薄弱之意。

［3］不祧（tiāo佻）之祖：祧，祖庙，祠堂。不祧之祖，比喻创立某种事业而受到尊崇的人，或作永久不废之意。

［4］瓥（yǐn隐）括：依某种文体原有的内容、词句改写成另一种体裁。

【提要】本节论述辨别寒热为外感病治疗的大纲要领。

【精解】辨寒热是中医八纲辨证的重要内容。杨氏强调在外感病的辨治中，辨寒热为治病之大纲要领。本节主要论述以下两个方面。

一是辨病种，区别温病伤寒而论治。杨氏认为"盖冬月触冒风寒之常气而病，谓之伤寒；四时触受疵疠之杂气而病，谓之温病。由其根源之不一，故脉证不能相同，治法不可相混耳"。他明确提出温病与伤寒为外感病的两大类别，病因病机截然不同，临床表现寒热有别，治疗应严格区别。

二是辨病性，灵活运用清热散寒之法。杨氏强调，伤寒与温病所感邪气虽有本质差异，初起临床表现亦有显著区别，但随着病情发展，病邪入里之后，伤寒的里证并非都属寒性，而温病的里证也并非皆属热证，因此治疗当仔细辨别病证性质的属寒属热，灵活运用清热温里之法。杨氏将辨别寒热作为外感病治疗的大纲要领，抓住了外感病辨治的关键所在。

发表为第一关节辨

【原文】伤寒，冬月感冒风寒之常气而发之病名也。温病，四时触受天地疵疠旱潦之杂气而发之病名也。根源歧出，枝分派别，病态之异，判若霄壤。窃验得凶厉大病，死生人在数日间者，尽属温病，而发于正伤寒者，未尝多见。萧万舆《轩岐救正》曰，其值严冬得正伤寒者，二十年来，于千人中仅见两人，故伤寒实非大病，而温病方为大病也。从来伤寒诸籍，能辨温病与伤寒之异治者，止见刘河间、王安道两公，而病源之所以异处，亦未道出汁浆。余宗其说而阐发之，著为《寒温条辨》。若论里证，或清或攻，或消或补，后一节治法，温病与伤寒虽曰不同，亦无大异。唯初病解表前一节治法，大有天渊之别。盖伤寒感冒风寒之常气，自外而传于内，又在冬月，非辛温之药，何以开腠理而逐寒邪，此麻黄、桂枝、大青龙之所以可用也。若温病得于天地之杂气，怫热在里，由内而达于外，故不恶寒而作渴，此内之郁热为重，外感为轻，兼有无外感，而内之郁热自发者，又多发在春夏，若用辛温解表，是为抱薪投火，轻者必重，重者必死。惟用辛凉苦寒，如升降、双解之剂，以开导其里热，里热除而表证自解矣。亦有先见表证而后见里证者，盖怫热自内达外，热郁腠理之时，若不用辛凉解散，则热邪不得外泄，遂还里而成可攻之证，非如伤寒从表而传里也。病之轻者，神解散、清化汤之类；病之重者，芳香饮、加味凉膈散之类，如升降散、增损双解散，尤为对证之药。故伤寒不见里证，一发汗而外邪即解；温病虽有表证，一发汗而内邪愈炽。此麻黄、桂枝、大青龙，后人用以治伤寒，未有不生者，用以治温病，未有不死者。此前一节治法，所谓大有天渊之别也。举世不醒，误人甚众，故特表而出之，以告天下之治温病而等于伤寒者。又温病要得主脑，譬如温气充心，心经透出邪火，横行嫁祸，乘其暇隙亏损之处，现出无穷怪状，令人无处下手，要其用药，只在泻心经之邪火为君，而余邪自退。每见人有肾元素虚，或适逢淫欲，一值温病暴发，邪陷下焦，气道不施，以致便闭腹胀，至夜发热，以导赤、五苓全然不效，一投升降、双解面小便如注。又一隅之亏，邪乘宿损，如头风痛，腰腿痛，心痛，腹痛，痰火喘嗽，吐血便血，崩带淋沥之类，皆可作如是观。大抵邪行如水，唯注者受之，一着温病，旧病必发，治法当先主温病，温邪退，而旧日之病不治自愈矣。不得主脑，徒治旧病，不唯无益，而坏病更烈于伤寒也。若四损之人，又非一隅之亏者可比。伤寒要辨疑似，有如狂而似发狂者，有蓄血发黄而似湿热发黄者，有短气而似发喘者，有痞满而似结胸者，有并病而似合病者，有少阴发热而似太阳发热者，有太阳病脉沉而似少阴者，太阳少阴俱是发热脉沉细，但以头痛为太阳，头不痛为少阴辨之。头绪多端，务须辨明，如法治疗。若得汗、吐、下合度，温、清、攻适宜，可收十全之功，不至传变而成坏病矣。《伤寒论》中，共计坏病八十有六，故伤寒本无多病，俱是辨证不明，错误所致。如太阳始病，当以汗解，如当汗不汗，则郁热内迫而传经；如发汗太过，则经虚风袭而成痉；如不当汗而汗，则迫血妄行而成衄。大便不可轻动，动早为犯禁。当汗误下，则引邪入里，而为结胸痞气，协热下利。当下误汗，则为亡阳，下厥上竭谵语。小便不可轻利，轻利为犯禁。盖自汗而渴，为湿热内盛，故宜利。如不当利而利，必耗膀胱津液而成燥血发狂；如当利不利，必就阳明燥火，而成蓄血发黄。若夫内伤类伤寒者，用药一差，死生立判。盖内伤头痛，时痛时止；外感头痛，日夜不休。内伤之虚火上炎，时时闹热，但时发时止，而夜甚于昼；外感之发热，非传里则昼夜无休息。凡若此等，俱要明辨于胸中，然后察色辨声，详证诊脉，再定方制剂，庶不至误伤人命耳。

【提要】本节论述外感病初起的辨治是正确治疗伤寒与温病的关键。

【精解】杨氏认为，对于伤寒、温病正确治疗的关键在于初起阶段，即所谓"发表为第一关节"。因为当病邪完全入里，无论伤寒还是温病，其证候表现大致相似，治法则不外乎清热、攻下、消散或补虚，而二者初起阶段的证候性质和临床表现则大相径庭，治法亦完全不同，故强调"唯初病解表前一节治法，大有天渊之别"。

杨氏所说的"发表"并非单纯指发汗解表，而是温病初起的各种治疗方法的概括。其所提出的外感病初起阶段的辨识与治疗是正确治疗温病与伤寒的要领，抓住了问题关键所在。至于杨氏所说"得凶厉大病，死生人在数日间者，尽属温病，而发于正伤寒者，未尝多见"概言温病病情危重，预后较差，而伤寒病情较轻，预后多良，此说过于主观。温病固然有病情危重者，也有病情较为轻浅者；伤寒同样有病情险恶，预后甚差者。从临床实际而言，外感病病情的轻重及预后良恶，除与感邪性质及患者体质有关外，主要取决于病种的特异性，如流行性脑脊髓膜炎与一般流行性感冒的病情轻重、预后好坏就有明显的不同。

温病非时行之气辨

【原文】春温，夏暑，秋凉，冬寒，此四时错行之序，即非其时有其气，亦属天地之常，而杂气非其类也。杂气者，非温非暑，非凉非寒，乃天地间另为一种疵疠旱潦之毒气，多起于兵荒之岁，乐岁[1]亦有之。在方隅[2]有盛衰，在四季有多寡，此温病之所由来也。叔和《序例》有云：春应温而反大寒，夏应暑而反大凉，秋应凉而反大热，冬应寒而反大温，非其时而有其气，一岁之中长幼之病多相似者，此则时行之气也。观于此言，嘴里说的是时气，心里却当作温病，由是而天下后世之言温病者，胥[3]准诸此，而温病之实失焉矣，而时气病之实亦失焉矣。总缘人不知疵疠旱潦之杂气而为温病，抑不知时行之气，宜热而冷，宜冷而热，虽损益于其间，及其所感之病，岂能外乎四时之本气？假令春分后，天气应暖，偶因风雨交集，不能温暖而反大寒，所感之病，轻为感冒，重为伤寒。但春寒之气，终不若隆冬杀厉之气，投剂不无轻重之分，此为应至而不至。如秋分后，适多风雨，暴寒之气先至，所感之病，大约与春寒仿佛，深秋之寒，亦不若隆冬杀厉之气为重，此为未应至而至。即冬月严寒倍常，是为至而太过，所感乃真伤寒耳。设温暖倍常，是为至而不及，所感伤寒多合病并病耳，即冬温也。假令夏月，时多风雨，炎威少息，为至而不及，时多亢旱，烁石流金，为至而太过。不及亦病，太过亦病，一时霍乱吐泻，疟痢咳嗽等项，不过因暑温而已。又若春秋俱行夏令，天地暴烈，人感受之，内外大热，舌苔口裂，腹胁胀满，头痛身痛，状类伤寒而实非伤寒，状类温病而实非温病，此即诸家所谓风温、暑温、湿温、秋温是也。按：此四证，乃时行之气所发，与温病根源不同，而怫热自内达外，与温病证治相同。余每以温病十五方，时其轻重而施之屡效。盖能涤天地疵疬之气，即能化四时不节之气，古人云，方贵明其所以然者，即此也。与冬温差近。按：冬温，即伤寒合病、并病也。先解表而后攻里，以外束风寒故也，与四证不同，须明辨之。凡此四时不节之时气病，即风寒暑湿燥火之六气病，所感终不离其本源。正叔和序例所云云者是也，于杂气所中之温病终何与焉？误以温病为时气病者，又宁不涣然冰释哉？

按：《内经》云：冬伤于寒，春必病温。谓春必病热也，非温病也。霜降后雨水前，风送寒来，寒随风入，伤寒即冬之时气也。又云：春伤于风，夏生飧泄，即春之时气也。夏伤于暑，秋必痎疟，即夏之时气也。秋伤于湿，湿土也，土生金则燥。冬生咳嗽，即秋之时气也。知此便知温病非时气病[4]，乃天地之杂气病也，后人多为叔和所误。

又按：喻氏谓仲景独伤寒一门立法，乃四序主病之大纲也。春夏秋三时虽不同，其外感则一，自可取伤寒之方错综用之。此亦臆断，非确论也。所伤风暑湿燥，飧泄、疟痢、咳嗽，亦能杀人，何必定以冬寒为大纲，于三时不立法乎。至于包含万有，百病千方不能出其范围，自是别具只眼。

又按：春伤风，夏伤暑，秋伤湿，冬伤寒，是人感节气之变，虚损家多为所伤也，随感随病者固多，过时而病或亦有之。若中严寒杀厉之气，即至壮之人亦必病，难言过时发矣。诸家注释四伤，皆推求太过，但只平易说去，则经旨自明，而无穿凿之患。

【注释】

［1］乐岁：丰年。《孟子·梁惠王上》："乐岁终身饱，凶年免于死亡。"栗山曰："余读《绪论》……与温病何干"，原系旁批。

［2］方隅：四方和四隅，借指边疆；多指边侧之地或角落之地；方位。

［3］胥（xū 虚）：表示范围，全、都。《尔雅·释诂》："皆也。"

［4］病：原作"时"，据湘本、醉云轩本改。扫本、德本作"是"，连下读。

【提要】本节论述温病与时行之气的概念、关系，阐述了伤寒与温病的发病机制。

【精解】杨氏认为天地有春夏秋冬四季，而四季各有四序，即春温、夏暑、秋凉、冬寒，如此便有了鲜明的时行之气，而时行之气亦有发生错乱之时，这也是天地间的常态；而杂气与时行之气不同，无特定季节时空之属性，乃是天地间独有的一种疵疠旱潦之毒气，在不同年岁、不同地域、不同时节也各有盛衰，温病也由此而来。

王叔和《伤寒论·序例》："非其时而有其气，一岁之中长幼之病多相似者，此则时行之气也。"杨氏认同王叔和的这段观点，后世之人多将温病与杂气混淆，使得温病失其本貌，时行之气亦模糊不清。杨氏深感痛心的同时揭示了春寒、秋寒、春温、冬温之发病过程，此为真伤寒，又讲述了风温、暑温、湿温、秋温，虽症状与温病相似，但究其根源，与温病并非同源。杨氏将一切时气病的特性区分得清楚细致。

自古关于伤寒与温病争论已久，历朝历代学者、注家如云，虽说推动中医发展前进，然其中众说纷纭，金石俱存。杨氏博览群书，结合自身临证经验，对吴又可之戾气之观深表认同，将时行之气概念、发生阐释清楚明白，告知后人温病与时行之气绝不可混为一谈。

温病是杂气非六气辨

【原文】日月星辰，天之有象可观；水火上石，地之有形可求；昆虫草木，动植之物可见；寒暑风湿，四时之气往来可觉。至于山岚瘴气，岭南毒雾，兵凶旱潦熏蒸，咸得地之浊气，犹或可察，而惟天地之杂气，种种不一，亦犹天之有日月星辰，地之有水火土石，气交之有寒暑风湿，动植之有昆虫草木也。昆虫有龙蛇猛兽，草木有桂附巴豆，星辰有罗计荧惑[1]，土石有雄硫硇信，万物各有善恶，杂气亦各有优劣也。第无声无形，不睹不闻，其来也无时，其着也无方，感则一时不觉，久则蓄而能通。众人有触之者，各随其气而为诸病焉。或时众人发颐，或时众人头面浮肿，俗名大头瘟是也；或时众人咽痛声哑，或时众人颈筋胀大，俗名虾蟆瘟是也；或时众人吐泻腹痛，或时众人斑疹疔肿[2]，或时众人呕血暴下，俗名搅肠温、瓜瓤温是也；或时众人瘰核[3]红肿，俗名疙瘩温是也；或时众人痿痹[4]足重，俗名软脚温是也。大抵病偏于一方，延门合户，当时适有某气专人某脏腑，某经络专发为某病，故众人之病相同，不关人之强弱，血气之盛衰。又不可以年岁四时为拘，是知气之所来无时也。或发于城市，或发于村落，他处安然无有，是知气之所着无方也。虽有多寡轻重不同，其实无处不有，如瓜瓤温、疙瘩温，缓者三二日死，急者朝发夕死，在诸温中为最重者，幸而几百年来罕有之病，不可以常时并论也。至于肿头发颐，喉痹咽肿，项强反张，流火丹毒，目赤斑疹，腹痛呕泻，头痛身痛，骨痿筋搐，登高弃衣，谵语狂叫，不识人之类，其时村市中偶有一二人患此，考其证，甚合某年某处众人所患之病，纤悉皆同，治法无二。此即当年之杂气，但目今所钟不厚，所患者稀少耳，此又不可以众人无有，断为非杂气也。况杂气为病最多，然举世皆误认为六气。假如误认为风者，如大麻风、鹤膝风、历节风、老幼中风、痛风、厉风、痛风之类，概作风治，未尝一验，实非风也，亦杂气之一耳。误认为火者，如疔疮发背，痈疽[5]毒气流注，目赤瘴翳，以及斑疹之类，概作火治，未尝一验，实非火也，亦杂气之一耳。误认为暑者，如疟痢吐泻，霍乱转筋，暴注腹痛，以及昏迷闷乱之类，概作暑治，未尝一验，实非暑也，亦杂气之一耳。至误认为湿燥寒病，可以类推。又有一切无名暴病，顷刻即亡，无因而生，无识乡愚认为鬼祟，并皆杂气所成，从古未闻者何也？盖因来而不知，着而不觉，人惟向风寒暑湿燥火所见之气求之，而不索之于无声无形，不睹不闻之中，推察既已错认病源，处方未免误投药饵。《大易》所谓，或系之牛，行人之得，邑人之灾也。刘河间作《原病式》，百病皆源于风寒暑湿燥火六气，殊不知杂气为病更有甚于六气者。盖六气有限，现在可测；杂气无穷，茫然不可测也。专务六气，不言杂气，乌能包括天下之病欤。此吴又可杂气论也，余订正之，更其名曰：温病是杂气非六气辨。

【注释】

[1] 罗计荧惑：罗喉、计都、荧惑三星也。

[2] 肿：原作"瘟"，诸本同。据文义改。

[3] 核：原作"痎"，诸本同。据《瘟疫论补注》改。《温疫论·杂气论》作"痃"。

[4] 痹：原作"癖"，据扫本、德本改。

[5] 疽：原作"疳"，诸本同。据《温疫论·杂气论》改。

【提要】本节论述了杂气的特性、发病形式及治法治则，进一步区分了杂气与六气。

【精解】本段前篇出自于吴又可《温疫论》，吴氏观察到戾气的种属感受特异性，讲述了天、地与天地之间存在的万物皆有其常态规律可循，客观存在的万物皆有其形可察。天地间有六气，即风、寒、暑、湿、燥、火。六气虽肉眼不可见，但常人亦可听、闻、触、感知。如树枝的摆动代表了风；水结成冰，此为寒等。然有常就有非常，杂气就无所探查、无所觉知、无规律，且变化多端，皆有不同，故称为杂气。

本段提出天地间杂气泛滥，人感邪而发，根据感邪性质、发病表现不同，有不同病名命名，诸如大头瘟、虾蟆瘟、绞肠瘟、瓜瓢瘟、软脚瘟等。杂气因其性质不同，致病广泛，病情发展迅速，往往几日内可发展至危重病候。而六气致病，风、寒、暑、湿、燥、火一气一性，皆有相似规律可循，疾病传变速度也不似杂气进展迅猛，由此可见杂气与六气之不同。

后人多将杂气致病误认为是六气病，有误认为风者；有误认为火者；亦有误认为暑者等等，病源尚且认错，治疗又怎会挽救患者生命于垂危呢？因此杨氏发出感叹，患者有病致死，亦有误治而死，故发声杂气绝非六气，引后世医家重视学习。

杂气所伤不同辨

【原文】夫所谓杂气，虽曰天地之气，实由方土之气也。盖其气从地而起，有是气即有是病，譬如天地生万物，亦由方土之产也。但植物借雨露而滋生，动物赖饮食而颐养，盖先有是气，然后有是物，推而广之，有无限之气，因有无限之物也。但二五之精[1]未免生克制化，是以万物各有宜忌，宜者益而忌者损，损者制也。故万物各有所制，如猫制鼠，鼠制象之类。既知以物制物，既知以气制物矣。以气制物者，如蟹得雾则死，枣得雾则枯之类，此有形之气，动植之物皆为所制也。至于无形之气，偏中于动物者，如猪瘟、羊瘟、牛马瘟，岂但人瘟而已哉。然猪病而羊不病，牛病而马不病，人病而禽兽不病，究其所伤不同，因其气各异也，知其气各异，故谓之杂气。夫物者气之化也，气者物之变也。物即是气，气即是物，知气可以制物，则知物之可以制气矣。夫物之可以制气者，药物也，如蜓蚰解蜈蚣之毒，山甲补蚁瘘之溃，此受物气之为病，是以物之气制物之气，犹或可测，至于受无形之杂气为病，莫知何物之能制矣。惟其不知何物之能制，故勉用汗、吐、下、和四法以决之耳。噫！果知以物制气，一病止用一药，又何烦用四法，君臣佐使，品味加减，分两轻重之劳，并用方投证不投证，见效不见效，生死反掌之苦哉。

【注释】

[1]二五之精：指天地之数各五，相配以合成金木水火土。《周易》："天数五，地数五。五位相得而各有合。"孔颖达疏："若天一与地六相得合为水；

地二与天七相得何为火；天三与地八相得合为木；地四与天九相得合为金；天五与地十相得合为土也。"

【提要】 本节论述杂气的产生及其制化，强调杂气的难治。

【精解】 杂气生于方土之气。杂气所生不同，则杂气伤人表现则不同，万物皆有宜忌、各有辖制，药物可制约杂气，然杂气为病，病因为无形之杂气，不知何种中药可以辖制，故勉用汗、吐、下、和四法以决之耳，然而此四法仍不能尽善，故本节提出若一病有一药以辖制，即可不过多劳烦便使药到病除。对于西医学来说，杂气所引起的瘟疫也可靠科研人员通过分离毒株研发疫苗、制作特效药等来解决。

杂气有盛衰辨

【原文】 凶年温病盛行，所患者众，最能传染，人皆惊恐，呼为瘟疫。盖杂气所钟者盛也，以故鸡温死鸡，猪瘟死猪，牛马瘟死牛马，推之于人，何独不然。所以兵荒饥馑之岁，民多夭札，物皆疵疠。大抵春夏之交为甚，盖温暑湿热之气交结互蒸，人在其中，无隙可避，病者当之，魄汗淋漓，一人病气，足充一室，况于连床并榻，沿门合境，共酿之气，益以出户尸虫，载道腐墐[1]，燔柴掩席，委壑投崖，种种恶秽，上涸空明清净之气，下败水土污浊之气，人受之者，亲上亲下，病从其类。如世所称大头温，头面腮颐，肿如瓜瓠者是也；加味凉膈散。所称虾蟆瘟，喉痹失音，颈筋胀大者是也；增损双解散。所称瓜瓤瘟，胸高胁起，呕汁如血者是也；加味凉膈散。所称疙瘩瘟，遍身红肿，发块如瘤者是也；增损双解散，玉枢丹外敷。所称绞肠瘟，腹鸣干呕，水泄不通者是也；增损双解散。所称软脚瘟，便清泻白，足重难移者是也。增损双解散、升降散皆可。（升降散，温病主方也，此六证可参用。——眉批）其邪热伏郁三焦，由血分发出气分，虽有表证，实无表邪，与正伤寒外感之表证全无干涉，人自不察耳。必分温病与瘟疫为两病，真属不通。盖丰年间里所患者不过几人，且不传染，并不知为温病，以致往往误事，盖杂气所钟者微也。余自辛未历验，今三十余年，伤寒仅四人，温病不胜屈指。乐岁之脉证，与凶荒盛行之年纤悉无异，至用药取效，毫无差别。轻则清之，重则泻之，各行所利，未有不中病者。若认为伤寒时气，误投发散，为祸不浅，误投温补，更成痼疾。所以陈良佐曰：凡发表温中之药，一概禁用。此尤不可不辨也。

[1] 堇（jìn 近):《说文》:"涂也。"

【提要】本节主要论述了疾病轻重取决于杂气的盛衰。

【精解】杂气所生不同，自有所偏盛，如大头瘟、虾蟆瘟、瓜瓤瘟、疙瘩瘟、绞肠瘟、软脚瘟等，其染病杂气不同，故症状各有不同。杨氏认为不可因温病与瘟疫的症状及程度不同，而被分为不同的疾病。温病与瘟疫的轻重取决于致病杂气的盛衰。然而诸如此类瘟病，或有在表之证候，然多由邪热杂气引发，与伤寒外感之表证全不相同，故不可误辨为伤寒时气致病，不可用发表温中之药，而应以清解邪热为要。

温病瘟疫之讹辨

【原文】《伤寒论》曰：凡治温病，可刺五十九穴。只言温病，未有所谓瘟疫也。后人省"氵"加"疒"为"瘟"，即"温"字也。省"彳"加"疒"为"疫"，即"役"字也。又如"病证"之"证"，后人省"登"加"正"为"证"，后又省"言"加"疒"为"症"，即"证"字也。古文并无"瘟"字、"疫"字、"证"字、"症"字，皆后人之变易耳。不可因变易其文，遂以温病瘟疫为两病。序例以冬之伏寒，至春变为温病，至夏变为暑病。又以冬时有非节之暖，名为瘟疫。春分后，秋分前，天有暴寒者，名为寒疫病热云云。其后《活人书》以冬伤于寒，因暑而发为热病，若三月至夏为晚发伤寒。又以非其时有其气，责邪在四时专令之脏，名为春温、夏温、秋温、冬温。云歧子以伤寒汗下过经不愈，如见太阳证，头痛发热恶寒，名为太阳温病；见阳明证，目痛鼻干不眠，名为阳明温病；见少阳证，胸胁痛，寒热呕而口苦，名为少阳温病；见三阴证，名为三阴温病云云。又以发斑，名为温毒。汪氏以春之温病有三种，有冬伤于寒，至春变为温病者；有温病未已，再遇温气而为瘟疫者；有重感温气，相杂而为温毒者。又以不因冬伤于寒，不因更遇温气，只于春时感春温之气而病，可名春温云云。诸如此类，叙温者络绎不绝，议温者纷纭各异，其凭空附会，重出叠见，不惟胶柱鼓瑟，且又罪及无辜。果尔，则当异证异脉，不然，何以知受病之原不一也。设使脉证大相悬殊，又当另立方论治法，然则脉证何异，方论治法又何立哉。所谓枝节愈繁而意愈乱，学者不免有多歧之惑矣。夫温者热之始，热者温之终，故夏日热病，而春日温病也。因其恶厉，故名为疫厉。终有得汗而解者，故又名为汗病。俗名为瘟疫者，盖疫者役也，如徭役之役，以其延门合户，众人均等之谓也，非两病也。此外，又有风温、暑温、湿温、秋温、冬温之名，明明皆四序不节，所谓非其时有其气，乃风、火、暑、湿、燥、寒之邪，天地之常气为病也，与温病何相干涉。总缘人不知天地间，另为一种疵疠旱潦之杂气而为温病，俗名杂疾是也。诸家愈说愈凿，无所不至矣。噫！毫厘千里之谬，一唱百和之失，千古同悲。余故不辞固陋，详为论辨，以就正于知物君子。《温疫论》曰：温病本于杂气，四时皆有，春夏较多，常年不断，不比凶年之盛且甚耳。《序例》《活人》、汪氏，悉属支离，正如头上安头，伏寒异气，原非温病根源。云歧子则又指鹿为马，并不知伤寒温病原是两途，未有始伤寒而终温病者。若是温病，自内达外，何有传经？若果传经，自是伤寒由外之内，而非温病也。又曰：温病初起，杂气热郁腠理，亦发热恶寒，状类伤寒，后但热而不恶寒也，其脉不浮不沉，中按洪长滑数，甚则沉伏，昼夜发热，日晡益甚，虽有发热恶寒，头痛身痛等证，而怫热在里，浮越于外，不可认为伤寒表证，辄用麻黄、葛根之类强发其汗，其邪原不在经，汗之反增狂躁，热亦不减，此温病之所以异于伤寒也。

按：又可《温疫论》以温病本于杂气，彻底澄清，看到与伤寒判若云泥，诸名公学不逮此，真足启后人无穷智慧。独惜泥于邪在膜原半表半里，而创为表证九传之说，前后不答，自相矛盾，未免白圭之玷，然不得因此而遂弃之也，余多择而从之。

【提要】本节批判诸家温病、瘟疫之讹辨，论述温病、瘟疫实为同一种疾病。

【精解】王叔和《伤寒论·序例》以伏寒暴寒为温病，后世医家对此虽议论纷纭，却是附会支离，不知变通，未能跳脱出其学说之桎梏。杨氏否定了《序例》《活人》、汪氏等关于温病、瘟疫的叙述，明确指出伏寒异气并非温病根源，伤寒温病本是两途。

杨氏所论之温病实为温疫，与四时温病不同。他认为温病与热病只是疾病发展的不同程度、不同阶段，温病本质即是热病。因其病情比较严重，故又称疫病。因其传染具有普遍性，众人患病的概率均等，故又称瘟疫。其病有从汗解者，故也称汗病。杨氏从发病原因、致病特点及严重程度等方面进行分析，指出温病、瘟疫并非两种疾病。需要特别强调的是，其所述之温病不包括风温、暑温、湿温、秋温、冬温，亦不包括六淫所致的疾病。

对于温病的病因，杨氏受《温疫论》影响，继承并发展其"杂气"致病学说，认为温病"四时皆有，春夏较多，常年不断"。他明确提出杂气非风非寒、非暑非湿、非燥非火，天地间另为一种疵疠旱潦之毒气。杨氏强调了温病病因的特殊性，并与其他致病因素做了鉴别。同时他还从病因、发病特点、临床表现以及治疗等方面对温病与伤寒证治进行了区分，首辨伤寒与温病。

在温病传变方面，杨氏主张上中下三焦传变，并确认温病有表证、有里证，也有半表半里证。这一观点，较之吴又可"邪在膜原""九传之变"等瘟疫学说，又有了进一步的发展。

四损不可正治辨

【原文】凡人大劳大欲，及大病久病，或老人枯槁，气血两虚，阴阳并竭，名曰四损。真气不足者，气不足以息，言不足以听，或欲言而不能，感邪虽重，反无胀满痞塞之证；真血不足者，通身痿黄，两唇刮白，素或吐血、衄血、便血，或崩漏产后失血过多，感邪虽重，面目反没赤色；真阳不足者，或厥逆，或下利，肢体畏寒，口鼻气冷，感邪虽重，反无燥渴谵妄之状；真阴不足者，肌肤甲错，五液干枯，感邪虽重，应汗不汗，应厥不厥，辨之不明，伤寒误汗，温病误下，以致津液愈为枯涸，邪气滞涩，不能转输也。凡遇此等，不可以常法正治，当从其损而调之。调之不愈者，稍以常法正治之，正治不愈者，损之至也。一损二损尚可救援，三损四损神工亦无施矣。

按：病有纯虚纯实，非清则补，有何乘除？设有既虚且实者，清补间用，当详孰先孰后，从少从多，可缓可急，才见医家本领。余丙子在毫，生员张琴斯正，年过六旬，素多郁结，有吐血证，岁三五犯，不以为事也。四月间，忽而发热头痛身痛，不恶寒而作渴，乃温病也。至第二日，吐血倍常，更觉眩晕，大热神昏，手足战掉，咽喉不利，饮食不进。病家医家但见吐血，便以发热眩晕神昏为阴虚，头痛身痛战掉为血虚，非大补不可救，不察未吐血前已有发热作渴，头痛身痛之证也。余曰：旧病固温病发，血脱为虚，邪热为实，是虚中有实证也，不可纯补。余用炙甘草汤去桂枝，加归、芍、熟地黄、五味、犀、丹、僵蚕、蝉蜕，二服血已不吐，诸证减去七分，举家归功于参，均欲速进，余禁之竟不能止，又进一服，遂觉烦热顿作，胸腹痞闷，遍体不舒，终夜不寐，时作谵语。余曰：诸证皆减，初补之功也。此乃本气空虚，以实填虚，不与邪搏，所余三分之热，乃实邪也。再补则以实填实，邪气转炽，故变证蜂起。遂与升降散作丸服，微利之而愈。后因劳复，以参柴三白汤治之而愈。后又食复，以栀子厚朴汤加神曲六钱而愈。引而伸之，触类而长之，可以应无穷之变矣。

【提要】本节论述四损的概念，提出四损应当顺治。

【精解】四损即大劳、大欲、大病、久病后，机体出现气、血、阴、阳亏损的症状。杨氏在诊疗过程中十分注重"素疾""禀赋"等因素对病症发展的影响。他认为四损之人在感受邪气致病后，往往由于气血两虚、阴阳并竭，从而表现出诸多与病性相反的假象。对于这种情况，杨氏既反对一味滥用补剂，又强调顾护四损之人之元气。他认为病之常者，可以采用正治法；病之变者，需随机应变，不可轻用祛邪之剂，当从其损而调之，采用补中有泻、寓泻于补的顺治法。

六经证治辨

【原文】凡伤寒足太阳膀胱经，从头顶贯腰脊，故头项强，发热恶寒。然风寒常相因，寒则伤荣，头痛恶寒，脉浮紧无汗，麻黄汤主之。开发腠理以散寒，得汗而愈。风则伤卫，头痛恶风，脉浮缓有汗，桂枝汤主之。充塞腠理以散风，汗止而愈。若风寒并受，荣卫俱伤，大青龙汤主之。此三方者，冬月天寒腠密，非辛温不能发散，故宜用也。若夫春夏之温病，其杂气从口鼻而入，伏郁中焦，流布上下，一发则炎热炽盛，表里枯涸，其阴气不荣，断不能汗，亦不可汗，宜以辛凉苦寒清泻为妙。轻则清之，神解、清化、芳香之类；重则下之，增损双解、加味凉膈、升降之类，消息治之。伤寒汗后热不退，此阴阳交而魂魄离也，证亦危矣。其势稍缓者，宜更汗之。若反剧烦躁者，必有夹食夹痰，或兼有宿病，当寻其源而治之。若发热烦躁，小便不利，为热入膀胱之本，五苓散主之。温病清后热不退，脉洪滑数，或沉伏，表里皆实，谵妄狂越，此热在三焦也，加味六一顺气汤、解毒承气汤大下之。伤寒传至阳明，则身热目痛，鼻干不得卧，葛根汤。表里俱盛，口渴引饮，脉洪大，白虎汤。此在经之热也。传至少阳，为半表半里之经，往来寒热，胁满口苦而呕，默默不欲食，小柴胡汤加减和之。过此不解，则入阳明之腑。表证悉罢，名为传里，潮热谵语，唇焦舌燥，大便秘，脉沉实长洪，如痞满燥实四证皆具，大承气汤主之。但见痞满实三证，邪在中焦，调胃承气汤，不用枳、朴，恐伤上焦之气。但见痞满二证，邪在上焦，不用芒硝，恐伤下焦之血也。小腹急，大便黑，小便自利，喜忘如狂，蓄血也，桃仁承气汤、代抵当汤丸。湿热发黄，但头汗出，茵陈蒿汤。伤寒下后热不退，胸中坚满不消，脉尚数实者，此为下未尽，或下后一二日复发热喘满者，并可用大柴胡汤，或六一顺气汤复下之。若下后仍不解，宜详虚实论治。如脉虚人弱，发热口干舌燥，不可更下，小柴胡汤、参胡三白汤和之。温病下后厥不回，热仍盛而不退者，危证也。如脉虚人弱，不可更下，黄连解毒汤、玉女煎清之。不能不下，黄龙汤主之。若停积已尽，邪热愈盛，脉微气微，法无可生，至此下之死，不下亦死，用大复苏饮，清补兼施，宣[1]散蓄热，脉气渐复，或有得生者。《医贯》以六味地黄丸料，大剂煎饮，以滋真阴，此亦有理。若伤寒腹满而嗌干，则知病在太阴也。口燥咽干而渴，则知病在少阴也。烦满囊缩而厥，则知病在厥阴也。邪到三阴，脉多见沉，倘沉而有力，此从三阳传于三阴，热证也。外虽有厥逆，自利欲寝，舌卷囊缩等证，正所云阳极发厥，止该清之下之，自是桂枝加大黄、承气、六一一派。

若本是阳证，因汗下太过，阳气已脱，遂转为阴证。夫邪在三阳，其虚未甚，胃气尚能与邪搏而为实热之证。邪到三阴，久而生变，其虚之甚也，气血津液俱亡，不能胜其邪之伤，因之下陷，而里寒之证作矣。此热变为寒之至理。脉必沉而无力，证见四肢厥逆，心悸惕眴，腹痛吐利，畏寒战栗，引衣蜷卧，急宜温之补之。阳虚者附子、四逆，阴虚者理阴、补阴。伤寒多有此证治，温病无阴证，热变为寒，百不一出，此辨温病与伤寒六经证治异治之要诀也。盖伤寒之邪，风寒外感，始中太阳者十八九。温病之邪，直行中道，初起阳明者十八九。信乎治疗之宜早，而发表清里之宜谛当也。倘审之不谛，而误治之，即成坏病矣。

【注释】

[1] 宣：原作"宜"，据扫本、德本改。

【提要】 本节论述温病与伤寒六经证治的不同。

【精解】 六经辨证：以六经（太阳经、阳明经、少阳经、太阴经、少阴经、厥阴经）为纲，将外感病演变过程中所表现的各种证候总结归纳为三阳病（太阳病、阳明病、少阳病）和三阴病（太阴病、少阴病、厥阴病）两大类，分别从邪正盛衰、病变部位、病势进退及其相互传变等方面阐述外感病各阶段的病变特点。凡是抗病能力强、病势亢盛的，为三阳病证；抗病力衰减，病势虚弱的，为三阴病证。

杨氏认为伤寒感常气而作，由外至内，由气分传入血分；温病感杂气乃发，杂气从口鼻而入，伏郁中焦，流布上下，怫热内炽，自里达外，由血分发出气分。伤寒与温病初起证候迥异。伤寒是由风寒外袭,自外之内,从气分入,故初起头项强,发热恶寒;温病由火郁三焦,由内达外,从血分出,初起即炎热炽盛,表里枯涸。伤寒感风寒外邪侵袭肌表,多始于太阳经,按六经传变;温病毒邪通过口鼻侵入机体,首先侵犯中焦,然后按三焦传变,其基本病理变化为"热毒内郁"。

温病有表证无表邪,表证是由里证郁结浮越于外所致。另外,所谓"温病无阴证",出现阳证似阴时须仔细辨别。在诊断时强调四诊合参,但对于温病尤重视舌诊,认为辨舌可指导下法的运用。在治法方药上,对于二者初起病证,伤寒以解表为先,温病以清里热为主。杨氏强调温病虽有表证,但忌用辛温之品,以防变证蜂起。

坏病辨

【原文】坏病者,非本来坏病,医坏之也。谓伤寒不当汗而汗,不当下而下,或汗下太早,或汗下太迟,或汗下无力不及于病,或汗下过度虚其正气。如误汗则有亡阳衄血,斑黄谵语,惊惕眩冒;误下则有烦躁呕泻,结胸痞气,下厥上竭等证是也。《伤寒论》曰:太阳病,已发汗,若吐,若下,若温针,仍不解者,此为坏病,桂枝不中与也。观其脉证,知犯何逆,随证治之。又曰:若已发汗、吐下、温针,谵语,柴胡证罢,此为坏病。观其脉证,知犯何逆,以法治之。前一段桂枝不中与,谓表证已罢,邪已传变。后一段柴胡证罢,谓半表半里之证已罢,邪入更深。仲景随证治之一语,语活而义广。以视王韩诸公专主温补者,为尽善也。若温病一坏,势虽烈于伤寒,果随证治之,亦有得生者,但不可卤莽灭裂[1]耳。又温病怫热内郁,断无传经之理。伤寒则以七日为一候,其有二候三候不解者,病邪多在三阳经留恋。仲景《伤寒论》原本《内经·热论》一篇,并无过经再经明文,惟有七日太阳病衰,头痛少愈;八日阳明病衰,身热少歇;九日少阳病衰,耳聋微闻;十日太阴病衰,腹减如故;十一日少阴病衰,渴止舌润而嚏;十二日厥阴病衰,囊纵少腹微下,火气皆去,患者之精神顿爽矣。玩本文六衰字,语意最妙。盖谓初感之邪,至七日及十余日尚未尽衰,则可或汗吐下错误,以致邪气愈炽,则可自当依坏病例治之。岂有厥阴交尽于里,再出而传太阳之事哉。试质之高明。

【注释】

[1]卤莽灭裂:犹做事草率苟且,粗鲁莽撞也。《庄子·则阳》:"长梧封

人问子牢曰，君为政焉勿卤莽，治民焉勿灭裂。"《老子成玄英疏》："卤莽，不用心也；灭裂，轻薄也。"

【提要】本节论述坏病的概念，提出坏病当随证治之。

【精解】伤寒病因失治误治而致病情恶化，证候变乱，无规律可循，难以称其名者即为坏病。坏病应包含以下三方面因素：①成因：病证是被医者误治而成；②病情演变：原证已消失，现证更复杂，且变化多端，已打破了原发病的病变范围；③诊断治疗：按六经病辨病已无名可称，原来的常规治法也不再适宜。坏病并非伤寒所独有，温病亦存在坏病，其病势虽较伤寒为重，却不存在六经传变。但不论伤寒、温病，若确已成坏病，治疗原则当宗仲景"观其脉证，知犯何逆"之说，做到"随证治之"。

两感辨

【原文】表里俱病，阴阳并传，谓之两感，乃邪热亢极之证。冬月正伤寒，病两感者亦少。一部《伤寒论》仅见麻黄附子细辛汤一证，有太阳之发热，故用麻黄，有少阴之脉沉，故用附子、细辛，发表温里并用，此长沙正伤寒，太阳少阴之两感治法也。《内经》曰：一日头痛发热恶寒，口干而渴，太阳与少阴俱病。即此而推，阳明与太阴两感，自当以阳明太阴二经之药合而治之。《内经》曰：二日身热目痛，鼻干不眠，腹满不食，阳明与太阴俱病。少阳与厥阴两感，自当以少阳厥阴二经之药合而治之。《内经》曰：三日耳聋胁痛，寒热而呕，烦满囊缩而厥，水浆不入，少阳与厥阴俱病。病有外内，药有标本，斟酌合法，未必如《内经》所云必死也。惟温病两感最多。盖伤寒两感，外感之两感也；温病两感，内伤之两感也。伤寒得于常气，受病在经络，如前注《内经》所云云者是也。温病得于杂气，受病在脏腑，钱氏曰：邪气先溃于脏，继伤于腑，纵情肆欲，即少阴与太阳[1]两感；劳倦竭力，饮食不调，即太阴与阳明两感；七情不慎，疲筋败血，即厥阴与少阳两感。此所以内之郁热为重，外感为轻，甚有无外感而内之郁热自发者，不知凡几。河间特制双解散、三黄石膏汤，为两解温病表里热毒之神方，即以补长沙"凡治温病，可刺五十九穴"之泻法也。《缵论》谓河间以伤寒为杂病，温病为大病，其见高出千古，深得长沙不传之秘，知言哉。余观张、刘二公用方，正以辨温病与伤寒两感异治之要诀也。祖长沙，继河间，以著书立说者，何啻[2]汗牛充栋，未见有方论及此者，间或有之，亦挂一漏百，有头无尾。余纠[3]合前贤，广采众论，于散遗零星中凑集而畅发之，而分晰之，务使温病脉证不致混入伤寒病中，温病治法不致混入伤寒方中。后有识者，或不以余言为谬云。乾隆乙亥、丙子、丁丑、戊寅，吾邑连岁饥馑，杂气[4]遍野，温病甚行，余推广河间用双解、三黄之意，因定升降散、神解散、清化汤、芳香饮、大小复苏饮、大小清凉散、加味凉膈散、加味六一顺气汤、增损大柴胡汤、增损普济消毒饮、解毒承气汤，并双解、三黄亦为增损，共合十五方。地龙汤亦要药也，出入损益，随手辄应，四年中全活甚众，有合河间心法，读《缵论》不禁击节称赏不置也。地龙汤，即蚯蚓捣烂，入新汲水，搅净浮油，饮清汁，治温病大热诸证。

【注释】

[1] 阳：原作"阴"，诸本同。据《类经·两感》及《伤寒辨证·两感》改。

[2] 何啻（chì 翅）：犹言何止也。《说文》："语时不再也。"段玉裁注："不啻者，多之词也。"

[3] 纠：原作"斜"，诸本同。据文义改。

[4] 气：原作"盛"，据扫本、德本、湘本改。

【提要】 本节论述了两感的概念、分类和临床表现以及温病两感与伤寒两感的区别。

【精解】 杨氏认为表里俱病，阴阳并传，谓之两感。两感分为太阳与少阴两感、阳明与太阴两感、少阳与厥阴两感，虽然两感所涉及的经脉各有不同，但是只要审证求因，用药得当，两感病也并非难治之病。

杨氏阐释了伤寒两感与温病两感二者的区别，伤寒两感属外感，温病两感属内伤。杨氏还对河间的双解散、三黄石膏汤加以肯定，不仅认为这是对长沙治温病刺五十九穴的补充，又在此基础上新定十五方，在温病大流行之时加以运用，成效显著。同时提醒后人，温病脉证不应混入伤寒病中，温病治法也不应混入伤寒方中。

伤寒合病并病辨

【原文】 凡伤寒合病，两经三经齐病，病之不传者也。并病者，先见一经病，一二日又加一经病，前证不罢两经俱病也。若先见一经病，更变他证者，又为传经矣。夫三阳合病，必互相下利。如太阳与少阳合病，脉浮而弦，自下利者，黄芩汤。太阳与阳明合病，脉浮而长，自下利者，葛根汤。喘而胸满者，不可下，麻黄汤。若心下满，腹痛，宜下之，调胃承气汤。阳明与少阳合病，脉弦而长，必下利，其脉不负者顺也，小柴胡汤加葛根、白芍。若脉不长而独弦，利不止，不食者，名曰负，负者失也，土败木贼则死也。若脉兼滑而数者，有宿食也，宜大承气汤，急从下夺，乃为解围之善著。若脉不滑数而迟弱，方虑上败垂亡，尚敢下之乎？宜小柴胡汤合痛泻要方，或可救之。太阳与阳明并病，太阳未罢，面色缘缘正赤，或烦躁者，桂枝麻黄各半汤。若太阳已罢，潮热大便实，手足濈濈汗出，此内实也，调胃承气汤。若脉弦而长，口苦胸满，壮热者，小柴胡汤加葛根、白芍。若脉弦洪大，热盛舌燥，口渴饮水者，小柴胡汤合白虎。若太阳与少阳并病，头项强痛，眩冒，如结胸状，心下痞硬，当刺大椎第一间、肺俞、肝俞。刺大椎，泻手足三阳经也。刺肺俞，使肺气下行，而膀胱之气化出也。刺肝俞，所以泻胆邪也。不善刺者，宜小柴胡汤加瓜蒌、黄连、枳实、桔梗，或柴苓汤，慎不可下。若下之，便成结胸痞气、下利不止等证。凡三阳合病，身重腹满，难以转侧，口不仁、面垢、谵语、遗尿、自汗者，白虎汤。若一发汗，则津液内伤，谵语益甚。若一下之，则阳邪内陷，手足厥冷，热不得越，故额上汗出也。惟有白虎汤主解热而不碍表里，在所宜用耳。大抵治法，某经同病，必以某经之药合而治之，如人参败毒散、冲和汤，乃三阳经药。麻黄汤、桂枝汤、大青龙汤，乃太阳经药；葛根汤、白虎汤，乃阳明经药；小柴胡汤，乃少阳经药。凡太阳经未罢，当先解表。若表已解，而内不瘥，大满大实，方可用承气等汤攻之也。按：今伤寒多合病并病，未见单经挨次相传者，亦未见表证悉罢止存里证者，况多温病，乌能依经如式而方治相符乎？

《绪论》曰：伤寒合病，多由冬月过温，少阴不藏，温气[1]乘虚入里，然后更感寒邪，闭郁于外，寒热错杂，遂至合病。其邪内攻，必自下利，不下利即上呕，邪气之充斥奔迫，从可识矣。必先解表，后清里。其伤寒合病，仲景自有桂枝加葛根汤、葛根加半夏汤、葛根汤、麻黄汤等治法，观仲景治例可见矣。余谓冬月温气乘虚入里，虽曰非其时有其气，到底是天地常气，所以伤寒合病名曰冬温，即此而推。所谓风温、暑温、湿温、秋温，亦皆时气也，与温病杂气所得根源不同。

按：伤寒感冒风寒常气，自表传里，故多循序而传，而合病并病为极少。温病因杂气怫热，自里达表，或饥饱劳碌，或忧思气郁，触动其邪，故暴发竞起，而合病并病为极多，甚有全无所触，止是内郁之热，久则自然蒸动。《绪论》之邪气充斥奔迫六字，可为伤寒合病并病传神，并可为温病传神。故温病但见太阳少阳证，即可用增损大柴胡汤。但见三阳证，即可用加味凉膈散。伤[2]寒见太阳少阳合病，必俟邪热渐次入里，方可用

39

黄芩汤。见三阳合病，必有身重腹满，谵语自汗，方可用白虎汤，又何论大柴胡、凉膈散乎。太阳阳明并病，在伤寒自是麻黄、葛根之类，盖伤寒但有表证，非汗不解也。在温病自是神解、升降、增损双解之类，不可发汗，里气清而表气自透，汗自解矣。太阳少阳并病，在伤寒小柴胡汤加减治之；在温病增损大柴胡汤。此辨温病与伤寒，合病并病异治之要诀也。

【注释】

[1] 气：原作"病"，据扫本、德本及《伤寒绪论·总论》改。

[2] 伤：原作"侯"，据扫本、德本、湘本、醉云轩本改。

【提要】 本节论述了伤寒合病与并病的概念、临床表现及治法方药。

【精解】 "合病"是指两经或三经的证候同时出现，无先后次第之分者，且病邪未出现传经现象；"并病"是一经的病证未罢，而另一经病证又起，有先后次第之分者；"传经"是指病邪从外侵入，逐渐向里传播，由这一经的证候转变为另一经的证候。合病与并病的表现相同之处在于发病证候均在一经以上，不同之处在于发病的具体证候表现与发病时间有所不同。文中具体解释了三阳经两两合病及并病的具体脉证、主治方药及针刺等治法。

杨氏认为伤寒之合病、并病，并非全然按照六经传变之次序发展。伤寒为感天地间之时邪，时邪尚且有规律可循，温病乃感受杂气郁久而发，合病与并病之种类较之伤寒更繁，应以神解、升降、增损双解之类化裁治疗。太阳少阳并病，若病属伤寒，宜用小柴胡汤加减治疗；若病属温病，宜用大柴胡汤加减，此为合病与并病之辨治要领。合病与并病本出自于《伤寒论》，但《伤寒论》全文未作明确揭示，古今医家均各有所言，今杨氏对合病、并病系统梳理、归纳，并言明伤寒与温病之分治辨证要点，解古今之大惑，为吾辈所学。

温病大头六证辨

【原文】 大头者，天行疵疠之杂气，人感受之，壅遏上焦，直犯清道，发之为大头瘟也。世皆谓风寒闭塞而成，是不知病之来历者也。若头巅脑后项下，及耳后赤肿者，此邪毒内蕴，发越于太阳也；鼻颊两目，并额上面部，燉赤而肿者，此邪毒内蕴，发越于阳明也；耳上下前后，并头角赤肿者，此邪毒内蕴，发越于少阳也。其与喉痹项肿，颈筋胀大，俗名虾蟆瘟，正经论所云清邪中上焦是也。如绞肠温吐泻㽲痛，软脚温骨痿足重，正经论所云"浊邪中下焦"是也。如瓜瓤瘟胸高呕血，疙瘩瘟红肿发块，正经论所云"阴中于邪"是也。古方用白僵蚕二两，酒炒，全蝉蜕一两，广姜黄去皮，三钱，川大黄生，四两，为末，以冷黄酒一盏，蜜五钱，调服三钱，六证并主之。能吐能下，或下后汗出，有升清降浊之义，因名升降散，较普济消毒饮为尤胜。外用马齿苋，入麦曲并醋少许，捣，敷肿硬处甚妙。夫此六证，乃温病之中最重且凶者，正伤寒无此证候，故特揭出言之，其余大概相若。七十余条，俱从伤寒内辨而治之，正以明温病之所以异于伤寒也，正以明伤寒方之不可以治温病也。知此则不至误伤人命耳。

喻氏曰：叔和每序伤寒，必插入异气，欲鸣己得也。及序异气，则借意《难经》，自作聪明，漫拟四温，疑鬼疑神，骎[1]成妖妄。世医每奉叔和《序例》如箴铭[2]，一字不敢辨别，故有晋以后之谈温者，皆伪学也。栗山独取经论《平脉篇》一段，定为温病所从出之原，条分缕析，别显明微，辨得与伤寒各为一家，豪无蒙混，不为叔和惑煽，直可追宗长沙[3]矣。畏斋先生识。

【注释】

［1］骎（qīn 侵）：疾速之意。《说文》："马行疾也。"

［2］箴铭：规谏警戒。《文心雕龙·铭箴》："夫箴诵于官，铭题于器，名目虽异而警戒实同。箴全御过，故文资确切，铭兼褒赞，故体贵弘润。"

［3］长沙：指医圣张仲景。

【提要】本节论述大头瘟的证治。

【精解】杨氏指出大头瘟的病因是感受了杂气，其具有传染性强、热毒炽盛的特性，故称其为"天行疬疠"，纠正了传统关于大头瘟的病因是风寒闭塞的错误认识。杂气伤人，壅遏上焦，上攻头面，碍气灼营，与气血壅结不散，而头面部红肿热痛。由于杂气循经上攻的经脉不同，其临床表现也各不相同。对于大头瘟的治疗，杨氏主张用由白僵蚕、全蝉蜕、广姜黄、川大黄组成的升降散，该方能吐能下，或下后汗出，有升清降浊之义，使杂气之邪排出体外。杨氏认为升降散的疗效较普济消毒饮尤胜。从目前临床而言，升降散虽适用于大头瘟的治疗，但普济消毒饮仍不失为治疗大头瘟的有效方剂。

卷二

阳　证

【原文】凡治伤寒温病，最要辨明阴阳。若阴阳莫辨，则寒热紊乱，而日不误于人者，未之有也。如发热恶寒，头痛身痛，目痛鼻干，不眠，胁痛，寒热而呕，潮热谵语，詈骂不认亲疏，面红光彩，唇燥舌黄，胸腹满痛，能饮冷水，身轻易动，常欲开目见人，喜言语声响亮，口鼻之气往来自如，小便或黄或赤，或溷浊或短数，大便或燥秘或胶闭，或挟热下利，或热结旁流，手足自温暖，爪甲自红活，此阳证之大略也。伤寒阳证，有表有里，随证治之，方论详后，用宜分清；温病阳证，有表证无表邪，一于清热导滞而已。尤要辨明是伤寒是温病，断不可溷而一之。伤寒得天地之常气，由气分传入血分；温病得天地之杂气，由血分发出气分。但其中证候相参，从来混淆，倘分别一有不清，则用药死生立判矣。今人不辨寒温，好用热药，而不知凉药之妙且难也。

【提要】本节论述外感热病中属阳证的主要临床表现。

【精解】外感热病的辨证，辨清阴阳是关键，否则阴阳不辨，寒热紊乱，则用药必致错误。杨氏认为，外感热病中既有感受寒邪而致伤寒，又有感受杂气而致的温病，由于感邪性质不同，其临床表现亦完全不同。虽然临床上伤寒、温病均可出现阳证症状，但其临床表现应加以区别，不可混而为一。杨氏指出伤寒阳证，有表有里，随证治之，宜用分清之法；温病阳证，有表证无表邪，主要用清热导滞之法。此说似较刻板，不论伤寒、温病仍以辨证为要，有是证则用是药，不必拘泥伤寒、温病之病名。

阴　证

【原文】凡伤寒末传寒中而为阴证，与阴寒直中三阴而为阴证，或恶寒战栗，面时青黑，或虚阳泛上，面虽赤而不红活光彩，身重难以转侧，或喜向壁卧，或蜷卧欲寐，或闭目不欲见人，懒言语，或气微难以布息，或口鼻之气自冷，声不响亮，或时躁扰，烦渴不能饮冷，或唇青，或苔黑而滑，手足厥逆，爪甲青紫，血不红活，小便青白或淡黄，大便下利或寒结，或热在肌肉之分，以手按之，殊无大热，阴胜则冰透手也。虽是发热，与阳证不同，不可以面赤烦渴误作阳证，须要辨别明白。其用药自是理中、四逆、白通一派。温病无阴证，然或四损之人，亦有虚弱之人，但其根源原是温病，即温补药中亦宜兼用滋阴之味，若峻用辛热，恐真阴立涸矣。仲景伤寒少阴病，于附子汤、真武汤中用白芍即此义也。景岳理阴煎、大温中饮，自谓云腾致雨之妙，自我创始，其实亦本仲景此义而为之者也。后人之千方万论，未有见出乎范围之外者。

【提要】本节论述外感热病中属阴证的主要临床表现。

【精解】外感热病由于感受寒邪或阳气受伤，亦常有阴证出现，治疗当予温补。杨氏认为"温病无阴证"，提法欠妥。温病虽是感受阳热之邪所致，但"壮火食气"，在病情演变过程同样可出现阳气受伤、阴寒内盛的阴证。此外，湿为阴邪，湿热之邪从寒而化，损伤阳气，亦可见阴证。杨氏提出，对于素体阳虚寒盛、复感温邪者，在治疗时不可一味使用辛热之药，而应兼顾祛邪护阴的治法，颇有临床指导意义。

阳证似阴

【原文】阳证似阴，乃火极似水，真阳证也。盖伤寒温病，热极失于汗下，阳气亢闭郁于内，反见胜己之化于外。故凡阳厥，轻则手足逆冷，凉过肘膝，剧则通身冰冷如石，血凝青紫成片，脉沉伏涩，甚则闭绝。以上脉证悉见纯阴，犹以为阳证何也？及察内证，气喷如火，谵语烦渴，咽干唇裂，舌苔黄黑或生芒刺，心腹痞满胀痛，舌卷囊缩，小便短赤涓滴作痛，大便燥结或胶闭，或挟热下利，或热结旁流，或下血如豚肝，再审有屁极臭者是也。粗工不察，但见表证，脉体纯阴，便投温补，祸不旋踵。大抵阳证似阴，乃假阴也，实则内热而外寒。在伤寒以大承气汤下之，有潮热者，六一顺气汤，热甚合黄连解毒汤；在温病双解、凉膈、加味六一、解毒承气之类，斟酌轻重消息治之，以助其阴而清其火，使内热既除，则外寒自伏。《易》所谓水流湿者，即此义也。此与阳胜格阴例同。王太仆所谓病人身寒厥冷，其脉滑数，按之鼓击指下者，非寒也。余谓温病火闭而伏，多见脉沉欲绝，不尽滑数鼓击也，要在详证辨之。

【提要】本节论述阳证似阴的辨证。

【精解】外感热病过程中，由于邪热内盛，阳气郁闭于内而不能布达于外，轻则出现手足逆冷，凉过肘膝；重则出现通身冰冷，血凝青紫成片，脉沉伏涩，甚则闭绝等类似于阴证的表现。但细察其他症状，却有气喷如火、谵语烦渴、咽干唇裂等一派里热内盛的表现。因此，本类证候的本质是阳热内盛，而阴寒表现只是假象而已。对于阳证似阴的治疗，杨氏主张清泻里热，用承气汤、凉膈散、黄连解毒汤等方剂，里热得清，壅塞得畅，气机流通，则假寒现象自除。这种治疗原则与方法十分正确。但对于伤寒病程中出现阳证似阴者，则治用大承气汤、六一顺气汤、黄连解毒汤；而对于温病过程中出现阳证似阴者，治用双解散、凉膈散、加味六一顺气汤、解毒承气汤等方的做法，似较刻板，需斟酌轻重消息治之。

王叔和鉴别阳证似阴的经验是注重脉象，他认为患者身寒厥冷，若其脉滑数，按之鼓击指下有力者，即非寒证。而杨氏更即使脉沉欲绝、不尽滑数鼓击有力，也不一定是真寒证，只要审察具有其他阳热症状，也可是温病火闭内伏的阳证似阴证，此说甚是，临床辨证一定要全面，而不能仅据一两个症状妄下结论。

阴证似阳

【原文】阴证似阳，乃水极似火，真阴证也。盖伤寒传变三阴而为阴证，或阴寒直中三阴而为阴证。阴胜于内，逼其浮游之火发于外，其脉沉微而迟，或沉细而疾，一息七八至，或尺衰寸盛。其症面赤烦躁，身有潮热，渴欲饮水，或咽痛，或短气，或呕逆，大便阴结，小便淡黄，惊惶不定，时常郑声，状类阳证，实阴证也。粗工不察，但见面赤烦渴，咽痛便秘，妄投寒凉，下咽立毙。大抵阴证似阳，乃假阳也，实则内寒而外热，急以白通、附子、通脉四逆汤之类加人参，填补真阳，以引火归原，但使元气渐复，则热必退藏。《易》所谓火就燥者即此义也。此与阴胜格阳例同。王太仆所谓身热脉数，按之不鼓击者，非热也。但阳证似阴与阳证，伤寒温病家通有之。而阴证似阳与阴证，此值正伤寒家事，温病无阴证。古人未曾言及，后人多不知此，吴又可其先觉乎。

按：寒热有真假者，阳证似阴，阴证似阳是也。盖热极反能寒厥，乃内热而外寒，即真阳假阴也；寒极反能燥热，乃内寒而外热，即真阴假阳也。假阴者最忌温补，假阳者最忌寒凉，察此之法，当以脉之虚实强弱为主。然洪长滑数，强实有力，真阳脉固多，而沉伏细涩，六脉如绝，假阴脉亦不少。可知不唯证之阴阳有真有假，即脉之阴阳亦有真有假。死生关头，全在此分。噫！医道岂易易哉。

吴又可曰：阴阳二证，古方书皆对待言之，以明其理。世医以阴阳二证，世间均等，临诊之际，泥于胸次，往来踌躇，最易牵入误揣。甚有不辨脉证，但窥其人多蓄少艾[1]，或适在娼家，或房事后得病，或病适至行房，问及于此，便疑为阴证。殊不知病之将至，虽童男室女，旷夫寡妻，僧尼阉宦，势不可遏，与房欲何涉焉？即使素多少艾，频宿娼家，房事后适病，病适至行房，此际偶值病邪，气壅火郁，未免发热，到底终是阳证，与阴证何涉焉？况又不知阴证，实乃世间非常有之证，而阳证似阴者，何日无之？究其所以然者，不论伤寒温病，邪在胃家，阳气内郁，不能外布，即便四逆，所谓阳厥是也。仲景云：厥微热亦微，厥深热亦深。其厥深者，轻则冷过肘膝，脉沉而微，重则通身冰冷，脉微欲绝。虽有轻重之分，总之为阳厥。因其触目皆是，苟不得其要领，于是误认者良多。况且温病每类伤寒，再不得其要领，最易混淆。夫温病杂气直行中焦，分布上下，内外大热，阴证自何而来？余治温病数百人，仅遇一二正伤寒，即令正伤寒数百人，亦不过一二真阴证，又何必才见伤寒，便疑为阴证，况多温病，又非伤寒者乎！人亦可以憬然思，幡然悟矣。按：吴氏温病无阴证一语，开万古之屯蒙，救无穷之天枉。

按：仲景曰：阳证见阴脉者死。《类经》注云：证之阳者，假实也；脉之阴者，真虚也。阳证阴脉即阴证也。夫证之阳而曰假实，自是假阳证矣，假阳证自是真阴证可知矣。脉之阴而曰真虚，自是真阴脉矣，真阴脉自是真阴证更可知矣。此真阴假阳，所谓阴证似阳是也。即王太仆所谓"阴盛格阳"是也，宜用温补之药无疑矣。今人一遇壮热烦渴，谵语狂乱，登高弃衣，而声音嘹亮，神色不败，别无败坏阳德之状，但厥逆脉伏，沉涩如绝，便以为阳证见阴脉而用温补之药，祸不旋踵。殊不知证现内热外寒之象，脉见沉伏微细之形，火郁亢极，阳气不能交接于四肢，故体厥脉厥状类阴寒，此真阳假阴，所谓阳证似阴是也。即王太仆所谓阳盛格阴是也。乾隆甲戌、乙亥，吾邑连间数年温毒盛行，眼见亲友病多阳证似阴，用附子理中汤而死者若而人，用八味丸料及六味丸合生脉散而死者又若而人[2]。病家医家，皆以为死证难以挽回，卒未有知其所以误者，余深悯焉。因古人格阴似阴体厥脉厥之说，精心研究，颇悟此理。温病无阴证，伤寒阴证百中一二，庸工好用热药，且多误补其虚，故患阴证似阳者少，坏事亦不若阳证似阴者之多也。每参酌古训，又兼屡经阅历，实验得阳证似阴乃火极似水，阳邪闭脉，非仲景所谓阳证阴脉也。辄用升降、凉膈、加味六一、解毒承气之属，随证治之，无不获效，不必疑也，特书之以为误认阳证阴脉之戒。可知仲景云阳证见阴脉者，所谓"戴阳"是也，所谓"孤阳飞越"是也，所谓"内真阴而外现假阳之象"是也，非真阳证也。夫天之所以生物，人之所以有生者，阳气耳。脉证俱无真阳之气，故曰死。岂若阴证见阳脉者之尚有生机乎？如阳证阳脉，即不药亦无害生理，惟阳证似阴乃火郁于内，反见胜己之化于外，脉自亢闭，实非阴脉，此群龙无首之象，证亦危矣。然犹在可死可不死之间，若早为清泻之，脉自复而愈。至若贫贱人饥饱劳伤，富贵家酒色耗竭，此则四损不可正治之辈，又当别论。甚至脏腑久虚，痰火久郁，一着温病，正不胜邪，水不胜火，暴发竞起，一二日即死者，其脉或浮洪而散，状若釜沸，或沉微而涩，状若屋漏，每遇此等脉证，徒为悼叹而已。

【注释】

［1］少艾：艾，漂亮、美丽之意。少艾，指年轻漂亮的人。

［2］若而人：即若干人。

【提要】本节论述阴证似阳的辨证。

【精解】外感热病后期，由于阳气虚衰，阴寒内盛，逼迫虚阳浮游于上，格越于外，出现阳虚阴寒内盛之证，阳热症状为假象，故称阴证似阳。治疗当急以白通汤、附子汤、通脉四逆汤之类加人参，以填补真阳，引火归原，使元气渐复，则假热自然消退。若仅见面赤烦渴、咽痛、便秘，便误认为阳热之证，而投以寒凉，则更伤其阳，下咽立毙。

杨氏认为寒热有真假，即阳证似阴，阴证似阳。热极反能寒厥，为内真热而外假寒；寒极反能燥热，为内真寒而外假热。鉴别寒热真假的方法，往往根据脉象的虚实强弱。但临床不可过于拘泥于此。如洪长滑数，强实有力，固然真阳脉为多，而沉伏细涩，六脉如绝之脉，假阴脉也不少。如临床所见壮热烦渴，谵语狂乱，登高弃衣，而声音嘹亮，神色不败，但见厥逆脉伏，沉涩如绝，不少医家便认为是阳证见阴脉，治疗用温补之药，往往祸不旋踵，殊不知此内热外寒之象，脉见沉伏微细，为火郁亢极，阳气不能交接于四肢，而致体厥脉厥，为阳证似阴之证。因此，临床上不仅证之阴阳有真有假，脉之阴阳也有真有假。此说甚是。

杨氏认为，对房劳过度之人，如妻妾成群，经常嫖娼，或房事后得病，或病刚至而行房，固然精气不足，正不敌邪，但不可凡遇此类人病温，即诊断为阴证，而妄投温补之剂。治疗仍应以祛邪为主，兼顾正气。

阳毒阴毒

【原文】《伤寒论》[1]曰：阳毒之为病，面赤斑斑如锦纹，咽喉痛，吐脓血。五日可治，七日不可治，升麻鳖甲汤[2]主之。

《伤寒论》曰：阴毒之为病，面目青，身痛如被杖，咽喉痛。五日可治，七日不可治，升麻鳖甲汤主之。

按：阴阳和正气也，阴阳偏异气也。正气者，四时错行之气也；异气者，四时不节之气也。而杂气非其种也。杂气者，兵凶旱潦，疵疠烟瘴，一切恶秽不正之气也。此气适中人之阳分，则为阳毒；适中人之阴分，则为阴毒。观其所主之药，二证一方，并不用大寒大热之剂，可知长沙所谓阳毒、阴毒乃天地之杂气，非风、寒、暑、湿、燥、火之六气也，岂若后人之所谓阳毒、阴毒乎？要之后人所谓阳热极盛，固是阳毒；阴寒极盛，固是阴毒，终非长沙所以立名之本义。此二证者，即所称温病是也。即大头瘟、虾蟆瘟、瓜瓤瘟，以及痧胀之类是也。吴又可温病无阴证之论，实本长沙阳毒、阴毒中于杂气之说，受毒有浅深，为病有重轻，一而二，二而一者也。王太仆曰：此阳盛格阴而致之，非寒也。凡中此杂气之人，不止咽喉痛身痛，甚至心腹绞痛，大满大胀，通身脉络青紫，手足指甲色如靛叶，口噤牙紧，心中忙乱，一二日即死者，此类是也。但刺尺泽、委中、十指出血，即令服玉枢丹最妙，拨正散尤为奇方，男左女右吹入鼻中，虽危必苏，以增损双解散主之。

【注释】

[1]《伤寒论》：据此下引文，当作《金匮要略》。

[2]升麻鳖甲汤：《金匮要略》作"升麻鳖甲汤去雄黄、蜀椒"。

【提要】本节论述阳毒、阴毒的发病机制和主要表现。

【精解】阳毒表现为色赤，阴毒表现为色青，皆以升麻鳖甲汤治之。

阴阳毒的病机为受天地之间异气所感，此异气致病为温病，中于人体阳分为阳毒，中于人体阴分为阴毒，此段揭示了阴阳毒发病机制的不同。

杨氏认为，古人言阴阳毒与后人所言之阴阳毒，并非同一概念，阴阳毒实际的感邪乃天地间异气，因中于人体部位不同而分别发为阴毒、阳毒。后人看待阴阳毒，认为是阳极热盛为阳毒，阴极热盛为阴毒，此为量变引起质变，是一个阴阳盛衰的问题，由此可看出，古人与后人对阴阳毒的看法并非从一个视角出发。而阴阳毒的根本乃是温病所致，由于发病部位不同，其临床表现亦完全不同，且中毒也有深浅之分，病情也因此有轻重之别，临床表现常有咽痛、身痛、指甲青紫等，急救之法当刺尺泽、委中出血、口服玉枢、增损双解散以救危，拨正散吹鼻以醒其神。

表　证

【原文】发热恶寒恶风，头痛身痛，项背强痛，目痛鼻干，不眠，胸胁痛，耳聋目眩，往来寒热，呕而口苦，脉浮而洪，或紧而缓，或长而弦，皆表证也。在伤寒，风寒外入，但有一毫表证，自当发汗解肌消散而愈，其用药不过麻黄、桂枝、葛根、柴胡之类；在温病，邪热内攻，凡见表证，皆里证郁结浮越于外也，虽有表证实无表邪，断无正发汗之理。故伤寒以发表为先，温病以清里为主，此一着最为紧要关隘。今人一遇温病，便以为伤寒，遂引经论，先解其表，乃攻其里之说，此大谬也。总因古今医家，俱将温病与伤寒看成一证，不分两治。如王宇泰、张景岳，旷代名手也，其论伤寒证治妙矣至矣，蔑以加矣。至说到温病，犹是老生常谈，他何足道。人每以大剂麻黄、葛根等汤，强发其汗，此邪原不在经，汗之徒损经气，热亦不减，转见狂躁。盖发汗之理，自内由中以达外，今里热结滞，阳气不能敷布于外，即四末未免厥逆，又安能气液蒸蒸以透表，如缚足之鸟焉能飞升？又如水注之器，闭其后窍，前窍焉能涓滴？惟用升降、双解，里热一清，表气自透，不待发散，多有自能汗解者。此中玄妙，王、刘二公其先觉乎。

【提要】本节论述伤寒、温病对于表证的机制和治法之异。

【精解】本段分别论述了伤寒、温病对于表证的理解。何为表证？表证的主要表现为发热恶寒恶风，身痛，脉浮或紧。伤寒之表证为风寒侵袭人体肌肤，而治法当以汗法，以麻桂、葛根之类发汗解表；温病之表证为里热之邪郁结浮越于外所致，故当以清泻里热为本，邪自里而浮外，固不可以汗法治之，这是伤寒与温病的根本之别，不可混淆。

杨氏总观古今医家将伤寒与温病混为一谈，明明是温病，却用伤寒治法以麻黄、葛根强发其汗，使得里热之邪未解，徒伤津液，诱发狂躁之症，实乃误治。温病之解法当以升降、双解之类，清热透气，此法不伤正气、和解里邪，方为正治。

表里兼证

【原文】表里俱见之证，疑似之间最宜详析。盖在表者宜汗，在里者宜下。今既两证相兼，如欲汗之，则里证已急，欲下之则表证尚在。在伤寒，自表传里，通宜大柴胡汤两解之。在温病，自里达表，轻则增损大柴胡汤，重则加味六一顺气汤主之。

【提要】本节论述伤寒、温病对于表里兼证的治法之异。

【精解】表证宜汗，里证宜下，此为治法之大纲，然表里兼证临床亦常有之，伤寒言有表证当先解表，然两种情况俱在，伤寒以大柴胡汤表里双解之，温病则先分轻重，轻者以大柴胡汤加减处之，重则加味六一顺气汤主之。

里　证

【原文】不恶寒反恶热，掌心并腋下渍渍汗出，腹中硬满胀痛，大便燥结或胶闭，或热结旁流，或协热下利，谵语发狂，口渴咽干，舌黄或黑，舌卷或裂，烦满囊缩而厥，脉洪而滑，或沉实，或伏数，此里证之大略也。温病与伤寒表证实不同，里证无大异，亦须辨明治之。

按：伤寒有表证，自当汗之。然脉有忌汗者七条，证有忌汗者十一条。有里证，自当下之。然脉有忌下者十四条，证有忌下者二十二条，此尤不可不知也。《伤寒论》三百九十七法，一百一十三方，详且尽矣。兼以诸家阐发无余，观之自明，何须余赘。是集特辨温病根源、脉证、治方与伤寒大异，令业医者分别清楚，不以伤寒混治温病，是则余之志也已。

又按：切庵云：汗、吐、下、和，古人治病之四法。景岳云：若无邪气在上，不可轻吐，亦无多法，栀子豉汤吐无形之虚烦，瓜蒂散吐有形之实邪。一法以莱菔子为末，温水调服一钱，良久即吐。和解，小柴胡汤加减足矣。二法之外，最切于病，无过汗下。正伤寒之当汗当下者，已逐条分析矣。温病无正发汗之理，惟下证最多，特为指明，莫厌其烦。

【提要】本节论述伤寒、温病对于里证的表现与治法之异。

【精解】里证恶热不恶寒，多为阳明证表现，如腹胀满、大便实、口干舌裂、谵语发狂、脉见滑数等。伤寒之里证，法当攻下。

古人治病之四法：汗、吐、下、和。张景岳认为邪气在上方可吐法，汗吐之法当谨慎辨之。温病之邪多为郁热在里，故下法之证最多，此为与伤寒鉴别之点，故杨氏反复强调，勿令误下。

面黄　身黄以下共计温病温下证五十二条

【原文】黄者，土色也，脾胃于五行属土，阳明之脉荣于面，黄则湿热郁于脾胃之中，熏灼上蒸于面，甚则身黄如橘子色，此大热之象。并宜茵陈蒿汤合升降散，再酌病情合三承气汤下之。下后热退，汗自出，黄自消矣。或以温酒洗之。

《内经》曰：能合脉色，可以万全。《难经》曰：望而知之谓之神。故看病者，先要察色，然后审证切脉，参合以决吉凶也。如肝热则左颊先赤，肺热则右颊先赤，心热则额先赤，肾热则颐先赤，脾胃热则满面通赤也。又面色黄为温为热，白为气不调，青为风寒，黑为阴寒也。自准头、年寿[1]、命宫[2]、法令[3]、人中，皆有气色可验。又若伤寒阴寒内盛，逼其浮阳之火行于面，亦发赤色，非热证也，此为戴阳，四逆汤加葱白。夫阳已戴于头面，不知者更用表药，则孤阳飞越，危殆立见，可不慎哉！温病无阴证。

【注释】

[1] 年寿：指眉心与鼻尖之间的鼻梁部分。

[2] 命宫：相术家语。谓两眉之间也。

[3] 法令：相术家语。谓鼻端之两旁下，食仓之左及禄仓右方之部位也。

【提要】本节论述了从五色观察疾病病机及疾病发展阶段的方法。

【精解】杨氏以五色归五行，对应五脏，引用《内经》《难经》作为论据，提出察色按脉以决吉凶。如阳明脉荣于面，面黄。身黄如橘子色，为湿热郁于脾胃，大热之象。阳明之里，当泻之于内，茵陈能除热邪留结，佐栀子以通水源，大黄以除胃热，乃合引而竭之之义，再配升降散除表里三焦之大热。再以其他四色及戴阳色证明温病无阴证。

目暗不明　目赤　目黄　目瞑　目直视　目反折

【原文】目者至阴也，五脏六腑精华之所系，水足则明察秋毫，如常而了了者，里无邪也。至于目暗不明，乃邪热居内焚灼，肾水枯涸，不能朗照。若赤，若黄，若瞑，若直视，若反折，邪俱在里也。若不急下，则邪愈炽矣。并宜加味凉膈散加龙胆草。

薛氏曰：凡开目而欲见人者，阳证也；闭目而不欲见人者，阴证也。目中不了了，目睛不和，色赤，热甚于内也。目瞑者，必将衄也。目睛黄者，将发身黄也。或瞪目直视，或戴眼反折，或目胞陷下，内多虚证。或睛暗而不知人者，亦有虚证。皆难治也。

【提要】本条论述了从目的状态判断预后。

【精解】五脏六腑之精气，皆上注于目而为之精。如目暗不明，乃邪热居内焚灼，肾水枯涸，不能朗照。杨氏认为，在里之邪若不急下，则邪愈炽矣。薛氏以目之开合辨别阴阳，以或瞪目直视、戴眼反折、目胞陷下、睛暗而不知人者，为难治。

舌白苔　黄苔　黑苔

【原文】凡伤寒邪在表者，舌无苔。邪在半表半里，白苔而滑，肺主气而色白。故凡白苔犹带表证，止宜和解，禁用攻下。有尖白根黄，尖黄根白，或尖白根黑，及半边黄白而苔滑者，虽证不同，皆属半表半里。若传里则干燥，热深则黄，甚则黑也。然黑舌止有二种，有火极似水者，为热极；有水极似火者，为寒极。细辨之，黑色亦自不同。热极者，色黑而苔燥，或如芒刺，再验必小便赤涩，大承气汤下之；寒极者，色青灰而苔滑，再验必小便清白或淡黄，理中汤加附子温之。又温病与伤寒，舌色不同，伤寒自表传里，舌苔必由白滑而变黄变黑，不似温病热毒由里达表，一发即是白黄黑诸苔也。故伤寒白苔不可下，黄则下之；温病稍见黄白苔，无论燥润，即以升降散、加味凉膈散下之，黑则以解毒承气汤急下之。下后间有三二日里证去，舌尚黑者，苔皮未落也，不可再下，务在有下证方可下。有一种舌俱黑而无苔，此经气，非下证也。妊娠多有此，阴证亦有此。又有一种舌，屡经汗下消导，二便已通，而舌上青灰色未退，或湿润，或虽不湿润，亦不干燥，不可因其湿润妄投姜、附，亦不可因其不湿润而误与硝、黄。此因汗下过伤津液，其脉必虚微无力，急宜救阴为主，炙甘草汤、左归丸料，或六味地黄丸料合生脉散滋其化源。又有一种舌，真阴亏损，火胜津枯，干燥涸极，唇裂鼻煤舌黑，宜以凉水梨浆治其标，左归、六味滋其本，庶或可生。若执用承气、凉膈则殆矣。杜清碧三十六舌法[1]，三十五舌属热，惟一舌属寒，大抵热多寒少。三十六法已觉其烦，后广至一百有余，真属蛇足。大鹅梨削薄片，于新汲水中，去渣饮汁，即梨浆是也。

【注释】

［1］杜清碧三十六舌法：指元代杜清碧所撰之《敖氏伤寒金镜录》，叙述三十六舌，并附简图。

【提要】 本节论述了以舌苔颜色判断病邪程度及治法治则。

【精解】 伤寒邪在表者，舌无苔。邪在半表半里，白苔而滑。肺属金色白，故凡白苔犹带表证，禁下。一舌之苔而不同色，虽证不同，皆属半表半里。黑苔又有寒热不同，宜细辨之。

又温病与伤寒，舌色不同，伤寒自表传里，舌苔必由白滑而变黄变黑，不似温病热毒由里达表，一发即是白黄黑诸苔。

杨氏认为辨苔亦要注重舌之津液、脉诊。不可因其湿润妄投姜、附，亦不可因其不湿润而误与硝、黄。须仔细勘验脉证，毕竟不同。

舌白砂苔　舌紫赤色

【原文】 舌上白苔干硬如砂皮，一名水晶舌。乃自白苔之时，津液干燥，邪虽在胃，不能变黄，急下之。紫赤亦胃热也，亦宜下之。

【提要】 本节论述水晶舌及紫赤舌的治法。

【精解】 白砂苔是津液干燥导致不能变黄，紫赤舌也由胃热导致，二者宜下。

舌芒刺

【原文】 热伤津液，此热毒之最重者，急下之。

【提要】 本节论述芒刺舌的病机及治法。

【精解】 芒刺舌是热毒最重的表现，急下存阴。

舌　裂

【原文】日久失下，血液枯涸，多有此证。又热结旁流，日久不治，在下则津液消亡，在上则邪火毒炽，故有此证，急下之，裂自满。

【提要】本节论述舌裂的病机及治法。

【精解】舌裂多由阴液亏失导致。舌质出现裂痕、热结旁流者，急下之。

舌短　舌卷　舌硬

【原文】此皆邪气胜，真气亏，急下之，舌自舒。

【提要】本节论述舌体异常的病机及治法。

【精解】舌短、舌卷、舌硬病机为邪盛正虚，治疗宜用下法，则舌自舒展。

唇燥裂　唇焦色　口臭　鼻孔如烟煤

【原文】此胃家实，多有此证，急下之。鼻孔煤黑，温毒在胃更甚，急下之。

【提要】本节论述从唇口鼻判断病情。

【精解】唇燥裂、唇焦色、口臭的病机属胃家实，治疗急用攻下；鼻孔如烟煤，属温毒在胃，病情更重，治疗急用攻下。

口燥咽干　气喷如火　扬手掷足　小便极臭　小便赤黑　小便涓滴作痛

【原文】此皆内热之极，急下之。

【提要】本节论述内热在里的行为及小便的表现。

【精解】热极在里，行动一派燥热之象，口干咽燥，小便受热邪熏浊，宜下。

潮　热

【原文】邪热在胃，宜下之。

【提要】本节论述邪热在胃的潮热。

【精解】潮热属邪在胃，非阴虚潮热，宜下。

善太息

【原文】此胃家实。呼吸不利，胸膈痞闷，每欲引气下行故然，宜下之。

【提要】本节论述胃实与太息的关系。

【精解】善太息，病机为实证导致气机升降不利，宜下。

心下满　心下痛　心下满痛　心下高起如块　腹胀满痛　腹痛按之愈痛　小腹满痛

【原文】此皆胃家邪实，内结气闭，急下之，气通则已。

【提要】本节论述胃实与心腹疼痛的关系。

【精解】不通则痛，由内结气闭导致的心腹疼痛应治以下法。

头胀　头胀痛　头汗　头痛如破

【原文】此皆胃家邪实，气不下降，急下之，胀痛立止。头汗亦宜下之，则热越而遍身汗出矣。

【提要】本节论述胃实与头痛的关系。

【精解】胃家实，气机升降失常，下之痛止。

谵语　发狂　蓄血如狂

【原文】此胃家实，阳邪胜也，急下之。有气血两虚，躁烦如狂者，不可下，须辨之。

【提要】本节论述胃实与谵狂的关系。

【精解】阳邪胜宜下，气血两虚不可下。

温　疹

【原文】治法不外清散，增损双解散加紫萍。

【提要】本节论述温疹治法。

【精解】温疹，治疗用增损双解散加紫萍，以清散之法。

小便闭

【原文】此大便秘，气结不舒，因而小便不通也。急下之，大便行，小便立解。

【提要】本节论述大小便间的关系。

【精解】小便闭为大便秘结导致气行不畅，便行气解则小便自利。

大便燥结　转屎气极臭

【原文】此下之无辞。但有血液枯竭者，无表里证，虚燥不可下，宜六味地黄丸料加麦冬、五味，煎成，入人乳，减半饮之。一方用白菜自然汁、大麻仁汁、生芝麻汁等分，入蜜和服自通。或用蜜煎导法。

【提要】本节论述大便燥与津液的关系。

【精解】血液枯竭的虚燥不可下。宜滋阴养血或用蜜煎导法。

大便胶闭

【原文】其人平日大便不实，一遇温邪便蒸作极臭，状如黏胶，愈蒸愈黏，愈黏愈闭，以致胃气不能下行，温毒无自而出，不下即死。若得黏胶一去，无不愈者。

【提要】本节论述温邪大便胶闭。

【精解】温邪便蒸，状如黏胶，愈蒸愈黏，愈黏愈闭，不下即死。若得黏胶一去，无不愈者。

协热下利

【原文】其人大便素或不调，邪热乘胃，便作烦渴。一如素日泄泻稀粪而色不败，其败色但焦黄而已。午后潮热，便作泄泻，子后热退，泄泻亦减，次日不作潮热，利亦止，为病愈。若潮热复作，利不止者，以增损大柴胡汤彻其余邪，而利自止。

【提要】本节论述协热下利治法。

【精解】潮热利不止者，为协热下利，治疗以增损大柴胡汤。

热结旁流

【原文】此胃家实，邪热壅闭，续得下利纯臭水，全然无粪，日三五度，或十数度，急以加味六一顺气汤下之，得结粪而利自止。服药后不得结粪，仍稀水旁流，及所进汤药，因大肠邪胜，失其传送之职，知邪犹在也，病必不减，仍以前汤更下之。或用解毒承气汤。如虚并加人参，无参，以熟[1]地一两、归身七钱、山药五钱煎汤，入前药煎服，累效。盖血不亡，气亦不散耳。

【注释】

[1] 熟：原作"热"，据醉芸轩本改。

【提要】本节论述热结旁流的病机及治法。

【精解】邪热壅闭，粪不得出，下利纯臭水，宜急下加味六一顺气汤。服药未愈因大肠传导失司，病必不除，或更服前法，或用解毒承气汤。虚者宜补，累效。盖血不亡，气亦不散耳。

脉厥 体厥

【原文】脉厥，沉伏欲绝。体厥，四肢逆冷，凉过肘膝，半死半生，通身如冰，九死一生。此邪火壅闭，阳气不能四布于外，胃家实也，急以解毒承气汤大清大下之。下后而郁热已解，脉和体温，此为病愈。若下后而郁热已尽，反见厥者，为虚脱，宜补。若下后郁热未尽，仍见厥者，更下之，厥不回者死。

按：温病厥逆皆下证，伤寒厥逆多兼下利，则阳热变为阴寒者十之五。盖木盛则胃上受克，水谷奔迫，胃阳发露，能食则为除中。木盛则肾水暗亏，汲取无休，肾阳发露，面赤则为戴阳。戴阳尚多可救，除中十不救一。所以温之灸之，以回其阳，仍不出少阴之成法也。但厥而下利，阴阳之机甚微，不可不辨也。

【提要】本节论述温病脉厥、体厥。

【精解】脉厥，沉伏欲绝也。体厥，四肢逆冷也。此邪火壅闭，阳气不能四布于外，下者愈，虚脱者宜补。杨氏将温病与伤寒相鉴别。温病厥逆皆下证，伤寒厥逆多兼下利。能食则为除中，面赤则为戴阳，但厥而下利，阴阳之机甚微，不可不辨也。

下后脉反浮

【原文】里证下后，宜脉静身凉。今脉浮，身微热，口渴，神思或不爽，此邪热溢于肌表，里无大留滞也。虽无汗，宜白虎汤。若大下后，或数下后，脉空浮而虚，按之豁然如无，宜玉女煎加人参，覆杯则汗解。以其人或自利经久，或他病先亏，或本病日久不瘥，或反复数下，以致周身血液枯涸。石膏、知母、麦冬辛凉，除肌表散漫之热邪，人参、熟地、牛膝滋阴，以助周身之血液，于是经络润泽，元气鼓舞，腠理开发，此邪从荣解，汗化于液之义也。

【提要】本节论述下后脉象变化。

【精解】下后解者，宜脉静身凉。今脉浮，身微热，此邪热溢于肌表，虽无汗，宜白虎汤。下后，脉空浮而虚，宜玉女煎加人参。周身血液枯涸，石膏、知母、麦冬辛凉除肌表散漫之热邪，人参、熟地、牛膝滋阴以助周身之血液。此邪从荣解，汗化于液之义也。

下后脉复沉

【原文】下证脉沉而数，下后脉浮，当得汗解，以热邪溢于气分也。今下后二三日，脉复沉者，余邪复瘀到胃也，宜更下之。更下后，脉再浮者，仍得汗解，宜白虎汤。以白虎发汗，亦里热除而表邪自解之义，非比麻黄、桂枝发散风寒也。

【提要】本节论述下后脉象变化。

【精解】脉复沉者，余邪复瘀到胃所致，宜更下之。更下后，脉再浮者，仍得汗解，宜白虎汤。

下后脉反数

【原文】应下失下，口燥咽干而渴，身反热减，四肢时厥，欲得近火拥被，此阳气伏也。下后厥回，身复热，脉大而反数，舌上生津，不甚饮水，此里邪渐去，郁阳暴伸也，柴胡清燥汤以和解之。此证类近白虎，但热渴既除，又非白虎所宜也。

【提要】本节论述下后脉象变化。

【精解】下后脉反数，此为里邪渐去，郁阳暴伸，治疗宜用和解，方用柴胡清燥汤。本证类似阳明热炽白虎汤证，但患者热渴缓解，故不宜用白虎汤。

下后身反热

【原文】应下之证，下后当脉静身凉，今反发热者，此内结开，正气通，郁阳暴伸也。即如炉中伏火拨开，虽焰不久自息，与下后脉反数义同。

【提要】本节论述下后身体变化。

【精解】此为内结开，正气通，郁阳暴伸也。

下后反痞

【原文】邪气留于心胸，令人痞满。下之痞应去，今反痞者，以其人或因他病先亏，或因禀赋娇怯，气血两虚，下之益虚，失其健运，邪气留止，故致痞满。今愈下而痞愈甚，若用行气破气之剂，转成坏病矣。宜参归养荣汤，中病即止。

【提要】本节论述下后痞满的病机。

【精解】痞满因气血两虚，下之愈损，脾失健运，邪气留止所致。再下即为坏病，宜参归养荣汤。

下后邪气复聚

【原文】里证下后，脉不浮洪，烦渴减，身热退，三五日后复发热者，亦无伤食劳役，乃余邪尚有隐伏，因而复发，此必然之理。不知者，每归咎于医家，误也。再酌前方下之，慎勿过剂，以邪热微也。

【提要】本节论述下后邪气变化。

【精解】里证攻下后，三五日后又发热，乃余邪尚有隐伏，汤服前法，中病即止。

急证急攻 伤寒无此证治

【原文】杂气流毒，怫郁三焦，其病不可测识。一发舌上白苔如积粉，譬如早服凉膈、承气等方下之，至午舌变黄色，烦满更甚，再急下之，至晚舌变黑刺，或鼻如烟煤，仍用硝黄大下之。所谓邪微病微，邪甚病甚，非药之过也。此一日之间而有三变，几日之法一日行之，稍缓则不及救矣。若下后热渴除、苔不生，方愈。更有热除苔脱，日后热复发，苔复生者，再酌前方下之，不必疑二也。尝见温病有一二日即死者，乃其类也。丁亥五月，监生李廉臣女，年十八，患温，体厥脉厥，内热外寒，痞满燥实，谵语狂乱，骂詈不避亲疏，烦躁渴饮，不食不寐，恶人与火，昼夜无宁刻。予自端阳日诊其病，至七月初三始识人，热退七八而思食，自始至终以解毒承气汤一方，雪水熬石膏汤[1]煎服，约下三百余行，黑白稠黏等物，愈下愈多，不可测识，此真奇证怪证也。廉臣曰：若非世兄见真守定，通权达变，小女何以再生。戊子秋，举人李煦南长公，约年十五，患温，脉沉伏，妄见妄言，如醉如痴，渴饮无度，以加味凉膈散连下一月而苏。又予甥年二十一，患温，初病便烦满囊缩，登高弃衣，渴饮不食，日吐血数十口，用犀角地黄汤加柴、芩、连、栀、元参、荆芥穗灰十剂，间服泻心、承气汤七剂，诸证退而饮食进。越五日，小便不通，胀疼欲死。予细诊问，脉仍沉，脐间按之劲疼，予思此土实气闭不舒，因而小水不利也，以大承气汤下黑血块数枚，而病始瘥。此皆证之罕见者也，可见凡下不以数计，有是证即投是药。但恐见理不明，认证不透，反致耽搁，而轻重缓急之际，有应连日，有应间日下者，如何应多，如何应少，其间不能如法，亦足误事，此非可以言传，临时酌断可也。此等证治亦少，姑存以备参考。

【注释】

[1] 汤：醉芸轩本无。

【提要】 本节以三例危重病案论述重病急证之攻下治法。

【精解】 天地间有异气，中于人体，乃发温病，随病邪势微势强，导致人之患病轻浅、危急。温病重病发病迅速，病势进展迅猛，从积粉苔到黄苔再到黑苔，疾病由轻至重的全过程仅在一日之间，如此重症应当机立断，以下法攻之，如有犹疑，则生命于顷刻之间危亡，难以挽救。杨氏在此言明了温病急症之迅猛，治疗应抓住时机，医生应有辨别之能，更要有立断之魄。杨氏以三例病案言明温病急症之辨病先机，即发现疾病传变迅速、证候危重，首当其冲用下法，若疾病兼有变化，当细察脉辨证，调整方案，人命之贵，切勿耽搁。

发 热

【原文】 凡治伤寒温病，当发热之初最为紧要关隘，即宜详辨脉证治疗，此时用药稍不确当，必变证百出而成坏病矣。如温病发热，杂气怫郁三焦，由血分发出气分，断无正发汗之理。而发热头痛，身痛而渴，为热之轻者，神解散、小清凉散之类；如发热气喷如火，目赤舌黄，谵语喘息，为热之重者，加味凉膈散、增损三黄石膏汤之类；如发热厥逆，舌见黑苔，则热之极矣，加味六一顺气汤、解毒承气汤大清大下之。若正伤寒，自当详发热之表里虚实以施治。如翕翕而热者，表热也，谓若合羽所覆，明其热在外也，桂枝麻黄各半汤、桂枝二越婢一汤、葛根汤选用。蒸蒸而热者，里热也，谓若熏蒸之蒸，明其热在内也，白虎汤、黄连解毒汤、泻心汤选用。太阳经以表为标，膀胱为本。凡发热，头项痛，腰脊强，脉浮紧无汗，此寒在标也，麻黄汤汗之。发热，脉浮缓自汗，此风在标也，桂枝汤和之。发热，脉紧而兼缓，此风寒并在标也，大青龙汤发之。若脉浮发热，烦渴小便不利，此热在本也，五苓散两解之。阳明经以肌肉为标，胃为本。凡发热目痛，鼻干不眠，无汗，葛根汤，热甚加黄芩、知母主之者，乃热在标也。若表里俱热，渴饮水浆，汗出，脉洪数，白虎汤主之者，乃热在标本也。若不恶寒反恶热，或蒸蒸而热，内实不大便，脉洪数有力，调胃承气汤下之者，乃热在本也。少阳经主半表半里，从乎中治。脉弦，发热头痛，口苦耳聋，胸满胁痛，往来寒热，心烦喜呕，默默不欲食者，小柴胡汤主之。若标病止宜小柴胡加减，若本病因邪深入，不能传散，多以柴胡加芒硝汤，或大柴胡汤。大抵热在太阳忌下，热在阳明忌利小便，热在少阳忌汗、忌下、忌利小便。至传入三阴，则不发热，惟少阴经能发热。然少阴发热有二证，初病即见少阴证，脉沉反发热，麻黄附子细辛汤。若下利清谷，里寒外热，手足厥逆，脉微欲绝，身反不恶寒，此阴盛格阳，内寒而外热也，理中汤加附子，或通脉四逆汤。盖阳邪传阴经而下利者，乃是热利，阳陷入阴，外所以无热，自是白头翁汤、黄连阿胶汤一派。如阴邪入阴经而下利者，乃是里寒自利，寒既在里为主，则阳气必客于外，外所以反热，非理中、四逆何以御之。要知虽皆发热，毕竟不同，发于阳而发热者，头必痛，发于阴而发热者，头不痛，此为辨也。又太阳以恶寒发热为病进，恐邪气传里也。厥阴以厥少热多为病退，喜阴尽阳复也。然热气有余，则又为内痈便血之兆矣。发热多端，不可不详辨也。

按：《伤寒论》之论内痈，止于三句中，即以三证辨内痈为极确，文法精练，不可不细玩之。第一句，诸脉浮数，当发热，而反洒淅恶寒，谓脉浮数，本当发热，而反多洒淅恶寒者，内痈也。第二句，若有痛处，谓浮数之脉，主邪在经，当一身尽痛，而痛偏着一处者，内痈也。第三句，饮食如常，谓病伤寒，当不欲饮食，而饮食如常者，内痈也。读仲景书，可不于一字一句深求其义哉。景岳治肺痈，有桔梗杏仁煎；治肠痈，有肠痈秘方；通治有连翘金贝煎；外又有蜡矾丸。皆神方也，谨采以备用。外科之法门，亦仲景热盛内痈之说，有以开之。

【提要】本节论述发热的辨治。

【精解】对于发热的辨治，杨氏提出辨治伤寒瘟疫在发热之初最为关键，强调辨发热的重要性，若辨证不准，则易生变证。

杨氏对温病发热，伤寒太阳、阳明、少阳、少阴发热进行了逐一剖析。如温病发热，温热疠气从口鼻而入，怫郁于里，充斥三焦，杂气由血分而发出气分，初起即表现里热炽盛之证，此种发热不可发汗解；伤寒发热，则应辨其标本虚实及邪在表里之别以施治。热在太阳忌下，热在阳明忌利小便，热在少阳忌汗、忌下、忌利小便。

恶　寒

【原文】伤寒恶寒者，不见风亦恶寒，身虽发热，不欲去衣被也。恶寒属表证，而有虚实之分，以有汗者为虚，无汗者为实也。但有恶寒为表不解，若欲攻其热，当先解其表，麻黄、桂枝之属是也。必[1]不恶寒反恶热，此为表解，乃可清里，白虎、承气之属是也。然又有少阴之恶寒者，则蜷卧足冷，脉沉细，四逆汤温之，不可发汗。必[2]振寒，脉微细者，内外俱虚也，真武汤主之。又有止称背恶寒者，盖人背为阳，腹为阴，阳气不足，阴寒气盛，则背为之恶寒，阳微阴盛之机已露一斑。《伤寒论》云：少阴病一二日，口中和，背恶寒者，当灸之，处以附子汤者是也。又有阳气内陷入阴中，表阳新虚，有背微恶寒者。《伤寒论》云：伤寒无大热，口燥渴，心烦，背微恶寒者，白虎加人参汤主之者是也。盖微，不甚也；若少阴，则寒甚也。二者一为阴寒气盛，一为阳气内陷。盖阴寒为病，不能消耗津液，故于少阴病则曰口中和；及阳气内陷，则热灼津液为干，故于阳明病则曰口燥渴也。二者均为背恶寒，要辨阴阳寒热不同，亦于口中润燥可知，不可不仔细审之也。又有伤寒恶寒，全不发热，六脉紧细，乃素禀虚怯而不能发热，此太阳寒伤荣证。但极虚感寒，无正发汗之理，宜理阴煎、大温中饮以滋其阴，而云腾致雨之妙，则景岳有心得矣。若温病恶寒，口燥咽干，舌黄唇焦，乃阳盛格阴，内热则外寒，非恶寒也。盖恶寒表证也，得就暖处便解，外寒里证也，虽近火烈不除。轻则神解散，甚则升降散、增损双解散，岂可与正伤寒恶寒同日语哉！

【注释】

[1] 必：扫本、德本同，醉芸轩本无，湘本作"其"。

[2] 必：原作"心"，诸本同，据《伤寒论·治太阳病脉证并治上》改。

【提要】本节论述恶寒的辨治。

【精解】本节阐述了恶寒的不同证候、病机及治法，以及对温病恶寒与伤寒恶寒进行鉴别。伤寒恶寒辨治详略得当，有表证恶寒、表里同病恶寒、热证恶寒、虚证恶寒等不同分类。

杨氏提出背恶寒者，一为阴寒气盛，一为阳气内陷。要辨阴阳寒热不同，须仔细审查。《伤寒论》中能治"背恶寒"的方剂，有小青龙汤、苓桂术甘汤、附子汤和白虎加人参汤。其病机可分为水饮内停、阳虚寒湿与邪热灼伤气阴三个方面。小青龙汤和苓桂术甘汤的"背恶寒"为水饮停胸，困阻胸阳，阳气不能转行施布于背所致（诸阴受气于胸，转行于背）。附子汤的"背恶寒"为阳虚寒湿。因督脉为诸阳之会，背属督脉所主，为阳虚寒湿不能交会温养于督脉所致。附子汤的"背恶寒"为阳虚寒湿。因督脉为诸阳之会，背属督脉所主，为阳虚寒湿不能交会温养于督脉所致。

杨氏提出有伤寒恶寒，不发热，兼六脉紧细，此为太阳寒伤荣证，极虚感寒，此种恶寒不可发汗而解，应投以理阴煎、大温中饮以滋其阴。

杨氏提出温病恶寒与伤寒恶寒不同，温病恶寒为阳盛格阴，内热则外寒，非恶寒，可用神解散、升降散、增损双解散等，与伤寒恶寒应严格区分。

恶 风

【原文】恶风者，见风则恶，密室中则无所恶也。虽属表证，而发散又自不同。若无汗恶风，则为伤寒，当发其汗，麻黄汤；有汗恶风，则为中风，当解其肌，桂枝汤。里证虽具，而恶风未罢者，皆当先解其表也。又有汗多亡阳与风湿皆有恶风之证，盖汗出漏不止，则亡阳外不固，是以恶风也，以桂枝加附子汤，温其经而固其卫。风湿相搏，骨节烦痛，湿盛自汗而皮腠不密，是以恶风也，以甘草附子汤散其湿而实其卫。若温病，恶风等于恶寒，阳伏于内，阴格于外，不过初病一二日，后则恶热[1]不恶风寒矣。要之邪热内郁，轻则发越于外而手足温，重则内外格拒而通身凉，死生关头，唯在识与不识耳。神解、芳香、升降、凉膈等方斟酌得宜，万无一失。

【注释】

[1]热：原作"湿"，据醉芸轩本、湘本改。

【提要】本节论述恶风的辨治。

【精解】本节阐述了不同症状的恶风及其辨治要点。其中包括伤寒恶风之有汗无汗、恶风兼有里证、汗多亡阳恶风、风湿恶风以及温病恶风。

恶风主要是惧怕外界的风吹拂于身，有风则恶，无风则不恶，关键在于风而不在于寒。伤寒恶风有太阳中风证之恶风，其机制是荣卫虚损之体质感受风寒邪气。因卫阳虚不能固外，故肌腠开泄而汗出恶风，主要表现为恶风而身汗出，治疗上主要以桂枝汤为主。而伤寒恶风无汗即为太阳伤寒恶风，当用麻黄汤发其汗。另有汗多亡阳恶风证，多为原有太阳病，因发汗不当而致汗漏不止，骤虚其阳，不仅表阳随汗大泄，里阳亦被危及，故以桂枝加附子汤急补其阳以解表固表。阳气虚损，风湿之邪由表入里亦可见恶风。风湿之邪袭于阳虚之表，故汗出恶风，滞于骨节则骨节疼烦，湿郁肌腠则身肿，以甘草附子汤温阳解表，缓祛风湿。若恶风见于表里同病，当先解其表。

杨氏提出应鉴别伤寒恶风与温病恶风。温病见恶风，多为阳伏于内，阴格于外，应准确辨别其病机变化，审查病性寒热，斟酌得宜。

头 痛

【原文】太阴少阴，有身热而无头痛，盖二经皆不上头故也。厥阴，有头痛而无身热，盖厥阴与太阳会于颠也。若身热又头痛，皆属三阳经也。伤寒太阳头痛，发热恶寒无汗，麻黄汤。头痛发热，恶寒有汗，桂枝汤。阳明头痛，不恶寒反恶热，白虎汤。不大便，调胃承气汤。头痛甚者必衄，葛根汤去大枣加葱白。少阳头痛，头角痛，或耳中痛，或口苦发热，或往来寒热，脉弦数，并宜小柴胡汤。厥阴头痛，呕而吐沫，吴茱萸汤。又厥阴头痛，脉微浮为欲愈，如不愈小建中汤。若温病头痛，或头胀痛，乃邪热郁结于内，上攻头面三阳，断不可发表，轻则神解散、清化汤治之，重则增损双解散、升降散合内外而治之。里气一通，头痛自止，不可拘伤寒头痛当解表，不可攻里之例也。

【提要】本节论述头痛的辨治。

【精解】本节阐述了伤寒头痛以及温病头痛的证治。杨氏提出伤寒六经头痛中，太阴少阴无头痛，伤寒头痛可有太阳头痛、阳明头痛、少阳头痛、厥阴头痛。其中温病头痛为邪热郁结于内，上攻头面三阳，治疗不可发表，清泻里热则表证自退。可用神解散、清化汤治之，重则增损双解散、升降散合内外而治之。

伤寒头痛涉及表证头痛、半表半里证头痛、里证头痛、表里同病头痛等。治用解表、清、泻、温里之法，表里同病者，分清主次，随证治之。头痛表证主要有太阳中风证、太阳伤寒证等，治疗方包括桂枝汤和麻黄汤等；头痛半表半里证主要涉及少阳证，治疗方包括小柴胡汤；头痛表里同病证主要涉及阳虚兼水气证、太少两感证、霍乱病及阳虚中风证等，治疗方包括桂枝去桂加茯苓白术汤、四逆汤、五苓散、理中汤、竹叶汤等；头痛里证主要涉及里热结实证、热实结胸证、水饮内停证、肝寒犯胃、浊阴上逆证及肺胃郁热证等，治疗方包括承气汤、大陷胸汤、十枣汤、吴茱萸汤、文蛤汤等。

身　痛

【原文】凡伤寒太阳病，身体痛，骨节痛，若恶寒无汗，脉浮紧者，麻黄汤汗之。若脉浮缓，恶风自汗者，桂枝汤和之。若风寒并中，脉浮紧而缓者，大青龙汤发之。少阴病，身体痛，骨节痛，手足厥，脉沉者，附子汤主之。然此阴阳二证，一般身痛，用药则相去云壤，浮沉之脉，要在指下辨识。若误发少阴经汗，必动其血，或从口鼻出，或从目出，少阴脉入肺络心，太阳脉起目内眦。则为下厥上竭而死，或可以当归四逆汤救之。凡一身尽痛，发热发黄，头上汗出，背强，小便不利者，湿也，茵陈蒿汤。凡发汗后，身疼痛，脉沉迟者，桂枝新加。凡身痛下利清谷者，表里俱寒也，先救里，四逆汤；次救表，桂枝汤。若温病，杂气热郁三焦，表里阻隔，阴阳不通，身体痛，骨节痛，以及头痛项强，发热恶寒恶风，目痛鼻干不眠，胁痛耳聋，寒热而呕，一切表证状类伤寒，实非风寒外感之邪，通宜清热解郁以疏利之，如神解散、芳香散、升降散、加味凉膈散、增损双解散之类，随其轻重酌量用之。里气一清，表气自透而外证悉平矣。故温病凡见表证，皆里证郁滞浮越于外也。不知者，一见身痛头痛，发热恶寒等证，便以为伤寒，而用麻黄、青龙以发其汗，则坏病蜂起矣。此即所谓前一节治法，大有天渊之别也，王刘两公其先觉乎。

【提要】本节论述身痛的辨治。

【精解】本节中杨氏分别阐述了伤寒身痛与温病身痛的证治。伤寒身痛就成因而言，有因风寒束表营阴郁滞不畅、过汗伤阴筋脉无以濡养、阳虚寒凝筋骨或水湿泛溢、风湿留着肌肉骨节等，其治法各有不同，须详加鉴别。

温病身痛为杂气热郁三焦，表里阻隔，阴阳不通，故可见身体痛、骨节痛以及头痛项强、发热恶寒恶风、目痛鼻干不眠、胁痛耳聋、寒热而呕。其中表证类似于伤寒，但就其病因而言，与伤寒身痛大有不同，其在表症状为里证郁滞浮越于外，可用神解散、芳香散、升降散、加味凉膈散、增损双解散之类，随其轻重酌量用之。里气一清，表气自透而外证悉平。临床应详加鉴别以免误判而治成坏病。

不 眠

【原文】阳盛阴虚，则昼夜不得卧；阴盛阳虚，则嗜卧不欲起。盖夜以阴为主，阴气盛则目闭而卧安。若阴为阳扰，故烦躁而不眠也。温病热郁三焦，阴不敌阳，大渴引饮，烦躁不眠，轻则增损大柴胡汤，重则增损双解散，两解表里之热毒以治之。若太阳伤寒，脉浮数，身痛无汗，烦躁不眠，大青龙汤或桂枝麻黄各半汤。若发汗后不眠，脉浮数，微热烦渴，小便不利，五苓散；若大汗后，胃中干燥，不眠，烦渴欲饮水者，少少与之愈。脉数大者，白虎汤或竹叶石膏汤，不用五苓。又太阳伤寒，脉浮，以火劫汗，亡阳惊狂，起卧不安，桂枝去芍药加蜀漆牡蛎龙骨救逆汤。阳明经病，目痛鼻干不眠，葛根汤。内热多加黄芩、知母。若自汗，脉洪数，经腑俱热，烦渴舌燥不眠，白虎汤。若大热，错语呻吟，干呕不眠，黄连解毒汤。少阳病往来寒热，口苦，心烦不眠，脉弦数，小柴胡汤加黄连、栀子。若虚弱人，津液不足，加酸枣仁、五味子、麦冬。少阴病得之二三日以上，心烦不眠，黄连阿胶汤。凡汗、吐、下后，烦渴不眠，剧者懊憹不眠，此邪热乘虚客于胸中，烦热郁闷而不得散也，栀子豉汤。凡下后虚烦不眠，参胡温胆汤、加味温胆[1]汤。

【注释】

[1]胆：原作"脾"，据湘本、醉芸轩本改。

【提要】本节论述不眠的辨治。

【精解】杨氏分别阐述了伤寒、温病不眠的病机及治法。伤寒不寐多见于太阳伤寒或汗吐下后变证、阳明病、少阳病、少阴病等。温病不眠在于热郁三焦，蒸腾燔灼，可予增损大柴胡汤，重则予增损双解散，两解表里之热毒以治之。

多　眠

【原文】凡病者多不得眠，伤寒反多眠者，以卫气昼则行阳，夜则行阴，行阳则寤，行阴则寐。阳气虚阴气盛，则目瞑，故多眠，乃邪气传于阴而不在阳也。昏昏闭目者，阴司阖也。默默不言者，阴主静也。凡伤寒头痛发热，神昏多眠者，表证也，宜解表为先，疏表汤。若得汗后，脉浮细，身凉嗜卧者，此阳邪去而阴气复，可不药而愈。设胸满胁痛，风热内攻而喜眠者，邪传少阳也，小柴胡汤加桔梗、枳壳。少阴病得之二三日，表邪未悉并阴，但欲寐，脉微细，无里证者，麻黄附子甘草汤以微发其汗则愈。少阴病，欲吐不吐，心烦多眠，自利而渴，小便色白者，真武汤。凡脉微细欲绝，或蜷卧恶寒向壁，或身重逆冷，皆属少阴，附子汤。若温病多眠，三阳合病，目合则汗，小清凉散合白虎。谵语有热者，增损三黄石膏汤加大黄。盖凡胃中有热者，亦欲多眠，但神昏气粗而大热，绝不似少阴之蜷卧足冷也。

【提要】本节论述多眠的辨治。

【精解】多眠在《伤寒论》中称作"多眠睡""嗜卧"，其特点是不论昼夜，时时欲睡，唤之能醒，醒后复睡，或睡眠时间明显增多的证候，其病机涉及热盛神昏、阴盛阳虚、表邪已解、正气未复等方面。杨氏提出伤寒多眠者多由阳气虚阴气盛所致，邪气在阴而不在阳。若伤寒表证多眠，应以解表为先；若邪在少阳，则予小柴胡汤加减；若邪在少阴，则予麻黄附子甘草汤以微发其汗则愈；若少阴病脉微细欲绝，或蜷卧恶寒向壁，或身重逆冷，当投以附子汤。温病多眠治法仍在清热凉散，投以小清凉散合白虎汤。谵语有热者，增损三黄石膏汤加大黄。

自　汗

【原文】自汗者，不因发散而自然汗出也。然有表里之别，虚实之异焉。凡伤寒太阳病，汗出恶风，反微恶寒者，表未解也，宜桂枝汤，或小建中汤，或黄芪建中汤，随证用之。阳明病，发热汗多者，急下之，大承气汤。阳明病脉迟，虽汗出不恶寒，表证罢里证实者，急下之，大承气汤。夫脉迟，乃热郁阳明，火邪闭脉也。里实乃身重，短气腹满而喘，濈濈汗出也，非若邪气在表而汗出之可缓也。漏风亡阳者，桂枝加附子汤。凡阴证四逆，额上及手背冷汗出者，与自利厥逆大汗出者，急以四逆汤温之。凡自汗出，小便难，脉沉者，桂枝附子汤加茯苓。若温病邪热内结，误服表药，大汗亡阳，烦渴不解，大复苏饮。不因误表而自汗者，增损三黄石膏汤，里实者加大黄。愈后每饮食及惊动，即自汗出，此表里虚怯也，人参固本汤加[1]黄芪、牡蛎、麻黄根以固之。若发热而利，自汗不止者死。若大汗出，热反盛，狂言不止者死。若汗出发润，喘不休者死。若汗出如珠，不流者死。此又不可不知也。

【注释】

[1] 加：原作"如"，据扫本、德本、湘本、醉芸轩本改。

【提要】本节论述自汗的辨治。

【精解】杨氏提出自汗有表里虚实之别。伤寒太阳病见自汗，可据其病证，投以桂枝汤或建中汤之类；阳明病自汗多为热郁阳明，里证实者，发热汗多，宜投以大承气汤；若汗、吐、下后，漏风亡阳者，宜辨证予以桂枝加附子汤等；阴证见四逆，冷汗淋漓，则宜急予四逆汤温之；温病汗出为邪热内结，宜予以清热以止汗等。

盗 汗

【原文】盗汗者，睡着而汗出也，是由邪在半表半里。何者？若邪气一切在表与卫，则自然汗出也，此则邪气侵行于里，外连于表，及睡则卫气行于里，乘表中阳气不致，津液得泄，故但睡而汗出，觉则气散于表而止矣。杂病盗汗者，或阳虚血热，补中益气汤加防风、麻黄根、生地黄、牡丹皮。或阴虚火动，当归六黄汤加浮麦、麻黄根。伤寒盗汗，责于半表半里，知其胆有热也。《伤寒论》曰：微盗汗出，反恶寒者，表未解也，小柴胡汤主之。《伤寒论》曰：阳明病，脉浮而紧，必潮热，发作有时，但浮者，必（盗）自汗出。按：盗汗是少阳证，自汗是阳明证，但"浮者必盗汗出"句之"盗"字，应是"自"字，当改之，可与白虎汤。病愈脉静身凉，数日后，忽得盗汗及自汗者，此属表虚，并宜黄芪汤加防风、麻黄根。若温病盗汗，邪热内郁，外侵于表，升降散或增损大柴胡汤加牡蛎、龙胆，或龙胆末二钱、猪胆汁同温酒调服。

【提要】本节论述盗汗的辨治。

【精解】杨氏提出盗汗为邪在半表半里之间，侵行于里，外连于表，夜寐卫气入里，则在表阳气不致，津液得泄。杂病盗汗，或由阳虚火热或由阴虚火动；伤寒盗汗多以邪在少阳为主，以小柴胡汤治之；温病盗汗则由内郁邪热外侵于表而汗出，可予升降散或增损大柴胡汤等。

盗汗的病机是复杂多变的，不同医家有其不同的侧重、不同的角度，在辨治上有不同的思路。总体上看，盗汗的病机涉及阴虚、血虚、阳虚、阴阳两虚等虚证，也涉及湿、热、瘀等实证。

头 汗

【原文】凡热邪内蓄，蒸发腠理，遍身汗出者，谓之热越。若身无汗，则热不得越，上蒸于阳，故但头汗出也。热不得越，阳气上腾，头汗出谵语者，在伤寒大柴胡汤、凉膈散；在温病增损大柴胡汤、加味凉膈散。头汗出齐颈而还，渴饮水浆，小便不利，此为热郁在里，身必发黄，在伤寒茵陈蒿汤，在温病加味凉膈散加茵陈蒿。心下满，头汗出，水结胸也，并宜柴胡陷胸汤。阳明病，下血谵语，此为热入血室。此证兼男子言，不仅妇女也。但头汗出者，在伤寒小柴胡汤加归尾、桃仁、穿山甲、丹皮、栀子；在温病柴胡清燥汤加穿山甲、桃仁、黄连、大黄、芒硝。又伤寒五六日，已发汗而复下之，胸胁满微结，小便不利，渴而不呕，往来寒热，心烦，但头汗出者，柴胡桂枝干姜汤。又伤寒五六日，头汗出，微恶寒，手足冷，心下满，口不欲食，大便难，脉沉细者，此为阳微结，必有表复有里也。脉沉亦在里也。汗出为阳微，假令纯阴结，不得复有外证，悉入在里，此为半在里半在外也。脉虽沉紧细，不得为少阴病，所以然者，阴不得有汗，今头汗出，故知非少阴也，可与小柴胡汤。设不了了者，得屎而解，柴胡加芒硝汤。若中湿，误下之，头汗出，小便利者，死。又下后，额上汗出而喘，小便反秘者，亦死。二者乃头汗之逆，以阴阳上下俱脱也。关格不通，不得尿，头无汗者生，有汗者死。若元气下脱，额上汗如贯珠者死。《脉经》曰：阳气上出，汗见于头，五内枯干，胸中空虚，医反下之，此为重虚也。盖头汗有生死之分，须详辨之。按：脉细者，应是脉沉细者，观下文"脉沉亦在里也"之"亦"字自知，当补之。"脉虽沉紧"之"紧"字，当是"细"字，若是"紧"字，与上下文义不属，当改之。

【提要】本节论述头汗的辨治。

【精解】杨氏提出头汗是由于邪热内郁，全身汗不得出，热上蒸于头面所致。头汗出在伤寒病，则予大柴胡汤、凉膈散；在温病，则予增损大柴胡汤、加味凉膈散；若头汗出兼有渴饮、小便不利，可予茵陈蒿汤或加味凉膈散加茵陈蒿等；若兼有水结胸证，可予柴胡陷胸汤等。

手足心腋下汗

【原文】凡潮热手足濈濈汗出，为阳明胃实也。腋下濈濈汗出，为兼少阳胆实也。在伤寒大柴胡汤，在温病增损大柴胡汤。若大便秘硬者，在伤寒大柴胡汤加芒硝，在温病加味六一顺气汤。若手足心濈濈汗出，大便难而谵语者，此有燥粪，为热聚于胃也。在伤寒调胃承气汤，在温病加味凉膈散。《伤寒论》曰：阳明病，中寒不能食，小便不利，手足心濈濈汗出，此欲作痼瘕。大便必初硬后溏，胃中虚[1]，水谷不别故也。痼瘕者，寒气结而为积也，厚朴生姜甘草半夏人参汤，或理中汤加木香、槟榔，不可下也。若额上及手背絷絷冷汗出者，此属阴证伤寒，通脉四逆汤温之。此皆不可不辨也。

【注释】

[1]虚：《伤寒论·辨阳明病脉证并治》作"冷"。

【提要】本节论述手足心腋下汗的辨治。

【精解】杨氏提出手足心汗出多为阳明胃实，腋下汗出为少阳胆实。汗出在伤寒可予大柴胡汤；在温病则予以增损大柴胡汤等；若兼有便秘谵语则予加减调味承气汤、六一顺气汤、凉膈散之类。

结胸痞气

【原文】《伤寒论》曰：病发于阳，而反下之，热入里作结胸。谓表证当汗也，而医反下之，则外邪乘虚内陷结于心膈，乃为结胸也。《伤寒论》曰：太阳病，脉浮动数，头痛发热，微盗汗出，反恶寒者，表未解也。而反下之，动数变迟，膈内拒痛，胃中空虚，客气动膈，短气烦躁，心中懊憹。阳气内陷，心下因硬，则为结胸，大陷胸汤主之。若不结胸，但头汗出，余无汗，齐颈而还，小便不利，身必发黄，栀子豉汤主之。又曰：太阳病，重发汗而复下之，不大便，舌上燥而渴，日晡潮热，从心下至小腹硬满而痛不可近者，大陷胸汤主之。又曰：伤寒呕而发热，柴胡证具，而以他药下之，其柴胡证仍在者，复与小柴胡汤，必蒸蒸振汗而解。若心下满而硬痛者，此为结胸也，大陷胸汤主之。又曰：伤寒六七日，结胸实热，脉沉而紧，心下硬痛者，大陷胸汤主之。又曰：结胸无大热，此为水结在胸胁也，但头汗出者，大陷胸汤主之。《活人》云：宜逐其水，小半夏[1]茯苓汤，小柴胡汤去枣加牡蛎亦可。又曰：小结胸病，正在心下，按之则痛，脉浮滑者，小陷胸汤主之。又曰：病应汗解，反[2]以冷水噀之，或灌之，其热被却不出，弥更益烦，肉上粟起，意欲饮水，反不渴者，服文蛤散。若不瘥，与五苓散。寒实结胸，寒饮结于胸中。无热证者，与小陷胸汤，白散亦可服。崔行功曰：伤寒误下，结胸欲绝，心胸高起，手不可近，用大陷胸汤。恐不得瘥，此下后虚逆，气已不理，当以枳实理中丸，先理其气，次疗诸疾，古今用之如神。且误下之初，未成结胸者，急宜频服理中汤加枳壳、桔梗，自得解散，更不作结胸也。又有衄血不尽，血结胸中，手不可近，漱水不欲咽，身热喜忘如狂，腹胁胀满，大便黑，小便利，犀角地黄汤加大黄主之。妇人血结胸胁，揉而痛，不可抚近，海蛤散主之。凡结胸，脉沉紧、沉滑、沉实，或数大有力者，乃可攻之。若脉微沉细，手足冷者，为难治。若欲救之，宜四逆汤。凡结胸，有兼发黄或发斑，或厥逆者，皆为最重之证。又结胸证悉具，烦躁者死。又结胸脉浮大者，不可下，下之则死。须详辨之。张景岳曰：结胸治法，仲景俱以大陷胸汤主之。然以余之见，惟本病不因误下而实邪结，下连小腹，燥渴谵妄，脉来沉实者，正大陷胸汤所宜用也。至于太阳少阳，表邪未解，因下早结胸，而复用大陷胸汤，是既因误下而又下之，恐不得瘥，不若用枳实理中丸、柴胡陷胸汤，以缓治之为妙。

余按：崔、张皆谓不得瘥者，恐复下之过也。不知仲景大有所见，盖[3]误下结胸危证也，缓则死矣。结胸而用陷胸者，有病则病受之。观大病瘥后，从腰以下有水气者，用牡蛎泽泻散峻攻，何反不顾其虚耶。盖病势危急，设用缓剂，阴水袭入阳界，驱之无及，可见活人之事迂阔[4]者无济也。

《伤寒论》曰：病发于阴而反下之，因作痞，以下之太早故也。谓内挟痰食，外感风寒，里之阴虚已受邪热，中气先伤也。或热微下证未全，不任转泻也，而医反下之，则里之微热虽除，表之邪热又至，表邪乘虚内陷，结于心下，但硬满而不痛，虽不结胸，亦成痞气也。若不因下早而为痞气者，或痰、或食、或气、或血为之结也。各有寒热之不同，要在辨而治之。大约轻者，通用枳壳桔梗汤。若实热而为痞者，内实热盛不大便，手足温，其脉关上浮，大黄黄连泻心汤。如寒热偏胜者，上有湿热，下有陈寒也，心下痞，而复恶寒汗出者，附子泻心汤。如寒多热少，胸满脉濡者，半夏泻心汤。如胃不和，心下痞硬，干呕，胁下有水气者，生姜泻心汤。如下利腹鸣者，非热结也。但以胃中虚，客气上逆，故心下痞硬，甘草泻心汤。要之泻心非泻心火之热，乃泻心下之痞满也。如痞满胃寒咳递，理中汤。如外证未除而数下之，为重虚其里，邪热乘入，遂挟热而利，心下痞硬，表里不解者，桂枝人参汤，即理中汤加桂枝而易其名，为治虚痞下利之的方也。如汗吐下后，胃虚停饮痞硬，噫气不除，旋覆花代赭石汤，此辅正匡邪、蠲饮下气之妙方也。如本以下之，故心下痞，与诸泻心汤不解，其人渴而烦躁[5]，小便不利，五苓散。邪在上而治在下，使浊气出下窍，而清阳之在上焦者，自能宣化，乃脏实而泻其腑也。盖五苓有两解之功，润津滋燥，导饮荡热，亦消痞满之良方也。如发热汗出不解，心下痞硬，或吐，或下利，脉滑数，或关脉沉紧，大柴胡汤。盖外邪不解，转入于里，心下痞硬，呕吐下利，攻之则碍表，不攻则里证又迫，计惟有大柴胡汤，合表里而两解之。

余按：大凡结胸痞气，未经攻下而成者，此或痰、或食、或气、或血凝滞而然，先须柴胡陷胸汤、柴胡枳桔汤以开之，开之不愈，则攻下之。曾经下后，此为外邪陷入而为结胸痞气，时其轻重，当下则下，缓则误矣。若不分曾下未下，但见心下胀满，便以为结胸痞气，辄用攻下之剂，反成真结痞矣。又按：结言胸，痞言心下，结言按之石硬，痞言按之濡，结言寸脉浮关脉沉，痞不言寸而但言关上浮，可以知其病之分，治之异矣。然此皆为正伤寒言之也。若温病郁热内攻，火性上炎，一发即心胸结痞，脉洪滑数，或伏沉，自是热实结胸痞气，特患下之不早耳，非大小陷胸，或陷胸承气、加味凉膈等方下之不为功。凡结胸，不问寒热虚实迟早，便用罨法，生姜、葱白等份，生萝卜加倍。如无，以子代之，三味共捣一处，炒热，白布包作饼，罨胸前结痛处。此法须分二包，冷则轮换，无不即时开通，但不宜太热，恐炮烙难受也。更以温手顺下揉之，自无不愈。并治一切痞满胀痛，真妙法也。

张氏《发明》曰：成注云：无热而恶寒者，发于阴也。既无热而又恶寒，其为阴证明矣，安有下之之理？下之岂止作痞而已哉？夫仲景所谓阴阳者，指表里而言也，非此之谓也。病在表则当汗，而反下之，因作结胸。病虽在里，尚未入腑，而辄下之，因成痞。所以成结胸者，误下之故也；所以成痞气者，下之太早故也。经曰：脉浮而紧，浮则为风，紧则为寒。风则伤卫，寒则伤荣。又曰：脉浮而紧，复下之，紧反入里则作痞。由此言之，风邪入里则结胸，寒邪入里则为痞。然此亦皆太阳病之所致，非阴证之谓也。又曰：病在阳，应以汗解。阳指表证而言明矣。况痞证诸条，未有因无热恶寒下之而成者，此成注之误也。按此说深合经义，故录之。

【注释】

[1] 夏：此下《类证活人书》有"加"字。

[2] 反：原作"及"。据扫本、湘本、德本改。

[3] 盖：原作"尽"，据醉芸轩本、湘本改。

[4] 迂阔：犹迂远而不切实际也。《汉书·王吉传》："上以其言迂阔，不甚宠异也。"

[5] 其人渴而烦躁：《伤寒论·辨太阳病脉证并治下》作"其人渴而口燥烦"。

【提要】本节论述结胸痞气的证治。

【精解】结胸证主要是因表邪误下，邪气内陷，与有形痰水之邪凝结于胸膈而导致以胸膈脘腹硬满胀痛为主要临床表现的一种病证。根据结胸证的症状属性可以分为热实结胸证和寒实结胸证。热实结胸证的病机主要是水热互结，寒实结胸证的病机主要是阴寒与痰饮水邪互结。

痞证是以患者自觉心下（胃脘部）满闷不舒、堵塞胀满、按之濡软而不痛为主要临床表现的一类疾病。痞证的成因是伤寒误下导致邪入中焦，气机不利，壅滞于心下，并非有形实邪的结聚。

痞证和结胸证发病部位相近，症状上又多有胀满不舒的表现，故应详加鉴别。结胸证乃内陷之邪和痰饮互结在胸腹所致，故表现为心下满而硬痛；痞证是无形之邪内陷心下致气机痞塞而成，故表现为心下满而不痛。在治疗方面，治疗结胸证的方药以大结胸汤为代表，多用大黄、芒硝等泻下祛邪，药力峻猛，以祛邪为主；痞证则用半夏泻心汤等方，祛邪扶正，攻补兼施，意在恢复中焦气化功能。另外，结胸证多病情危重，病势较急，治疗不当预后较差；痞证相对病情较轻，病势比较和缓，预后较好。

腹 满

【原文】腹满者，腹中胀满也。腹满不减者为实，时满时减者为虚。以手按之，坚硬而痛不可按者为实，可揉可按而软者为虚。《伤寒论》曰：凡伤寒太阴之为病，腹满而吐食不下，自利益甚，时腹自痛。若下之，必胸下结痛[1]。自利益甚，宜理中汤加藿香、厚朴、陈皮、半夏，甚则四逆汤。腹满时减复如故，此虚寒从下而上也，理中汤加厚朴、木香。病人自言腹满，他人以手按之不满，此属阴证，切不可攻，宜四逆汤温之。凡汗解后腹满，厚朴生姜半夏甘草人参汤。本太阳证而反下之，因而腹满时痛者，桂枝加芍药汤。大实痛者，桂枝加大黄汤。少阴病六七日，腹胀不大便者，大承气汤。凡发汗后不解，腹胀满痛者，大承气汤。凡潮热腹满，短气而喘，内实者，大柴胡汤加厚朴、槟榔。胸中有热欲呕吐，胃中有寒作满痛者，黄连汤。温病无阴证，热郁失下，邪火久羁，腹胀满痛者，升降散、加味凉膈散加枳实、厚朴。大抵阳热为邪，则腹满而咽干，便秘谵语；阴寒为邪，则腹满而吐利，食不下。与夫曾经汗吐下后腹满，治各不同。故为医者，要知邪气所起所在。审其所起，知邪气之由来，观其所在，知邪气之虚实，汗下之不瘥，清补之适当，则十全之功可得也。按："自利益甚"四字，当在"必胸下结痛"句之后，不应在"吐食不下句"之下。若在此句后，则是已吐食不下，而自利益甚矣。仲景复曰"若下之"三字，无所谓也，当移之。

【注释】

[1] 痛：原作"梗"，据扫本、德本、及本文后按语改。湘本、醉芸轩本及《伤寒论·辨太阴病脉证并治》作"硬"。

【提要】 本节论述腹满的证治。

【精解】 腹满为症状名，俗称"肚胀"，系指腹中有胀满之感而外无胀急之象。腹满有虚实之分，虚证多为脾虚运化不好，每兼下利腹满痛而喜温、喜按，苔白，脉缓弱；实证多为热结胃肠所致，每见便秘，腹痛拒按，苔黄燥，脉沉实有力。

腹满既可以是一个独立的疾病，又可以是多种疾病的一个症状。因此，仲景依据引起腹满的不同病因病机及临床表现，采取不同的治法和方药进行治疗。对于症状时而减轻、时而胀满如故的虚寒腹满，多用理中汤、四逆辈温中祛寒；对于热结里实、腑气不通的实热腹满，则以大承气汤、大柴胡汤等通腑泄热。关于温病郁热的病机，杨氏认为温热病邪侵犯人体，极易怫郁阳气，产生郁热，引起腹部胀痛，方用升降散、加味凉膈散清解热邪，发散郁热，泻火于下。

腹满为临床常见的消化系统症状。一般而言，初病腹满为轻，久则为重；脏腑功能紊乱、气机不畅者为轻，而脏器实质损害、病理产物形成为重。治疗上需谨守病机，审因论治，详辨寒热虚实，标本兼顾，攻补兼施。

小腹满

【原文】 小腹满者，脐下胀满也。胸膈满为邪气，小腹满为有物，物者何？尿与血耳。小腹满，小便不利者，尿涩也。在伤寒，自气分传入血分，宜五苓散、猪苓汤。在温病，自血分发出气分，宜神解散、升降散。小腹满，小便自利者，蓄血也。在伤寒，桃仁承气汤、代抵当汤丸。在温病，解毒承气汤加夜明砂、桃仁、丹皮、穿山甲。又伤寒小腹满，厥逆，真武汤。小腹满，不结胸，按之痛，厥逆，脉沉迟，冷结关元也，四逆汤加吴茱萸，外灸关元穴。温病无阴证。

【提要】本节论述小腹满的证治。

【精解】小腹满为病证名，指脐下部胀满，又名少腹满。经曰：清阳出上窍，浊阴出下窍。当出不出，积而为满。上焦满者为气，下焦满者为物，所谓物者，不过尿与血。

根据小便的利与不利，采取不同的治疗方法。小腹满、小便不利为蓄水，伤寒用五苓散、猪苓汤通阳化气，清热利水；温病用神解散、升降散清热透邪，解毒泻火。小腹满、小便自利为蓄血，伤寒用桃仁承气汤，兼见发狂用抵当汤；温病用解毒承气汤。伤寒腹满、手足厥冷，用真武汤。若手足厥冷，不结胸，小腹满，按之痛，为冷结在膀胱关元，可用四逆汤加吴茱萸，灸关元穴。

腹　痛

【原文】凡腹中痛，按而痛甚为实，按而痛减为虚。阳邪痛者，痛不常久；阴邪痛者，痛无休歇。伤寒腹痛，须明部分。中脘痛属太阴脾经分，脉沉迟而寒者，理中汤，甚加附子。阳脉涩，阴脉弦，脉三阳急为瘕，三阴急为疝，此伤寒瘕疝发于内，故腹中急痛。小建中汤。散结安瘕，治在阳明太阴。不瘥，小柴胡汤。和中定疝，治在少阳厥阴。脐腹痛属少阴肾经分，脉沉者，真武汤。小腹痛属厥阴肝经分，阳郁厥逆者，当归四逆汤加吴茱萸、生姜。阴寒厥逆者，四逆汤加吴茱萸。若太阳病下之早，因而腹痛者，属太阴也，桂枝加芍药汤。若内实腹痛，绕脐刺痛，烦躁，发作有时，此有燥粪也，调胃承气汤。大实腹满而痛，脉实者，大承气汤。若脉弦，口苦发热，腹中痛者，小柴胡汤去人参，加炒白芍。寒热交作，腹中痛者，小柴胡汤加肉桂、白芍，寒多去黄芩。大抵伤寒腹痛，有虚有实，有寒有热，要在辨脉证而治之。温病腹痛，乃杂气潜入，邪火郁滞阳明也，以升降散、加味凉膈散消息治之。温病无阴证，实与热自不屑言，即有虚者，亦当先去其急，而后理其缓也。张子和曰：良工先治其实，后治其虚。今之庸工，不敢治其实，惟误补其虚，举世不知其非，奈何！

【提要】本节论述腹痛的证治。

【精解】腹痛是指胃脘部以下、耻骨毛际以上部位发生以疼痛为主症的病证。

伤寒腹痛遍及六经各病，按部位划分有中脘痛、脐腹痛、小腹痛、腹中痛等。究其病性，三阳腹痛以热证居多，而三阴腹痛则以寒证较为常见。太阳腹痛治用小建中汤、大陷胸汤、黄连汤；阳明腹痛治用承气辈；少阳腹痛治用小柴胡汤；太阴腹痛治用理中汤、桂枝加芍药汤；少阴腹痛治用桃花汤、真武汤、通脉四逆汤；厥阴腹痛治用四逆辈。

温病腹痛为杂气潜入，怫郁为重，郁而化热，阻塞气机升降所致，治用升降散、加味凉膈散透散郁热，消息治之。

烦 热

【原文】烦热者，因发热而烦躁不安也，惟温病为特甚。此盖杂气伏郁三焦，邪火亢闭，怫热燔灼，故心神无定耳。增损双解、增损三黄石膏之属，消息治之。若伤寒有表邪，不得汗出而烦躁者，其脉浮缓而紧数，大青龙汤。若烦而渴，脉弦数者，乃半表半里证也，小柴胡汤加知母、天花粉。若烦渴舌燥，大汗出，饮水，脉洪数有力者，阳明经腑证也，白虎汤，甚则调胃承气汤。若手足厥，下利而烦，脉沉细而软者，此则阴证之类烦也，急以人参、附子温之。若手足厥，阳气受于胸中，四肢为诸阳之本。邪结胸，寒饮伏停，阳气隔塞。心中满而烦，饮作烦闷。此非少阴之脏寒也，急以瓜蒂散吐之。若内伤劳役，阴虚火动而烦者，身倦自汗，尺脉浮虚者，补阴益气煎加白芍滋之。凡伤寒五七日，两手六部脉皆至，六脉同等。大烦邪欲外散，故作烦热。而口噤不能言，其人躁扰者，邪正相争。欲作汗解也。若脉和大烦，邪欲外向，大有作汗之机。目肿睑内际黄者，太阳主目上纲，阳明主目下纲，目肿而[1]内际黄者，土旺而邪欲散也。此亦欲作活解也。所以言大烦者，以肌表大热，则是邪热欲泄达于外也，故为欲解。间有大战者，然必以脉为主，若脉不至而大烦，不能言，反解上条。脉不和而睑黄大烦，反解次条。其病为进，又不可执一而论也。

【注释】

[1] 而：原作"面"，据醉芸轩本改。

【提要】本节论述烦热的证治。

【精解】烦热即发热同时会出现心烦或烦躁而有闷热的感觉，多由里热过盛、气阴受伤所致。杨氏认为温病病因为杂气说，强调"怫热内炽"，自里达外，由血分而发出气分。始病不恶寒而发热，一热即口燥咽干而烦渴，脉多洪滑，甚则沉伏。治用增损双解散、增损三黄石膏汤之类以宣散郁热，透邪外出，旨在给邪气以出路。若热盛伤津，则佐益气养阴法以固其正气。

潮　热

【原文】潮热者，如潮水之潮，其来不失其时。盖阳明属土，应时则旺于四季，应日则旺于未申，故必日晡发者为潮热。阳明内实也，宜下之。若一日三五发者，乃是发热，非潮热也。又须切脉之滑大沉实，再审其人，脐腹胀满，以手按之则硬而痛，手足心并腋下溅溅然有汗，此内实有燥粪也。在伤寒，大柴胡汤，或调胃承气汤。在温病，增损大柴胡汤，或加味凉膈散加龙胆草。务要酌度，适中病情，不可太过不及。若伤寒，发在寅卯辰巳时分，且未可下，宜小柴胡汤加减与之。若少阳邪并阳明，发潮热，大便溏，小便自可，胸胁痛不去者，主以小柴胡汤。又胁下硬满，不大便而呕，舌上白苔者，可与小柴胡汤，则上下通和，溅然汗出而解。至于温病，邪郁胃中，但有潮热，悉以增损大柴胡汤，甚则加味六一顺气汤。凡伤寒潮热者，先以小柴胡汤，如热不除，内实可下者，以大柴胡汤。此大略也。

【提要】本节论述潮热的证治。

【精解】潮热指按时发热，或按时热势加重，如潮汐之有定时的症状。阳明经气旺于申时（即下午15~17时），因胃肠燥热内结，正邪斗争剧烈，故在此时热势加重，发热明显，称为日晡潮热。兼见口渴饮冷、腹胀便秘等症，常见于伤寒之阳明腑实证，故亦称"阳明潮热"，治用下法通腑泄热，祛其燥结。

发热和潮热虽均可出现热象，但潮热的发作有一定的规律性，而发热多没有规律性，当注意区别。对于伤寒潮热，先予小柴胡汤，如热不除，内实可下者，再投大柴胡汤。至于温病，邪郁胃中，但有潮热，悉以增损大柴胡汤；若神昏谵语，厥逆脉沉者，甚或发痉，可用加味六一顺气汤清热解毒，攻下热结。阳明内实，虽宜下之，却不可峻剂猛攻，仍需辨证论治，中病即止。

往来寒热

【原文】伤寒往来寒热，邪正分争也。盖寒为阴，热为阳，里为阴，表为阳。邪客于表，与阳相争则发寒矣；邪客于里，与阴相争则发热矣。

表邪多则寒多而热少，里邪多则热多而寒少。邪在半表半里之间，外与阳争而为寒，内与阴争而为热，表里之不拘，内外之无定，由是寒热往来而无常也，故以小柴胡汤，立诸加减法以和之。又往来寒热与寒热如疟，似是而实非也。寒热如疟者，作止有时，正气与邪争则作，分作[1]止矣。往来寒热，则发作无时，往来无常，日三五发或十数发，此其与疟异也。虽治往来寒热属半表半里，当和解之，又有病至十余日，热结在里，复往来寒热，自宜大柴胡汤下之。凡少阳证，往来寒热，必先与小柴胡汤和之。服后不解，其脉反浮者，与柴胡桂枝汤，使邪从表而散。其脉如数者，与大柴胡汤，使邪从里而出也。温病伏邪内郁，往来寒热，多属热结在里，阴阳不和，增损大柴胡汤主之，如升降散，乃此证妙药也。盖升清可以解表，降浊可以清里，则阴阳和而内外俱彻矣。若施之伤寒，则又不可。

【注释】

[1] 作：醉芸轩本、湘本均作"则"。

【提要】 本节论述往来寒热的证治。

【精解】 往来寒热是指热来寒往，寒来热往，恶寒与发热交替发作之症，亦称寒热往来。寒、里属阴，热、表属阳，邪气外出与阳气相争而发热，邪气内侵与阴气相抗而恶寒。少阳之气游行三焦，司一身腠理之开阖。血弱气虚，腠理开发，邪客半表半里，正胜邪走表则热，邪胜正入里则寒，由此则往来寒热。可见，正邪分争，互有进退，正胜则热，邪胜则寒，才是往来寒热的病机关键。

杨氏认为往来寒热，发作无时，日三五发或十数发，是少阳病与疟病的鉴别要点。然而《伤寒论》第97条明确指出"往来寒热，休作有时"，并未说明少阳病"寒热"是发无定时。杨氏认为温病的核心病机是伏邪内郁，往来寒热多属热结在里，表里不和，治用增损大柴胡汤、升降散解表清里。

谵　语

【原文】 谵语者，语言讹谬而气盛也。经曰：实则谵语。盖邪热深入，蓄于胸中，则昏其神气，遂语言无次而妄说也。邪热轻者，惟睡中谵语，醒则无矣；邪热重者，即不睡亦谵语；如热极者，詈骂不避亲疏，不识人，此神明之乱也。谵语盖非一端。伤寒发汗多亡阳谵语，以胃为水谷之海，津液之主，汗多津液亡，胃中燥，必发谵语。此非实热，故不可下，以柴胡桂枝汤和其荣卫，以通津液后自愈。谵语不恶寒反恶热，白虎汤。腹满身重，难以转侧，口不仁，不知味也。面垢，谵语，遗尿自汗，脉滑实者，白虎汤。潮热，手足腋下濈濈汗出，其脉沉实，或滑数有力，大便难而谵语者，大承气汤。温病热郁三焦，神昏气乱，谵语不识人，时其轻重，以升降、凉膈、六一、解毒承气之类，消息治之。若误服表药，谵语闷乱者，增损三黄石膏汤加大黄。若蓄血谵语，大便黑，小便利，在伤寒，桃仁承气汤；在温病，解毒承气汤加夜明砂、桃仁、穿山甲、丹皮。下利谵语，脉滑而数，有宿食也。在伤寒，六一顺气汤加黄连；在温病，加味六一顺气汤。此非内寒而利，乃燥粪结实，胃中稀水旁流之物也，必须能辨滑数之脉，乃可下之。此证最难酌度。温病多有体厥脉厥者，更须下之。此《内经》"通因通用"之法也。若下后下证悉除，三五日复谵语不止者，此邪气已去，元气未复，宜柴胡养荣汤加辰砂一钱。大抵谵语，脉短则死，脉自和则愈。或气上逆而喘满，或气下夺而自利，皆为逆也。

【提要】本节论述谵语的证治。

【精解】谵语是以神志不清、胡言乱语为特征的一种临床病症。

伤寒谵语多为实证，虚证少见。实证包括阳明经证、阳明腑证、热盛阴竭等，治用白虎汤清泻胃热、承气汤通腑泄热、白虎加人参汤救阴泄热；虚证主要是发汗太过、阳气耗散导致的阳气亡越证，治用柴胡桂枝汤调和营卫，通达津液，静养自愈。若病情危急，当急固阳气，温通心阳，兼用桂甘龙牡汤和参附汤化裁。

温热病邪侵犯人体，极易怫郁阳气，产生郁热。温病发病迅速，变化多端，病变过程中多出现急症、险症、后遗症，神昏谵语即是温病过程中容易发生的险症。昏谵既见，表示心神损伤已经较为严重，对人的健康威胁很大。治用升降散、凉膈散、六一散、解毒承气汤之类，消息治之。

误汗谵语，治用增损三黄石膏汤；蓄血谵语，伤寒治用桃仁承气汤，温病治用解毒承气汤；下利谵语，伤寒治用六一顺气汤，温病治用加味六一顺气汤。需要注意的是，下利谵语者，乃燥粪结实，此时切忌见利止利，当详察脉证，行"通因通用"之法，下其热结。若下证悉除，谵语不止，是正气未复，宜柴胡养荣汤。

郑　声

【原文】郑声者，郑重频烦，谬语谆谆不已而气微也。经曰：虚则郑声。如老人遇事诤语[1]不休，成氏以为声转其本音，二理并通，故两存之。盖郑声，乃因内虚正气将脱而言，皆不足之状。如手足厥，脉沉细，口鼻气息短少，所说语言轻微无力，气少难以应息者，皆阳气微也。若神昏气促，不知人事者死。如气不促，手足颇温，其脉沉细而微者，附子汤。或内热不可用附子者，人参三白汤、五福饮、七福饮之类，随证加减治之。所谓伤寒温病，四损不可正治者，此类是也。娄氏曰：谵语，气虚独言也。此出《素问》。予用参、芪、归、术治之，屡验。按此即所谓郑声也。大抵谵语、郑声，态度无二，但有虚实之分，须详辨之。

【注释】

［1］谇（suì 岁）语：责骂也。《汉语·贾谊传》："母取箕帚，立而谇语。"颜师古注引张晏曰："谇，责骂也。"

【提要】本节论述郑声的辨证论治以及郑声与谵语的鉴别。

【精解】郑声常伴有的临床症状包括：全身大汗淋漓，汗出如油珠，怕冷，喜欢蜷缩，四肢冰凉，精神萎靡不振，面色苍白，呼吸微弱，口渴，喜喝热饮，或者皮肤皱褶干瘪，或者眼眶深陷，精神烦躁，或昏迷谵妄，手循衣缝，两手撮空等。治疗最忌妄行攻伐，而宜速察其精气，辨其阴阳，舍其外证，救其根本。

发 狂

【原文】凡发狂，本属阳明实热之证。盖阳明为多气多血之经，或伤寒阳邪传入胃腑，或温病阳邪起自胃腑，热结不解，因而发狂。《内经·脉解篇》曰：胃者土也，故闻木音而惊者，土畏木也。其恶火者，热甚则畏火也。其恶人者，以阳明厥则喘而惋，惋则恶人也。其病甚则弃衣而走，登高而歌，或数日不食，或逾垣上屋者，以四肢为诸阳之本，阳盛则四肢实，实则能登高也。其弃衣而走者，以热盛于身也。其妄言骂詈不避亲疏而歌者，以阳盛为邪也。又曰：阴不胜其阳，则脉流薄疾，乃狂。又曰：邪入于阳则狂。是皆以阳明热邪上乘心肺，故令神志昏乱若此，此阳狂也。伤寒温病虽根源不同，至于发狂，皆邪热已极，使非峻逐火邪则不能已。故但察其大便硬结，或腹满而坚，或湿滞胶闭，或协热下利，或热结旁流有可攻之证，酌用大小承气、凉膈、六一、解毒承气之类下之。如无胀满结实等证，而惟胃火使然者，但以白虎、解毒、三黄石膏、大小清凉之属，清其火邪，其病自愈。外有伤寒如狂、发狂二证，以太阳邪热不解，随经入腑，重则发狂，轻则如狂，此热搏血分，蓄血下焦，故宜桃仁承气与代抵当下之。温病多蓄血阳明，以黄连解毒汤，送下代抵当汤丸去桂加牛膝、丹皮。近见别有一种如狂之证，或由失志而病，其病在心；或由悲忧而病，其病在肺；或由失精而病，其病在肾；或由郁怒思虑，饥饿劳碌而病，其病在肝脾。此其本病已伤于内，而邪气复侵于外，则本病必随邪而起矣。其证所谓"虚狂"是也。外无黄赤之色，刚暴之气，内无胸腹之结，滑实之脉，或不时躁扰而禁之则止，或口多妄诞而声息不壮，或眼见虚空，或惊惶不定，察其上，口无燥渴，察其下，便无硬结，是皆精气受伤，神魂不守，其证与阳极发狂者反若冰炭，而时医不察，但见错乱，便谓阳狂，妄行攻下，必致杀人。凡治此者，须辨气血阴阳四损何在。其有虚而挟邪者，邪在阳与气分，宜补中益气汤、大温中饮。邪在阴与血分，宜补阴益气煎、理阴煎。设有邪气闭结，势不能不下者，必以黄龙汤，或大柴胡汤加人参。其虚而无邪者，在阳与气分，宜八珍、十全、肾气丸料、右归丸料。在阴与血分，宜六味丸料、左归丸料。其虚而挟寒者，宜四逆汤加人参、右归丸料。其虚而挟火者，宜六味丸料、左归丸料。此方治之宜，大略如此。若夫润泽之，则在医者活法耳。

【提要】本节论述发狂的主要临床表现。

【精解】发狂是指神志失常、疯狂怒骂、打人毁物、不避亲疏、或登高而歌、弃衣而走、少卧不饥、妄作妄动、喧扰不宁的症状。俗称"武痴""发疯"。发狂原因各有不同。

痰火上扰发狂：起病较急，狂躁易怒，妄作妄动，叫骂不休，毁物殴人，头痛失眠，面红目赤，舌质红或红绛，苔黄腻，脉弦数。

阳明热盛发狂：面赤而热，裸体袒胸，旁若无人，狂笑歌号，呼骂不迭，毁物伤人，骁勇倍常，蓬头垢面，口秽喷人，或数日不食，腹满不得卧，大便秘结，舌质红，苔黄或黄腻燥裂，或上罩焦黑苔，脉沉实有力或沉数有力。

肝胆郁火发狂：心神烦乱，神不守舍，狂躁易怒，言语失常，或咏或歌，或言或笑，惊悸不安，胸胁胀痛，舌红苔黄，脉弦数。

瘀血内阻发狂：面色晦暗，胸中憋闷，精神不宁，时而言语不休，时而沉默寡言，甚则终日骂詈，狂扰不安，少腹胀满坚硬，疼痛拒按，舌质红紫或见瘀斑，脉沉实有力。

阴虚火旺发狂：狂病日久，病势渐缓，精神疲惫，时而躁狂，情绪焦虑、紧张，多言善惊，烦躁不眠，形瘦面红，五心烦热，舌质红，少苔或无苔，脉细数。

发斑疹

【原文】发斑者，轻如蚊迹，重如锦纹。其致此之由，总因热毒不解。或当汗不汗，则表邪不解。当下不下，则里邪不解。当清不清，则火盛不解。阳证误用温补，则阳亢不解。必须察脉之浮沉，人之虚实，热毒之轻重而治之，断不可执成氏不可汗，不可下之说。凡邪气自外而入，深入不解，则又自内而出，表里相乘，势所必至，原非表虚证也。但使内外通达，则邪由表里而解矣。即如犀角地黄汤，乃治斑之要药。人知此汤但能凉血解毒，而不知此汤尤善解表散邪，若用之得宜，里气一清，必通身大汗，热邪顿解，何为不可汗耶。发斑大热，狂躁引饮，又何为不可下耶。凡斑出赤红者为胃热，紫红者为热甚，黑色者为胃烂也。鳞红起发者吉，最忌稠密成片。如热甚脉洪数烦渴者，以白虎汤合犀角地黄汤加僵蚕、蝉蜕、青黛。如热毒内蕴，烦心不得眠，错语呻吟者，犀角大青汤加僵蚕、蝉蜕，或增损三黄石膏汤加青黛、犀角。热燥便结者，俱加酒大黄。如斑发已尽，外热稍退，内实便秘谵语者，以加味凉膈散微下之。温病与伤寒治法同。盖僵蚕、蝉蜕尤斑疹要药也。至于阴证，亦时有发斑者，状如蚊迹，多出胸背手足间，但稀少而淡红，身虽热而安静。以其人元气素弱，或因欲事伤肾，当补不补，则阴凝不解。或误服凉药太过，以致变成阴证。寒伏于下，逼其无根失守之火，聚于胸中，熏灼肺胃，传于皮肤而发斑点，补阴益气煎加干姜、附子。寒甚脉微，大建中汤、通脉四逆汤，则真阳回阴火降，而证乃瘥，此治本不治标也。温病无阴证。若夫疹与斑等乃温病中之重证也，治同温病，伤寒百不出一。总缘杂气之毒郁于胃中，无所施泄，发于皮肤而为疹，增损双解散主之，加紫背浮萍五七钱，或重加石膏、大黄、芒硝，清散得宜，未有不出者。如身出而头面不出，此毒气内归，危候也。急以大蟾蜍一个，捣和新汲水，去渣痛饮之，自出，屡验。若温病有久而甚者，烦躁昏沉，只用蟾蜍心三两个，和水饮一二次，定心安神而病去矣，勿以为微而忽之。凡斑疹，脉洪长滑数易治，脉沉伏弦微难治。黑如果实靥[1]者死，不可不知。

【注释】

[1] 靥（yè 夜）：面颊之微窝也。此喻疹点透发干瘪不充貌。

【提要】本节论述发斑和发疹的主要临床表现。

【精解】温病发斑是内热炽盛，深入营血外露的显著标志。根据"外露"

与"外达"的涵义有别而否定其"外达之机"之义，则有所偏失。如叶天士说温病发斑"宜见而不宜见多"。"宜见"的立论基础就在于温病发斑不仅是"外露"，且提示邪气有外达之机。温病发斑若色泽红活荣润、形态松浮、分布稀疏均匀，透齐之后，神清热解，此即提示营血之邪热有外达之机，故曰"宜见"。

发 黄

【原文】凡伤寒温病皆发黄，多由阳明湿热，与合曲相似。如发热汗出者为热越，不得发黄也。但头汗出，身无汗，齐[1]颈而还，或心中懊侬，或渴饮水浆，小便不利，或赤或黄，或涩浊，肚腹胀满，或痛或不痛，或燥结，脉来沉实有力，此皆瘀热在里。熏蒸于皮肤之上，身黄如橘子色者，在伤寒茵陈蒿汤，在温病加味凉膈散加茵陈蒿。古[2]方治里证有三承气汤，便于三承气中合茵陈蒿汤，或加味茵陈蒿汤，随证施治，方为尽善。外用黑豆一升，黄蒿四两，煮滚汤一锅，倾铜盆内，搅稍冷，入鸡子清七八个，以手指搅起白沫，敷身黄处，黄散，温覆汗出而愈。又伤寒有身黄发热者，栀子柏皮汤。伤寒有瘀热在里表者，麻黄连轺赤小豆汤。此瘀热在表而发黄，故用表药。设泥"里"字[3]，岂有邪在里而反治其表之理哉！夫伤寒温病，至于发黄为疾已甚，多有不治之症。形体如烟熏，直视头摇，是为心绝；环口黧黑，柔汗[4]发黄，是为脾绝，当辨之。

【注释】

[1] 齐:《伤寒论·辨阳明病脉证并治》作"剂"。

[2] 古：原作"右"，据扫本、德本、湘本、醉芸轩本改。

[3] 字：原作"子"，据扫本、醉芸轩本改。

[4] 汗：原作"汁"，据扫本、醉芸轩本改。

【提要】本节论述发黄即黄疸的主要临床表现。

【精解】黄疸又称为发黄，以身黄、目黄、面黄、小便不利或难、腹微满、不能食而胁下满痛等为主要临床表现。本节论述不同病机所致黄疸及证治，对于临床有一定指导意义。

蓄 血

【原文】蓄血者，瘀血蓄结于内也。身黄如狂，屎黑善忘，皆蓄血之证。许学士云：血在上则喜忘，血在下则发狂。盖伤寒病在太阳，则当发汗。或不汗，或汗迟，或脉盛汗微，邪无从出，故随经入腑，结于膀胱，乃为蓄血。温病起无表证，而惟胃实，阳明热郁失下，邪火久羁，故肠胃蓄血多，膀胱蓄血少。亦有血为热搏，下注膀胱者，虽腐为黑血，溢于肠间，结粪得瘀而润下，然真元已惫矣。医者必察人胸脐旁、小腹，但有硬满处，以手按则痛者，便为蓄血。若蓄血阳明，不必问其小便。若小腹硬满而小便自利，则膀胱之气化行，而与尿涩气不化不同也，允为有形之蓄血矣。温病与伤寒治法亦无大异。《保命集》分三焦。上焦胸胁手不可近，在伤寒犀角地黄汤加大黄，在温病再合黄连解毒汤；中脘脐间手不可近，在伤寒，桃仁承气汤加丹皮、枳壳；在温病，去肉桂再合黄连解毒汤；脐下小腹手不可近，在伤寒代抵当汤丸，在温病以黄连解毒汤送下此丸，去肉桂，加丹皮、牛膝。夫伤寒温病至于蓄血，实病证之奇异，治法之精微，能审诸此，垂手取效，可为妙也，然而难矣。实者可救，虚者多危。

【提要】本节论述蓄血证的主要临床表现。

【精解】"蓄血"源于《伤寒论》阳明病篇。阳明病篇的抵当汤证为阳明蓄血，太阳病篇的抵当汤、抵当丸证为太阳蓄血，故有阳明蓄血与太阳蓄血之分。阳明蓄血症见喜忘，大便硬而色黑易出，或多日不大便，因内伤致瘀，瘀久化热，瘀重热轻。妇人经水不利之抵当汤证，更是内伤致瘀，瘀阻经络致停经闭经，热象不显。太阳蓄血症见发狂、如狂、发黄、少腹硬满，《伤寒论》第124条明言"热在下焦"，太阳抵当丸证虽见少腹满，但前提是"伤寒有热"，可知太阳蓄血是外感发热在先，邪热迅速由太阳"随经"入里，是因热致瘀，热重瘀轻。

太阳蓄血和阳明蓄血总因瘀热互结，但瘀、热有轻重缓急、标本先后的不同，开后世蓄血病证分化扩大之嚆矢。

元代王好古分三焦蓄血，下焦蓄血最为复杂，或癖瘕积滞，或停经闭经，或吐衄、大小便血，或癥瘕疼痛，或阳毒如狂，或寒热盗汗，脐腹硬痛，或妇人干血气，病情轻重各异，病势缓急不同，病程长短不同，并补充了桃核承气汤、抵当汤、抵当丸之外的大量行气活血方，充分显示了蓄血病证的复杂及治法的应变。

衄　血

【原文】经络热盛迫血妄行，出于鼻者为衄。伤寒责其血热在表也；温病责其血热在里，浮越于表也。犀角地黄汤加芩、连、柴、栀、元参、僵蚕、蝉蜕，甚加大黄，入蜜、酒、小便，冷服。凡伤寒阳明病，口干鼻燥能食者，知邪不在里而在经，故必衄也，葛根汤去大枣，加葱白、黄芩。不止，黄芩汤去枣，加生茅根、生艾、生藕、生荷叶、生侧柏叶，小便煎。太阳病脉浮紧，发热无汗而衄者愈。太阳病衄血，及服桂枝汤后衄者，为欲解。亦可服犀角地黄汤加茅花。如无，以根代之。脉浮大，发热下利，衄血干呕者，黄芩汤去大枣，加生地汁、童便。衄血烦而渴欲饮水，水入即吐者，先服五苓散，后服竹叶石膏汤。不止，茅花汤。即茅花五钱，小便煎服是也。或于凉血药中，磨京墨三茶匙亦妙。汗后热退，衄血不止，用草纸折数层，浸于新汲水中，贴顶门上及项脊，温则易之，必止。少阴病，但厥无汗而强发之，必动其血，或从口鼻出，或从目出，是为下厥上竭，为难治，可与当归四逆汤。仲景曰：衄家不可发汗，汗出必额上陷，脉急紧，直视不能瞬，不能眠。又曰：亡血家，不可发表，汗出即寒栗而振。二说皆为久衄，亡血已多，故不可汗。若热毒蕴结成衄，脉浮紧者，麻黄汤；脉浮缓者，桂枝汤。若脉已微，二药必不可用。脉细者，黄芩汤去大枣，加生地、童便；脉滑数者，犀角地黄汤。大抵衄血、吐血、下血，脉微小者生，脉实大者死。或衄后、吐后、下后、脉微小易治。若热反盛，脉反洪数者死也。若衄而头汗出，或身上有汗不至足者，皆难治也。

【提要】 本节论述衄血的主要临床表现。

【精解】 衄，意为出血，或渗于肌肤，或出于鼻腔，或溢于齿间。《伤寒论》中所言"衄"者，多指鼻腔出血。

衄血，广义是指非外伤所致的头部诸窍及全身肌表出血，狭义单指鼻出血。其病因病机，多由外感时邪或内伤七情，致心肺肝胃火热炽盛，血热妄行，或血随气逆，或瘀血内阻，血不循经而外溢，此属实证；若见阴虚火旺，或气不摄血而衄者，则为虚证。

吐 血

【原文】 伤寒诸阳受邪，其邪在表，当汗不汗，热毒深入，故吐血也。麻黄汤汗之。内有瘀血者，桃仁承气汤利之。服桂枝汤后吐血者，犀角地黄汤加茅花。凡久病虚弱，外有寒形，内有火邪，风寒闭塞，壅遏里热，以致吐血者，麻黄芍药人参汤[1]主之。凡吐血鲜红色者，皆热也，犀角地黄汤以凉之；凡吐血紫黑成块，脉沉迟细，口不渴，小便清，为瘀血寒凝也，宜理中汤加丹皮、肉桂之辛温以散之。若脉洪数，仍属热，宜桃仁承气汤以行之。温病吐血与衄血，皆属热毒内郁，经络火盛，火载血液而妄行，大清凉散，或犀角地黄汤合泻心汤。有瘀血紫黑成块者，加桃仁、大黄以利之。

按：麻黄芍药人参汤证出自《证治准绳》，《伤寒论》无此证。因东垣治一寒士感寒吐血，用麦冬饮子合仲景麻黄汤各半服之，甚善，故并载之以为后学津梁。乾隆乙巳季冬科试，先君六旬有六，冒雪归家，风寒郁热，以致头痛，发热恶寒，吐血，诸医不效，余甚惊惶，斟酌东垣此汤一服而愈。前因吾父中风，留心医道，三年内未敢处方，自是而悟，认真脉证，方未有不效者。噫！医道之难在此矣。

辨中有发经论所未发者，实千古不易正理，后学宗之，自不覆晋人辙矣。畏斋。

【注释】

［1］麻黄芍药人参汤：《证治准绳·伤寒帙之六》作"麻黄人参芍药汤"。下同。

【提要】本节论述吐血的主要临床表现。

【精解】杨氏认为，吐血需要从不同方面来论治：伤寒诸阳受邪者，用麻黄汤；内有瘀血者，用桃仁承气汤；凡吐血鲜红色者，用犀角地黄汤。久病表寒里热，内有火邪，治以麻黄芍药人参汤；瘀血寒凝，治以理中汤加丹皮、肉桂辛温以散之。温病吐血、衄血皆属热毒内郁，治须大剂凉散；有瘀血紫黑成块，加桃仁、大黄通利。

卷三

头目眩

【原文】眩者，头旋眼黑也。伤寒头眩，多因汗吐下，虚其上焦元气之所致也。伤寒邪在半表半里，表中阳虚，故时时头目眩，葛根汤。风家多头目眩，亦当解肌，葛根汤。《伤寒论》曰：少阳，口苦咽干目眩，小柴胡汤加天麻、川芎。《伤寒论》曰：阳明病，但头眩不恶寒，故能食而咳，其人必咽痛。能食为阳明中风，四逆散加天麻、桔梗。《伤寒论》曰：太阳伤寒，误吐误下后，心下逆满，气上冲胸，里虚气上逆也。起则头眩，表虚阳不足也。脉沉紧，邪在里，不可汗。发汗则动经，身为振振摇者，汗则外动经络，伤损阳气，则不能主持诸脉也。桂苓甘术汤以温经益阳。或真武汤以实卫止汗。

按：《针经》[1]云：上虚则眩，下虚则厥。头目眩皆属虚，宜温经补阳之剂。吴氏治伤寒汗出过多，头眩，身摇发热，脉虚数，人参养荣汤倍人参，加天麻，少佐酒炒黄柏，二服而愈。易老云：头旋眼黑，非天麻不能定，少佐黄柏以滋肾水也。若血虚头眩，四物汤加人参、天麻。气虚头眩，四君子汤加天麻、川芎。伏痰头眩，二陈汤加南星、白术、天麻、川芎。内兼痰火上攻，再加酒炒黄芩、竹沥、姜汁。若元气虚脱者，人参养荣汤、大建中汤，俱加天麻、川芎。内伤劳役者，补中益气汤加天麻、川芎。惟温病头目眩及头胀、头痛、头汗，并目赤、目黄、目不明、目直视、目反折，与伤寒治法不同，俱系杂气伏郁中焦，邪热亢闭，上攻头目，乃胃家实也。通宜升降散、加味凉膈散清利之。头眩痛甚加大黄，目眩赤等证甚加龙胆草，酒炒。

【注释】

[1]针经：原作"真经"，据《伤寒辨证·头眩》改。

【提要】本节论述头目眩的主要临床表现。

【精解】眩是指眼花或眼前发黑，伤寒头眩，多因吐下，上焦元气虚耗所致。邪在半表半里，治以葛根汤；伴口苦为少阳证，治以小柴胡汤加天麻、川芎；阳明头眩，能食而咳、咽痛，治以四逆散加天麻、桔梗；太阳头眩，治以桂苓甘术汤温阳化气，或真武汤以实卫止汗。

咳　嗽

【原文】咳谓有声无痰，嗽谓有痰无声，咳嗽则有声有痰也。肺主气，形寒饮[1]冷则伤之，使气逆而不散，冲击咽膈，令喉中淫淫如痒，习习如梗而咳嗽也。有寒者，有热者，有停饮者，有在表者，有在里者，有在半表半里者，病各不同，治亦有异。如伤寒停饮与表寒相合而咳嗽者，小青龙汤，或金沸草散。停饮与里寒相合而咳嗽者，真武汤。邪热在半表半里而咳嗽者，小柴胡汤加贝母、知母、天花粉，肺热去人参加沙参。凡阴证手足厥逆而咳嗽者，四逆汤加五味子。若温病伏热内郁咳嗽，白虎汤合升降散、小清凉散加竹叶。若烦闷则加味凉膈散、增损三黄石膏汤，并加桔梗。夫咳为肺疾，必待发散而后已，然又有不可发散者。《伤寒论》曰：咳而小便利，不可发汗，发汗则四肢厥逆。又曰：咳而发汗，蜷而苦满，腹中复坚，此为逆也。不知发汗尤为温病所大忌者，岂止小便利一节乎。又咳而脉数者，为心火刑肺金则死。

【注释】

[1]饮：原作"饭"，据湘本、醉芸轩本改。

【提要】本节论述咳嗽的主要临床表现。

【精解】六经辨证的咳嗽是以太阳、阳明、少阳、太阴、少阴、厥阴来划分外感证治，是一个包括邪正、阴阳、气血、脏腑、经络等理论以及治法、方药在内的辨证论治体系。《伤寒论》是由东汉张仲景所著，其中论述咳嗽的诊治内容丰富，临床疗效显著。杨氏认为，咳嗽的治疗也应该遵循辨证论治，这是值得学习的。杨氏运用小青龙汤、真武汤、白虎汤合升降散、小清凉散加竹叶等方治疗咳嗽。

口燥咽干

【原文】引饮曰渴，不引饮曰燥干。凡伤寒少阳，邪在中焦，口苦舌干，不甚渴，脉弦者，小柴胡汤。少阳脉弦，往来寒热而呕，口燥咽干者，小柴胡汤。口干少津液，脉浮紧微数者，白虎加人参汤。阳明无大热，背恶寒，口燥咽干者，白虎加人参汤。少阴病得之二三日，口燥咽干，急下之以存津液，大承气汤。此热在下焦，烁枯肾水，下不可缓也。若温病怫热内郁，未有不口燥咽干者，小清凉散、增损三黄石膏汤，再看兼证消息之。凡伤寒汗吐下后，津液少，口燥咽干，及虚人水衰火旺，口燥咽干，以补阴益气煎加麦冬、黄柏、知母、天花粉，以滋其水。若脉沉足冷者，多难治。温病下后须酌之，不可骤补。脉沉足冷，宜大下之，不可以伤寒例拘也。

【提要】本节论述口燥咽干的主要临床表现。

【精解】杨氏认为，伤寒少阳经病用小柴胡汤。口干少津液，用白虎加人参汤。阳明无大热，用白虎加人参汤。少阴病急下之以存津液，用大承气汤。凡伤寒汗吐下后，津液少，口燥咽干，以及虚人水衰火旺，口燥咽干，以补阴益气煎加麦冬、黄柏、知母、天花粉，以滋其水。

咽　痛

【原文】凡伤寒咽痛有多般，务宜详辨，不可一例以为热也。太阳病误下，脉若浮紧，必咽痛，此热邪仍在上膈也，小建中汤加桔梗。误汗亡阳漏风而咽痛，此阳虚而阴气上乘也，干姜附子汤。阳明病六七日不大便，热蒸头痛而咽痛者，调胃承气汤。热传少阴而咽痛者，以其经上循喉咙故也，脉必数而有力，证必燥渴引饮，小便秘涩短赤，急当下夺以泄其热也，大承气汤。少阴咽痛，四逆，泻利下重者，四逆散加薤白、桔梗。少阴病一二日，咽痛者，与甘草桔梗汤即瘥。此汤为阴阳通用之剂。少阴病下利清谷，里寒外热，脉微欲绝，面赤咽痛，此阴盛格阳也，通脉四逆汤加桔梗。有直中阴经而咽喉骤痛，不肿不渴，始病无发热头痛，脉来沉紧而细，或疾数无伦，或呕吐清水，或泻利清谷，或燥极闷乱，渴不能饮，此寒气客于少阴之经，虚阳上逆之候，附子汤、干姜附子汤加人参急温之，或可救疗。大抵阳邪上逆而咽痛，宜甘寒以解其热；阴寒邪塞而咽痛，宜辛温以解其结，此大较[1]也。若夫肾气本虚，龙火势盛，必挟痰饮于上而肿痛闭塞也，当砭破出血，涌泄痰涎，后用六味地黄丸料加牛膝、麦冬、五味子频服。又有真阴亏损，肾水枯涸，阴寒直中而咽痛者，附子理阴煎大剂浓煎饮之。若温病怫郁中焦，流布上下，即见少阴经口燥舌干，咽喉肿痛不利之证，以其脉贯肾络于肺系舌本故也，增损双解散加元参、牛蒡子，或增损普济消毒饮倍桔梗加荆芥穗，升降散尤为对证之药。

【注释】

[1] 大较：犹大略也。《史记·货殖传》："此其大较也。"

【提要】本节论述咽痛的主要临床表现。

【精解】杨氏认为，伤寒病中见咽痛症状不可以偏概全，认为都是热病而施治。热邪仍在上膈，用小建中汤加桔梗；少阴病一二日，咽痛，用甘草桔梗汤；若有真阴亏损，肾水枯涸，用附子理阴煎大剂浓煎饮之。

温病继承伤寒，取少阳及少阴咽痛，选用伤寒的治疗方法，如少阴用半夏和桂枝，少阳用黄芩和牛蒡，并发挥了温病的治疗特色，如少阳用牛蒡子、射干、玄参等。伤寒以六经辨证为核心，善于从六经论治咽喉痛。温病则以三焦辨证及卫气营血辨证为核心，注重病因，如风热、湿热、温毒、温热、风热时毒等。在治法方面，伤寒侧重滋阴降火（如猪肤汤），温通散寒（如半夏散及汤、通脉四逆汤）；温病侧重清热解毒（如凉膈散、银翘散、银翘马勃散），清热祛湿（如甘露消毒丹）。

渴

【原文】凡伤寒发渴，或因热耗津液，或因汗下太过，当分六经而治。太阳热在表不渴，若热入膀胱之本，脉浮数，小便不利，微热发渴者，五苓散，切不可与白虎汤。阳明病脉长，标热不恶寒，无汗而渴者，葛根汤加黄芩、知母，减麻黄二钱。若阳明热传胃中，本热恶热，濈濈汗出而渴，脉洪大而数者，白虎汤，切不可与五苓散。若阳明本热内实，或蒸蒸而热，潮热烦渴，口燥咽干，大便实者，调胃承气汤，或大柴胡汤。少阳脉弦数，口苦咽干，发热而渴，及心烦喜呕而渴，或往来寒热而渴，并宜小柴胡汤去半夏加陈皮、知母、麦冬、天花粉。太阴自利则不渴，惟少阴则口渴饮水也。小便色白者，此下虚有寒也，脉沉，附子汤。厥阴渴欲饮水者，少少与之愈。以其传经尽，欲饮水为欲愈之候也。若身寒厥逆，脉滑而口渴者，此里有热也，白虎加人参汤。凡阴证，烦躁口渴不能饮水，此虚阳上迫而为假热，脉沉足冷者，四逆汤加人尿、猪胆汁冷饮之。若温病一发即烦渴引饮，以郁热自内而达外也。故《直格》曰：身热为热在表，引饮为热在里。温病本末身冷不渴，小便不赤，脉不洪数者，未之有也。轻则白虎汤加白僵蚕、蝉蜕、天花粉，重则增损三黄石膏汤加大黄。凡病忽欲饮水者，为欲愈。盖肠胃燥，不能散邪，得水则和其胃气，汗出而解。若不与水，则干燥无由作汗，遂至闷乱也。但当察邪热之轻重，宁少与之。若热少与多，不能渗化，则停蓄为支结，喘呕下利，肿满等证。《要诀》曰：亦有下利清谷，纯是阴证，而反见渴者，此阴在下格阳于上，兼因泄泻，津液既去，枯燥而渴，虽引饮自少，而常喜温，不可投[1]寒剂，宜理中汤加附子、四逆汤加人参以温之。景岳曰：水为天一之精[2]，凉能解热，甘可助阴，非苦寒伤气者之比。如阳虚无火者，其不宜水无待言也。其有阴虚火旺者，元气既衰，精血又涸，则津液枯燥，多见鼻干唇裂，舌苔黑色，二便闭结，使非借天一之精，何以济燃眉之急，故先以冰水解其标，继以甘温壮水之剂培其本，水药并进，无不可也。其有内真寒而外假热，阴盛格阳之证，察其元气，非甘温大补则不足以挽回，察其喉舌，则些小辛热又不可以近口。有如是者，但将甘温大补之剂煎成汤液，用冷水浸冷饮之，此以假冷之味解上焦之假热，而以真热之性复下焦之真阳，是非用水而实亦用水之意。《内经》所云：伏其所主而先其所因是也。

【注释】

[1] 投：原作"设"，据扫本、德本、湘本及《证治要诀·诸阳门》改。

[2] 精：原作"清"，据扫本、湘本改。

【提要】本节论述了口渴的辨治。

【精解】本节阐述了伤寒发渴和温病发渴的证候、病机及治法方药等内容。杨氏提出伤寒发渴与温病发渴是不同的。伤寒发渴多是由于热耗津液或汗下太过，应分六经而治。

温热病口渴的病机主要表现在津液不足与津失疏布两个方面。杨氏对于温病发渴的饮水问题提出了自己的观点，对于不同的病机，是否能饮水与怎样饮水都是不同的。如阴证口渴，此为阴在下格阳于上，不可用寒剂，宜用四逆汤等温补之剂。阴虚火旺者，元气既衰，精血又涸，则津液枯燥，可用冰水先解其表，再用甘温壮水之剂培其本。若是真寒假热，则可将甘温大补之剂煎成汤液，用冷水浸冷饮之，以假冷解假热，以真热复真阳。

漱水不欲咽

【原文】伤寒阳明病，凡内有热者欲饮水。今欲漱水而不欲咽，是热在经，里无热也。阳明多血多气，经中热极，迫血妄行，故知必作衄也，犀角地黄汤加茅花。有太阳表证者汗之，麻黄汤。外证无寒热，欲漱水不欲咽，必发狂，此蓄血停留也，桃仁承气汤下血乃愈。少阴脉沉细，厥逆，时烦躁作渴，欲漱水不欲咽，四逆汤温之。又下利，厥逆无脉，干呕烦渴，欲漱水不欲咽，白通汤。不瘥，白通加人尿猪胆汁汤。大抵阴证发燥烦渴，不能饮冷水，或勉强饮下，良久仍吐出，或饮水而呕者，皆内寒也。盖无根失守之火，游于咽嗌之间，但欲漱水不能饮水也。若饮水不吐，复欲饮者，热也。若温病杂气怫郁三焦，邪热内炽，渴欲饮水者，多矣。间或有漱水不欲咽者，必其人胃中湿饮过甚，或伏火未散，或蓄血停留，俱未可知，但口舌干而不欲咽也。轻则小清凉散、升降散清降之，重则解毒承气汤大泻之。不可拘伤寒阳明热在经，里无热之例也。

【提要】本节论述了漱水不欲咽的辨治。

【精解】杨氏提出伤寒与温病中的漱水不欲咽的病机不尽相同。伤寒中的漱水不欲咽可分经论治，如阳明病漱水不欲咽，是热在经，里无热，可用犀角地黄汤加茅花；太阳表证欲漱水不欲咽乃是蓄血停留所致，可用桃仁承气汤下血。口燥欲饮，却只是频频漱水不欲咽，是热在血分，血被热蒸，营阴上潮，本伤津液而口干，却因营阴上潮而口干不甚；热在血分，非在气分，故不欲咽。温病中的漱水不欲咽，多由于胃中湿饮过甚，或伏火未散，或蓄血停留，可用小清凉散或解毒承气汤治之。

呕　吐

【原文】呕者声物俱出，吐者无声出物。伤寒太阳阳明合病，下利而呕者，葛根加半夏汤。少阳阳明多呕证，脉弦发热，口苦而呕，或寒热往来而呕，并宜小柴胡汤倍半夏、生姜。先渴后呕者，为水停心下，小半夏加茯苓汤；先呕后渴者，为欲解，可与水饮。太阳少阳合病，自利而呕者，黄芩加半夏生姜汤。少阳邪甚，发热呕不止，心[1]下急，郁郁微烦者，大柴胡汤。三阳发热而呕，俱用小柴胡汤。发热不解而烦，伏饮与邪热相搏作烦网。渴欲饮水，胃干希水自救。水入即吐，伏饮内作，水不得入。名曰水逆，五苓散。伤寒本自寒下格，医复吐下之，寒格更逆吐下。若食入口即吐，干姜黄连黄芩人参汤。太阳误吐下，心中（温温）嗢嗢欲吐，而胸中痛，大便溏，腹微满，郁郁微烦者，调胃承气汤。若未曾吐下者，大柴胡汤。太阴腹满，或吐食不下，脉沉者，理中汤加厚朴、陈皮、半夏、生姜，寒甚加附子。少阴脉沉迟，饮食入口即吐，心中（温温）嗢嗢欲吐，复不能吐，手足厥者，四逆汤。厥阴干呕吐涎沫者，吴茱萸汤。若呕而脉弱，小便复利，身有微热，见厥者难治，可与四逆汤救之。若下利无脉，干呕烦者，白通加人尿猪胆汁汤。若阴厥呕而不渴，干姜附子汤。至于温病呕吐者，胃中伏火郁而攻发也，增损三黄石膏汤、加味凉膈散加石膏清利之，自止。若有宿粪燥结，时时呕吐者，此为下格，亦宜加味凉膈散、升降散通之。如病愈后，脉证俱平，往往有下格之证，所云病愈结存是也，但常作哇声，上下通气，故不呕而能食，俟胃气渐复，津液流通，宿粪自然润下也，断不可攻。如下格常呕则气闭矣，通之则宿粪除而呕吐止。语云"欲求南风，须开北牖"，正谓此也。大抵呕吐清水，即为寒证。若胃中有热，必是涎液酸水。病机曰：诸呕吐酸，水液浑浊，皆属于热；诸病水液，澄澈清冷，皆属于寒，此可见矣。凡胃热甚，服药呕吐不纳者，愈吐愈服，三服后，火性渐消，然后徐徐用药，即不吐。凡过药不可用甜物，须嚼生姜为妙。按："伤寒本自寒下"句之"下"字，应是"格"字。"心中温温欲吐"句"温温"二字，应是"嗢嗢"，盖"嗢嗢"者，乃吐饮之状也，皆当改之。

【注释】

[1] 心：原作"必"，据湘本、扫本、德本改。

【提要】 本节论述了呕吐的辨治。

【精解】 呕吐又名呕逆，是一个症状，由于胃失和降，气逆于上，胃中之物从口吐出的病证。以有声有物谓之呕，有物无声谓之吐，有声无物谓之干呕，其实呕与吐往往同时并见，故统称呕吐。

以六经而论，三阳呕吐多属阳属热，其特点是：呕吐物热而酸腐，呕势急迫有力，多兼发热、口渴或口苦、尿黄、胸腹满或痛、苔黄、脉数或滑等症；三阴呕吐多属阴属寒（少阴热化证，厥阴热证除外），其特点是：呕吐清冷无臭，或仅为清澈涎沫，吐势缓和无力，多兼恶寒、口不渴、尿清长、下利、肢厥或不温、舌淡苔白、脉沉微或迟等症。三阳呕吐多系邪实正不衰，一般病势轻浅，病程较短，故预后较好；三阴呕吐多为正衰邪尚存，一般病势深重，病程较久，尤以少、厥二阴为最，故条文中多云"死""难治"，预示其为危重症。

喘

【原文】喘无善证。温病内热怫郁，三焦如焚，气上冲胸而喘者，加味凉膈散。腹胁满痛而喘者，解毒承气汤。若自脐下气海动气而喘者不治。正伤寒，则宜辨六经寒热治之。太阳表有寒发喘者，脉浮紧，恶寒无汗也，麻黄汤加厚朴。表有风发喘者，脉浮缓，恶风有汗也，桂枝加厚朴杏仁汤。内有寒，心下有水气，干呕汗出而喘者，小青龙汤。凡发汗后，汗出而喘无大热者，表寒未解也。麻黄杏仁甘草石膏汤。太阳经病误下之，脉促者，表未解也，喘而汗出者，葛根黄连黄芩汤。阳明病内实不大便，腹满短气，发潮热而喘者，大柴胡汤加厚朴、杏仁。凡阴证厥逆，脉沉细而微，气促而喘，无汗者可治，四逆汤加细辛、五味子。少阴病反发热，脉沉而喘，麻黄附子细辛汤。凡虚人脉沉，手足厥逆而喘者，五味子汤。凡暴感风寒，脉浮无汗而喘者，苏陈九宝汤。凡热甚有痰，脉弦滑数而喘者，不可汗，不可下，小柴胡汤去人参加陈皮、贝母、天花粉和之。胸满者，加枳壳、桔梗。心下满者，加枳实、黄连。舌燥饮水者，加石膏、知母。凡伤寒止于邪气在表而喘者，心腹必濡而不坚，设或腹满而喘，则又为可下之证，须酌之。大抵诸喘为恶，谓肺中邪胜而兼虚也，所以阴证发喘，尤为恶候。下元虚损之人，肾气上乘而喘，急以肾气丸料引火归原，可救十之一二。若兼动息摇肩，戴眼直视，汗出厥逆者立毙。以邪气上盛，正气欲脱，必至喘满。经曰：直视谵语，喘满者死。又身汗如油，喘不休者为命绝也。

【提要】本节论述了喘证的辨治。

【精解】杨氏提出喘无善证，喘证无论外感内伤，皆为要紧之证。伤寒喘证可从六经进行论治，病因病机可概括为：①邪犯太阳，肺失宣降而喘；②阳明热盛，迫肺作喘；③邪郁少阳，枢机不利作喘；④少厥阳微，肾不纳气而喘。喘证多发生于三阳传变过程中，其中太阳病最易误治及传变，临床可见太阳阳明合病甚至太阳少阳阳明合病。三阴传变以少阴、厥阴病为主，且多属重症、危症。治法分汗法、和法、清法、下法、补法。

温病喘证有多种病机证候，如风温喘脱、湿温喘脱、冬温喘脱、温毒喘脱、春温喘脱等。针对温邪不同，临床表现亦各有特点，如风温喘脱以肺热移肠为病变中心，湿热喘脱以肺、脾、肾三脏水犯为危候，冬温喘脱以肾精亏损、内外俱热为急迫，温毒则因毒侵肺发为喘脱，春温伏邪温病多见内虚外感、津枯喘脱。治疗时，及早截断喘脱形成的传变过程，抓住病机变化，在纳气固脱的同时，或清热解毒，或清热化痰，或通腑泄热，或温化水湿，或滋肾固元，或结合使用。

短　气

【原文】短气者，气短不能相续，似喘而不摇肩，似呻吟而无痛处，其证多端，实为难辨，表里寒热虚实稍不明切，误治者多矣。一者太阳表证不解，汗出不彻，其人面色缘缘正赤，阳气怫郁，烦躁不安，其身不知痛所在而短气者，宜微汗则愈，桂枝麻黄各半汤。二者太阳病发于阳而反下之，阳气内陷，遂成结胸。心下硬满高起，气促而短，脉沉滑而实者，大陷胸汤。脉浮大而虚者，柴胡陷胸汤。三者阳明病，内实不大便，腹满潮热而短气者，大柴胡汤。四者干呕短气，痛引胁下，汗出不恶寒者，此表解里未和也，十枣汤。控涎丹亦可。五者短气烦躁，心中懊憹者，栀子豉汤。六者少阴病，脉沉细迟，四逆，面上恶寒有如刀刮，口鼻之气难以布息而短促者，通脉四逆汤加人参。七者因汗吐下后，元气虚弱，脉来微细，气不相续而短促者，大建中汤。八者风湿相搏，一身尽痛，小便不利，恶风不欲去衣被而短气者，甘草附子汤。九者食少饮多，水停心下，妨[1]闷短气者，茯苓甘草汤；兼小便难，五苓散。大抵心腹胀满，按之硬痛而短气者，为里实，宜承气辈。若心腹濡软不胀满而短气者，为表邪，宜泻心辈。若少气不足以息，脉微弱而短促者，为气虚，宜理中辈。此伤寒短气之大略也。若温病郁热内迫，气多急促，须看兼证。舌上白苔如屑，清化汤、增损三黄石膏汤。若苔黄及黑色而短气，加味凉膈散，或解毒承气汤急下之。若病者属四损之辈，又当详辨。盖短气有类于喘，但短气则气急而短促，不似喘之摇肩而气粗也。大抵气急而不相续多属实，少气不足以息多属虚，以此辨之，百不一失。

【注释】

[1] 妨：扫本、德本作"烦"。

【提要】本节论述了短气的辨治。

【精解】短气一症，似喘而非喘，为呼吸短促而不相接续之状。杨氏提出短气有多种病机病因：①太阳病，发其汗，汗出不彻，肺合皮毛，表郁则肺气不畅；②太阳病误下，而致邪热内陷与水饮相搏，结于胸胁，肺脏居胸，胸位为邪所乘，以致肺气不利而发为短气；③阳明病，潮热内实而致短气；④表解而里未和；⑤水饮阻遏，肺气不利，而致短气；⑥水湿阻于周身经络，水为阴邪，阻遏气机，致使三焦经气不畅，肺气失于宣化；⑦热壅滞于胃肠，肺与大肠相表里，燥矢不下，影响肺之肃降，而见短气；⑧三阳合病，邪犯肝胆肠胃，气机阻滞，使上焦肺气不畅，以致短气。

温病短气为郁热内迫所致，但用药须结合其兼证，如舌上白苔如屑，可用清化汤、增损三黄石膏汤。

若患者属于四损（大劳、大欲、大病、久病），则需要详细辨证，气急而不相续多属实，少气不足以息多属虚。

呃 逆

【原文】呃逆者，气上逆而呃忒也。《内经》作哕，即此字之声也，即此证也。勿误作咳逆。咳逆者，咳嗽之甚也，非呃逆也。呃逆者，才及咽喉则遽止，呃呃然连续数声，而短促不长也。如伤寒胃热失下，内实大便硬呃逆者，脉必应指有力，调胃承气汤。便软者，生姜泻心汤。胃虚有热呃逆者，橘皮竹茹汤。有痰饮者，脉必弦滑，小半夏生姜汤。脉细微呃逆者，胃寒也，橘皮干姜汤、丁香柿蒂汤。《金匮要略》曰：其气自脐下直上冲于胸嗌间而呃逆者，此阴证也。其病不在胃也，乃肝肾虚寒之极，而挟阴火上冲，以病本下虚，内已伏阴，或误服寒冷之药，遂令寒极于下，逼其相火上冲，率集于胃中而呃逆，亦欲尽也，急服肾气丸料。又病人呃逆烦躁，自觉甚热，他人以手按之，其肌肤则冷，此为无根失守之火，散乱为热，非实热也，乃水极似火，阴证似阳也。若不识此，误用凉药，下咽立毙。大建中汤，或附子汤加肉桂、干姜急温其下，真阳回阴火降，呃逆乃止也。如寒极呃逆不已者，兼用硫黄、乳香等份为末，酒煎爨[1]之，或以艾汤调服硫黄末二钱，或艾灸中脘、关元、气海更妙。凡呃逆而二便不通者，属实热。凡呃逆而厥逆自利者，属虚寒。凡呃逆不尿腹满者，不治。凡久病而见呃逆者，此真气已衰，不治。凡舌短灰黑及头汗，不得尿，与自利腹痛而呃逆者，不治。凡呃逆脉散者死。

按：以上论伤寒呃逆寒热死生之论，无遗蕴矣。若温病无阴证不在此例。怫热攻发，火性上炎，气逆而呃呃连声也。治法各从其本证而消息之，大概不外清化、升降、加味凉膈以清热导滞为主。如见白虎证则投白虎，见承气证则投承气，膈间痰闭则用涤痰汤、滚痰丸，但治本证呃自止，其余可以类推矣。

按：呃逆一证，古无是名，俗谓打搁忒是也。其在《内经》本谓之哕，因其呃呃连声，故今人以呃逆名之，于义亦妥。孙真人云：遍寻方论无此名，遂以咳逆为哕，致令后世讹传，乃以咳逆、呕吐、哕、干呕、噫气之类，互相淆乱，纷纷聚讼，自唐迄今。余用析而判之，曰哕者，呃逆也，非咳逆也。咳逆者，咳嗽之甚也，非呃逆也。干呕者，无物之吐即呕也，非哕也。噫者，饭食之息，即嗳气也，非咳逆也。呕者有声有物也，吐者无声出物也。后人但以此为鉴，则异说之疑可以尽释矣。

【注释】

［1］齅（xiù 秀）：古同嗅。《说文》："齅，以鼻就臭也。"

【提要】 本节论述了呃逆的辨治。

【精解】 呃逆是指胃气上逆动膈，以气逆上冲、喉间呃呃连声、声短而频、难以自制为主要临床表现的病症。杨氏提出呃逆之证其气自脐下直上冲于胸嗌间者为阴证，病不在胃，而在肝肾。肝肾虚寒至极，挟阴火上冲，或误服寒冷之药，逼迫相火上冲，或无根之火散乱为热。呃逆且二便不通者，为实证；呃逆而自利者，为虚寒之证。

蛔 厥

【原文】 陶氏曰：吐蛔虽有大热，忌用冷药，犯之必死。胃中有寒，则蛔上膈，大凶之兆，急服理中安蛔散，待蛔定，却以小柴胡汤退热，此说谬甚。又伤寒吐蛔责于寒，杂证吐蛔责于热，此说亦谬。纷纷聚讼，迄无定见。余按伤寒七八日，脉微而厥，肤冷，其人躁无暂安时者，此为脏厥，非蛔厥也，四逆汤主之。至于肝脏或寒或热，以致胃无谷气，蛔不安其位，至咽而吐，须看本证消息治之。如寒则静而复时烦，宜乌梅丸、理中安蛔散；如热则烦呕不止，宜黄连解毒汤、白虎汤，俱加川楝子、使君子、乌梅，此大略也。若治温病而用理中、乌梅，正如抱薪投火，轻病致重，重病致危。盖温病无阴证，若至吐蛔，则表里三焦热郁亢极，不思现在事理，徒记纸上文词，因之误人甚众。胃热如沸，蛔动不安，下气不通，必反[1]于上，蛔因呕出，此常事也，酌用增损三黄石膏汤、加味凉膈散，俱加川楝子、使君子、乌梅，则热退而蛔自不出耳。大抵胃脘忽痛忽止，身上乍寒乍热，面上时赤时白，脉息倏乱倏[2]静，皆吐蛔之候也，须早辨之。

【注释】

[1] 反：通"返"。下同。

[2] 倏（shū 叔）：同"倏"。忽然，极快地。《说文》："倏，犬走疾也。"段玉裁注："引申为凡忽然之词。"

【提要】 本节论述了蛔厥的辨治。

【精解】 杨氏提出陶氏用小柴胡汤退热治蛔是错误的，且认为伤寒吐蛔属于寒、杂证吐蛔属于热也是错误的。因此杨氏提出蛔厥是由于肝脏或寒或热，胃无谷气所致，且须看本证消息治之。温病蛔厥无阴证，不可用理中、乌梅等，正如抱薪投火，轻病致重，重病致危。常因胃热，使蛔动不安，故蛔呕出。

厥 逆

【原文】 厥逆，阴阳之气不相顺接，手足寒凉便为厥也。凡有四逆者，便当早察寒热虚实而施治。大抵病至发厥，正气已极，但有阴厥阳厥之分，辨之一差，死生立判。凡伤寒阳厥者，必先因热甚不解，而后发厥也。仲景曰：厥深热亦深，厥微热亦微是也。切其脉虽沉而有力，四肢虽凉有时而温，或手足心温，戴氏以为指甲却暖，大便燥实，谵语发渴，扬手掷足，畏热喜冷，与之冷水则咽，此乃阳厥之候。仲景曰：厥逆手足冷，脉滑者，里有热也，白虎汤主之。刘河间曰：肢体厥逆，惟心胸有热，以凉膈散养阴退阳，不宜速下。大便不秘者，以黄连解毒汤调之。故凡厥证，可速下者，内有燥粪也，必以手按人之脐腹上下左右，或硬或痛，或腹中转气下矢极臭者，有燥粪也，乃可下之，宜调胃承气汤。近有阳证，自腰以上常热，两脚常冷，盖三阴脉上不至头，故阴证头不痛，三阳脉下不至足，故阳证亦足冷也。孙兆曰：凡阴证胫冷，两臂亦冷，若胫冷臂不冷，则非下厥上行，所以知是阳微厥也。阳厥虽曰阳邪在里，甚不可下。盖伤寒以阳为主，厥逆有阴进之象，若复用苦寒下之，则阳益亏矣，是在所忌，宜四逆散轻剂以和之。又有邪传厥阴，误下厥逆，寸脉沉迟，尺脉不至，咽喉不利，吐脓血，泄利不止，麻黄升麻汤主之。凡伤寒阴厥者，初病无身热头痛，便就恶寒直至臂胫以上，过乎肘膝，引衣蜷卧不渴，或兼腹痛吐泻，小便清白或淡黄，切其脉沉迟微细无力，此为阴经直中真寒证，不从阳经传入，自是白通、四逆一派。又有初是阳证传阳经，或因复着外寒，或因误服凉药太过，或因误下而致虚极，则积阴盛于下，阳气衰于上，变成阴证，真武汤加人参。又有病者，手足厥冷，言我不结胸，小腹满，按之痛者，此寒气结在膀胱关元也，四逆汤加吴茱萸。大抵阳厥，邪热转入转深，狂乱谵妄，必然神志昏愦，人事迷惑；阴厥便利不渴，身蜷多卧，醒则人事了了，神志清明，此大端也。若温病厥逆，无阴厥。杂气伏郁，阳热内迫，格阴于外，气闭不能达于四肢，甚有通身冰凉，其脉多沉滑，或沉伏，或沉细欲绝，或六脉俱闭，所云"体厥、脉厥"是也。证多怪异不测之状，轻则升降散、增损双解散、加味凉膈散，重则加味六一顺气汤、解毒承气汤斟酌下之，岂可与伤寒阳厥并论哉！若数下后，厥不回，热不退者死。亦有下数十次，利下数十行，厥方回热方退而得生者。正所云急证急攻，下之或可活，不下必死无疑矣。此则温病厥逆治法也。外有坏病，多厥逆烦躁者，不独阳极阴极也，当辨阳伤阴伤治之。阳伤则宜滋养后天胃气，兼助下焦真阳，补阴益气煎，或大温中饮；阴伤则宜滋补先天真阴，兼清血中之热，左归丸料，或六味地黄丸料，俱加青蒿、地骨皮。是在临证活法，不得如初病厥逆例治也。

【提要】本节论述厥逆的主要临床表现。

【精解】杨氏认为，阴阳之气不相顺接，手足寒凉就是厥逆。对于厥逆者，应该尽早辨别寒热虚实再进行治疗。简而言之，大抵阳厥者治以清泻，阴厥则治以温通。

大便自利

【原文】自利者，不因攻下自然溏泻也。要在辨寒热而治之，庶几无差。大抵伤寒阳热之利与阴寒之利不同。阳利，渴欲引水，小便色赤或深黄，发热后重，粪色焦黄，或为肠垢，所去皆热臭，脐下必热，得凉药则愈；若阴利，则不渴，小便色白或淡黄，厥逆脉沉迟，洞下清谷或为鹜溏，粪色淡黄或白，脐下多寒，得温补药则愈。三阳下利身热，太阴下利手足温，少阴厥阴下利身凉无热，此其大概耳。伤寒合病家皆作自利。太阳阳明合病下利，葛根汤；太阳少阳合[1]病下利，黄芩汤；少阳阳明合病下利，小柴胡汤加葛根、白芍。合病发热自利，皆为表邪，不可误以为里证也。唯有阳明一证，脉浮而迟，浮为风，迟为寒。表热里寒，内寒外热。下利清谷者，胃中虚冷，不能化谷。四逆汤以温中止利，则里气和而表邪散矣。自利不渴属太阴，以其脏有寒也，当温之，宜四逆辈，则宜用理中汤可知矣。若寒甚厥逆脉沉者，附子必加之。若腹满小便不利者，宜五苓散合理中汤。

若呕者，加半夏、生姜。自利而渴属少阴，虚故引水自救，下利脉微者，与白通汤以通其阳，而消其阴。利仍不止，厥逆无脉，干呕烦者，白通加人尿猪胆汁汤。借胆汁向导之力，以引汤药深入。服汤后脉暴出者死，气因泄脱也。脉续出者生，阳气渐复也。少阴病，腹痛，小便不利，四肢沉重疼痛，自下利者，此为有水气，或咳，或呕，或小便利者，真武汤去白芍加干姜，以运脾渗水为务。少阴病，下利清谷，里寒外热，手足厥冷，脉微欲绝，身反不恶寒，面时色赤，通脉四逆汤。少阴病，吐利，手足厥冷，烦躁欲死者，吴茱萸汤。少阴病，下利六七日，咳而呕渴，心烦不得眠者，猪苓汤。自利不止，里寒下脱，此利在下焦，赤石脂禹余粮汤。服汤后，利仍不止，当利其小便，与猪苓汤。少阴病，四逆，或咳，或悸，或小便不利，或腹中痛，或泄利下重者，四逆散加薤白。此亦阳邪传至少阴，陷入于里，而不得交通阳分，故不以苦寒攻之，而但以此散和之。少阴病，自利清水，色青，心下必痛，口干燥者，急下之以存津液，大承气汤。盖热邪传入少阴，逼迫津水注为自利，质清而无渣秽相杂，色青而无赤黄相间，此正阳邪暴横，反类阴邪，但阳邪传自上焦，其人心下必痛，口必干燥，设系阴邪，则心下满而不痛，口中和而不燥，必无此枯槁之象，故宜急下以救其阴也。厥阴下利清谷，里寒外热，汗出而厥者，通脉四逆汤。下利腹胀满，身体疼痛者，先温其里，四逆汤，乃攻其表，桂枝汤。此总以温里为急也。下利脉大者虚也，以强下之太早故也。设脉浮革，因而肠鸣者，当归四逆汤。大汗出热不去，内拘急四肢痛，又下利厥逆而恶寒者，四逆汤。恶寒脉微而复利，利止亡血也。盖亡血本不宜用姜附以损阴，阳虚又不当用归芍以助阴，此利后恶寒，阳气下脱已甚，故必用四逆汤以复阳为急也，再加人参则阳药愈为得力，阳生则阴长。设用阴药，必致腹满不食，或重加泄利呕逆，转成下脱而死矣。下利谵语者，有燥粪也。盖下利则热不结、胃不实，何缘得有谵语？此必热反于胃，内有燥粪，故虽下利而结者自若也，必用小承气汤以荡热润燥，微攻其胃则愈。热利下重与下利欲饮水者，以有热在肠胃故也，俱宜白头翁汤。下利后更烦，按之心下濡者，为虚烦也，宜栀子豉汤。若温病怫郁内盛，发热烦渴，小便色赤，大便自利，升降散主之。内热甚而利不止，躁闷狂乱者，增损三黄石膏汤加酒大黄，腹满痛更加之。挟热下利者，因其人大便素溏，邪忽乘胃便作烦渴，午后潮热便作泄泻，宜升降散、小承气汤彻其余邪而利自止。热结旁流者，以胃家实，邪热壅闭，大便先秘，续得下利纯臭水，全然无粪，以加味六一顺气汤下之，得结粪而利立止。若不得结粪，仍下臭水，及所进汤药，因大肠邪深，失其传送之职，知邪犹在也，再以前汤重下之，虚甚则宜黄龙汤。此《内经》"通因通用"之法也。大抵下利脱气至急，五夺之中惟此为甚，故不厌详审。伤寒下利日十余行，脉反实大者死。伤寒发热下利至甚，厥不止者死。夫厥证，但发热则不死，以发热则邪出于表，而里证自除，下利自止也。若反下利，厥逆有加，则其发热，又为真阳外散之候，阴阳两绝，故主死也。伤寒发热，下利厥逆，躁不得卧者死。躁不得卧，肾中阳气越绝之象也。下利手足厥逆，皆为危候，以四肢为诸阳之本也，加以发热躁不得卧，不但虚阳发露，而真阳亦烁尽无余矣，安得不死。《金匮要略》曰：六腑气绝于外者，手足寒。五脏气绝于内者，利不禁。气已脱矣，孰能治之。

【注释】

[1] 合：原作"有"，据湘本、醉芸轩本改。

【提要】本节论述大便自利的证治。

【精解】大便自利是指由于身体内部因素所致的慢性腹泻，一般不伴有其他胃肠道症状。自者，有自发、内发之意，是指大便的自然溏泻。杨氏认为大便自利当首辨寒热，指出伤寒阳热利与阴寒利不同，并对二者的症状和治法进行了对比，认为三阳下利身热，太阴下利手足温，少阴厥阴下利身凉无热。

伤寒合病或因表邪未解，内迫阳明；或因阳明、少阳同时感邪；或因外感邪气，内兼宿食，导致大便自利。太阳阳明合病下利，治用葛根汤；太阳少阳合病下利，治用黄芩汤；少阳阳明合病下利，治用小柴胡汤。杨氏认为合病发热自利，除阳明证外，均为表邪所致，不可将之视作里证。

自利不渴属太阴，治宜四逆辈。腹满小便不利，治宜五苓散合理中汤。自利而渴属少阴，治宜白通汤。若利不止，治用白通加人尿猪胆汁汤。少阴病，腹痛，小便不利，大便自利，治用真武汤。下利清谷，里寒外热，手足厥冷，脉微欲绝，身反不恶寒，治用通脉四逆汤。少阴病，吐利，手足厥冷，烦躁欲死者，治用吴茱萸汤。少阴病，下利六七日，咳而呕渴，心烦不得眠者，治用猪苓汤。自利不止，里寒下脱，治用赤石脂禹余粮汤。或咳，或悸，或小便不利，或腹中痛，或泄利下重者，治用四逆散。自利清水，色青，心下必痛，口干燥者，当急下存阴，治用大承气汤。厥阴病，下利清谷，里寒外热，治用通脉四逆汤。下利腹胀满，身体疼痛，先予四逆汤温里，再予桂枝汤发表。下利脉大，治用当归四逆汤。大汗出热不去，内拘急四肢痛，下利厥逆而恶寒，治用四逆汤。下利谵语，内有燥粪，治用小承气汤荡热润燥，微攻其胃。热利下重，欲饮水者，治用白头翁汤。下利虚烦，按之心下濡，治用栀子豉汤。温病佛郁内盛，发热烦渴，小便色赤，大便自利，治用升降散。热甚利不止，躁闷狂乱，治用增损三黄石膏汤。挟热下利，治用升降散、小承气汤。热结旁流者，治用加味六一顺气汤。

杨氏对伤寒大便自利难治的情况进行总结，认为伤寒下利日十余次、脉实大和发热下利、厥不止等异常情况，皆为危重证候，治疗棘手，预后不佳。

大便脓血

【原文】长沙著便脓血，无死证。世医用温热之药，罔或得痊，殊不知此证属热者十之九。古人云，见血无寒。又云：血得热而妄行。温热之药岂可轻投。如伤寒太阳病，误发淋家汗因便脓血，宜猪苓汤。由小便淋沥所致，利其小便自愈。经曰：淋家不可发汗，发汗则便脓血是也。太阳病以火熏之，不得汗，其人必躁，到[1]不解，必清围也。血，黄连阿胶汤。阳明病无表里证，发热虽脉浮数可下，下之脉数不解，下利不止，协热便脓血者，地榆散。二证乃热势迫血下行，折其火邪自愈。其在少阴，下利便脓血，不腹痛，与四五日腹痛，小便不利便脓血者，俱桃花汤主之。盖调正气涩滑脱，亦辛以散之之意也。又少阴七八日，一身手足尽热，以热在膀胱，必便血也。此脏腑合病，白头翁汤主之。厥阴先厥后热，下利必自止。若不利[2]，必便脓血。又厥少热多，其病当愈，四五日至六七日热不除者，必清脓血。又下利脉数而渴者，令自愈。设不瘥，必清脓血。又下利寸脉反浮数，尺中自涩者，必清脓血。四证皆传经之热邪也，悉白头翁汤主之。若温病佛热结滞，火势下注，阳实阴虚，大便脓血，甚如豚肝，如烂瓜肉、屋漏水者，大清凉散、增损三黄石膏汤，或当归导滞汤加减消息治之。予用升降散治此大证，而得愈者若许人，真神方也。

【注释】

［1］到：此下《伤寒论·辨太阳病脉证并治中》有"经"字。

［2］利：《伤寒论·辨厥阴病脉证并治》作"止"。

【提要】本节论述大便脓血的证治。

【精解】杨氏指出大便脓血大多为热证，属寒者极少。热入血分，损伤血络才会导致出血。因此治疗当慎用温热之品，以免药不对症，变成坏病。

伤寒大便脓血可从六经辨治。太阳病，误汗，大便脓血，治用猪苓汤。阳明病，协热便脓血，治用地榆散。少阴病，邪火内攻，热伤阴血，下利脓血，治用黄连阿胶汤。下痢日久不愈，便脓血，治用桃花汤。厥阴病，湿热蕴结肠腑，通降失利，气血阻滞，肠道脂膜肠络受损，当见便脓血，治用白头翁汤。温病大便脓血乃怫热结滞、火势下注所致，治用大清凉散、增损三黄石膏汤，或当归导滞汤加减消息治之。

小便不利不通

【原文】凡伤寒小便不利，当分六经施治，不可与杂证同论。而温病小便不利，又不可与伤寒同论也。太阳病汗下后，仍头项强痛，发热无汗，心满微痛，小便不利者，桂枝去桂芍加白术茯苓汤[1]。太阳病，发热脉浮烦渴，小便不利者，五苓散。但有汗多者不可用也。阳明病，脉浮发热，渴欲饮水，小便不利者，猪苓汤。若汗多者，小便原少，不可用也。若脉洪大，舌燥饮水，小便不利者，白虎汤，或玉泉散合六一散亦可。若大便乍难乍易，小便不利而热者，此有燥粪也，调胃承气汤。若头汗出，壮热渴饮水浆，小便不利者，必发黄也，茵陈蒿汤加木通、滑石。少阳病，发热口渴，或呕，或心下悸，小便不利，脉弦数者，小柴胡汤加白茯苓。口干燥去半夏，加陈皮、麦冬、竹叶。太阴病，腹满自利，小便不利，无热脉沉者，理中汤合五苓散，加厚朴、木香，分利其水而大便自实也。少阴病，四五日小便不利，四肢重沉自下利者，真武汤。少阴病四逆，或咳，或悸，或泻利下重，或小便不利者，四逆散加白茯苓。厥阴病，寒闭厥逆，脉沉囊缩，小便不利者，四逆汤加木通、白茯苓。或灸气海、关元，或以葱白捣炒熨法治之。大抵膀胱为津液之腑，气化而能出。若有汗多者，津液外泄，小便自少，不可利之，恐亡津液也，待汗止小便自行矣。若温病小便不利，因阳明热郁气结不舒，故小水涩滞而短少也，以升降散通之，则清气一升，而浊气自下降矣。亦有心热小便不利者，宜小复苏饮。又小便不通，其因有二，有热郁者，有寒凝者。温病皆热郁，用玄明粉芒硝亦可三钱，鸡子清一枚，蜂蜜三匙，和一处，或新汲水，或灯心煎汤，或车前草汁调服。甚则以解毒承气汤下之，利水无益也。伤寒有热郁，亦有寒凝。寒则茯苓四逆汤。或以盐入脐中，蒜片盖之，堆艾叶于上，灸七壮自通。或以炒盐熨脐，并治腹痛，皆妙法也。热则以八正散通之。

《缵论》曰：伤寒小便不利，以脉浮者属气分，五苓散；脉沉者属血分，猪苓汤。而温病之小便不利，脉浮者属气分，猪苓汤；脉沉者属血分，承气汤。盖伤寒自气分而传入血分，温病由血分而发出气分，千古只眼[2]。不可以此而碍彼也。

【注释】

［1］桂枝去（桂）芍加白术茯苓汤:《伤寒论·辨太阳病脉证并治上》作"桂枝去桂加茯苓白术汤"。

［2］千古只眼：原系旁批。

【提要】本节论述小便不利不通的证治。

【精解】小便不利是小便量减少、排出困难的统称。小便不通系膀胱中有尿液但排出困难，近于癃闭。小便不利与不通既是一个独立的证候，又可作为一个症状而出现于多种病证之中。

杨氏指出伤寒小便不利，当从六经辨证施治，不可混同于杂病，从杂病论治。杨氏认为小便不通的病因主要是热郁和寒凝。温病小便不通之因皆为热郁，治用玄明粉、鸡子清、蜂蜜和一处，或新汲水，或灯心煎汤，或车前草汁调服。而伤寒小便不通之因既有热郁，又有寒凝。寒者治用茯苓四逆汤，热者治用八正散。

杨氏对张璐《伤寒缵论》关于小便不利的论述较为推崇。《缵论》以气血之分诠解伤寒温病，认为伤寒自气分而传入血分，温病由血分而发出气分。伤寒与温病之小便不利，均以脉浮为气分，脉沉为血分。不同之处在于伤寒小便不利属气分者治用五苓散，温病治用猪苓汤；伤寒小便不利属血分者治用猪苓汤，温病治用承气汤。

小便自利

【原文】伤寒小便自[1]利，正因不当利而反自利也。如太阳阳明自汗，不应小便利，而反自利者，寒为膀胱不禁，热为蓄血使然，是以伤寒之一证也，安得不辨治乎。太阳小便自利，以饮水多，必心下悸，桂枝甘草汤。身黄小便当不利，今反自利，其人如狂，下焦蓄血也，代抵当汤丸。二便俱自利，六脉沉迟，四逆汤。阳明自汗，应小便不利而反自利，津液内竭也。粪虽硬不可攻，宜蜜煎导法。一法以白菜自然汁、大麻仁汁、生芝麻汁等分，入蜂蜜三匙调服，一二次自下。凡大便闭，小便自利，知其热在内也，宜承气辈。大便通，小便清白自利，知其内虚寒也，宜四逆辈。若温病小便自利，无阴证，乃邪热干于血分，蓄血尿血，邪留欲出，小便数急，膀胱不约而自遗也，升降散，或桃仁承气汤去桂加丹皮、牛膝、枳壳，合黄连解毒汤去其邪热，自愈。

【注释】

[1] 自：原作"不"，据标题及文义改。

【提要】本节论述小便自利的证治。

【精解】杨氏认为伤寒小便自利是小便不该利而反利的情况。太阳阳明自汗，小便自利，膀胱虚寒，气化不足或受寒邪影响而丧失约束的能力，治用四逆辈；瘀热病在血分，血热互结，尚未影响膀胱气化，则小便利，治用代抵当汤。若发汗过多，其人叉手自冒心，心下悸，欲得按者，治用桂枝甘草汤。阳明热证本自伤津，若发汗、小便利则津更伤，津伤太过，纵然大便硬也不可强行用攻下之法，宜外用通导之法。

杨氏认为温病小便自利，是邪热结于血分，膀胱不约而尿频、尿急、尿血，小便不由自主地流出。治用升降散、桃仁承气汤加减，热盛者兼用黄连解毒汤去其邪热。

小便数

【原文】小便数者，频来而短少也。膀胱积热，热则小便涩，乃水行不快，淋沥而数起也。在伤寒自外传内，五苓散、猪苓汤；在温病由内达外，神解散、升降散。又太阳伤寒，脉浮大自汗，脚挛急，心烦，微恶寒，小便数者，此虚寒所致，桂枝加附桂汤主之，不可行桂枝汤。得之便厥，咽干吐逆，烦躁谵语，与甘草干姜汤以复其阳，厥愈足温，再与芍药甘草汤，其脚即伸。若阳明犹有余风生热，胃气不和谵语者，少与调胃承气汤和之。又小便数，肾与膀胱俱虚，客热乘之，为虚不能制水也，人参三白汤加熟地、黄柏、知母、麦冬。

【提要】本节论述小便频数的证治。

【精解】小便数，即小便频数，是指各种原因导致的小便次数明显增多的症状。湿热下注膀胱，灼伤下焦血络，故见小便不利。膀胱积热，气化失司，而引起小便频数，伴随尿道灼热感。伤寒治用五苓散、猪苓汤；温病治用神解散、升降散。杨氏认为太阳伤寒，微恶寒，小便数，为虚寒所致，不可行桂枝汤，当用桂枝加附桂汤。便厥者予甘草干姜汤辛甘化阳，益气温中。厥愈足温后予芍药甘草汤酸甘化阴，缓急止痛。对于胃肠燥热、便秘谵语者，治用调胃承气汤。虚不制水、小便频数者，治用人参三白汤加减。

心 悸

【原文】悸者，心中筑筑然动，怔忡不安也。伤寒心悸之由，不过气虚停饮两端。气虚由阳气内弱，心下空虚，正气内动而为悸也，小建中汤，甚则大建中汤，或人参三白汤。脉沉心悸，头眩身瞤振，真武汤。停饮，由水停心下，心属火而恶水，水既内停，心不自安而悸，茯苓甘草汤或五苓散分利之。脉结代，心动悸，炙甘草汤。又发汗过多，其人必叉手冒心，心悸喜按，桂枝甘草汤，甚则炙甘草汤。又发汗过多，心液虚耗，脐下悸者，欲作奔豚，肾乘心虚上凌而克之，故动惕于脐间。茯苓桂枝甘草大枣汤。寒热心悸，小便不利，心烦喜呕，小柴胡汤。心神不宁，怔忡不眠，朱砂安神丸。若温病心悸，郁热内盛，火性上冲，加味凉膈散、增损三黄石膏汤，看兼证消息之。

【提要】本节论述心悸的证治。

【精解】心悸是以心中急剧跳动、惊惶不安甚则不能自主为主要临床表现的一种心脏常见病证。杨氏认为伤寒心悸的病因只有气虚及停饮两方面，这是不够全面的。因为在《伤寒论》中因失治误治导致的心悸亦不鲜见。心脏能否正常搏动，血液本身的充盈和心气的充沛尤为重要。若心脏气血不足，无法滋养心脏，搏动紊乱则发心悸，治用小建中汤、大建中汤或人参三白汤。肾阳虚衰，水邪泛溢，水饮凌心，治用真武汤。心下指胃脘部，水饮停于中焦胃脘部，故胃脘部悸动不宁，治用茯苓甘草汤或五苓散。心阴阳气血亏虚，失其所养，鼓动无力之心动悸，治用炙甘草汤。发汗过多，辨证选用桂枝甘草汤、炙甘草汤和茯苓桂枝甘草大枣汤。温病心悸，郁热内盛，火性上冲，治用加味凉膈散、增损三黄石膏汤，结合兼证，辨证论治。

痉

【原文】痉者，如角弓反张也。以胃为总筋，筋急而缩之故。由于湿生热，热生痰，痰生风，风火弥甚，木胜克土，筋不能荣。轻则瞤惕瘈疭，手足战掉，重则鼻扇目直，头折臂反。在伤寒以六一顺气汤下之；在温病以加味六一顺气汤下之。盖泻土所以泻木也。若伤寒有不可下者，以四物汤合桂枝汤，加黄连吴茱萸炒、黄芩、防风、钓藤钩，则血和风火自灭也。

【提要】本节论述痉的证治。

【精解】痉证是以项背强急、四肢抽搐甚则口噤不开、角弓反张为主要临床表现的一种病证。关于痉证发病原因，外则风寒湿热之邪，内则脏腑失调、气血亏虚、痰阻血瘀而致筋脉失养。在临床辨证中，首先要根据痉证的特征，辨明其外感内伤、虚实轻重。伤寒痉证治用六一顺气汤，温病痉证治用加味六一顺气汤。若伤寒有不可下者，治用四物汤合桂枝汤，取血和风火自灭之意。

肉瞤 筋惕

【原文】瞤者，肌肉蠕动；惕者，筋脉动跳也。此因发汗攻下太过，邪热未解，血虚气夺，筋肉失其所养，故惕惕而跳动也。凡伤寒惕瞤兼肢冷者，真武汤；轻者，桂苓甘术汤。汗下后虚极而惕瞤者，人参养荣汤、大建中汤；汗下后虚极，烦而不得眠惕瞤者，加味温胆汤。若不经汗下而肉瞤筋惕，潮热来尤甚，大便必结，小便赤涩[1]，以手按脐旁硬痛，此燥粪也，大柴胡汤加芒硝。如初病便见肉瞤筋惕，必先元气虚损，或失血，房室劳役，及新产崩漏，致有是证，人参养荣汤。若误用表药，必无生理。倘不详辨寒热虚实，而欲治之无差，难矣！若温病而见惕瞤之证，此阳明火毒陷入厥阴。阳明主润宗筋，燔灼津液，弗荣而动，加味六一顺气汤、解毒承气汤消息治之。设有虚而惕瞤者，必入四损不可正治之条。一实一虚，其脉证毕竟有辨，随证变治，全赖医者活法耳。

【注释】

[1]涩：原作"满"，据湘本改。

【提要】本节论述肉瞤筋惕的证治。

【精解】肉瞤筋惕，又称筋惕肉瞤，是指身体筋肉不由自主地跳动。每因过汗伤阳、津血耗损、筋肉失养所致。首见《伤寒论》，又名"身瞤动"，临床常与大汗亡阳、手足厥冷、阳虚水泛或寒战等症并见。

伤寒过汗惕瞤阳虚者，用真武汤；轻者，用桂苓甘术汤。血虚者，用四物汤加减；虚极者辨证选用人参养荣汤、大建中汤、加味温胆汤等。若未经汗下而惕瞤，燥屎内结者，用大柴胡汤；元气虚损者，用人参养荣汤。若误用表药，则成坏证，治疗十分棘手。

杨氏认为伤寒肉瞤筋惕，需详辨寒热虚实而后对症遣方用药，这是十分正确的。对于温病之惕瞤，杨氏认为是阳明火毒陷入厥阴所致。阳明为脏腑之海，生化之源，主润宗筋，宗筋主束骨而利机关。郁热邪火燔灼津液，治用加味六一顺气汤、解毒承气汤，强调随证变治。

舌卷囊缩

【原文】扁鹊曰：舌卷囊缩者死。然在古人虽曰死证，亦不可不尽心以救之。但有因热极而卷缩者，有因寒极而卷缩者，要再详细辨之。凡热极者宜下，伤寒从三阳热证传至厥阴，而见此证者，乃肺气燔灼，水受火困而不得舒纵。讱庵云：阳明之热陷入厥阴。阳明主润宗筋，宗筋为热所攻，弗荣而急，引舌与睾丸，为热极危殆之候，男子则囊缩，妇人则乳头缩。如脉实便秘，口渴烦满之极，六一顺气汤加黄连。若温病邪郁中焦，流布上下，以致肺肝受伤，水不胜火，阴不敌阳，筋脉弗荣，故有此证，加味六一顺气汤，或解毒承气汤。凡寒极者宜温。伤寒始病无热恶寒，便厥逆无脉而见此证，乃厥阴虚寒。内则经血失养而引急不舒，外则肢体蜷曲而下部不温，乃肝气垂绝之候，急用四逆汤加人参、肉桂、吴茱萸温之，并灸关元、气海，及葱熨法。温病无阴证。

【提要】本节论述舌卷囊缩的证治。

【精解】舌卷囊缩，又称舌卷卵缩，系指舌体卷曲不能伸直、阴囊向上收缩不下的病证。舌卷囊缩的病因有热极、寒极两端。若因邪热内灼，症见烦渴、唇焦口燥、舌干无津者，多见于热性病的危重阶段，当用急下存阴法，伤寒用承气汤、六一顺气汤等方，温病用加味六一顺气汤或解毒承气汤。若因厥阴虚寒所致，症见下利清谷、口鼻气冷、四肢厥冷、舌卷短而润泽者，宜用温法，伤寒用四逆汤加吴茱萸、肉桂之类，温病无阴证。

循衣摸床

【原文】华陀曰：伤寒循衣摸床者死。《伤寒论》曰：伤寒若吐若下后不解，不大便五六日至十余日，日晡潮热，不恶寒，独语如见鬼状。若剧者，发则不识人，循衣摸床，惕而不安，微喘直视，脉弦滑者生，涩者死。微者，但发热谵语，大承气汤主之。若一服利，止后服。又曰：伤寒手足躁扰，捻衣摸床，小便利者，其人可治。可见此证，非大实即大虚，但参其证，审其音，察其脉，而分治之。实而便秘，大承气汤。虚极热极，不下必死者，黄龙汤。虚而便滑，独参汤，厥逆加附子。若亡血者，又当用生地黄连汤。大抵阴阳二气将绝者，则妄言撮空也。楼全善曰：尝治循衣摸床数人，皆用大补气血之剂。一人兼睄振脉代，遂于补剂中加肉桂五分，亦振止脉和而愈。汪讱庵曰：妄言撮空，有因气虚阳脱而然者，皆宜用参附补剂。两说确有至理。若温病，阳明邪热亢闭，上乘心肺，致令神志昏愦，多有撮空之证，宜解毒承气汤下之。如火盛精枯，用熟地一两、归身七钱、山药五钱煮汤，入前药煎服，每收奇功。若久病神昏，气血阴阳四损者，自当从楼、汪之说而消息之。按："弦脉者生"之"弦"字，当是"滑"字。弦为阴负之脉，岂有必生之理，惟滑脉为阳，始有生理，况滑者通也，涩者塞也。凡物之理，未有不以通为生而涩为死者，宜改之。

【提要】本节论述循衣摸床的主要临床表现。

【精解】循衣摸床，证名，亦作捻衣摸床。出自《伤寒论·辨阳明病脉证并治》。多见邪盛正虚、持续高热或元气将脱的危重病症。患者两手不自主地抚捻衣被或以手循摸床沿，多与撮空捻线证候并见，是疾病危重的征象。杨氏认为，循衣摸床也分清虚实，若为实证加上便秘，可用大承气汤；若为虚证且便滑，可用独参汤；若见有亡血者，可用生地黄连汤。

烦　躁

【原文】烦者，心不安而扰扰，心胸愠怒，如有所触[1]，外不见形，为热尚轻。躁者，身不安而愦乱，手足动掉，若无所措[2]，内外不宁，为热最剧。凡伤寒表邪热盛，脉浮紧，不得汗出而烦躁者，大青龙汤。大热错语呻吟，干呕不眠，烦躁脉数者，黄连解毒汤，或竹叶石膏汤。内有燥粪绕脐腹痛，烦躁，调胃承气汤。误汗误下病仍不解，烦躁者，茯苓四逆汤，脉必沉细，乃可用之。少阴病身微热，脉沉细，手足厥而烦躁者，四逆汤。面赤者加葱白。若无脉干呕烦躁者，白通加人尿猪胆汁汤。少阴病吐利厥逆，烦躁欲死者，吴茱萸汤。少阴病，下之后误下伤阴。复发汗，误汗伤阳。昼日烦躁，阳虚主烦，阴虚生躁。夜而安静，可征里寒。不呕不渴，可征内无实热。无表证，头不痛，不恶寒。脉沉微，沉为在里，微为阳虚。身无大热者，可征阳微。干姜附子汤。凡阴极发躁，欲坐井中，或投泥[3]水中卧者，厥逆脉沉微，一息七八至，按之则无，但欲饮水，不得入口，此阴盛格阳，气欲脱而争，譬如灯将灭而暴明矣，干姜附子汤加人参，以接真阳之气，或可救疗。一方以艾汤调服硫黄末二钱，翌[4]时汗出乃愈。若温病表里三焦大热，渴欲引饮，烦躁不安，多现奇怪不测之状，增损三黄石膏汤、增损双解散、升降散三方并为对证之剂，予每随证用之，救坏病而得生者若许人，真希世之珍也，其共宝之。大抵不经汗下而烦躁者为实，汗下后烦躁为虚。内热曰烦，谓心中郁烦也，乃为有根之火，故大烦不躁为可治。外热曰躁，谓气外热躁也，乃为无根之火，故但躁不烦为不可治。经论少阴病，有日四逆恶寒，脉不至，不烦而躁者死。烦与躁可治不可治判然矣。凡结胸证悉具，烦躁者死。发热下利厥逆，躁不得眠者死。少阴吐利，烦躁四逆者死。烦躁为有常之病，复有不治之证，伤寒温病皆然，临病之工当详细辨之。

【注释】

[1] 触：原作"解"，据湘本改。

[2] 措：原作"指"，据湘本、醉芸轩本改。

[3] 泥：原做"沉"，据湘本、扫本、德本改。

[4] 翌：(yì 翼)，明日也。《尔雅·释言》："翌，明日也。"

【提要】 本节论述烦躁的主要临床表现。

【精解】 对于烦躁的诊断，《丹溪心法》曰："欲知其内者，当以观乎外"。仲景继承了《内经》重视望诊的诊疗思想，并具体运用到辨治烦躁中。首先要重视望神，"烦躁"中的"躁"本身指的是患者肢体的躁扰不宁，医者在旁望诊可知，而此处又属于望诊中望神的范畴。其病机总由火、热病邪上扰心神所致，治疗当根据具体病机予以治疗。

懊憹 憹即恼字，古人通用。

【原文】 懊憹者，郁郁然不舒，愦愦然无奈，比之烦燥而更甚也。凡伤寒发汗吐下后，虚烦不得眠，剧者反复颠倒，心中懊憹，与阳明病下之，其外有热，手足温而不结胸，心中懊憹，饥不能食，但头汗出，二者为邪热郁于胸中，须栀子豉汤吐之，以涌其结热也。阳明病下之，心中懊憹而烦，胃中有燥粪，与阳明病无汗，小便不利，心中懊憹者，必发黄，二者为邪热结于胃中，须大承气汤、茵陈蒿汤下之，以涤其内热也。若温病懊憹，为热毒蕴于胸中，加味凉膈散；或热毒郁于胃中，解毒承气汤。识此等证候者，吐下之不差，汤剂之适当，则无不可愈之疾矣。或当吐反下，治热以温，则变证百出，斑生黄发者比比也，为医者请精究之。

【提要】 本节论述懊憹的主要临床表现。

【精解】 杨氏认为，懊憹比烦躁更加严重。凡伤寒病用发汗吐下后，出现虚烦不得眠，严重者反复颠倒，心中懊憹，与阳明病下之，其外有热，手足温而不结胸，心中懊憹，饥不能食，但头汗出，这两种都是为邪热郁于胸中，必须栀子豉汤予以吐法，用以涌泻其热也。

佛 郁

【原文】佛郁者，阳气佛郁，面色缘缘正赤也。伤寒汗出不彻，阳气佛郁在表，不知痛处，须发汗乃愈，桂枝麻黄各半汤。若腹痛潮热，脉大而数者，因大便不通，火气上炎而作面赤，大柴胡汤。时有微热，佛郁不得眠者，调胃承气汤。吐汗下后虚极，胃中虚冷，外气佛郁，乃假色现于面而内寒也，理中汤加葱白，冷甚加附子。少阴下利清谷，里寒外热，面色赤者，四逆汤加葱白。若温病无阴证，满面色赤，目红如朱，烦躁饮水者，此热毒佛郁也，增损三黄石膏汤。内实潮热不大便，增损大柴胡汤，或加味凉膈散。大抵伤寒阴证佛郁并汗吐下虚者，自是面赤而不光彩也。若伤寒阳证表不解，温病内实热甚者，赤而光盛也。不可但见面赤，便以为热证也，须辨之。

【提要】本节论述佛郁的主要临床表现。

【精解】杨氏认为，佛郁的患者如果是由于阳气佛郁，则会出现面色发红的表现。伤寒汗出不彻底，阳气被郁在机体表面，需要用汗法的时候，应该用桂枝麻黄各半汤。如果见到伤寒阳证表邪不解的情况，而此时里实热剧烈的情况下，虽见赤色但却光亮，不能仅仅看到面色赤就以为热证，还需要详细辨证。杨氏对于此处考虑周到完备，值得后世反复学习。

郁 冒

【原文】郁为郁结而气不舒，冒为昏冒而神不清，俗谓昏迷是也。皆因虚乘寒所致。《伤寒论》曰：诸虚乘寒者，则为厥，郁冒不仁。此正寒气乘虚中于人也，骆龙吉以附子汤加天麻、川芎、干姜之类治之。《伤寒论》曰：太阳病，先下之不解，因复发汗，以此表里俱虚，其人因冒，冒家汗出自愈，由表和也。若不得汗不解者，以人参三白汤加天麻、川芎。下虚脉微加附子，温经乃固本也。昏冒耳聋非大剂温补不能取效。滋苗者必固其本，伐下者必枯其上，此之谓也。阳明病小便不利，大便乍难乍易，时有微热，喘冒不能眠，有燥粪也，调胃承气汤。少阴病，下利止而头眩，时时自冒者死，以虚极而脱也。若温病蓄热内逼，脉道不利，反致脉沉细或闭而郁冒欲死者，加味凉膈散、加味六一顺气汤之类治之。《此事难知》曰：伤寒心下不痛，腹中不满，大小便如常，或传至十日以来，渐变神昏不语，或睡中独语一二句，目赤唇焦，舌干不饮水，稀粥与之则咽，不与则不思，形如醉[1]人。此热传少阴心经也。因心火逼肺，所以神昏，盖肺为清肃之令，内有火邪故也，若脉在丙者，_{脉浮是也。}宜导赤散；脉在丁者，_{脉沉是也。}大黄黄连泻心汤；丙丁俱热者，导赤泻心各半汤[2]。在温病火邪逼肺，神昏不省，大复苏饮主之。盖心经透出邪火，与火邪之越经而传于心，及汗多亡阳者，皆心神不足故也，医者不识此证，便以为将死，因之误治者多矣。最要忌灸，灸则愈增其热；最要忌下，与食则咽，邪不在胃也，误下则亡其阴。伤寒温病极多此证，不可不辨也。《活人书》曰：伤寒瘥后，_{又云，伤寒后不瘥。}或十数日，或半月二十日，终不惺惺，常昏沉似失精神，言语错谬，或无寒热，或寒热如疟，或朝夕潮热，都是发汗不彻，余毒在心胞络所致也，宜知母麻黄汤，温覆令微汗。若心烦不眠，欲饮水，当稍稍与之，胃和即愈。未汗须再服，以汗为度。此说亦有理。愚谓须是伤寒不曾大发汗，及病以来身无汗者，尤为相宜。或于知母麻黄汤中加酒炒黄连尤妙。若治温病，清热导滞，自能汗解，并无正发汗之理，安得有汗出不彻之后证乎。此中玄妙，但可为知者道也。

【注释】

［1］醉：原作"罪"，据醉芸轩本改。

［2］《此事难知》曰：伤寒心下不痛……导赤泻心各半汤：出自《伤寒琐言·伤寒传足不传手经辨》，非《此事难知》原语。

【提要】本节论述郁冒的主要临床表现。

【精解】杨氏指出郁为郁结而气不舒，冒为昏冒而神不清，因虚乘寒所致。温病见之多因火邪逼肺、神昏不省，治以清热导滞。

《金匮要略·妇人产后病脉证治第二十一》曰："亡阴血虚，阳气遂厥，而寒复郁之，则头眩而目瞀。"《妇人大全良方·产后血晕方论》曰："产后气血暴虚，未得安静，血随气上，迷乱心神。"前人皆认为产后失血，复发其汗，伤津耗血，正气内虚，故腠理不固，寒邪侵袭，郁闭于外，阳气不能外达，气逆而上冲所致郁冒。《金匮要略·妇人产后病脉证治第二十一》："血虚而厥，厥而必冒。"程叙五认为产后妇女肾精损，肝血亏，元气大伤，总体上属气血不足，阴阳俱损，但同时有易热易滞易感之嫌。吴鞠通认为其病机为产后津血亏耗，不能制约阳气，阳亢而上，血随气冲，故而见病，根本是血虚液亏，也有一定的亢阳为患。此外，吴鞠通谓："以上三大证，皆可用三甲复脉、大小定风珠、专翕膏主之。"以方测证，也说明了郁冒血虚阳厥、阳亢而上的病机特点。

动 气

【原文】动气乃脏气不调，肌肤间筑筑跳动于脐旁，上下左右，及左乳之下曰虚里者，皆其所联络者也。故动之微者止于脐旁，若动之甚则连及虚里并心胁，真若春春然连续而浑身振动者，此天一无根，故气不蓄藏而鼓动于下，诚真阴守失，大虚之候也。即在病者不痛不痒，尚不知为何故，医家不以为意，弗能详辨，误治者多矣。《活人》曰：诸动气者不可发汗，亦不可下，以邪之所凑，其气必虚，即伤寒虚者不可汗下之例。即有汗下之证，但解肌微和胃气可也。古人治法，以误汗则伤阳，阳伤则邪并于气而气上冲，或咳嗽眩晕，或心烦恶寒，并宜五苓散加酸枣仁，以降敛之。误下则伤阴，阴伤则虚阳不禁而气下夺，或身热蜷卧，或下利汗出，并宜大建中汤、理中汤倍加桂、苓，急温其里，则虚热不治自息。此其意在脾胃虚寒困惫，概可知也。余治此证，则惟直救真阴以培根本，使气有所归，无不获效。右肾亏损，则以肾气丸、右归丸；左肾亏损，则以六味丸、左归丸，或作丸料煎饮。《伤寒论》曰：少阴脉不至，肾气微，少精血，奔气促迫，上入胸膈，此奔豚之气结，动于脐间，而上逆凌心也。宗气反聚，心胞之宗气反聚而不下行。血结心下，血结于心下而脉不通。阳气退下，退，陷也。热归阴股，郁热归于气街。与阴相动，与阴器之脉相动。令身不仁，此为尸厥，麻木无知，其状若尸。当亦动气证也。天一无根，即此可征。所云伤寒温病，四损不可正治者，观此可例其余矣。

【提要】本节论述动气的主要临床表现。

【精解】动气含义有六层：一是动气是一种病症的表现，它表现为脐之上下左右跳动；二是动气指宗气；三是动气指原气；四是动气指经气；五是动气为耗气之义；六是动气指动而得气之义。杨氏指出，治疗宜直救真阴以培根本。

脏 结

【原文】脏结如结胸状，饮食如故，时时下利，寸脉浮，关脉细小沉紧，名曰脏结。舌上白苔滑者，难治。注：寸脉浮，知邪结在阳也，关脉细小沉紧，知邪结在阴也。既结于脏，而舌上白苔滑，又为胸寒外证，上下俱病，故难治也。又脏结无阳证，不往来寒热，其人反静，舌上苔滑者，不可攻也。注：脏结于法当攻，无阳证为表无热。不往来寒热，为半表半里无热。其人反静，为里无热。舌上苔滑者，以丹田有热，胸中有寒，是表里皆寒，故不可攻。《蕴要》主灸气海、关元穴，宜人参三白汤加干姜。寒甚加附子治之。《绪论》曰：舌白苔滑者，以其仍邪热内结，所以生苔，若内无结邪，则苔不生矣。只因里气素虚，不能熏热，故无阳证发现。以其本虚邪结，故为难治，非不治也。谓不可攻者，以饮食如故，知邪不在胃也，时时自利，肠中亦无留结也，邪既不在肠胃，攻之无益，徒伐元气耳。至于素有积痞，又加误下而邪结，新旧两邪相搏不解，故死。然亦不可概为死证，而委之不救也。调其阴阳，使之相入，黄连汤主之。有腹痛引胁下不可按者，附子泻心汤。素有积痞，痛引阴筋者，四逆汤加吴茱萸。按《蕴要》治法与《绪论》治法略有不同，而《绪论》较稳，贵在临病者详证活法耳。要之此皆论伤寒治法也。若温病而见脏结之证，一有舌苔，便知热邪内结，即酌用神解散、大复苏饮之类清解之，亦可与太极丸缓下之，庶几可生。

【提要】本节论述脏结的主要临床表现。

【精解】杨氏指出脏结本虚邪结，为难治。治疗当调阴阳，宜黄连汤。腹痛不可按，宜附子泻心汤。积痞痛引阴筋，宜四逆汤加吴茱萸。温病见脏结，为热邪内结，治以清解，如神解散、大复苏饮之类，或缓下如太极丸。

狐惑病

【原文】狐惑者，伤寒温病失于汗下不解所致。食少胃虚，虫啮五脏，故唇口生疮。虫食其脏，则上唇生疮为惑；虫食其肛，则下唇生疮为狐。谓之狐惑者，如狐之犹豫不定也。其候齿燥声哑恶食，面目乍赤乍白乍黑，舌上苔白，唇黑，四肢沉重，喜眠，胃虚虫食，杀人甚速，黄连犀角汤主之。外用雄黄锐丸，纳谷道中。

【提要】本节论述狐惑病的主要临床表现。

【精解】中医学对狐惑病的研究源远流长。《金匮要略》对狐惑病的论述堪称经典，其曰："狐惑之为病，状如伤寒，默默欲眠，目不得闭，卧起不安，蚀于喉为惑，蚀于阴为狐，不欲饮食，恶闻食臭，其面目乍赤、乍黑、乍白。蚀于上部则声喝，甘草泻心汤主之。蚀于下部则咽干，苦参汤洗之。"该论述总结了狐惑病的临床表现，并明确指出狐惑病的诊断在于"蚀于喉为惑，蚀于阴为狐"。也就是说，狐惑病应当有上下之表现。

《金匮要略》虽然没有明确指出本病的病因病机，但从"七八日，四目眦黑，若能食者……脓已成也"，以及治疗所用的甘草泻心汤、赤小豆当归散内服，苦参汤、雄黄熏洗，可以推测本病是由于感染湿热或毒邪所致。《金匮释义》云："狐惑病者，亦是湿热蕴毒之病。"《诸病源候论》也指出"皆湿毒之气所为也"。毒之所生或因饮食不节，湿热毒生；或因脏腑失调，毒滞为害；或因外邪引动，毒邪攻注。总之毒邪是引起狐惑病发病的重要原因。

百合病

【原文】百脉一宗，举身皆病，无复经络传次，故曰百合。大抵病后虚劳，脏腑不调所致，其病似寒不寒，似热不热，欲食不食，欲卧不卧，默默不知苦所在，服药即吐，如见鬼状，俱因病在阴则攻阳，病在阳则攻阴，药剂乖违，故成百合病，通宜小柴胡汤加百合、知母、粳米。血热用百合地黄汤。《绪论》曰：百合病，即痿[1]证之暴者。以肺热叶焦，气化不行，以致小便不利。又肺为百脉之总司，故通身经络废弛，百脉一宗，举身皆病，宜百合地黄汤。盖取百合之清肃肺气以利水道，则周身之阳火自化耳。按此亦伤寒温病之后证也。

【注释】

［1］痿：原作"瘘"，据醉芸轩本改。

【提要】本节论述百合病的主要临床表现。

【精解】百合病的临床表现为精神恍惚、饮食失调、行动失常、心神不宁、寝食难安等症状。具体症状包括：神志异常，如心神不宁、恍惚迷离；身体有众多血脉，血脉不畅则行动感觉异变，坐立难安，同时百脉连心，血脉不通则心亦病，气血不足常寡言沉默；饮食失调，时欲饮食，时厌饮食；如寒无寒，如热无热，诸般不适。杨氏认为百合病大多数情况下可以用小柴胡汤加百合、知母、粳米，若血热则用百合地黄汤，主要是用百合的清素肺气之功以通利水道。

主客交病

【原文】凡人向有他病尪羸[1]，或久疟泻痢，或内伤瘀血，或吐血便血，男子遗精白浊，真阴枯涸，女子崩漏带下，血枯经闭之类，以致肌肉消烁，邪火独存，故脉近滑数也。此际一着温病，医家病家见其谷食暴绝，更加身痛发热，痞闷不眠，指为原病更重，误以绝谷为脾虚，以身痛为血虚，不眠为神虚，遂投参、术、归、地、茯神、酸枣仁之类，愈补愈危。知者稍以温病治之，发热稍减，不时得醒，但治法不得要领，病终不解。六脉滑数不去，肢体时痛，胸胁刺痛，医者以杂药频试，补之则邪火愈炽，泻之则脾胃愈损，滋之则邪气愈固，散之则经络愈虚，疏之则精气愈耗，日复一日，久之又久，伏邪与血脉合为一致，致彼此胶固。脉数身热不去者，邪火与正气并郁也。肢体时痛者，邪火与荣血相搏也；胸胁刺痛者，邪火上结于膈膜也。主客交浑，最难得解。治法当乘其大肉未消，真元未败，急用三甲散多有得生者，更附加减，随其素而调之。

【注释】

［1］尪羸（wāng léi 汪雷）：羸弱。《抱朴子·自叙》："洪禀性尪羸，兼之多疾。"

【提要】本节论述主客交病的证治。

【精解】"主客交"，"主"指正虚，乃气血津液亏虚；"客"指疫邪；"交"指交互、胶结。"主客交"即人体正气衰微，复感疫邪，不得外解，胶结于血脉，其基本病机是正虚邪客。"主客交"理论出自吴又可《温疫论》，指素有宿疾体虚者复感疫气而致病，主要用于温病后期变证的治疗，治以三甲散通络搜邪、透邪外达，使主客分离，再投以益气养血之品扶正祛邪。

妇女伤寒温病

【原文】妇女六经治例，与男子无异，但多兼经候，调治为难。经行之际，用药必和中兼调血为主。如伤寒自气分传入血分，表证居多，用生地四物汤合麻黄汤、桂枝汤、葛根汤、小柴胡汤之类，随证消息之。如温病由血分发出气分，里证居多，用神解散、小清凉散、升降散、增损双解散之类，随证消息之。至于伤寒传里热证治法，与温病虽异而大略同，否则邪伤冲任而为热入血室矣。若胎前产后又当别论。此亦大概言之，神明则存乎人耳。

【提要】本节论述妇女伤寒温病的证治。

【精解】六经病就是太阳病、阳明病、少阳病、太阴病、少阴病和厥阴病这六种不同类型的病，是外感发热病发展过程中各个阶段综合症状的概括。杨氏认为妇人与男子六经病的治法相同，但妇女还涉及经、带、胎、产等女性特有的生理现象。在伤寒六经病中，若妇女兼夹月经病，经行期间治疗则相对困难，用药必须以和中调血为主。

伤寒表证居多，治用生地四物汤合麻黄汤、桂枝汤、葛根汤、小柴胡汤之类；温病里证居多，治用神解散、小清凉散、升降散、增损双解散之类。伤寒里热证治法则与温病大同小异。至于胎前产后，又该另当别论，辨证论治。

热入血室

【原文】冲为血海[1]，即血室也。冲脉得热，血必妄行。在男子则下血谵语，在妇人则月水适来。惟阳明病下血谵语，兼男子言，不仅谓妇人也。但以妇人经气所虚，邪得乘虚而入，故病热入血室为多。然妇人热入血室，有须治而愈者，有不须治而愈者。如《伤寒论》曰：妇人中风，发热恶寒，经水适来，得之七八日，热除而脉迟身冷，<small>邪气内陷，表证罢也。</small>胸胁下满，如结胸状，谵语者，此为热入血室，当刺期门，随其实而泻之。又曰：妇人中风七八日，续得寒热，发作有时，经水适断者，此为热入血室。其血必结，故使如疟状，发作有时，小柴胡汤主之。二者是须治而愈者也。又曰：妇人伤寒发热，经水适来，昼则明了，夜则谵语，如见鬼状者，此为热入血室。无犯胃气，及上二焦，必自愈。此不须治而愈者也。夫胸胁满如结胸，谵语，此言适来即断，是邪气留结于胸胁而不去，血结在里为实证，必刺期门，随其实而泻之。不善刺者，以小柴胡汤加栀子、丹皮、归尾、桃仁、红花、益母草、穿山甲以消之。如热盛神昏，但头汗者，加酒大黄微利之。以有瘀血，故头汗出也。寒热如疟，发作有时，此言经行未尽而适断，虽有结血未为全实，以小柴胡汤加丹皮、栀子、生地、归尾、益母草以清[2]之，<small>胃不甚虚者，二证并去人参。</small>二者既有留邪，必须治之可也。在温病，并宜增损大柴胡汤，加归尾、桃仁、穿山甲。若发热经水适来，昼则明了，夜则谵语，此则经水既来而不断，里无留滞之邪，故昼日明了，但暮夜则谵语。俟经尽热随血散自愈。不可刺期门犯胃气，及用柴胡犯上二焦也。在温病亦宜小柴胡汤去人参，加陈皮、丹皮、栀子、黄连、益母草以清其热。又妇人伤寒，表虚自汗身凉，四肢拘急，脉沉而迟，太阳标病，少阴本病，经水适断，桂枝加附子红花汤。又妇人伤寒，汗解表除，热入血室，扰其荣血，经水过多，不受补益，宜芍药甘草汤和之。

【注释】

[1] 血海：原作"室"，据扫德本、扫本、湘本改。

[2] 清：醉芸轩本作"消"。

【提要】本节论述了热入血室的辨治。

【精解】杨氏提出男女都可热如血室，但妇人经气较虚，邪乘虚而入，因此热入血室较多。热入血室又可分为不须治而愈与须治而愈。若邪气内陷，表证罢或热入血室，血结如疟状为须治而愈；若热入血室而无犯胃气，则不须治而愈。张仲景欲使后人知"热入血室"乃阳证，其条文均在三阳病证篇中，其发病可见三阳病症状：如结胸状似太阳证，疟状似少阳证，如见鬼状似阳明证，但头汗出亦似阳明证。症状虽可多见但必发谵语。谵语者，乃知心神已乱。血室者，藏血之处所也；心者，主神，主血也。邪热入血室，心神被扰，故发谵语。根据病邪性质的不同，在温病中热入血室分为三个证型：一为时疫致热入血室；二为温热致热入血室；三为湿热致热入血室。

伤寒与温病热入血室的病机不同，从总体上看，伤寒热入血室是受带寒凉性质的病邪侵袭而发病，而温病热入血室则是受带温热性质的病邪侵袭而发病，这就决定了二者在病机演变上的差异。伤寒病邪主要从皮毛入侵，按六经次序传变；温病病邪主要从口鼻而入，按卫气营血传变。所以伤寒热入血室主要表现为少阳证夹杂阳明证，而温病热入血室则以营血分证为主。

妊　娠

【原文】妊娠，伤寒温病六经治例皆同，但要保胎为主。伤寒外感风寒，表证居多，宜汗、宜解、宜和，不过麻黄、桂枝、葛根、小柴胡等汤，合四物汤随证治之自愈。温病内蕴邪热，里证居多，不可发汗，急用护胎之法，井底泥涂脐至关元，干再易之，或以青黛、伏龙肝为末，水调涂之。若大热[1]干呕，错语呻吟，增损三黄石膏汤、清化汤。若热甚燥急，胎动不安，必须下之，慎勿惑于参、术安胎之说。夺其里热，庶免胎坠。盖邪火壅郁，胎自不安，转气传血，胎胞何赖？酌用升降散、增损双解散、加味凉膈散，或去芒硝，以逐去其邪，则焰熇顿为清凉，气回而胎自固，反见硝、黄为安胎之圣药，历治历效，子母俱安。若治之不早，以致腹痛如锥，腰痛如折，服药已无及矣。古人所以有悬钟之喻，梁腐而钟未有不落者。在里证，温病与伤寒治法大略同。或曰孕妇而投硝、黄，设邪热未逐，胎气先损，当如之何？余曰：不然。结粪瘀邪，肠胃中事也。胎附于脊，肠胃之外，子宫内事也。大黄直入肠胃，郁结一通，胎得舒养，是兴利除害于顷刻之间，何虑之有？《内经》曰：有故无殒，亦无殒也。正此之谓。但毒药治病，衰去七八，余邪自散，幸勿过剂。凡妊娠万[2]有四损者，不可以常法正治，当从其损而调之。产后同法，非其损而误补必危。芒硝有化胎之说，不可轻投。若至燥实，非此不可解救，有病当之，全无妨碍，不必去也。

【注释】

［1］热：原作"黄"，据德本、扫本、湘本改。醉芸轩本作"渴"。

［2］万：湘本作"若"。

【提要】本节论述妊娠病的治法及攻下药与保胎的用法。

【精解】本节开头便言明了无论伤寒还是温病，对于妊娠病的治疗，首要前提就是保胎。伤寒外感，多见表证，可以麻黄汤、桂枝汤、葛根汤类解表，合四物汤补血安胎，多数尽愈；而温病发病之因多是邪热内蕴，此时邪气在里，不宜汗解，又防下法伤胎，可以井底泥外敷，反复用之，此法与现代物理退热之原理相似。

杨氏认为妊娠病的治疗，使用汗法、下法尤其谨慎，若孕妇出现阳明热化之证，大热伤及胎元，此时必须用下法，切不可参、术补益安胎，燥热伤胎，此时邪热充斥胞宫，如置火上，此时用硝、黄泻下乃釜底抽薪之策，泄热方可安胎，杨氏在临床上用此法屡试不爽，并强调要把握时机，如果因犹疑耽误治疗时机，就如烧干锅，再用下法，无济于事也。

对于"硝、黄之用，邪热未遂，胎气先损"，杨氏总结，有病者则病受之，无病者则人受之。且从生理角度来说，胎儿在胞宫中附着于脊柱之上，肠胃在腹腔之中，硝、黄之药归经于肠胃，直泻阳明，无碍于胎儿。虽如此，杨氏也强调凡此类毒药治病，攻下至邪去七八分即可，正气恢复自可退邪，以攻邪不伤正之理。

产　后

【原文】产后，伤寒不可轻汗，温病不可轻下。盖有产时伤力发热，去血过多发热，恶露不行发热，三日蒸乳发热，或起早动劳，饮食停滞，一皆发热，要在仔细辨之。大抵产后大[1]血空虚，若误汗误下，则亡阳亡阴之祸，更难解救。凡有发热，且与四物汤。归芎为君最多，生地、白芍须用酒炒，合小柴胡汤，加金银花、泽兰叶、益母草，少佐干姜最妙。盖干姜之辛热，能引血药入血分，能引气药入气分，且能去瘀血生新血，有阳生阴长之道，以热治热，深合《内经》之旨。如有恶露未尽者，黑龙丹必兼用之，如有积热停滞者，麻仁丸、大柴胡汤必兼用之，不可执泥丹溪之说。胃虚食少者，必加白术、茯苓；痰饮呕逆者，必加陈皮、半夏。但药中必主以四物、人参，乃养血务本，滋阴降火之要务也。即偶尔伤寒，或遭温病，亦须调理血气为主。伤寒内虚外感，以大温中饮、理阴煎。无汗用麻黄，有汗用桂枝等汤。头痛用羌活、川芎之类，加减治之。温病怫热内炽，用三合汤加减治之最妙。如万不能不下，升降散无妨，增损双解散去芒硝、黄连，加生地、川芎，尤为对证之药，其余脉证治法，与男子同。

【注释】

［1］大：湘本作"气"。

【提要】本节论述产后病的治法及禁忌。

【精解】产后，为女子元气大伤之机，此时气血双亏，阴阳俱损，治疗时尤其注意固护津血、扶持正气。产后因血少、虚劳、饮食气滞等原因引起发热是常见表现，此时当小心辨证，以防亡阴、亡阳伤及性命。

杨氏特别提到生地、白芍须用酒炒，以防过于寒凉伤及阳气，若搭配金银花、泽兰叶等性寒之品亦要少佐干姜，借其辛热之性，平和阴阳，引药直达病所；丹溪认为产后病之根本在于大补气血，而杨氏认为仍应先辨虚实，倘若此时有标实之证，不必拘泥，下法当用。

杨氏根据自己临床经验，认为产后病气血虚为首要问题，故治疗上当以养血为本，若患者胃虚纳差，佐以白术、茯苓；若有痰饮、呕逆，佐以陈皮、半夏，这些治法充分展示了杨氏的灵活辩证思维，具体事情具体分析，如此统观全局，才有了临床上的屡试屡验。

小儿温病

【原文】凡小儿感冒、伤风、伤寒、咳、呕、疟、痢等证，人所易知，至染温病，人多不料，亦且难窥，所以耽误者良多。且幼科专于痘疹、疳积、吐泻、惊风并诸杂证，在温病则甚略之，一也。古人称幼科为哑科，盖不能尽罄所苦以告医，医又安得悉乎问切之义，所以但知不思乳食，心胸膜胀，疑其内伤乳食，不知其为温病热邪在胃也。但知呕吐恶心，口干下利，以小儿吐利为常事，不知其为温病协热下利也。但知发热，不知其头痛身痛也。凡此何暇致思为温病，二也。小儿神气娇怯，筋骨柔脆，一染温病，延挨失治，便多二目上吊，不时惊搐，肢体发痉，甚则角弓反张，必延幼科，正合渠平日学习见闻之证，多误认为急慢惊风，转治转剧，或将神门、眉心乱灸，艾火虽微，内攻甚急，两阳相搏，如火加油，死者不可胜计，三也。凡杂气流行，大人小儿所受之邪则一，且治法药饵亦相仿，加味太极丸主之，升降散亦妙。四五岁以下者，药当减半，三二岁以下者，三分之一可也，临病之工，宜酌量焉。

加味太极丸

小儿温病主方。凡治温病方，皆可随证酌用。

白僵蚕二钱，酒炒　全蝉蜕去土，一钱　广姜黄三分　川大黄四钱　天竺黄一钱胆星一钱　冰片一分

右七味，秤准为细末，糯米浓汤和丸如芡实大。冷黄酒和蜜泡化一丸，冷服。薄希[1]熬酒亦可。本方去天竺黄、胆星、冰片，即升降散。炼蜜丸即太极丸是也。用之便而且嘉，看证消息治之。

【注释】

[1] 希：德本、扫本均作"荷"。

【提要】本节论述小儿病难治、误治之由以及小儿温病的治法。

【精解】本节杨氏用了三个理由总结出了小儿病时有难治、误治伤及性命之缘由，令人感叹，杨氏医术精湛，但医德更为高尚，还可感受到其对于小儿患病的殷切关怀及心痛。原因如下：其一，小儿难以准确表达出不适的具体症状，致使医生不能准确判断病因病机，多以中焦有邪、食积所致，不知是热邪在胃此为温病；其二，小儿常有吐泻，医家常急当止吐止利，不知其实为温病邪热下利；其三，温病亦可导致小儿抽搐，但医家常误以为惊风，未能鉴别。

杨氏认为小儿与成人感受温病之邪气，病邪一致，治法可同，区别之处在于药量，四五岁以下者，药当减半，二三岁以下者，三分之一可也。

复　病

【原文】凡瘟后无故复发热者，以伏邪未尽也，谓之自复。当问前得某证，所复某证，稍与前药以彻其余邪，自然获愈。有温病瘟后，或三五六日，反腹痛里急者，非前病原也。此别有伏邪所发，欲作滞下，邪尽痢止，不止者，宜当归导滞汤。又有温病瘟后，脉迟细而弱，或黎明或半夜后，便作泄泻，此命门真阳不足也，宜肾气丸，或右归丸作汤剂服亦可。《伤寒论》曰：伤寒瘟后，更发热者，小柴胡汤主之。脉浮者，以汗解之；枳实栀子豉汤。脉沉者，以下解之。枳实栀子豉汤加大黄。又曰：伤寒瘟后，虚羸少气，气逆欲吐者，竹叶石膏汤主之。又曰：大病瘟后，从腰以下有水气者，牡蛎泽泻散主之。按：如气复，虽通身浮肿似水气而不喘，别无所苦，与水气不同。

丹溪云：气易有余。又云：血者难成而易败，大病愈后，气先血而复，血不足以配气，故暂浮肿，静养自愈，须辨之。又曰：大病瘥后，喜唾，久不了了者，胃上有寒饮也[1]，理中丸主之。夫伤寒自外传内，邪在阳分居多，瘥后易于复原，复病尚少。温病邪热自内达外，血分大为亏损，无故最善反复。如到热退身凉，饮食能进时，服太平丸酒三次，十日之间，精血渐充，而病如洗，何至劳复。若因梳洗沐浴，多言妄动，遂至发热，前病复起，惟脉不沉实为辨，此为劳复。《伤寒论》曰：大病瘥后劳复者，枳实栀子豉汤主之。若有宿食者，加大黄少许。此破结除烦散热之妙剂也，加大黄则又推荡经滞矣。余谓气为火之舟楫，今则真气方长，劳而复折，真气既亏，火亦不前，如人欲济，舟楫已坏，其能济乎。是火也，某经气陷，火随陷于某经，陷于经络则表热，陷于脏腑则里热，虚甚热甚，虚微热微，轻则静养可愈，重则大补气血，俟真气一回，则血脉融和，表里通畅，所陷之火随气转输，自然热退而病瘥矣。若直用寒凉剥削之剂，变证蜂起矣。伤寒多伤气，宜五福饮、大营煎之类；温病多伤血，宜补阴益气煎、六味地黄丸料之类，随证加减之。若因饮食所伤，或吞酸饱闷而发热者，此为食复。轻则栀子厚朴汤加神曲，或小柴胡汤合栀子厚朴汤；重则神昏谵语，腹满坚痛，欲吐不得，欲下不能，此危候也，以升降散、大柴胡汤、黄龙汤、凉膈散之类，酌量与服。有病则病当之，亦无妨也。大抵复病治法，温病与伤寒大同小异，贵在临证活法耳。《内经》帝曰：热病已愈，时有所遗者何也？岐伯曰：诸遗者，热甚而强食之故也。若此者皆已衰，而热有所藏，因其谷气相搏，两热相合，故有所遗也。帝曰：治遗奈何？岐伯曰：视其虚实，调其逆从，可使必已也。帝曰：病热当何禁之？岐伯曰：病热少愈，食肉则复，多食则遗，此其禁也。吴又可曰：里证下后稍差，而急欲食者，此非得已，以伏邪初散，阴火乘虚扰乱故也。慎勿便与粥食，只宜先进稀糊，次进浓者，须少与之，不可任意过食，过食则复。此一着最为紧要，世多忽之。至于怒气病复，房劳病复者，乃度量褊浅，不自贵重之辈，观其脉证，随证救之。更有娇养成性，过于谨慎之辈，或伤寒表证方解，或温病里证方退，原不甚虚，辄用参、附温补，是因补而复，以致不救者，又不知凡几，病家医家，尤当深惺。大抵治病之法，不可执一，总要脉证的确耳。古方未有不善者，偏于温补而死，与偏于清泻而死，其失等也。人之一身阴阳血气，寒热表里虚实尽之，临证者，果能望闻问切，适得病情，则温清补泻，自中病情矣，何得卤莽粗疏，草菅人命哉，噫！难矣。

按：以上证候七十余条，俱从《伤寒论》中驳出温病证治之所以异来，令阅者了然于心，不以温病为伤寒，不以伤寒方治温病，则患温者自以不冤矣。但有轻者，有重者，有最重者，到底无阴证，与伤寒外感不同，并非六气为病也，亦杂气中之一耳。始则发热，头痛身痛，舌上白苔，渐加烦躁，渴饮水浆。或发热而兼凛凛，或先凛凛而后发热，或昼夜纯热，或潮热，或往来寒热，或眩晕，或呕吐，或痰涎涌盛，或呕汁如血，或口舌干燥，或咽喉肿痛，或咳嗽脓血，或喘呃吐蛔，或心腹痞满，或胸胁胀痛，或大便不通，或小水自利，或前后癃闭，或协热下痢，或热结旁流，或下血如豚肝，或如胶黏，或水泄无度，有舌黄苔、黑苔者，有舌裂者，有舌生芒刺者，有舌色紫赤者，有唇崩者，有唇黑者，有鼻孔如烟煤之黑者，有目暗不明、目赤、目黄、目瞑、目直视、目反折者，有头汗、盗汗、自汗者，有手足心腋下汗者，有耳聋不闻声者，有头肿大如斗者，有喉痹、颈肿、滴水不能下咽者，有发狂如颠如痫者，有哭笑无常如醉如痴者，有弃衣登高逾垣上屋者，有厥逆身冷如冰者，有谵语昼夜不眠者，有昏迷不省人事者，有詈骂不避亲疏者，有蓄血、吐血、衄血、毛孔血、目血、舌血、齿缝血、大小便血者，有发黄者，有发斑者，有发疹者，有斑疹杂出者，有发颐、疙瘩疮者，有浑身火泡疮带白浆者，有首尾能食者，有绝谷一月不死者，有无故最善反复者，有愈后渐加饮食如常者，有愈后饮食胜常二三倍者，有愈后耳聋眼花者，有愈后退爪、脱皮、落发者。至其恶状，甚有口噤不能张，腿屈不能伸，唇口不住牵动，手足不住振战，遗尿遗粪，圆睁口张，咬牙嚼舌，声哑不语，舌伸外搅沫如水浪，项强发痉，手足反张，肉瞤筋惕，骨痿足重，舌卷囊缩，循衣抹床，见神见鬼。凡此怪怪奇奇不可名状等证，有相兼三五条者，有相兼十数条者，不可枚举。总因血气虚实之不同，脏腑禀赋之有异，其受邪则一而已。及邪尽，一任诸证如失。所云知其一，万事毕，知其要者，一言而终，不知其要者，流散无穷，所以温病无多方也。然而阴阳乘除，寒热倚伏，表里参错，虚实循环，见之真而守之定，通乎权而达乎变者，盖几希矣。

又按：古人谓望闻问切，乃临证之首务，诊治之要领也。明此四者，则六变具存，而万病情形，俱在吾目中矣。医之为难，难在不识病本而误治耳。误则杀人，天道可畏，不误则济人，阴功无穷。学者欲明是道，必须先察此要，以定意见，以为阶梯，然后再采群书，广其知识，熟之胸中，运之掌上，非止为人，而为己不浅也，慎之！宝之！

又按：伤寒自外之内，先伤气分；温病由内达外，先伤血分。故伤寒初感，利用发表；温病初发，利用攻里。伤寒后证多补气，温病后证多养血。温病与伤寒实出两门，自晋迄今，温病失传，无人不以温病为伤寒，无人不以伤寒方治温病，动云先解其表，乃攻其里，此仲景《伤寒论》也。所以温病一二日内，遇阳明腹胀满痛之证，少阴口燥咽干之证，厥阴舌卷囊缩之证，再不敢议下，明知厥深热深之阳证，下之已迟，万一侥幸，不过为焦头烂额之客，千余年来，孰任杀人之辜耶！

又按：古今医书，非不有温病之条，然皆编入于伤寒之中，议论无非伤寒，所用之药，虽曰治温病，实治伤寒之的方也。余谓此等方论，但治伤寒未尝不验，若谬以治伤寒之方，而治春夏之温病，是犹抱薪投火。盖温病自内达外，虽有表证，实无表邪，终有得汗而解者，必里热清而汗始出，前一节治法与伤寒不同。本朝陈良佐曰：春分后，秋分前，一百八十二日半，诸病皆不可发汗，汗之多亡阳矣，温病尤忌。凡治正伤寒发汗解表，温中散寒之药一概禁用。今特摘其尤者，如麻黄、桂枝、羌活、独活、白芷、葛根、细辛、浮萍、苍耳、苍术、艾叶、胡椒、故纸、茴香、肉桂、附子、干姜、豆蔻、益智等味。古人亦未曾道破，余深体验而知其不可，以温病无风寒与阴证也。但今医家病家，未有不以温病为伤寒者，未有不以伤寒方治温者，此固风气之使然，亦习俗之旧染也。舌敝唇促，难以遍谕。须知生死有命，误犯禁药，不过轻重之分，苟从死后而追悔前方，愚矣。

又按：仲景《伤寒论》用参、姜、桂、附者，八十有奇，而温病非所论也。伏邪内郁，阳气不得宣布，积阳为火，阴血每为热搏，未解之前，麻黄、桂枝不可沾唇；暴解之后，余焰尚在，阴血未复，最忌参、姜、桂、附，得之反助其壅郁，余邪伏留，不惟目下淹缠，日后必变生异证。或周身痛痹，或四肢拘挛，或流[2]火结痰，或两腿钻痛，或劳嗽涌痰，或毒气流注，或痰核穿漏，皆骤补之为害也。大抵温病愈后，调理之剂，投之不当，莫若静养，节饮食为第一。而慎言语，谨起居，戒气恼，寡嗜欲，皆病后所宜留神也。

长沙《伤寒论》天苞地符[3]，为众法之宗，群方之祖，杂以后人知见，反为尘饭土羹，莫适于用，兹以自然之理，引伸触类，阐发神明。温病一证，另辟手眼，却不于长沙论，外旁溢一辞。后有作者，不为冥索旁趋，得以随施辄效，其利溥[4]哉。文之悲壮，淋漓无论也。畏斋。

【注释】

[1] 胃上有寒饮也：《伤寒论·辨阴阳易瘥后劳复病脉证并治》作"胸上有寒"。

　　［2］流：原作"留"，据文意改。

　　［3］天苞地符：传说中之河图洛书。《周易集解》："《春秋纬》云，河以通乾出天苞，洛以流坤吐地符，河龙图发，洛龟书成，河图有九篇，洛书有六篇也。"符，原作"荷"，据文意改。

　　［4］溥：《说文》："大也。"

　　【提要】本节论述复病及瘥后调理法，并由此展开温病与伤寒之别的探讨。

　　【精解】本节开头介绍了自复的含义：即疾病痊愈以后，没有明显诱因再次发热，这是邪气伏于体内未完全除尽的缘故。杨氏提出温病复病有二，或因别有伏邪所发，或因命门真阳不足，分别以当归导滞汤、右归丸治之。

　　因劳力或劳神而致病复发者，称为"劳复"，而因饮食失节而病复发者则称为"食复"。杨氏认为在复病的治疗上，温病与伤寒的治疗思想大同小异，关键在于辨证论治，灵活运用，不可拘泥、固守。瘥后往往余邪未尽，加之病中正气损伤，或伤阴，或伤阳，因而会续发各种病证。复证及瘥后非单单都为虚证，也并非皆以补益之法调理，应当基于《伤寒论》瘥后劳复理论辨清寒热虚实，用汗下温清诸法对症治疗。

　　热病患者在热病刚退时，食肉、强食则病迁延不愈，且能使反复发作或出现后遗症，即为因食而复的"食复"和热病时有所遗的遗证。瘥后患者脾胃未复，当损谷为宜，禁食肥甘厚腻及坚硬难消化之品，强调病后饮食调护的重要性。杨氏认为治病之法不可拘泥于一个思想而固步自封，要灵活变通，人之患病，无外乎气血失调、阴阳不平，临证时当四诊合参，查明病由，以温清补泻之法随证处之，人命之贵，当珍之、重之。

　　杨氏言："伤寒自外之内，先伤气分；温病由内达外，先伤血分。故伤寒初感，利用发表；温病初发，利用攻里。伤寒后证多补气，温病后证多养血。"此言是对温病与伤寒的高度总结。伤寒多为外感，感邪为天地间风寒之邪；温病多为内伤，感邪为天地间独有的疫疠之气。故治法上，有汗法、下法之不同；后期有侧重气、血之分。温病忌用汗法之原因：汗多易亡津液，而温病的本质是邪热内蕴，本就伤津耗血，怎可再大用汗法？杨氏认为治温病一概禁用温中散寒之药。温病与伤寒有着本质上的不同，后人多以伤寒之方误治温病，杨氏对此深感痛心，感伤无数生命为此枉死，引后世医家唏嘘。

　　《伤寒论·辨阴阳易瘥后劳复病脉证并治》虽以阴阳易、瘥后、劳复分论，但立意同在瘥后。故而对于瘥后诸证，杨氏认为重点强调慎起居、节饮食、禁劳作、忌房事等调摄法。

医方辨

医方辨引

作方圆必以规矩，治病证必以古方，固也。但古方今病，焉能尽合？是以罗太无曰：以古方治今病，正如拆旧屋凑新屋，其材木非一，必再经匠氏之手。故用方者，不贵明其所当然，要贵明其所以然。则或增，或损，或奇方，或偶方，或合方，或以内伤方治外感，或以外感方治内伤，信手拈来，头头是道。许学士云：读仲景之书，用仲景之法，未尝执仲景之方，乃为得仲景之心也。若不明其所以然，而徒执其方，如经生家不能搦管作文，乃记诵先辈程文，以计场屋题目之必中，奚可哉。是集诸方，人所易晓者，止录其方，其涉疑难及理趣深奥者，颇采《明理论》《医方考》《名医方论》等书，以阐明之，间附一得之见，诚能潜心于此，处方其无误乎，抑又有虑焉。仲景《伤寒论》曰：病当汗解，诊其尺脉涩，先与黄芪建中汤补之，然后汗之。先贤慎于用汗药如此，则吐药下药可知矣。故凡用方者，虽方与病合，又在诊脉，并察兼证，以详辨其虚实，或汗或吐或下，方为尽善。若遇老人虚人，血气阴阳四损者，宁可顾护元气，而不可轻用汗吐下之重剂也。

麻黄附子细辛汤

【原文】《伤寒论》曰：少阴病，_{脉微细，但欲寐。}始得之，反发热，_{太阳表热。}脉沉者，_{少阴里寒。}此方主之。

麻黄_{去节}　附子_炮　细辛_{各二钱}

水煎麻黄去沫，次入附子、细辛煎服。

病发于阴者当无热。今少阴始病，何以反发热？此乃太阳少阴之两感病也。盖太阳膀胱与少阴肾相为表里，寒邪感于少阴，故里有脉沉，由络达于太阳，故表有发热。有太阳之表热，故用麻黄以发汗；有少阴之里寒，故用附子、细辛以温中。三阴之表发与三阳不同，三阴必以温经之药为表，故麻黄、附子同用，方是少阴表发之正也。

按：伤寒病两感者亦少，此即太阳少阴之两感也。麻黄、附子同剂，治法委实奇特，学者引伸触类，可应无穷之变矣。且伤寒两感，麻黄附子细辛汤主之，此仲景伤寒两感之治法；温病两感，双解散主之，此河间补仲景温病两感之治法。此二方者，乃辨温病与伤寒，发表攻里两感异治之要诀也。_{世之以温病为伤寒，以伤寒方治温病者，观此能勿悔心乎。}

【提要】本节主要论述麻黄附子细辛汤的组成、用法及配伍意义。

【精解】麻黄附子细辛汤由麻黄、附子、细辛等组成，具有助阳解表之功用，可治疗太阳少阴之两感病。症见脉微细，但欲寐，反发热。

方中麻黄发汗解表，附子温经助阳，以鼓邪外出，两药相合，温散寒邪而恢复阳气，共为主药；辅佐细辛外解太阳之表，内散少阴之寒，既能助麻黄发汗解表，又助附子温经散寒。三药合用，补散兼施，可使外感寒邪从表散，又可因护其阳使里寒为之散逐，共奏助阳解表之功。

【医案举隅】

麻黄附子细辛汤源自《伤寒论》，总方温少阴之经，发太阳之汗，具有双解之意，故可助阳解表，扶正祛邪。虽用药仅3味却配伍精当，功专效宏。随着现代生活节奏加快及空调等现代产品的应用，临证发现大多患者属于阳气亏虚于内，外寒乘虚而入致病，而麻黄附子细辛汤有温振阳气之功博，应用范围越来越广泛，目前内外妇儿五官科的多种病证均有报道，远远超出原方的适应证。

荨麻疹案

患者，女，36岁。

［病史］产后曾有过荨麻疹病史，自述因去外地旅游后全身出现了白色风

团并伴有发热、畏寒肢冷等感冒症状，舌紫暗、边有齿痕，苔薄白，脉沉弦微数。

［诊断］西医诊断：荨麻疹；中医诊断：风团，气血虚弱。

［治法］祛风散邪，温经助阳通络，温肾宣肺。

［方药］麻黄附子细辛汤加减。

二诊： 7剂后症状明显减轻，表证不明显，仍自觉晨起感受风邪后症状加重，故减少麻黄的用量，加用凉血祛风药物，继服14剂后痊愈。

徐传博，孟庆花．基于《伤寒论》太阳、少阴两感证理论治疗荨麻疹［J］．中医临床研究，2023，15（8）：125-128．

按语： 本案患者曾在产后出现荨麻疹，由于产后气血虚弱，感邪后无力祛邪外出，久病迁延不愈，造成邪从三阳传变为三阴病，并出现太阳、少阴两感症状。治用麻黄附子细辛汤加减以温少阳、解太阳，配合使用祛风、止痒类药物，疗效显著。

升降散

【原文】 温病亦杂气中之一也，表里三焦大热，其证治不可名状者，此方主之。如头痛眩晕，胸膈胀闷，心腹疼痛，呕哕吐食者；如内烧作渴，上吐下泻，身不发热者；如憎寒壮热，一身骨节酸痛，饮水无度者；如四肢厥冷，身凉如冰，而气喷如火，烦躁不宁者；如身热如火，烦渴引饮，头面猝肿，其大如斗者；如咽喉肿痛，痰涎壅盛，滴水不能下咽者；如遍身红肿，发块如瘤者；如斑疹杂出，有似丹毒风疮者；如胸高胁起胀痛，呕如血汁者；如血从口鼻出，或目出，或牙缝出，毛孔出者；如血从大便出，甚如烂瓜肉、屋漏水者；如小便涩淋加血，滴点作疼不可忍者；如小便不通，大便火泻无度，腹痛肠鸣如雷者；如便清泻白，足重难移者；如肉瞤筋惕者；如舌卷囊缩者；如舌出寸许，绞扰不住，音声不出者；如谵语狂乱，不省人事，如醉如痴者；如头疼如破，腰痛如折，满面红肿，目不能开者；如热盛神昏，形如醉人，哭笑无常，目不能闭者；如手舞足蹈，见神见鬼，似疯癫狂祟者；如误服发汗之药，变为亡阳之证，而发狂叫跳，或昏不识人者。外证不同，受邪则一。凡未曾服过他药者，无论十日、半月、一月，但服此散，无不辄效。

白僵蚕酒炒，二钱　全蝉蜕去土，一钱　广姜黄去皮，三分　川大黄生，四钱

称准，上为细末，合研匀。病轻者，分四次服，每服重一钱八分二厘五毫，用黄酒一盅，蜂蜜五钱，调匀冷服，中病即止。病重者，分三次服，每服重二钱四分三厘三毫，黄酒盅半，蜜七钱五分，调匀冷服。最重者，分二次服，每服重三钱六分五厘，黄酒二盅，蜜一两，调匀冷服。一时无黄酒，稀熬酒亦可，断不可用蒸酒。胎产亦不忌。炼蜜丸，名太极丸，服法同前，轻重分服，用蜜、酒调匀送下。

按：温病总计十五方。轻则清之，神解散、清化汤、芳香饮、大小清

凉散、大小复苏饮、增损三黄石膏汤八方；重则泻之，增损大柴胡汤、增损双解散、加味凉膈散、加味六一顺气汤、增损普济消毒饮、解毒承气汤六方。而升降散，其总方也，轻重皆可酌用。察证切脉，斟酌得宜，病之变化，治病之随机应变，又不可执方耳。按：处方必有君、臣、佐、使，而又兼引导，此良工之大法也。是方以僵蚕为君，蝉蜕为臣，姜黄为佐，大黄为使，米酒为引，蜂蜜为导，六法俱备，而方乃成。窃尝考诸本草，而知僵蚕味辛苦气薄，喜燥恶湿，得天地清化之气，轻浮而升阳中之阳，故能胜风除湿，清热解郁，从治膀胱相火，引清气上朝于口，散逆浊结滞之痰也。其性属火，兼土与木，老得金水之化，僵而不腐。温病火炎土燥，焚木烁金，得秋分之金气而自衰，故能辟一切怫郁之邪气。夫蚕必三眠三起，眠者病也，合薄皆病，而皆不食也；起者愈也，合薄皆愈，而皆能食也。用此而治合家之温病，所谓因其气相感，而以意使之者也，故为君。夫蝉气寒无毒，味咸且甘，为清虚之品，出粪土之中，处极高之上，自感风露而已。吸风得清阳之真气，所以能祛风而胜湿；饮露得太阴之精华，所以能涤热而解毒也。蜕者，退也，盖欲使人退去其病，亦如蝉之蜕，然无恙也。亦所谓因其气相感，而以意使之者也，故为臣。姜黄气味辛苦，大寒无毒，蛮人[1] 生啖[2]，喜其祛邪伐恶，行气散郁，能入心脾二经建功辟疫，故为佐。大黄味苦，大寒无毒，上下通行。盖亢甚之阳，非此莫抑，苦能泻火，苦能补虚，一举而两得之。人但知建良将之大勋，而不知有良相之硕德也，故为使。米酒性大热，味辛苦而甘。令饮冷酒，欲其行迟，传化以渐，上行头面，下达足膝，外周毛孔，内通脏腑经络，驱逐邪气，无处不到。如物在高巅，必奋飞冲举以取之。物在远方及深奥之处，更必迅奔探索以取之。且喜其和血养气，伐邪辟恶，仍是华佗旧法，亦屠苏[3] 之义也，故为引。蜂蜜甘平无毒，其性大凉，主治丹毒斑疹，腹内留热，呕吐便秘，欲其清热润燥，而自散温毒也，故为导。盖蚕食而不饮，有大便无小便，以清化而升阳；蝉饮而不食，有小便无大便，以清虚而散火。君明臣良，治化出焉。姜黄辟邪而靖疫，大黄定乱以致治，佐使同心，功绩建焉。酒引之使上行，蜜润之使下导，引导协力，远近通焉。补泻兼行，无偏胜之弊，寒热并用，得时中之宜。所谓天有覆物之功，人有代覆之能，其洵[4] 然哉。是方不知始自何氏，《二分晰义》改分两变服法，名为赔赈散，用治温病，服者皆愈，以为当随赈济而赔之也。予更其名曰升降散。盖取僵蚕、蝉蜕，升阳中之清阳；姜黄、大黄，降阴中之浊阴，一升一降，内外通和，而杂气之流毒顿消矣。又名太极丸，以太极本无极，用治杂气无声无臭之病也。乙亥、丙子、丁丑，吾邑连歉，温气盛行，死者枕藉[5]。予用此散，救大证、怪证、坏证、危证，得愈者十数人，余无算。更将此方传施亲友，贴示集市，全活甚众，可与河间双解散并驾齐驱耳。名曰升降，亦双解之别名也。

【注释】

[1] 蛮人：我国古代称南方的民族。

[2] 生啖：啖，吃。生啖，指吃生食。

[3] 屠苏：指华佗屠苏酒。元旦饮之，辟疫疠一切不正之气。

[4] 洵：诚然之意。《诗经·郑风·有女同车》："彼美孟姜，洵美且都。"

[5] 枕藉：纵横相枕而卧，此处形容因温病而死者甚多。《文选·西都赋》："禽相镇压，兽相枕藉。"

【提要】本节主要论述杨氏治温代表方升降散的组成、用法及配伍意义。

【精解】杨氏对于温病的治疗原则，基本上宗刘河间、喻嘉言、吴又可之说，而具体方法则有创新发展。杨氏认为："温病是杂气非六气"，杂气有清有浊，充斥奔迫之性，从口鼻入三焦，清邪中于上焦，浊邪趋于下焦，致使三焦气机失畅，而致病证种种。杨氏强调温病皆毒火为患，治法急以升清降浊，泄热逐秽为第一义：上焦如雾，升而逐之，兼以解毒；中焦如沤，疏而逐之，兼以解毒；下焦如渎，决而逐之，兼以解毒。恶秽既通，乘势追拔，勿使潜滋，所以温病非泻即清，非清即泻，原无多方，视其轻重缓急而救之，据此倡立了治疗温病的十五首效方。杨氏治温十五方大致可分清、泻两类，其中清法八方，泻法六方，而升降散为其总方。大抵温病之轻者，以清法为主，包括神解散、清化汤、芳香饮、大清凉散、小清凉散、大复苏饮、小复苏饮、增损三黄石膏汤等八首方剂；温病重者，以泻法为主，包括增损大柴胡汤、增损双解散、加味凉膈散、加味六一顺气汤、增损普济消毒饮、解毒承气汤等六首方剂。杨氏认为，杂气种种不一，各有优劣，入体不为人察，各随其气而为诸病，先时蕴蓄，病初邪微病弱，顷刻便祸不旋踵而至。因此，临证必须"察证切脉，斟酌得宜，病之变化，治病之随机应变，又不可执方耳"。此说甚是。

升降散由僵蚕、蝉蜕、姜黄、大黄组成，主治温病表里大热，邪气充斥脏腑之"表里三焦大热"证，症见头痛眩晕、胸膈胀闷、脘腹疼痛、上吐下泻或内热作渴、头面肿大、咽喉肿痛、痰涎壅盛等。方中僵蚕、蝉蜕为清化之品，疏表清热，解痉消毒，化痰散结，清利咽喉；姜黄祛邪伐恶，行气散郁，利胆解毒；大黄涤荡实热，排除积滞，推陈致新。四药合之，僵蚕、蝉蜕升阳中之清阳，姜黄、大黄降阴中之浊阴。一升一降，上下沟通，疏表清里，内外通利，诚为双解之良方，统治温病之良剂。

升降散并非杨氏所创，该方出自《伤暑全书》卷下，其主治"凡患瘟疫，未曾服他药，或一二日，或七八日，或至月余未愈者"。但杨氏对升降散运用独有心得，疗效卓著，"予用此散，救大证、怪证、坏证、危证，得愈者十数人，余无算"。

【医案举隅】

升降散源于明·龚廷贤《万病回春》所载的内府仙方，由僵蚕、蝉蜕、姜黄、大黄、米酒、蜂蜜共六味组成，后世医家多用前四味药入煎。僵蚕、蝉蜕升阳中之清阳，姜黄、大黄降阴中之浊阴，一升一降，宣泄三焦气机。杨栗山《伤寒瘟疫条辨》将本方用于治疗"表里三焦大热，其证治不可名状者"。现代临床研究显示，本方具有解毒透邪、泄热降火、升清降浊、平肝解痉、化痰散结、消肿止痛等功效。临床广泛用于治疗包括呼吸、消化、循环、泌尿、神经、内分泌等多系统和五官科、皮肤科等疾病。

上呼吸道感染高热案

患者，女，3岁。1977年4月10日初诊。

［病史］发热5天，曾请某中医诊治，示其处方2张，为银翘散、银翘白虎汤。母述初服体温略降，继而发热加重。症见：发热，体温40℃，无汗，烦躁，时惊惕，咽红，口渴，尿短赤，大便结，腹微胀，舌红，苔黄白相兼，脉数。

［诊断］西医诊断：上呼吸道感染；中医诊断：感冒，风热感冒。

［治法］辛凉清气，通腑泄热。

［方药］僵蚕、蝉蜕、薄荷、荆芥、牛蒡子各6克，姜黄、甘草各3克，大黄5克，金银花、连翘、芦根各10克，水煎服。

服上方1剂，次晨体温恢复正常。1984年10月其母因病就诊，谈及患儿幼年多病，时发高热，自从服中药1剂后即热退。

王光富，郑建本. 郑惠伯主任医师妙用升降散验案举隅［J］. 中医药学刊，2004，22（10）：1789-1790.

按：本案患儿高热40℃，证属温邪入于气分，兼表邪未解；症见大便结，腹微胀，里热欲结成实；治疗以僵蚕、蝉蜕、姜黄、大黄，清上泄下；僵蚕、蝉蜕、薄荷、荆芥、牛蒡子，疏散表邪；金银花、连翘、芦根清热生津透邪。全方辛凉透邪，清热解毒，外疏内达，使邪热内外分消，邪去热退而病愈。

麻黄汤

【原文】太阳伤寒，寒伤荣。头痛，太阳脉上巅络脑。发热，表气不通。身痛腰痛，_{寒凝血涩，其脉抵腰。}骨节痛，_{肾主骨，而寒气注之。}恶寒_{卫弱之故。}无汗_{荣强之故。}而喘，_{寒阻气道故喘。}脉浮紧者，_{寒性坚急之故。}此方主之。

麻黄_{去节，三钱} 桂枝_{二钱} 甘草_{炙，一钱} 杏仁_{一钱八分}

水煎麻黄去沫，次入群药煎服，覆取微汗。

足太阳经，起目内眦，循头巅腰腘，故所过痛而不利；寒邪外束，人身之阳不得宣越，故令发热；寒邪在表，不复任寒，故令恶寒；寒主闭塞，故令无汗；人身之阳既不得宣越于外，则必壅遏于内，故必作喘；寒邪刚劲，故令脉紧。麻黄辛温散寒，故为君；佐以桂枝，取其解肌；佐以杏仁，取其利气；入甘草者，亦辛甘发散之意。抑太阳无汗，麻黄之用固也，若不量人品之虚实，时令之寒暄，则又有汗多亡阳之戒。汗多者宜扑粉，亡阳者宜附子汤。大抵麻黄性热，惟冬月正伤寒无汗者宜之。若温病断不可用。抑不独温病也，若伤寒脉微弱而误用之，汗出不止，或将病人头发披水盆中，再将糯米_{八两，炒研、}龙骨、牡蛎、藁本、防风_{各二两，研为末}合匀，周身扑之。此良方也。_{汗出不止，汗多也，与亡阳不同。}

【提要】本节论述麻黄汤的组成、用法及配伍意义。

【精解】麻黄汤由麻黄、桂枝、甘草、杏仁等组成，具有发汗解表、宣肺平喘等功效。适用于太阳伤寒，症见恶寒、无汗而喘、头痛发热、身疼腰痛、骨节疼痛、脉浮紧。

方中麻黄辛温散寒，佐以桂枝解肌，温通经脉，既助麻黄解表，使发汗之力倍增；又畅行营阴，使疼痛之症得解。二药相须为用，是辛温发汗的常用组合。杏仁与麻黄相伍，一宣一降，以恢复肺气之宣降，加强宣肺平喘之功，是宣降肺气的常用组合，为佐药。炙甘草既能调和麻、杏之宣降，又能缓和麻、桂相合之峻烈，使汗出不致过猛而耗伤正气，是使药而兼佐药之用。四药配伍，表寒得散，营卫得通，肺气得宣，则诸症可愈。

桂枝汤

【原文】太阳中风，_{风伤卫。}头痛发热，_{风邪郁蒸。}汗出_{玄府疏也。}恶风_{卫虚不胜风也。}脉缓者，_{风性柔和之故。}此方主之。

桂枝_{三钱} 白芍_{三钱} 甘草_{二钱} 生姜_{三钱} 大枣_{三枚}

水煎温服，覆取微汗，不可令如水流漓，病必不除。

风之伤人也，头先受之，故令头痛；风为阳，气亦为阳，同类相从则伤卫，卫气伤则无以固津液，故令汗出。其恶风者，卫气不能卫也；其脉缓者，卫气不能鼓也。桂枝味辛甘，辛则能解肌，甘则能实表，辛甘发散为阳，故用以治风为君。然恐其走泄阴气，故用芍药之酸以收之。佐以甘草、生姜、大枣，此发表而兼和里之意。然桂枝本为解肌，若脉浮紧，发热汗不出者，不可与也，与之则表益实，而汗益难出也。故仲之以"常须识此，勿令误也"。大抵桂枝性热，惟冬月正伤寒有汗者宜之。若温病断不可用，酒客亦不可用。抑不独温病酒客也，凡服桂枝汤作呕者，以胃热而服热药，两热相搏故也。

【提要】本节论述桂枝汤的组成、用法及配伍意义。

【精解】桂枝汤由桂枝、白芍、甘草、生姜、大枣等组成，具有解肌发表、调和营卫的功效，症见头痛发热、汗出恶风、脉缓。

桂枝辛甘解肌实表、发散为阳；芍药酸敛营阴；甘草、生姜、大枣发表和里。桂枝虽为解肌但性热，发热汗不出者不可予之。

【医案举隅】

桂枝汤出自《伤寒论·太阳病篇》。太阳表虚证的主要脉证：汗出，恶风，发热，脉浮缓。其病机是外感风寒，营卫不和。桂枝汤解肌发表，调和营卫，临床应用较为广泛。柯琴称其为："仲景群方之冠，乃滋阴和阳、调和营卫、解肌发汗之总方也。"

慢性荨麻疹案

患者，女，30岁。2009年6月5日初诊。

［病史］诉患慢性荨麻疹5年。病初鼻塞有清涕，微恶寒，第7天傍晚突然皮肤瘙痒，发热泛红，伴轻度畏风，搔之可见红色小丘疹或抓痕，服抗过敏药则暂时缓解，多处治疗无明显效果。就诊时面欠华色，舌淡红，苔薄白，皮肤散见淡红色、米粒大小之丘疹和抓痕，或有少许针帽大小之结痂，脉细缓偏浮。

［诊断］西医诊断：荨麻疹；中医诊断：瘾疹，营卫不和。

［治法］调和营卫，祛风止痒。

［方药］桂枝10克，白芍10克，甘草6克，姜3片，大枣3枚，防风10克，蝉蜕10克，丹皮10克，赤芍6克，荆芥9克，生地黄20克，当归10克，连翘15克。服药5剂。

二诊：瘙痒渐轻。原方继服5剂。

三诊：病情稳定，瘾疹偶发。原方去芍、荆芥、生地黄，加黄芪20克、白术20克，补气健脾固表，继服10剂。

吴丽平，孙克勤. 孙克勤运用桂枝汤的经验［J］. 江西中医药，2021，52（2）：26-27.

按语：本案患者因感受风寒，失于调理，营卫失和。卫阳不得宣泄，邪正交争，邪在营卫之间，若出则痒，伏则止，故时现时隐，皮肤发热而有微寒感。方用桂枝汤滋阴和阳，外透风邪而和卫，内养营阴而固守。营卫调和，外固内守，未见汗出而瘙痒自愈。

大青龙汤

【原文】太阳中风，脉浮紧，以中风而得紧脉，知为风寒两伤也。头痛发热恶寒，身痛皆表证也。不汗出寒邪郁于腠理。而烦躁，风作烦，寒作躁。此方主之。

麻黄四钱 桂枝二钱 甘草炙，二钱 杏仁泡去皮、尖，十枚 石膏八钱 生姜三钱 大枣一枚

水煎麻黄去沫，入群药煎服，覆取汗愈。若脉微弱，汗出恶风者，不可服。

青龙者，东方甲乙木神也，主发育万物，方以发散为义，故名之。仲景曰：太阳伤寒，治以麻黄汤；太阳中风，治以桂枝汤。伤寒太阳证见风脉，是有头痛发热，无汗恶寒。但脉来不紧而缓，为伤寒且中风矣。与中风脉得浮紧一也，故二方并而用之。邪气外盛，人身之阳郁为内热，此石膏之所以加也。大青龙其发表之重剂乎，而亡阳狂躁之弊，筋惕肉瞤之害，则用青龙之过者也，急以真武汤大温大补之，又仲景救坏之良方也。许学士曰：大青龙一证，尤难用药，须是脉证谛当，然后可行，故王实夫证，止用桂枝麻黄各半汤，盖慎之也。按：亡阳惕瞤之弊，原因脉微弱误用者之过，非大青龙之过也。

【提要】本节论述大青龙汤的组成、用法及适应证。

【精解】大青龙汤由麻黄、桂枝、甘草、杏仁、石膏、生姜、大枣等组成，具有发汗解表、兼清郁热的功效。

方中用麻黄、桂枝、生姜辛温发汗以散风寒，能使内热随汗而泄。甘草、生姜、大枣甘温补脾胃、益阴血，以补热伤之津；无津不能作汗，又可以充汗源。石膏甘寒清解里热，与麻黄配伍能透达郁热。杏仁配麻黄，一收一散，宣降肺气利于达邪外出。诸药配伍，一是寒热并用，表里同治，侧重于"在表者，汗而发之"；二是发中寓补，汗出有源，祛邪而不伤正。

【医案举隅】

大青龙汤在《伤寒论》《金匮要略》中，共有3条相关条文，《伤寒论》第38、39条。《金匮要略·痰饮咳嗽病脉证并治》："病溢饮者，当发其汗，大青龙汤主之。"方中重用麻黄为君药发汗解表，配伍石膏辛甘大寒，清热除烦，多用于治疗表实寒证兼有里热。

发热案

患者，女，51 岁。2011 年 1 月 13 日初诊。

［病史］因甲状腺肿瘤住院，高热状态，体温持续在 39°C 以上，白细胞最高时 18×10^9/L，胸部 CT 提示右下肺炎。已用多种抗生素而效果不显，每日依赖吲哚美辛栓塞肛退热，用药则大汗而热退，旋即复升。患者畏寒不除，头痛身重，肩背酸楚，口渴而欲饮，倦而神疲，红白苔满布舌面、微腻而偏干，脉沉而感微弱。

［诊断］西医诊断：甲状腺肿瘤，中医诊断：瘿病，内有郁热。

［治法］解表清里。

［方药］炙麻黄、杏仁、制附子、生姜各 9 克，桂枝、炙甘草各 6 克，生石膏 60 克，红枣 12 克。2 剂。嘱：以水 1800ml 煎至 600ml，每次服 200ml，4 小时服 1 次。若服后汗出热退，则停服；若汗不出，则改为 2 小时服 1 次，可 1 日服完 2 剂。

二诊：精神已较前改善，但仍弱。诉当日服药后汗出，热渐退，畏寒肢酸楚均瘥。

何月敏，严仲庆. 严仲庆大青龙汤加附子治疗高热经验［J］. 浙江中医杂志，2022，57（6）：452-453.

按语：本案患者畏寒、头痛身重，肩背酸楚，高热不退，为大青龙汤证。其脉沉而见微弱，考虑过汗（每日依赖消炎痛栓塞肛，用药则大汗而热退）而伤阳之故，有是证，用是方，既然大青龙汤证仍在，可大胆用之。但过汗已伤阳，故加附子固护阳气。

小青龙汤

【原文】伤寒脉浮缓，表不解，_{风寒在表}。心下有水气，_{水饮搏膈}。呕哕，发热而咳，_{水饮上射}。或渴，_{津液不行}。或利，_{停饮下溜}。或噎，_{水寒相击}。或小便不利，_{太阳里气不化}。小腹满，_{小水隔涩}。或喘者，_{水饮射肺}。此方主之。

麻黄_{二钱}　桂枝_{二钱}　白芍_{二钱}　半夏_{二钱四分}　五味子_{一钱}　细辛_{一钱}　干姜_{一钱}　甘草_{炙，一钱}

水煎温服。若渴者，去半夏，加天花粉二钱；若微利者，去麻黄，加荛花、茯苓如鸡子大；若噎者，去麻黄，加附子_{五分，炮}；若喘者，去麻黄，加杏仁_{十枚}；若小便不利，小腹满，去麻黄，加白茯苓二钱。按：原文"加荛花如鸡子大"，此必传写之讹。考"本草"，荛花是芫花类也，每用之攻水，五分可令人下十数行，岂有治停饮之微利，用鸡子大之荛花者乎？照原方当改"加茯苓如鸡子大"。

柯韵伯曰：发热而咳，知内有水气射肺，干呕知水气未入于胃，而在心下也。心下为火位，水火相射，则水气之变幻不可拘。如下而不上，则或渴或利；上而不下，则或噎或喘。留于肠胃，则小便不利而小腹因满矣。惟心下有水气，呕哕发热而咳为定证，故于桂枝汤中去大枣之泥，加麻黄以开腠理，细辛逐水气，半夏除呕哕，五味、干姜以除咳。若渴者，是心火盛，故去半夏之燥热，加天花粉以生津；若利与噎，小便不利与喘者，乃病机偏于向里，故去麻黄之发表，加附子以除噎，加芫花、茯苓以利水，加杏仁以定喘耳。两青龙汤皆治有表里证，皆用两解法，但大青龙证是里热，小青龙证是里寒，故发表之药相同，而治里之药则殊也。此与五苓散，同为治表不解，而心下有水气者。在五苓治水之蓄而不行，故大利其水，而微发其汗，是水郁折之也。小青龙治水之动而不拘，故备举辛温以散水，并用酸苦以安肺，培其化源也。细绎仲景发表利水诸论，精义入神矣。

又曰：麻黄、桂枝、大青龙三表证中，仲景即分表里之不同，温清之殊治。麻黄汤证热全在表，桂枝汤证之自汗，大青龙汤证之烦躁，皆兼里热，于表剂中便加寒药以清里。自汗是烦之兆，躁是烦之征，汗出则烦得泄，故不躁，桂枝汤加微寒酸苦之芍药以和之；汗不出则烦不得泄，故躁，大青龙汤加大寒坚重之石膏以清之。芍与膏本是里药，今人见仲景于表剂中入之，因疑而畏焉，当用不用，以致热结阳明，而斑黄狂乱纷出矣。仲景于太阳经中即用石膏以清胃火，是预保阳明之先着，用姜、枣以培中气，又虑夫转属太阴，苦心良法有如此者。

又曰：桂枝汤为一百一十三方之冠，乃滋阴和阳，调理荣卫，解肌发汗之第一方也。世人咸谓桂枝止汗，不知先辈言无汗不得用桂枝者，正以桂枝汤中有芍药之酸寒，益阴敛血能止汗故也。其实芍药功在止烦，烦止汗亦止，故反烦更烦与心悸而烦者，咸赖之。要知桂枝汤治表虚，能解肌以发荣中之汗，而不能开皮毛之窍，以发卫分之汗，故汗不出，脉浮紧者，是麻黄汤证，即不得与桂枝汤矣。庸工妄谓桂枝汤专治中风，不治伤寒，不知此汤，凡中风伤寒脉浮弱而表不解者，以及自汗盗汗，虚疟虚痢，柔痉瘈疭，小儿慢惊等证，皆随手而效。因知仲景一方可通百病，后人一证，便集百方以眩人，岂不陋哉！

【提要】本节论述小青龙汤的组成、用法及配伍意义。

【精解】小青龙汤由麻黄、桂枝、白芍、半夏、五味子、细辛、干姜、甘草等组成，具有解表散寒、温肺化饮等功效。症见恶寒发热、头身疼痛、无汗、喘咳、痰涎清稀而量多、胸痞、或干呕、或痰饮喘咳、不得平卧、或身体疼重、头面四肢浮肿、舌苔白滑、脉浮。

方中麻黄、桂枝相须为君，发汗散寒以解表邪，且麻黄又能宣发肺气而平喘咳，桂枝化气行水以利里饮之化。干姜、细辛为臣，温肺化饮，兼助麻、桂解表祛邪。然而素有痰饮，脾肺本虚，若纯用辛温发散，恐耗伤肺气，故佐以五味子敛肺止咳、芍药和养营血；半夏燥湿化痰，和胃降逆，亦为佐药。炙甘草兼为佐使之药，既可益气和中，又能调和辛散酸收之品。

【医案举隅】

小青龙汤是中医方剂名称，由麻黄、芍药、细辛、炙甘草、干姜、桂枝、五味子、半夏等组成，出自《伤寒论》。小青龙汤擅于治疗发热、头疼、周身疼痛以及咳喘、痰多气喘等症状。尤其对呼吸系统的疾病，如慢性支气管炎、支气管哮喘、肺炎、百日咳等有不错的疗效。

支气管哮喘案

患者，男，35岁。2020年6月24日初诊。

［病史］诉支气管哮喘病史1年。现喘促，动则尤甚，咳嗽，咳白色清稀痰，眼睑及下肢浮肿，舌淡紫，苔白滑，脉濡。

［诊断］西医诊断：支气管哮喘；中医诊断：哮证，阳气亏虚、痰饮内伏。

［治法］温肺化饮，止咳平喘。

［方药］麻黄6克，桂枝10克，干姜10克，细辛3克，葶苈子20克，五味子6克，地龙10克，炙甘草20克。5剂，水煎服，每日1剂，每日3次内服。

二诊：患者咳嗽咳痰、喘促明显好转，眼睑浮肿消退，在前方基础上去葶苈子，续服中药15剂。

三诊：患者咳、痰、喘不明显，余无不适。

吴文宇，刘尚义. 国医大师刘尚义教授运用小青龙汤加减治疗肺系疾病经验［J］. 贵州中医药大学学报，2021，43（2）：15-18.

按语：本案患者阳气亏虚，津液输布异常，加之宿有痰饮内伏，复感风寒之邪，邪气内合于肺，肺气壅阻，寒饮射肺，寒痰交阻，肺失宣降发为哮喘。治疗应以散寒化痰蠲饮为本，治用小青龙汤加味，解表散寒，温肺化饮，效如桴鼓。

黄芩汤

【原文】太阳少阳合病，必自下利者。此方主之。

黄芩五钱　白芍五钱　甘草炙，三钱　大枣三枚水煎温服。

太阳少阳合病者，身热，头痛脊强，而又胁痛耳聋，寒热，呕而口苦也，必自下利者，表实里虚，邪热渐攻于里也。若太阳与阳明合病，为在表，当与葛根汤发汗。若阳明与少阳合病，为在里，当与大柴胡汤下之。此太阳少阳合病下利，非汗下所宜，故与黄芩汤。盖虚而不实者，苦以坚之，酸以收之，故用黄芩、白芍以坚敛肠胃。弱而不实者，甘以补之，故用甘草、大枣以补益肠胃也。温病始发即可用黄芩汤，以去邪热为妙。伤寒必传至少阳，邪热渐次入里，方可用黄芩佐柴胡以和解之，此辨温病与伤寒异治之要诀也。

【提要】本节论述黄芩汤的组成、用法及配伍意义。

【精解】黄芩汤由黄芩、白芍、甘草、大枣等组成，具有清热止痢、和中止痛的功效，主治太阳与少阳合并而自利。症见身热头痛、项强、胁痛耳聋、寒热往来、呕而口苦、自利。

方中黄芩可以清热，此方是由于太阳、少阳二经脉病邪导致，故用其泻火；甘草、大枣，甘柔用以和太阴经。白芍酸涩，可以收敛。

【医案举隅】

黄芩汤出自《伤寒论》，原文曰："太阳与少阳合病，自下利者，与黄芩汤。若呕者，黄芩加半夏生姜汤主之。"因本段条文论述比较简单，只有自下利一症，故本方的应用受到了一定的限制。

痹证案

患者，男，36岁。2019年7月12日初诊。

［病史］诉双膝关节痛1年余。曾针灸及口服中西医药物，疼痛时轻时重，近1个月来疼痛加重，行走困难。刻诊：双膝关节红肿热痛，行走下蹲困难，患者肤白唇红，口干口苦，眼睑充血，有痔疮，质红苔薄黄，脉沉滑。实验室检查：抗链球菌溶血素（ASO）320U，C反应蛋白49mg/L，血沉135mm/h。

［诊断］西医诊断：双膝骨性关节炎；中医诊断：痹证，下焦湿热。

［治法］清热利湿止痛。

［方药］黄芩15克，白芍40克，生甘草10克，大枣20克，黄柏10克。7剂，水煎服，日1剂，饭后分3次服。

二诊：药后关节肿痛明显减轻，唇舌眼睑红色稍减，脉沉滑。上方继服10剂，5/2服法。

三诊：患者双膝关节肿痛基本消失，走路时关节仍稍有不利，质微红苔薄，脉沉。

[方药] 处以黄芩汤加味：黄芩 10 克，白芍 20 克，生甘草 10 克，大枣 20 克，石斛 15 克，10 剂，5/2 服法。

孟彪，高立珍. 黄芩汤的临床应用医案四则 [J]. 中国中医药现代远程教育，2021，19（2）：100–101.

按语： 本案患者肤白唇红、眼睑充血、舌红，均为黄芩汤的适应证，关节红肿热痛为体内有热之象，故用黄芩清其热，白芍、甘草缓急止痛，大枣健脾护胃，黄柏清下焦之湿热，二妙散、四妙散均用之。

白虎汤

【原文】《伤寒论》曰：阳明伤寒，脉浮滑，此以表有热里有寒热，此方主之。按："里有寒"句之"寒"字，当是"热"字，若是"寒"字，非白虎汤证也，宜改之。或曰：此"寒"字，当作"寒郁为热"之"寒"。

石膏生，八钱　知母三钱　甘草生，一钱半　粳米二钱　竹叶三十片

水煎冷服。加人参一钱五分，名白虎加人参汤。

白虎，西方庚辛金神也。五行之理，成功者退，如秋金之令行，则夏火之炎息，名曰白虎，所以行清肃之令，而除热也。

按：白虎汤乃温病主方也，虽为阳明解利之药，实解胃本内蒸之热，非徒治在经之热也。以邪热伤胃，所以必需。若在经之热，自有葛根汤等方治法，并无借于白虎也。所以温病误用麻黄、桂枝，伤寒误用白虎、黄芩，轻者必重，重者必危。设热郁胃里，已成燥结，而徒用白虎，既无逐结无能，且以刚悍而伐胃气，反抑邪气内郁，致脉不行，因而沉伏微细，便谓阴脉，益不敢议下，日惟杂进白虎、解毒，以为稳妥，愈投愈危，至死不悟，此承气、凉膈之所以必需也，明者自知之。

又按：以石膏一物之微，入甘温队中，则为青龙；从清凉同气，则为白虎。设伤寒在表之风寒未除，当用青龙而反用白虎，温病在里之热渴已逼，当用白虎而反用青龙，则用者之误不小。热结在里，白虎以匡青龙之不逮，误犯少阴，真武以救青龙之妄投，神乎其神矣。

【提要】 本节论述白虎汤的组成、用法及适应证。

【精解】 白虎汤由石膏、知母、甘草、粳米、竹叶等组成，具有清热生津的功用。主治气分热盛证，症见壮热面赤、烦渴引饮、汗出恶热、脉洪大有力。《伤寒论》中所言："此以表有热里有寒热"中的"寒"当为"热"字。

本证是由伤寒化热内传阳明经所致。里热炽盛，故壮热不恶寒；胃热津伤，故烦渴引饮；里热蒸腾、逼津外泄，则汗出；脉洪大有力，为热盛于经所

致。气分热盛，但未致阳明腑实，故不宜攻下；热盛津伤，又不能苦寒直折。方中石膏辛甘大寒，入肺胃二经，功善清解，透热出表，以除阳明气分之热，故为君药；知母苦寒质润，一助石膏清肺胃之热，一以滋阴润燥救已伤之阴津。佐以粳米、炙甘草益胃生津。

【医案举隅】

白虎汤由生石膏、知母、甘草、粳米组成，出自东汉张仲景所著《伤寒论》，为张仲景名方，分别见于太阳病篇、阳明病篇和厥阴病篇。白虎汤是伤寒阳明经证的主方。

糖尿病案

患者，男，53岁。2012年4月初诊。

［病史］诉口渴善饥1年。空腹血糖25mmol/L，尿糖（+++）。现症：多食易饥，烦渴多饮，饮水不解渴，口干舌燥，伴胸中烦热，大便干结，小便频数，舌质红，苔薄黄，脉象滑实而洪数。

［诊断］西医诊断：糖尿病；中医诊断：消渴，郁热津伤。

［治法］清解郁热，养阴生津。

［方药］石膏50克，知母18克，粳米18克，麦冬15克，天冬15克，牛膝15克，熟地黄15克，炙甘草6克。日1剂，分3次温服。

6剂后饥饿感减轻，大便稀溏，上方加苍术、玄参共45剂，饥饿感已基本消失，空腹血糖5.5mmol/L，嘱糖尿病饮食，服用消渴丸以善后。

张慧娜，王付. 王付教授白虎汤札记［J］. 中国中医药现代远程教育，2014，12（14）：42-44.

按语： 根据患者多食易饥、烦渴多饮、饮水不解渴、口干舌燥等症状，辨证为消渴病郁热津伤证，惟以清热生津法为宜，方选白虎汤加减。方中石膏清泻郁热，熟地黄滋补阴血，麦冬滋阴清热、助熟地黄滋阴，知母清热益阴、助石膏清热，牛膝引血热下行且补肝肾，炙甘草益气和中并调和诸药。

大承气汤

【原文】 阳明病，痞满燥实，谵语烦渴，腹痛便秘，此方主之。

大黄酒浸，四钱　芒硝二钱　厚朴姜炒，四钱　枳实麸炒，二钱

水煎温服。病有宜加倍者，仲景原方大黄、厚朴各四两，芒硝、枳实各二两，分三服。

大黄荡热斩关，破实于肠胃。芒硝润结软坚，化燥于肛门。厚朴导滞，节制硝、黄之太寒。枳实泻满，辅佐厚朴之下气。

【提要】 本节论述大承气汤的组成、用法及配伍意义。

【精解】 大承气汤由大黄、芒硝、厚朴、枳实等组成，具有峻下热结的功

用，主治阳明腑实证、热结旁流证、里热实证之热厥、痉病或发狂，症见大便不通、频转矢气、脘腹痞满、腹痛拒按、按之则硬、甚或潮热谵语、手足濈然汗出、舌苔黄燥起刺、或焦黑燥裂、脉沉实。

方中大黄泄热通便，荡涤肠胃，为君药；芒硝助大黄泄热通便，并能软坚润燥，为臣药，二药相须为用，峻下热结之力甚强；积滞内阻，则腑气不通，故以厚朴、枳实行气散结，消痞除满，并助硝、黄推荡积滞以加速热结之排泄，共为佐使。

【医案举隅】

大承气汤出自《伤寒论》阳明病脉证，为峻下热结的重要方剂。主治伤寒、温病或瘟疫阳明腑实证、热结旁流、里实热证之热厥、痉病或发狂。在《伤寒论》所治证候第19条，治疗范围广泛，但以伤寒邪传阳明之腑入里化热、与肠中燥屎相结而成之里实热证为主治重点。现代临床常用于治疗急性单纯性肠梗阻、中风、流行性脑膜炎、细菌性痢疾等疾病。

急性单纯性肠梗阻案

患者，女，84岁。

［病史］由四川来新疆探亲，正值酷暑8月，因水土不服、饮食不节而出现烦满不宁、饮食不下，脘腹胀满疼痛3天，无矢气、无大便5天，舌质暗苔腻微黄，脉弦实。查腹部X线片显示肠梗阻。给予胃肠减压、排气等治疗，无效。

［诊断］西医诊断：肠梗阻；中医诊断：肠结，热积阳明。

［治法］荡涤积滞，峻下热结，通腑泄浊。

［方药］大黄10克（后下），芒硝10克（后下），厚朴20克，枳实10克，莱菔子15克，1剂。自煎药，取汁约400ml，分2次饮服。

约4小时后，腹中肠蠕动活跃，频转矢气，随即泻下燥屎及稀便，后诸症俱消，神清气爽，纳食正常。

戴伯华. 大承气汤临床治验［J］. 内蒙古中医药，2015，34（5）：64-65.

按语： 患者年过八旬，阴津亏虚，正值西北暑季暑热炽盛，更伤阴津，热积于阳明腑而成燥屎，腑气不通故烦满不宁、脘腹胀满疼痛、燥屎内结，故无大便。拟大承气汤加莱菔子急下之，荡涤积滞，峻下热结，通腑泄浊，故能1剂而愈。

小承气汤

【原文】 阳明病，心腹胀满，潮热，狂言而喘，此方主之。

大黄酒浸，三钱　厚朴二钱　枳实一钱

水煎温服。

【提要】本节论述小承气汤的组成、用法。

【精解】小承气汤由大黄、厚朴、枳实组成，具有轻下热结的功用，主治阳明腑实证。症见谵语、便秘、潮热、胸腹痞满、舌苔黄、脉滑而疾。痢疾初起，腹中胀痛，里急后重，亦可用之。

【医案举隅】

小承气汤来源于《伤寒论》。方中大黄泄热通便，厚朴行气散满，枳实破气消痞，诸药合用，可以轻下热结，除满消痞。

高血压病案

患者，男，72岁。2012年9月13日初诊。

［病史］血压：150/90mmHg，口服降压0号1周，效果不明显。既往史：高血压20年。刻诊见：患者头晕头胀1周，口苦，耳鸣，心烦起急，腰膝酸软，便秘，红苔黄，舌底有瘀络，脉弦数。

［诊断］西医诊断：高血压；中医诊断：头晕，肝阳上亢。

［治法］轻下热结。

［方药］天麻20克，甘草10克，大黄10克，枳实10克，厚朴10克，三七粉3克（冲服），红花10克，桃仁10克，丹参20克，白花蛇1条，牛膝10克，杜仲10克，每日1剂，服14剂。

二诊（2012年9月27日）：头晕头胀减轻，口微苦，耳鸣减轻，大便已通，但仍干燥，前方加芦荟1克，每日1剂，服14剂。

三诊（2012年10月25日）：头晕头胀已无，口微苦，大便干，前方加肉苁蓉10克，每日1剂，服14剂。

四诊（2012年11月8日）：药后效好，大便正常，继服前方14剂。

五诊：诸症已基本消除，嘱患者改服清肝降压胶囊5粒，每日3次。2个月后随访，患者血压平稳。

曹成军. 罗侃教授应用小承气汤经验小结［J］. 中西医结合心血管病电子杂志，2014，2（7）：9-11.

按语：首诊治以小承气汤通腑泄热，加天麻平肝息风，杜仲、牛膝补益肝肾，红花、桃仁、丹参、白花蛇、三七粉活血化瘀，甘草调和诸药。复诊时见大便仍干燥，故加芦荟、肉苁蓉增强润肠通便功效，效果满意。本方对肝火上炎、肝阳上亢所致高血压，临床多次应用，效果满意。

调胃承气汤

【原文】阳明病，不恶寒反恶热，大便秘，谵语，此方主之。

大黄酒浸，三钱　芒硝三钱　甘草炙，二钱

水煎温服。

王海藏曰：仲景三承气，有大小调胃之殊，今人不分大小上下缓急用之，岂不失立方本意哉！大热大实用大承气，小热小实用小承气，胃实燥结用调胃承气，以甘草缓其下行，而祛胃热也。若病大用小，则邪气不伏。病小用大，则过伤元气。病在上而泻下，则上热不清。病在下而泻上，则下热不除。用方者岂可一概混施乎！

喻嘉言曰：伤寒阳明篇，总是以外证之解与不解，气之转与不转，脐腹之痛与不痛，脉之弱与不弱，汗出之多与不多，小便之利与不利，邪热之炽与不炽，津液之干与不干，而辨腹中燥屎多与不多，溏与不溏，以消息微下之法。故惟手足濈然汗出，大便已硬者，主之以大承气汤焉。其他一则曰，宜用导法。再则曰，不可攻之。再则曰，少与小承气汤。再则曰，明日再与一升。再则曰，宜大承气汤。全是商量治法，听人临时斟酌以祈无误，所以不用"主之"二字，此等处关系安危最大。盖热邪入胃，不以苦寒攻之则胃伤，然寒药本以救胃也，不及则药不胜邪，太过则药反伤正，况不胜其邪，必尽伤其正，徒伤其正，未心尽去其邪。仲景所以谆谆于二者之间者，恐伤寒里未实也。

按：伤寒里实方下，温病热胜即下，其治法亦无大异。但伤寒其邪在表，自气分而传入血分，下不厌迟。温病其邪在里，由血分而发出气分，下不厌早。其证不必悉具，但见舌黄呕渴，痞燥满痛一二证，便于升降、增损双解、加味凉膈、加味六一、解毒承气等方，酌度病情上下、轻重缓急下之，以彻其邪毒，无不获效。大凡温病，邪热内炽，贵乎早治，乘人血气未乱，肌肉未消，津液未耗，病人不至危殆，投剂不至掣肘，下后亦易平复。欲为万全之策者，不过知邪热之所在，早拔去病根为要耳。但要量人之壮弱，度邪之轻重，察病之缓急，然后用药，不至空投，投药无太过不及之弊。是以仲景治伤寒，自大柴胡以下立三承气，多与少与，自有上下轻重缓急之殊。若温病勿拘"伤寒下不厌迟"之说，如应下之证，见下无结粪，则以为下之早，或以为不应下之证，纷纷聚讼，殊不知仲景立三承气本为逐邪而设，非专为结粪而设也。必俟其粪结而后下之，则血液为邪热所搏，变证迭起，是犹养虎遗患也。况多有溏粪失下，但蒸作极臭，如败酱，如藕泥，至死不结者，倘酌用前方，秽恶一下，邪热自此而消，脉证自此而退，岂徒孜孜粪结而后行哉！假如久病精枯血燥之人，或老人血液衰竭，多主燥结，或病后血气未复，亦多燥结。在经所云"不更衣十日无所苦"，有何妨害？是燥结不至损人，热毒之为殒命也。此辨温病与伤寒下迟、下早异治之要诀也。

【提要】本节论述调胃承气汤的组成、用法及配伍意义。

【精解】调胃承气汤由大黄、芒硝、甘草组成，具有缓下热结的功用，主治阳明病胃肠燥热证。症见：大便不通，肠梗阻，口渴心烦，蒸蒸发热，或腹中胀满，或谵语，舌苔正黄，脉滑数；以及胃肠热盛而致发斑吐衄，口齿咽喉肿痛等。

方用大黄苦寒以泄热通便，荡涤肠胃；芒硝咸寒以泻下除热，软坚润燥；炙甘草调和大黄、芒硝攻下泄热之药力，使之和缓。

【医案举隅】

咽炎案

患者，女，35 岁。2014 年 7 月 21 日初诊。

［病史］诉咽干、咽痛反复发作两月余。现病史：患者咽干咽痛 2 个月，服罗红霉素等消炎药后效果不显，时好时坏。刻下：双侧扁桃体肿大，咽部吞咽不适，咽干、咽痛有异物感，大便秘结，3~4 日一行，小便黄，舌红苔薄黄脉数。既往史：既往体健，平素喜食辛辣。

［诊断］西医诊断：慢性咽炎；中医诊断：喉痹，热蕴脾胃。

［治法］清热和胃，利咽通便。

［方药］麦冬 20 克，玄参 12 克，生地 12 克，牛蒡子 10 克，瓜蒌皮 10 克，生大黄 10 克（后下），元明粉 6 克（冲服），生甘草 6 克，水煎服，5 剂后告愈。

王润春，潘琳琳，刘欢，等. 张志远运用四承气汤经验［J］. 世界中西医结合杂志，2016，11（7）：917–919，982.

按语：本案患者由于平素过食辛辣导致热蕴脾胃，脾胃火热，循经上炎，灼于咽喉故见咽干咽痛、扁桃体肿大、大便秘结。投以调胃承气汤通腑泄热，有釜底抽薪之效。因热病伤津，导致咽干咽痛，故又加入麦冬、玄参、生地养阴生津以降胃火，牛蒡子、瓜蒌皮利咽止痛。

大柴胡汤

【原文】伤寒阳邪入里，表证未罢，而里证又急者，此方主之。

柴胡四钱　半夏姜汁炒，一钱半　黄芩二钱　白芍一钱　枳实麸炒，一钱　大黄酒浸，二钱　生姜二钱　大枣一枚

水煎温服。

表证未罢，寒热胁痛口苦而呕尚在也。里证又急，大便难而燥实也。

有表证故用柴、芩以解表，有里证故用枳、黄以攻里，白芍能和少阳，半夏能止呕逆，姜、枣又所以和中而调卫荣也。少阳病，六七日至十余日，大便不行，胁下濈然汗出，方可用大柴胡汤微利之。缘胆无出入，泻土所以泻木也。如胁下无汗，为胆未实，设误下之，必犯少阳之本，则胸满烦惊，小便不利，谵语，一身尽重不可转侧，又宜用。

柴胡龙骨牡蛎汤

柴胡四钱　半夏三钱　茯苓二钱　人参一钱　龙骨钱半　牡蛎钱半　桂枝钱半　铅丹钱半　大黄二钱　生姜钱半　大枣一枚

水煎将成，方入大黄，煎一二沸，不欲味全而伤中气。去渣温服。薛氏去铅丹，加黄连、黄芩、当归各一钱半。铅丹，即黄丹也。

按：大柴胡汤，本为里证已急而表证未罢者设，若用以治温病，最为稳妥。双解散，荆、防以解表，硝、黄以攻里，为双解之重剂；大柴胡，柴、芩以解表，枳、黄以和里，为双解之轻剂。若内热甚者，合黄连解毒汤，或白虎汤，以治老弱人，及气血两虚人之温病尤为适宜。予去半夏，加陈皮，合黄连解毒汤、升降散名增损大柴胡汤，用之累验。

【提要】本节论述大柴胡汤、柴胡龙骨牡蛎汤的组成及大柴胡汤的用法和配伍意义。

【精解】大柴胡汤由柴胡、半夏、黄芩、白芍、枳实、大黄、生姜、大枣组成，具有和解少阳、内泻热结之功，治疗少阳阳明合病，症见往来寒热、胸胁苦满、呕不止、郁郁微烦、心下痞硬、大便不解、舌苔黄、脉弦数有力者。

表证未解，症见往来寒热、胸胁苦满，表明病变部位仍未离少阳；里证急迫，大便燥结，说明病邪已进入阳明，化热成实。方中柴胡、黄芩和解清热，以除少阳之邪；大黄、枳实攻积消痞，内泻阳明热结；白芍柔肝止痛；半夏和胃降逆；生姜、大枣能和营卫，调脾胃。诸药相合，同奏表里双解之效。

柴胡龙骨牡蛎汤由柴胡、半夏、人参、黄芩、龙骨、牡蛎、茯苓、桂枝、大黄、铅丹、生姜、大枣组成，具有和解清热、镇惊安神之功，治疗太阳病误治邪入少阳，表里同病，症见胸满烦惊、小便不利、谵语、一身尽重不可转侧者。

【医案举隅】

大柴胡汤

现代研究表明，大柴胡汤具有抗炎、保肝、利胆、调节脂代谢、改善微循环、改善血液流变学等作用，主要用于急性胰腺炎、急性胆囊炎等胆道系统急腹症，以及消化系统、心血管系统、呼吸系统等多种疾病的治疗。

急性肠炎案

患者，男，28岁。2019年12月16日初诊。

［病史］诉腹痛腹泻3天。患者初诊前3天进食生冷食物后出现腹痛、腹泻、大便稀、气味臭秽，无里急后重，无脓血便，伴有口干。刻症见：腹痛、腹泻、气味臭秽舌红，苔黄腻，脉滑。叩击右侧胁肋部疼痛明显。

［诊断］西医诊断：急性肠炎；中医诊断：泄泻，少阳阳明合病。

［治法］和解少阳，内泻热结。

［方药］柴胡18克，黄芩、白芍、半夏、大枣各10克，大黄6克，枳实12克，生姜6克。3剂，水煎煮至200ml，分次服用。

二诊（2019年12月19日）：患者诉腹痛消失，大便日1~2次，略黏。舌红，苔薄黄。叩击右侧胁肋部疼痛减轻。效不更方。继服初诊方5剂，后随访患者痊愈。

马民凯. 大柴胡汤临证验案3例［J］. 山西中医，2023，39（4）：36，44.

按语： 本案患者既有口苦、叩击右侧胁肋部疼痛明显等伤寒少阳证症状，又存在腹痛、腹泻、气味臭秽等阳明证症状，故治用大柴胡汤，和解少阳，内泻热结，方证相应，效如桴鼓。

柴胡龙骨牡蛎汤

目前柴胡龙骨牡蛎汤的研究主要集中于临床观察与经验总结，在实验研究方面较少，尚缺乏对该方系统的药理、作用机制研究。临床多将本方用于治疗癫痫、脑动脉硬化、脑梗死等脑血管疾病，冠心病、高血压病、心律失常、心力衰竭等心血管疾病，失眠、便秘、头痛、血管神经性头痛、焦虑抑郁、神经官能症、美尼尔综合征、脑震荡后遗症、更年期综合征、小儿多动症等急慢性疾病以及心身疾病。

眩晕案

患者，女，51岁。2022年9月初诊。

［病史］诉反复头晕1年。患者1年前绝经后反复头晕，伴脑鸣，怕冷怕风，易心慌疲劳，口苦心烦，胃纳欠佳，入睡困难，两肋下抵抗，大便难解。舌胖大有瘀斑，脉弦。

［诊断］西医诊断：眩晕待查；中医诊断：眩晕，脾虚肝郁。

［治法］疏肝健脾，活血化瘀。

［方药］柴胡、党参、黄芩、姜半夏、桃仁、赤芍、红花、土鳖虫10克，龙骨、牡蛎、桂枝、大枣各15克，茯苓20克，川芎、黄芪、葛根各30克，

干姜 5 克，水蛭、酒大黄各 4 克。6 剂。药后诸症大减，继服 1 个月，诸症消除。

熊洁勤，沈明霞. 柴胡加龙骨牡蛎汤临床应用举隅［J］. 浙江中医杂志，2023，58（6）：459.

按语： 本案患者头晕脑鸣，怕冷怕风，心慌疲劳，纳差，舌胖大，为脾虚有水；口苦心烦，入睡难，两肋下抵抗，为肝郁；舌有瘀斑，为血瘀证。治以柴胡加龙骨牡蛎汤疏肝健脾利水，抵当汤活血化瘀，取效良好。

增损大柴胡汤

【原文】 温病热郁腠理，以辛凉解散，不至还里而成可攻之证，此方主之。乃内外双解之剂也。

柴胡四钱　薄荷二钱　陈皮一钱　黄芩二钱　黄连一钱　黄柏一钱　栀子一钱　白芍一钱　枳实一钱　大黄二钱　广姜黄七分　白僵蚕酒炒，三钱　全蝉蜕十个　呕加生姜二钱。

水煎去渣，入冷黄酒一两，蜜五钱，和匀冷服。

【提要】 本节论述增损大柴胡汤的组成及适应证。

【精解】 增损大柴胡汤由柴胡、薄荷、陈皮、黄芩、黄连、黄柏、栀子、白芍、枳实、大黄、广姜黄、白僵蚕、全蝉蜕组成，重在辛凉解散、清热解毒，治疗温病热郁腠理，症见憎寒壮热、面目红赤、心烦口渴、苔黄脉数者。

方中柴胡、黄芩、白芍、枳实、大黄，均取自大柴胡汤，意在辛散清透郁热，苦降导热下泻；薄荷、僵蚕、蝉蜕，加强辛透郁热之力；黄连、黄柏、栀子苦寒，直折里热；陈皮、姜黄化痰祛瘀，通畅郁热外散、下行之信道，共达内外双解之效。

【医案举隅】

增损大柴胡汤由大柴胡汤合升降散而成，具有辛凉和解、散结通腑的功效。用于治疗温病热郁腠理、里热已盛或成可攻之证。

高热案

患者，男，9 岁。1992 年 6 月 12 日初诊。

［病史］高烧不退 3 天入院。西医给予抗炎、抗病毒治疗，4 天后发热仍早轻夜重，请中医协作治疗。患者发热，神疲嗜睡，小便赤，大便秘，口干苦，舌苔黄厚，脉数。查体温 38.6℃，脉搏 107 次／分，呼吸 24 次／分。

［诊断］西医诊断：发热；中医诊断：发热，邪患少阳、阳明腑实。

［治法］和解少阳，内泻热结。

［方药］柴胡 10 克，黄芩 8 克，半夏 8 克，白芍 12 克，枳实 10 克，甘

草 10 克，蝉蜕 6 克，白僵蚕 9 克，广姜黄 3 克，生大黄 10 克，蜂蜜为引（每次服药时加入蜂蜜 15ml）。水煎服，每日 1 剂，日服 3 次。

第二天查房，患者便通热退，上方去大黄续服 1 剂，痊愈出院。

王芳. 升降散的临床运用 [J]. 河南中医，2003，23（6）：59-60.

按： 本例患儿高热不退，早轻夜重，伴大便秘，证属少阳兼阳明腑实。治以大柴胡汤合升降散，为杨栗山增损大柴胡汤。药用大柴胡汤清泻少阳、阳明，配伍以升降散升清降浊，全方辛透散结，通腑泄热，药后热退而愈。

双解散

【原文】伤寒温病，表里实热，此方主之。此河间原方也。

防风　荆芥　薄荷　麻黄　当归　川芎　白芍　白术土炒　连翘去心
栀子　大黄酒浸　芒硝各五分　桔梗一钱　黄芩一钱　石膏四钱　滑石三钱　甘草二钱

水煎温服。

防风、麻黄以解表，薄荷、荆芥以清上，大黄、芒硝以涤肠胃，滑石、栀子以利水道，桔梗、石膏以清肺胃之邪，而连翘又所以祛诸经之游火。风热为患，肝木主之，芎、归、白芍和肝血以息风热，而白术、甘草又所以建运脾土，能胜湿热、御风火故也。方中倍用六一者，以伏气所蒸之湿热，半从肌表而泄，半从水道而利也。按：此乃河间旧解耳。予谓麻黄性大热，冬时正伤寒发汗之要药也。温病乃杂气中之一也，断无正发汗之理，于法为大忌，即河间亦未言及。不如易僵蚕、蝉蜕得天地清化之气，以涤疫气，散结行经，升阳解毒。且郁热伏于五内，伤损正气，胀闷不快，川芎香窜，走泄真元，白术气浮，填塞胃口，皆非温病所宜，不如易黄连、姜黄辟邪除恶，佐归、芍凉血散郁以退蒸，则心肝和而风火自息矣，因名增损双解散。

【提要】本节论述双解散的组成、用法及配伍意义。

【精解】双解散由防风、荆芥、薄荷、麻黄、当归、川芎、白芍、白术、连翘、栀子、大黄、芒硝、桔梗、黄芩、石膏、滑石、甘草组成，具有解郁散结、清热导滞之功效，治疗伤寒温病实热，症见恶寒壮热、目赤眼痛、口干口苦、大便秘结、小便赤涩、疮疡肿毒、舌红、苔黄、脉数实者。

方中防风、荆芥、薄荷、麻黄轻浮升散，解表散寒，使风热从汗出而散之于上；大黄、芒硝破结通幽，涤荡胃肠；栀子、滑石降火利水，使风热从便出而泄之于下；风淫于内，肺胃受邪，桔梗、石膏清肺泻胃；风之为患，肝木受之，川芎、当归、白芍和血补肝；黄芩清中上之火；连翘清诸经之火；白术、甘草缓峻和中，燥湿健脾；滑石、甘草清暑利湿。诸药相合，疏风解表，通腑泄热，表里俱解。

杨氏对刘河间双解散中使用麻黄提出质疑，指出麻黄味辛性大热，为发汗之要药，并不适用于温病实热证。杨氏认为温病由杂气引起，虽症状变化无穷，然病机惟其一，即"怫热内郁"，故当忌用汗法。因郁热内伏，故杨氏去辛温之麻黄，改用僵蚕、蝉蜕涤荡疫气，散结行经，升阳解毒，只留小剂量荆防以宣散透邪。郁热伏于脏腑，耗伤正气，故去芳香走窜之川芎和填塞胃口之白术，改用黄连、姜黄行气散郁，清热泻火，辟邪除恶，由此创制出增损双解散。

【医案举隅】

双解散出自刘完素《宣明论方》，主治外感风火暑湿、内伤饮食劳倦、恶寒身热、头痛烦躁、便秘尿赤等症，是一首行表通里之方。目前对于双解散的临床研究、实验研究和经验总结均不足，临床多将本方用于治疗感冒、高热、药疹、慢性荨麻疹等疾病。

高热案

患者，女，47岁。2002年8月27日初诊。

[病史]患者于2个月前因高热、寒战、身痛、巩膜及全身发黄入住银川某医院。血常规分析：白细胞总数偏高，分类以中性粒细胞为主，并可见毒性颗粒，红细胞形态、血小板形态大致正常。实验室检查：谷草转氨酶（AST）19766.79nmol·s⁻¹/L，谷丙转氨（ALT）14822.13nmol·s⁻¹/L，碱性磷酸酶（ALP）157.75IU/L，谷氨酰转肽酶（γ-GT）889.41IU/L，总胆红素（TBil）103.73μmol/L，直接胆红素（DBil）78.40μmol/L，间接胆红素（IBil）25.38μmol/L。乙肝表面抗原阴性，丙肝抗-HCV阴性，抗"O"、类风湿因子检查均阴性，肺部X线摄片未见异常。治疗月余未见好转，巩膜、皮肤发黄加深，体温持续在39~41.5℃之间。曾给予口服安宫牛黄丸，每次1粒，每天2次治疗。体温仍未降，症状无好转反加重，医院下病危通知。患者及家属要求转入北京某医院，治疗月余仍无好转，随即又转入北京某医科大学，经治疗后复查肝功能好转，但高热仍不退，患者与家人要求出院返回原住地。诊见：患者面色苍白，少气懒言，呈贫血貌（当天下午已在某市人民医院输血400ml），体温39.2℃，巩膜、皮肤黄染，口苦，恶寒，发热，无汗，数天未排大便，脉细无力。

[诊断]西医诊断：发热待查，急性黄疸型肝炎；中医诊断：黄疸，外感热邪，湿热熏蒸。

［治法］外解表邪，内清湿热，佐以通腑泻下。

［方药］防风、白芍、白术、栀子、苍术各12克，荆芥、连翘、黄芩、大黄（后下）各10克，石膏、滑石（布包）各25克，茵陈20克，当归15克，玄明粉（冲服）8克，薄荷（后下）、麻黄、甘草各6克，生姜2片。3剂，每天1剂，水煎服。

服第1剂2煎时，患者自觉全身微汗出，随即肠鸣，解大便，体温降至37.8℃。翌日服第2剂去玄明粉，药后体温稳定在37.5℃左右，续服第3剂后体温降至37℃，患者虽感全身无力，肌肉酸痛，但精神好转，开始索食。

二诊（2002年8月30日）：病情稳定，体温为37~37.5℃，精神尚好。

［方药］守前方去大黄、玄明粉、茵陈，加金银花、桂枝各12克，大青叶、板蓝根各20克。2剂。

三诊（2002年9月1日）：巩膜、皮肤黄疸明显消退，食欲增加，但全身微汗出，口苦、咽干。证属余邪未尽，正气已虚。治宜扶正祛邪。

［方药］方用柴胡桂枝汤加减。柴胡、当归各12克，桂枝、黄芩、法半夏各10克，太子参15克，白芍25克，干姜9克，炙甘草6克。3剂。

四诊（2002年9月4日）：体温稳定在36.5~37℃，诸症消失，唯见乏力、口燥咽干、五心烦热等伤阴证。治以益气养阴，活血祛瘀，以补中益气汤合参脉饮、丹参饮善后而愈。随访2年，患者健康生活。

史满栋. 双解散退高热验案1则［J］. 新中医，2006（2）：74.

按语：本案患者黄疸伴高热数月不退，面色苍白，少气懒言，呈贫血貌，口苦、恶寒，无汗，巩膜皮肤发黄，纳差、甚则饮食不进，大便数日未解。热邪久恋不解，正气已虚，表邪入里化热，蕴结熏蒸肝胆，致脾胃运化失司，胆汁外溢而发黄。急则治标，故治以双解散加减，解表通里，双管齐下，药后体温随之下降。

增损双解散

【原文】温病主方。温毒流注，无所不至，上干则头痛目眩耳聋。下流则腰痛足肿，注于皮肤则斑疹疮痛，壅于肠胃则毒利脓血，伤于阳明则腮脸肿痛，结于太阴则腹满呕吐，结于少阴则喉痹咽痛，结于厥阴则舌卷囊缩。此方解散阴阳内外之毒，无所不至矣。

白僵蚕酒炒，三钱　全蝉蜕十二枚　广姜黄七分　防风一钱　薄荷叶一钱　荆芥穗一钱　当归一钱　白芍一钱　黄连一钱　连翘去心，一钱　栀子一钱　黄芩二钱　桔梗二钱　石膏六钱　滑石三钱　甘草一钱　大黄酒浸，二钱　芒硝二钱

水煎去渣，冲芒硝，入蜜三匙，黄酒半酒杯，和匀冷服。

按：温病本末身凉不渴，小便不赤，脉不洪数者，未之有也。河间以

伤寒为杂病，温病为大病，特立双解散以两解温病表里之热毒，以发明温病与伤寒异治之秘奥，其见高出千古，深得长沙不传之秘。且长沙以两感为不治之证，伤寒病两感者亦少，一部《伤寒论》仅见麻黄附子细辛汤一证。惟温病居多，以温病咸从三阴发出三阳，乃邪热亢极之证，即是两感，惜长沙温病方论散佚不传，幸存刺五十九穴一法。惟河间双解散，解郁散结，清热导滞，可以救之，必要以双解为第一方，信然。予加减数味，以治温病，较原方尤觉大验。戊寅四月，商邑贡生刘兆平，年八旬，患温病，表里大热，气喷如火，舌黄口燥，谵语发狂，脉洪长滑数，予用原方治之，大汗不止，举家惊惶，急易大复苏饮一服汗止，但本证未退，改制增损双解散方，两剂而病痊。因悟麻黄春夏不可轻用，因悟古方今病不可过执也。所以许学士有云：读仲景之书，学仲景之法，不可执仲景之方，乃为得仲景之心也。旨哉斯言！河间双解、三黄俱用麻黄，仍是牵引叔和旧说。盖温病热郁，自里达表，亦宜解散，但以辛凉为妙。

【提要】本节论述增损双解散的组成、用法及配伍意义。

【精解】增损双解散由白僵蚕、全蝉蜕、广姜黄、防风、薄荷叶、荆芥穗、当归、白芍、黄连、连翘、栀子、黄芩、桔梗、石膏、滑石、甘草、大黄、芒硝等组成，具有解表清里、败毒通下之功。温毒流注无所不至，上干则头痛，目眩，耳聋；下流则腰痛，足痛足肿；注于皮肤则斑疹疮疡；壅于肠胃则毒利脓血；伤于阳明则腮脸肿痛；结于太阴则腹满呕吐；结于少阴则喉痹咽痛；结于厥阴则舌卷囊缩。凡此，均可用本方治疗。

方中僵蚕、蝉蜕清化热毒；薄荷、防风、荆芥穗宣散风热，清利头目；姜黄辟邪靖疫，利胆解毒；当归、白芍和血敛阴；黄连、黄芩、栀子、连翘清心肝之火，并除胸膈郁热；石膏清肺胃实热；滑石、甘草和中清热利尿；桔梗开胸祛痰，为诸药之舟楫；大黄、芒硝能除胃肠之燥结，使胃气得降，大肠传导得复。诸药合用，则表里热毒随之而解。

【医案举隅】

增损双解散治疗温毒流注，无所不至，病邪上忤下流，外注皮肤，内壅肠胃，结聚阳明、太阴、少阴、厥阴等。现代临床用于治疗外感发热、毒邪壅聚肌肤等。

高热案

患者，男，25岁。1980年10月28日初诊。

[病史]患者1个月前恶寒发热，头痛，头晕，曾经多方治疗，但发热仍不能控制，故来就诊。现症：体温39.5℃，发热时先恶寒，项背强几几，微

咳，口干饮水不多，咽部轻痛，食减，便秘，溲黄，舌质红，苔黄少津，脉沉略数。

［诊断］西医诊断：发热待查；中医诊断：感冒，风寒袭表，肺卫不和。

［治法］宣疏表卫，清肺泄热。

［方药］僵蚕15克，蝉蜕15克，荆芥15克，防风12克，柴胡15克，姜黄10克，大黄7克，薄荷10克，桔梗15克，连翘15克，滑石15克，甘草10克，蜂蜜15克（药汁冲服）。

6剂药后体温降至37.5℃，诸症悉减，饮食渐增，继以上方为主，并以芦根、知母、石膏、栀子等出入为方，共服12剂而愈。

洪郁文．运用增损双解散加减治疗高热举隅［J］．辽宁中医杂志，1985（2）：27-28.

按：本案患者风寒外束，营卫失调，正邪相争，故见恶寒发热；表邪不解，化热灼肺，故咳痰色黄；口干食减，便秘，溲黄，为热郁于里。治以增损双解散加减，辛凉宣透，通达上下表里而获愈。

凉膈散

【原文】伤寒温病，火郁上焦，大热面赤，舌黄唇焦者，此方主之。此河间原方也。

连翘二钱　黄芩二钱　栀子二钱　薄荷二钱　大黄酒浸　芒硝各三钱　甘草生，一钱　竹叶三十片

水煎去渣，入蜜冷服。

【提要】本节论述凉膈散的组成及适应证。

【精解】凉膈散由连翘、黄芩、栀子、薄荷、大黄、芒硝、甘草、竹叶组成，具有泻火解毒、清上泄下之功效，治疗上中焦邪郁生热，症见面赤唇焦、胸膈烦躁、口舌生疮、谵语狂妄、或咽痛吐衄、便秘溲赤、或大便不畅、舌红苔黄，脉滑数者。

本证多由热毒火邪郁结于胸膈所致，方中连翘轻清透散，长于清热解毒；黄芩清透上焦胸膈之热；栀子清利三焦之热，通利小便，引火下行；大黄、朴硝泻下通便；薄荷清利头目、利咽；竹叶清上焦之热。全方清上与泻下并行，上焦火热、中焦燥实得以全消。

【医案举隅】

目前单味中药的成分及药理作用的研究已经取得了较多成果，但是对中医方剂的研究大多还停留在临床水平。凉膈散中部分单味药如黄芩、大黄已经有诸多研究，但是将凉膈散作为一个整体的研究依然少见。近年来，凉膈散在临

床各科应用广泛，可用于治疗外耳道炎、急性智齿冠周炎、急性呼吸窘迫综合征、急性胰腺炎、寻常痤疮、小儿癫痫及脓毒症等耳鼻喉科、口腔科、呼吸系统、消化系统、皮肤科、神经系统等不同科别和系统的疾病。

高热惊厥案

患者，男，2岁。

[病史]患儿近5天高热不退，乳食少进，咳呕痰沫，精神不宁，昨夜惊搐二次，尿黄，大便热臭，日行一次，查体温39.6℃，胸腹胀满，呼吸气粗，诊脉弦数，舌红苔薄黄，指纹青紫。血常规：白细胞总数13.4×10^9/L，中性粒细胞0.76，淋巴细胞0.24。

[诊断]西医诊断：高热惊厥；中医诊断：高热惊厥，风热外犯，痰滞胸膈。

[治法]清热导滞，平肝息风。

[方药]连翘10克，薄荷5克，山栀10克，豆豉10克，菊花6克，钩藤10克，炒枳壳6克，大黄（后入）10克。水煎，分3次服。

二诊：服药1剂，便泻2次，呈老黄色便，泻后热清搐止，腹胀大减，再予清化痰滞法。

[方药]连翘10克，焦山栀10克，瓜蒌皮10克，炒枳壳6克，焦山楂10克，灯心草1克。上方续服2剂而愈。

孙小琴，姜润林. 凉膈散加减治疗高热惊厥验案[J]. 内蒙古中医药，2011，30（23）：58.

按语：小儿"肺常不足""脾常不足"，外易感受风邪，内易积滞阻中。风热夹痰，壅于胸膈，有形之邪积滞阻于腹中，痰热为患，动风致痉。故予凉膈散宣壅导滞，痰滞除则热自降，风得祛则痉自止，此扬汤止沸之中寓釜底抽薪之法，用于上呼吸道感染高热痰滞胶结之症，屡试屡验。

加味凉膈散

【原文】温病主方。余治温病，双解、凉膈愈者不计其数，若病大头、瓜瓢等温，危在旦夕，数年来以二方救活者，屈指以算百十余人，真神方也，其共珍之。

白僵蚕酒炒，三钱　蝉蜕全，十二枚　广姜黄七分　黄连二钱　黄芩二钱　栀子二钱　连翘去心　薄荷　大黄　芒硝各三钱　甘草一钱　竹叶三十片

水煎去渣，冲芒硝，入蜜、酒冷服。若欲下之，量加硝、黄，胸中热加麦冬，心下痞加枳实，呕渴加石膏，小便赤数加滑石，满加枳实、厚朴。

连翘、荷、竹味薄而升浮，泻火于上；芩、连、栀、姜味苦而无气，

泻火于中；大黄、芒硝味厚而咸寒，泻火于下；僵蚕、蝉蜕以清化之品，涤疵疠之气，以解温毒；用甘草者，取其性缓而和中也；加蜜、酒者，取其引上而导下也。

【提要】本节论述加味凉膈散的组成、用法及配伍意义。

【精解】加味凉膈散由白僵蚕、蝉蜕、广姜黄、黄连、黄芩、栀子、连翘、薄荷、大黄、芒硝、甘草、竹叶组成，具有清化郁热、凉膈泻下之功效，治疗温热郁于胸膈，充斥表里，症见大热面赤、胸中懊恼、烦渴便燥、甚至谵妄等。

方中僵蚕、蝉蜕清化郁热，荡涤疵疠之气；连翘、薄荷性升浮，泻火于上；黄芩、黄连、栀子、姜黄性沉降，泻火于中；大黄、芒硝性咸寒，泻火于下；甘草性缓和中。诸药相合，胸膈、肺胃、肝胆郁热可除。

【医案举隅】

加味凉膈散由升降散与凉膈散合方加减而成，具有辛凉轻清、清上泄下之功效。临床可用于治疗头面感染、肺部感染、肝胆系统炎症等。

慢性中耳炎急性发作案

患者，女，19岁。

［病史］诉慢性中耳炎急性发作3天。体温39.5℃，汗出不畅，耳痛目赤，头痛甚，恶心烦躁，便秘，曾服土霉素未效，脉滑，舌质红，苔黄腻。

［诊断］西医诊断：慢性中耳炎；中医诊断：耳脓，风温挟湿，表里壅闭。

［治法］凉膈泄热，升清降浊，表里双解。

［方药］大黄9克，僵蚕9克，蝉蜕4.5克，姜黄6克，蒲公英15克，芒硝（烊化）6克，薄荷4.5克，黄芩9克，栀子6克，生甘草4.5克，连翘9克，黄连6克，竹叶6克，一剂。

药后便解，汗畅，耳痛大减，体温渐降，继服3剂，体温恢复正常，后调理而愈。

薛伯寿. 杨栗山温病十五方的临床应用［J］. 江苏中医杂志，1981（4）：21-23.

按：本案患者为慢性中耳炎急性发作，症见耳痛目赤、头痛、汗出不畅，伴烦躁、便秘，为风温夹湿，壅闭表里。治疗以加味凉膈散，轻疏表邪，清泄膈热，兼能通腑泄热，1剂而愈。

三黄石膏汤

【原文】伤寒温病，大热神昏，两目如火，身如涂朱，燥渴欲死，脉洪长滑数者，此方主之。此河间原方也。

石膏（四钱）　豆豉（二钱）　麻黄（钱半）　黄连（一钱）　黄芩（一钱）　栀子（一钱）　黄柏（一钱）

水煎冷服。

伤寒表里大热，欲攻其里则表证未解，欲发其表则里证又急，庸工不识，趑趄不能下手，待毙而已。殊不知热在三焦，闭涩经络，津液枯涸，荣卫不通，遂成此证。用解毒、石膏以清里热，麻黄、豆豉以散表热，内外之邪俱烬矣。

【提要】本节论述三黄石膏汤的组成、适应证及配伍意义。

【精解】三黄石膏汤由石膏、豆豉、麻黄、黄连、黄芩、栀子、黄柏组成，具有解表清里、发越郁火之功效，主治伤寒里热已炽，表证未解。症见壮热无汗、身体沉重拘急、鼻干口渴、烦躁不眠、神昏谵语、脉滑数者。

本方为伤寒表证未解、里热炽盛而设，方中石膏辛甘大寒，清热生津除烦；麻黄、豆豉发汗解表，使在表之邪从外而解；黄芩、黄连、黄柏、栀子苦寒，清热泻火解毒，使三焦之火从里而泻。诸药相合，表证得解，里热得清。

【医案举隅】

三黄石膏汤最早载于唐代王焘《外台秘要》引自的《深师方》，书中所载为石膏汤，《外台秘要》则称之为三黄石膏汤，具有泻火解毒、发汗解表的功效。临床多将本方用于治疗支气管扩张、汗证、小儿高热、黄疸等疾病。

盗汗案

患者，男，69岁。2016年8月21日初诊。

［病史］患者两旬前无明显诱因出现夜间盗汗，量大湿衣，入暮低热，体温37.2～38.2℃，无恶寒，纳食不馨，口干不多饮，胸前少许出汗。入住三甲西医院感染科1旬，经注射第三代头孢等治疗1周，体温降至37.2℃左右。脉滑数，舌红绛，有裂纹，苔黄腻。

［诊断］西医诊断：多汗症；中医诊断：盗汗，湿热内蕴。

［治法］清热燥湿，滋阴凉血。

［方药］炒黄芩10克，炒黄连6克，炒黄柏10克，生石膏30克，苦参15克，青蒿15克，地骨皮15克，牡丹皮、丹参各10克，知母10克，六一散10克（包），桑叶15克。14剂，水煎服，1日1剂，早晚温服。

二诊（2016年9月4日）：诉服药后，入暮发热，盗汗减不足言，去半夏、六一散、桑叶，继续增加清热凉血之药：加连翘15克，蒲公英30克，怀牛膝10克，增黄柏、知母各20克，苦参30克，地骨皮30克。

三诊（2016年9月11日）：入暮发热未作，体温正常，盗汗十去其九。随访10个月盗汗未发。

温沐秋，李七一. 李七一教授运用三黄石膏汤治疗汗证经验［J］. 四川中医，2018，36（3）：12-14.

按语：本案患者夏季出现无明显诱因夜间盗汗，汗出之余兼见身热、纳食不馨、渴不多饮、苔黄腻，为内有郁热兼外感暑湿。治用三黄石膏汤清热燥湿，解毒益气滋阴，配伍六一散清暑益气，因对证选方，按方用药，酌情加减，故收效可观。

增损三黄石膏汤

【原文】温病主方。表里三焦大热，五心烦热，两目如火，鼻干面赤，舌黄唇焦，身如涂朱，燥渴引饮，神昏谵语，服之皆愈。

石膏八钱　白僵蚕酒炒，三钱　蝉蜕十个　薄荷二钱　豆豉三钱　黄连　黄柏盐水微炒　黄芩　栀子　知母各二钱

水煎去渣，入米酒、蜜冷服。腹胀疼或燥结加大黄。

寒能制热，故用白虎汤。苦能下热，故用解毒汤。佐以荷、豉、蚕、蝉之辛散升浮者，以温病热毒至深，表里俱实，扬之则越，降之则郁，郁则邪火犹存，兼之以发扬，则炎炎之势皆烬矣。此内外分消其势，犹兵之分击者也。热郁腠理，先见表证为尤宜。

【提要】本节论述增损三黄石膏汤的组成、用法及配伍意义。

【精解】增损三黄石膏汤由石膏、白僵蚕、蝉蜕、薄荷、豆豉、黄连、黄柏、黄芩、栀子、知母组成，具有清热透邪、泻火解毒之功效，主治温邪由表入里，充斥内外，表里三焦大热。症见五心烦热，两目如火，鼻干面赤，舌黄唇焦，身如涂朱，燥渴引饮，神昏谵语等。

方中生石膏解肌，清肺胃之火；知母清热养阴，佐石膏以泻实热；黄连、黄柏、黄芩、栀子清心、肺、肝、胆之火；薄荷、豆豉芳香辛散，与上述辛寒、苦寒清热药物配伍，透热外达；僵蚕、蝉蜕清化邪热，除秽解疫。诸药相合，表里三焦大热可除。

【医案举隅】

增损三黄石膏汤由升降散、白虎汤、栀子豉汤及黄连解毒汤合方加减而成，用于治疗表里三焦大热者。临床可能用治疗高热不退，热毒炽盛于三焦者。

精神分裂症案

患者，男，29岁。1986年10月26日初诊。

［病史］平素少言，性格内向，3个月前与同事发生纠葛，加之忧思劳心，常彻夜不寐。渐发言多语繁，神情不安，举止失常，后致狂言乱语，衣着不整，蓬头垢面，喜怒无常。某院诊为妄想型精神分裂症，予氯普噻吨、氯丙嗪、地西泮后，数日又发，继予五氟利多片3天，仍不能安静。邀余就诊时已十余日不眠，大便七八天未解，小便黄赤，烦渴引饮，时值冬月而单衣呼热，俟机去河边洗澡，动则打人。查舌质红绛，苔黄燥而厚。

［诊断］西医诊断：精神分裂症；中医诊断：癫狂，郁火内发，痰火扰心。

［治法］宣散郁火，涤痰开窍，佐以凉血。

［方药］白僵蚕15克，蝉蜕12克，片姜黄3克，大黄50克，生石膏30克，芒硝20克（烊化），薄荷18克，盐黄柏15克，黄连10克，黄芩15克，生栀子10克，生地黄30克，桃仁20克，胆南星12克。水煎两次，共取500ml，分2次服，每6小时1服，每日2剂。

次日腹泻，日解六七次，先硬后溏，稀中挟滞。狂言稍止。至第4天晚上熟睡10小时后，检查能配合，言虽多而能制止。舌苔较前薄，脉弦数有力。仍予上方，改为日1剂。先后共服16剂，稍有心烦，余已如常。后予升降散、牛黄清心丸、逍遥丸调治2个月后痊愈。随访至今未复发。

李鸿琦，成荣生. 杨栗山与《寒温条辨》[J]. 山西中医，1992，8（6）：15-17.

按：本案患者为精神分裂症，属中医癫狂范畴，证属郁火内发，痰火扰心。治宜宣散郁火，泄热解毒，涤痰开窍。治以增损三黄石膏汤重剂，佐以逐瘀、涤痰、开窍之品。方中药量倍增，同时缩短服药间隔时间，获得较好疗效。

理中汤

【原文】加炮附子一钱，名附子理中汤。厥逆自利，不渴而呕，腹痛鸭溏，此太阴有真寒也，此方主之。

白术（土炒，三钱）　人参（一钱）　干姜（炮，二钱）　甘草（炙，二钱）

水煎温服。为末，炼蜜丸，名理中丸，日三夜一服，治瘥后喜唾，久不了了者，此胃有寒饮停留也。

【提要】本节论述理中汤的组成及适应证。

【精解】理中汤由白术、人参、干姜、甘草组成，具有温中健脾，散寒除湿之功效，治疗脾胃虚寒、阳虚失血。症见自利不渴，呕吐腹痛，腹满不食及吐血、便血或崩漏，倦怠少气，四肢不温者。

方中干姜温运中焦，以散寒邪为君；人参补气健脾，协助干姜以振奋脾阳为臣；佐以白术健脾燥湿，以促进脾阳健运；使以炙甘草调和诸药，而兼补脾和中，以蜜和丸，取其甘缓之气调补脾胃。诸药合用，使中焦重振，脾胃健运，升清降浊机能得以恢复，则吐泻腹痛可愈。

【医案举隅】

理中汤出自《伤寒论》，是治疗病属中焦虚寒之脾阳虚证的代表方剂。在临床中对于脾胃虚寒腹痛、泄泻、呕吐、吐血、便血等疗效明显。

慢性胃炎案

患者，女，43岁。

［病史］慢性胃病6年余，近因感受寒凉，病情加重。症见脘腹冷痛，泛吐清涎，呕吐苦水，伴有神疲乏力，舌质淡胖、边有齿痕、苔滑腻罩黄，脉虚软无力。

［诊断］西医诊断：慢性糜烂性胃炎；中医诊断：胃脘痛，脾胃阳虚、夹有湿热。

［治法］健脾助运，清化湿热。

［方药］潞党参15克，炒白术12克，云茯苓20克，淡干姜5克，黄连3克，蒲公英20克，新会陈皮5克，制半夏10克，炙甘草5克。每日1剂，水煎，温服。

服药7天，疼痛减轻，但仍有呕苦。加入半边莲10克，继续服药7天，疼痛、呕苦等均消失，饮食正常。

吕新华，王兴华，Teh SiewHoon，等. 王兴华教授理中汤治疗消化系统疾病验案［J］. 中国中医药现代远程教育，2020，18（16）：48-50.

按语： 本案患者慢性糜烂性胃炎证属脾胃阳虚，兼有湿热，故治用理中汤健脾温胃、扶阳助运的同时，需少佐清化湿热之品，如黄连、蒲公英、半边莲等，两相兼顾。全方温补并行，以温热为主，使阴寒消散，阳气复振，脾胃得补，健运有权，对多种慢性虚弱性消化系统疾病有显著疗效。

四逆汤

【原文】 大汗出，热不去，内拘急，四肢疼，又下利，厥逆而恶寒者，此方主之。

附子生　干姜生　甘草炙，各二钱

水煎温服。一云冷服。经日：治寒以热，凉而行之。否则戴阳者，反增上燥，耳目口鼻出血者有之矣。谨小慎微，医岂易言哉！加人参即四味回阳饮。

此方通治三阴脉沉恶寒，手足厥逆之证。故用附子之生者，上行头项，外彻肌表，以温经散寒；干姜亦用生者，以内温脏腑；甘草独用炙者，以外温荣卫，内补中焦也。

《琐言》曰：仲景云，病发热头痛，脉反沉，若不瘥，身体疼痛者，当救其里，宜四逆汤。此证出太阳篇。又云：少阴病始得之，反发热脉沉者，麻黄附子细辛汤。此证出少阴篇。窃详太阳病发热头痛，法当脉浮，今反沉，少阴病脉沉，法当无热，今反发热，仲景于此两证，各言反者，谓反常也。盖太阳病脉似少阴，少阴脉病似太阳，所以各谓之反，而治之当异也。深究其旨，均是脉沉发热，以其有头痛，故为太阳病。阳证当发热脉浮，今脉反沉，以里虚久寒，正气衰微所致。又身体疼痛，故宜救里，使正气内强，逼邪外出，而干姜、生附亦能出汗而解。假使里不虚寒，则当见脉浮，而正属太阳麻黄汤证也。均是脉沉发热，以其无头痛，故为少阴病。阴证当脉沉无发热，今反发热，以寒邪在表。但皮肤腠理郁闭为热，知在里无热，故用麻黄、细辛以发肌表之热，附子以温少阴之经。假使身寒无热，则当见厥逆吐利等证，而正属少阴四逆汤证也。由是观之，正气衰微脉沉之反为重，表邪浮浅发热之反为轻，此四逆汤为剂，不为不重于麻黄附子细辛汤也。又可见熟附配麻黄，发中有补；生附配干姜，补中有发。此实治法之神奇，处方之精奥，学者其致思焉。

【提要】本节论述四逆汤的组成、用法及配伍意义。

【精解】四逆汤由附子、甘草、干姜组成，具有温中祛寒、回阳救逆之功效，治疗少阴病、心肾阳衰寒厥，症见阳虚欲脱、冷汗自出、四肢厥逆、下利清谷、脉微欲绝者。

方中附子大辛大热，温壮心肾之阳，回阳破阴以救逆；干姜与附子相须为用，既以增温里回阳之力，又温中散寒，助阳通脉；炙甘草补脾阳，益肾阳，后天与先天互助，且调和药性以防姜附燥烈伤阴。三药合用，药少力专而效捷，共奏温中散寒、回阳救逆之功。

病发热头痛，属太阳表证，脉象应浮，而今反沉，故知沉脉主里。从仲景提出"当救其里，宜四逆汤"，可知脉沉细无力，属少阳阳虚。表里同病，太阳与少阴两感，应以里虚证为急重，虽见身体疼痛，表证不解，亦不可发汗解表，应先救里虚，宜用四逆汤温阳祛寒。阳虚之体，应不发热，今反发热，是外受风寒，邪正相争所致；表证脉当浮，今脉反沉微，兼见神疲欲寐，是知阳气已虚。此阳虚外感，表里俱寒之证，若纯以辛温发散，则因阳虚而无力作汗，或虽得汗必致阳随液脱，当以麻黄附子细辛汤助阳解表。

【医案举隅】

现代研究表明，四逆汤在抗心肌缺血、改善缺血后脑损伤、降低血压、抗动脉粥样硬化、免疫调节及抗休克等方面具有一定作用，临床可用于治疗高脂血症、糖尿病、心悸、慢性腹泻、慢性阻塞性肺疾病等。

一、心悸案

患者，男，32岁。2017年3月25日初诊。

［病史］诉心动过速，呼吸困难2年。症见：曾服氟哌噻吨美利曲辛片半个月，食多或食用硬东西后发作。颜面苍白，不欲饮水，大便晨起1次，便质稀溏，疲乏，手麻，体重48千克，形体羸瘦，纳可，食后胃脘不适，舌淡暗，苔白少腻，脉沉细弱。

［诊断］西医诊断：心律失常；中医诊断：心悸，心脾阳虚。

［治法］温中祛寒。

［方药］炮附片6克，干姜4克，炙甘草4克。水冲服，10剂，每日1剂。

二诊（2017年4月4日）：自诉服药期间心悸症状发作较少，周身不太怕冷，且大便慢慢成形，胃口较前好转，手麻木感减轻，故仍处以上方。后期使用附子汤调理，患者症状改善明显。

赵鑫，崔鹏飞，禹江琳，等．门九章教授功能五态学术思想活用四逆汤验案4例［J］．光明中医，2021，36（24）：4241-4243.

按语： 本案患者心悸多在食后或食硬东西后发作，且患者形体羸瘦，脾胃功能较差，有阳虚之症，故处以四逆汤温中祛寒，以求慢慢恢复患者阳气、胃气。方中无养心安神驱逐水饮之品，但直切病机，故疗效显著。

二、慢性腹泻案

患者，男，41岁。2017年1月25日初诊。

［病史］诉腹泻1年。症见：腹泻3~4次/天，水样便，多梦，睡眠一般，食凉后腹胀，口干不欲饮，口苦，怕冷，冷过肘膝，夜尿1次，偶腹痛。

［诊断］西医诊断：肠易激综合征；中医诊断：泄泻，脾阳亏虚。

［治法］振奋元阳，鼓舞肾阳，温煦脾阳。

［方药］炮附片9克，干姜6克，炙甘草6克。水冲服，10剂，日1剂。并嘱患者忌食寒凉。

二诊（2017年1月4日）：自诉：服药后自觉胃部、四肢暖适，大便渐渐成形且次数明显不像以前频繁，怕冷改善。故仍处以原方10剂，2天1剂。之后以理中汤进服，如此调理月余，患者大便恢复正常停药。

赵鑫，崔鹏飞，禹江琳，等．门九章教授功能五态学术思想活用四逆汤验案4例［J］. 光明中医，2021，36（24）：4241–4243.

按语：本案患者恶寒、肢冷、怕冷等诸寒症都提示患者本身脾阳不振。胃不和则卧不安，故患者睡眠一般，且多梦；气化失司，则津不上承而见口干口苦却不欲饮。治用四逆汤振奋元阳、鼓舞肾阳、温煦脾阳，方药对证，效如桴鼓。

神解散

【原文】温病初觉，憎寒体重，壮热头痛，四肢无力，遍身酸痛，口苦咽干，胸腹满闷者，此方主之。

白僵蚕酒炒，一钱 蝉蜕五个 神曲三钱 金银花二钱 生地二钱 木通 车前子炒，研 黄芩酒炒 黄连 黄柏盐水炒 桔梗各一钱

水煎去渣，入冷黄酒半小杯，蜜三匙，和匀冷服。

此方之妙，不可殚[1]述。温病初觉，但服此药，俱有奇验。外无表药而汗液流通，里无攻药而热毒自解，有斑疹者即现，而内邪悉除，此其所以为神解也。

【注释】

［1］殚：尽。

【提要】本节论述神解散的组成、用法及适应证。

【精解】神解散由白僵蚕、蝉蜕、神曲、金银花、生地黄、木通、车前子、黄芩、黄连、黄柏、桔梗组成，能够清热解毒、透散郁热。主治温病初起邪热内郁外达肌表，症见憎寒体重、壮热头痛、四肢无力、遍身酸痛、口苦咽干、胸腹满闷者。

方中僵蚕、蝉蜕透表清热，黄芩、黄连、黄柏清热解毒，桔梗载药上行使药达病所，木通、车前子导邪下行。方中虽无解表发汗之药，但可使达表郁热清除，营卫和调而汗出热退。虽无攻里通下之味，但能导邪下行，热毒自解。若郁热内迫营血而斑发不透者，用之斑疹即现而热毒自清，故名神解散。

【医案举隅】

小儿上呼吸道感染案

患者，男，11岁。1979年7月2日初诊。

［病史］发热2天，体温39℃~39.6℃，鼻塞，流清涕，口渴，喜冷饮，头痛，咽痛，小便短赤，大便3天未解。刻诊：患儿发热面容，咽部充血，舌质红，黄苔满布，脉浮数。

［诊断］西医诊断：上呼吸道感染；中医诊断：发热，表里俱热。

［治法］疏散表邪，清泄里热。

［方药］神解散1剂（7~12岁病儿剂量），每3小时服药1次。

服药 4 次后大便得排，小便转清，体温 37.9℃。再服 1 剂后，症状消除，体温正常。

孙会文. 神解散治疗小儿上呼吸道感染［J］. 四川中医，1986（1）：13.

按语： 本案患者上呼吸道感染发热不退，症见发热面容、咽充血、舌红苔黄厚、脉浮数，证属表里俱热，治疗予神解散，方用僵蚕、蝉蜕祛在表风热；黄连、黄芩、黄柏苦寒清热泻火，清泄里热；金银花清热解毒；桔梗宣透上焦，载药上浮；神曲解表化滞和中；木通、车前子淡渗下焦；生地黄养阴生津。诸药合用，外疏表邪，内清里热，去邪不伤正，故能收效。

清化汤

【原文】 温病壮热，憎寒体重，舌燥口干，上气喘吸，咽喉不利，头面猝肿，目不能开者，此方主之。

白僵蚕酒炒，三钱　蝉蜕十个　金银花二钱　泽兰叶二钱　广皮八分　黄芩二钱　黄连　炒山栀　连翘去心　龙胆草酒炒　元参　桔梗各一钱　白附子炮　甘草各五分

大便实加酒大黄四钱，咽痛加牛蒡子炒，研，一钱，头面不肿去白附子。水煎去渣，入蜜、酒冷服。

其方名清化者，以清邪中于上焦，而能化之以散其毒也。芩、连、栀、翘清心肺之火，元参、橘、甘清气分之火，胆草清肝胆之火，而且沉阴下行，以泻下焦之湿热，僵蚕、蝉蜕散肿消毒，定喘出音，能使清阳上升，银花清热解毒，泽兰行气消毒，白附散头面风毒，桔梗清咽利膈，为药之舟楫，蜜润脏腑，酒性大热而散，能引诸凉药至热处，以行内外上下，亦火就燥之意也。其中君明臣良，而佐使同心，引导协力，自使诸证息平矣。

【提要】 本节论述清化汤的组成、用法及配伍意义。

【精解】 清化汤由白僵蚕、蝉蜕、金银花、泽兰叶、广皮、黄芩、黄连、炒山栀、连翘、龙胆草、元参、桔梗、白附子、甘草组成，具有疏通表里、清化热毒之功效，适用于温病初起邪入肺胃，症见壮热憎寒、身体沉重、舌燥口干、气喘、咽喉不利、头面猝肿、目不能开者。

方中黄芩、黄连、栀子、连翘清肺胃胸膈之火，疏利肝胆；玄参、陈皮、甘草清浮游火，并能和中化痰；龙胆草清肝胆之火，沉降下行，以泻下焦湿热；僵蚕、蝉蜕清化邪热、利咽出音，能使清阳上升；银花清热解毒；泽兰行气散瘀消肿；白附子散头面风邪；桔梗清咽利膈，运载诸药，通行内外，使全身协调，诸症得平。

大清凉散

【原文】温病表里三焦大热，胸满胁痛，耳聋目赤，口鼻出血，唇干舌燥，口苦自汗，咽喉肿痛，谵语狂乱者，此方主之。

白僵蚕酒炒，三钱　蝉蜕全，十二个　全蝎去毒，三个　当归　生地酒洗　金银花　泽兰各二钱　泽泻　木通　车前子炒研　黄连姜汁炒　黄芩　栀子炒黑　五味子　麦冬去心　龙胆草酒炒　丹皮　知母各一钱　甘草生，五钱

水煎去渣，入蜜三匙，冷米酒半小杯，童便半小杯，和匀冷服。

此方通泻三焦之热，其用童便者，恐不得病者小便也。《素问》曰"轮回酒"，《纲目》曰"还元汤"，非自己小便，何以谓之轮回？何以谓之还元乎？夫以己之热病，用己之小便，入口下咽，直达病所，引火从小水而降甚速也。此古人从治之大法。惜愚夫愚妇未曾晓也，甚且嘲而笑之，眼见呕血人接自己小便饮一二碗立止，非其明效大验乎？

【提要】本节论述大清凉散组成、用法及适应证。

【精解】大清凉散由白僵蚕、蝉蜕、全蝎、当归、生地黄、金银花、泽兰、泽泻、木通、车前子、黄连、黄芩、栀子、五味子、麦冬、龙胆草、丹皮、知母、甘草等组成，具有清热凉血、化毒渗湿之功效。主治温病表里三焦大热，邪犯肺胃、肝胆四经，症见胸满胁痛、耳聋目赤、口鼻出血、唇干舌燥、口苦自汗、咽喉肿痛、谵语狂乱等。

方中僵蚕、蝉蜕清化邪热，清咽消毒；全蝎祛风镇痉，解毒散结；当归、生地黄和血凉血；金银花清热解毒，通达表里；泽兰行气散瘀，和血通利；泽泻、木通、车前子通达水道，疏利三焦；黄连、黄芩、栀子清心、肺、肝胆之火，兼能止血；五味子敛肺气止汗除烦；麦冬清心除烦泄热；龙胆草泻肝火，除下焦湿热；丹皮滋阴凉血，退过亢之阳；知母清热滋阴；甘草和中去火；童便咸凉，能通利三焦，降热祛瘀，降泻肾邪，故用以为引。诸药共济，同奏清热解毒、通调三焦之效。

小清凉散

【原文】温病壮热烦躁，头沉面赤，咽喉不利，或唇口颊腮肿者，此方主之。

白僵蚕炒，三钱　蝉蜕十个　银花　泽兰　当归　生地各二钱　石膏五钱　黄连　黄芩　栀子酒炒　牡丹皮　紫草各一钱

水煎去渣，入蜜、酒、童便冷服。

黄连清心火，亦清脾火；黄芩清肺火，亦清肝火；石膏清胃火，亦清肺火；栀子清三焦之火；紫草通窍和血，解毒消胀；银花清热解毒；泽兰

行气消毒；当归和血；生地、丹皮凉血以养阴而退阳也；僵蚕、蝉蜕为清化之品，散肿消郁，清音定喘，使清升浊降，则热解而证自平矣。

【提要】本节论述小清凉散组成、用法及配伍意义。

【精解】小清凉散由白僵蚕、蝉蜕、金银花、泽兰、当归、生地黄、石膏、黄连、黄芩、栀子、牡丹皮、紫草组成，具有清热解毒、养阴凉血之功效，主治温病侵入肺胃，引动肝胆之火，症见壮热烦躁、头沉面赤、咽喉不利、唇口颊腮肿等。

方中僵蚕、蝉蜕清化邪热，清利咽喉；银花清热解毒；泽兰行郁消肿；当归养血和血；生地黄、丹皮养阴凉血；紫草活血通窍，解毒消胀；石膏、黄连清肺胃之热；黄芩、栀子清肝胆之火。诸药配合，清升浊降，热毒消散，各症自平。

小柴胡汤

【原文】少阳病五六日，邪传半里之时。往来寒热，风寒之邪出入于表里之间。胸胁苦满，下膈循胁，伏饮搏聚。默默不欲饮食，咽干故默，木乘土故不思食。心烦喜呕，伏饮作闷，上逆作呕。或胸中烦而不呕，烦乃热闷也，不呕无伏饮之甚也。或渴，津液不足。或腹中痛，血滞阴结。或胁下痞硬，邪热与伏饮相搏于胁下。或心下悸，水停心下，凌心作悸。小便不利，水不下行。或不渴，里未结实。身有微热，表未全罢。或咳者，伏饮射肺。此方主之。和解半表半里之邪。加芒硝名柴胡加芒硝汤。

柴胡四钱　黄芩二钱　半夏二钱　人参一钱　甘草炙，一钱　生姜二钱　大枣二枚

水煎温服。若胸中烦而不呕，去半夏、人参，加栝楼实一枚，润下泄满；若渴者，去半夏倍人参，生津润燥，加天花粉二钱，彻热滋干；若腹中痛，去黄芩加芍药二钱，收阴缓中；若胁下痞硬，去大枣加牡蛎粉二钱，软坚；若心下悸，小便不利，去黄芩加白茯苓二钱，上行肺气，下通膀胱；若不渴，外有微热，去人参固表，加桂枝一钱，发散覆取微汗自愈矣；若咳者，去人参、枣、姜，加五味子敛肺，干姜各一钱，发肺寒湿以逐饮。

邪在表则恶寒，邪在里则发热，邪在半表半里则恶寒且热，故令寒热往来。少阳之脉起目锐眦，故令目眩。胆者，中精之官，五脏取决于胆，咽为之使，故令口苦咽干。脉行两胁，故令胁痛。胆者肝之腑，在五行属木，有垂枝之象，故令脉弦。柴胡辛温，辛者金之味，故用之以平木，温者春之气，故就之以入少阳。一云：专主往来寒热，谓其能升提风木之气也。黄芩质枯味苦，枯则能浮，苦则能降，君以柴胡则入少阳矣。一云：味苦不沉，黄中带青，有去风热之专功，谓其能散风木之邪也。然邪之伤

人常乘其虚，用参、草欲实其中气，使邪不得复传入里耳。一云：少阳气血薄，全赖土膏滋润，则木气始得发荣，即经所谓胃和则愈之说。是以中气不虚之人，虽有小柴胡证，而人参在可去也。邪初入里，以风寒外邪挟有形之痰涎，结聚于少阳之本位，所以里气逆而烦呕，故用半夏之辛以除呕逆。邪在半表，则荣卫争，故用姜、枣之辛甘以和荣卫，亦所以佐参、草以补中气，使半表之邪仍从肌表而散也。独怪后世用小柴胡汤者，一概除去人参，岂仲景立方之本意哉！又少阳经当冲要之路，关系最重，小柴胡非套药也。今人不论何病，但见发热恶寒，便以小柴胡汤和解之，殊觉可笑。

本方加栝楼实四钱，黄连二钱，名柴胡陷胸汤。本方加枳壳三钱，桔梗三钱，名柴胡枳桔汤。

【提要】本节论述小柴胡汤的组成、用法及配伍意义。

【精解】小柴胡汤由柴胡、黄芩、生姜、半夏、人参、甘草、大枣组成，具有和解少阳之功效，主治伤寒少阳证。症见往来寒热、胸胁苦满、默默不欲饮食、心烦喜呕、口苦、咽干、目眩、舌苔薄白、脉弦者；热入血室证，症见妇人伤寒经水适断，寒热发作有时；黄疸、疟疾以及内伤杂病而见少阳证者。

杨氏指出邪在表则恶寒，邪在里则发热，邪在半表半里则寒热往来。少阳经脉循胸布胁，位于太阳、阳明表里之间。伤寒邪犯少阳，邪正相争，正胜欲拒邪出于表，邪胜欲入里并于阴，故往来寒热；足少阳之脉，起于目锐眦，其支者，下胸中，贯膈，络肝，属胆，循胁里；邪在少阳，经气不利，郁而化热，胆火上炎，而致胸胁苦满、心烦、口苦、咽干、目眩；胆热犯胃，胃失和降，气逆于上，故默默不欲饮食而喜呕；邪入里者，则当吐下。今邪既不在表，又不在里，而在表里之间，则非汗、吐、下所宜，故惟宜和解之法，治用小柴胡汤。杨氏认为后世医家用小柴胡汤治疗疾病时，一概除去人参，与仲景本意不相符，且囿于"但见一证便是，不必悉具"的桎梏中，但见发热恶寒，便以小柴胡汤和解之，脱离了中医辨证论治的本质，是不可取的。

【医案举隅】

现代研究表明，小柴胡汤具有改善肝损伤、抗肝纤维化、免疫调节、抗肿瘤、退热、增强免疫功能、调节中枢神经系统等功效。临床多用于治疗慢性乙型肝炎、肝硬化、非酒精性脂肪性肝病、原发性肝癌等肝脏疾病，涉及消化系统、泌尿系统、内分泌系统以及神经系统疾病。

胃心综合征案

患者，男，34岁。2020年12月23日初诊。

［病史］诉反复心悸、心慌3年余。患者3年前饮冰可乐后出现心悸、心慌，咽不适。胃镜检查结果示：慢性浅表性胃炎。喉镜检查未见异常。心电图：窦性心律。每于进食辛辣刺激或较热饮食后即发作，予质子泵抑制剂反复治疗后无缓解。寐可，纳一般，二便尚调，舌淡红苔白腻，脉弦。

［诊断］西医诊断：胃心综合征；中医诊断：心悸，痰热交阻、心脾不和。

［治法］散热除烦，宁心安神。

［方药］柴胡、黄芩各10克，半夏15克，北沙参20克，炙甘草10克，大枣5枚，栀子、淡豆豉、苏梗各10克，淮小麦30克，7剂，常规煎服每日2次口服。

二诊（2020年12月30日）：心悸、心慌较前稍减轻，纳便尚调，舌红苔白，脉弦。上方去苏梗，加煅龙骨30克（先煎），7剂。

三诊（2021年1月7日）：诉心悸、心慌好转，偶有嗳气，二便可，舌红苔薄白，脉弦，上方加佛手15克，7剂。后以上方加减调治2个月，症状悉平。

魏冬梅，王培劼，王邦才等. 王邦才教授辨治小柴胡汤证验案四则［J］. 中国乡村医药，2022，29（14）：23-24.

按语：本案患者年过三旬，工作繁忙，饥饱无度，长期进食外卖，痰热内生，脾阳虚衰，子盗母气，日久导致心阳不足，故心悸、心慌。治用小柴胡汤加减栀子豉汤扶正祛邪，散热除烦，和解定悸。二诊去苏梗，加煅龙骨以加强安神之效。痰热消，则心胃和，诸症俱平。

六一顺气汤

【原文】少阴、厥阴病，口燥咽干，怕热消渴，谵语神昏，大便燥实，胸腹满硬，或热结旁流，绕脐疼痛，厥逆脉沉伏者，此方主之。

大黄酒浸，四钱　芒硝二钱五分　厚朴钱半　枳实一钱　柴胡三钱　黄芩　白芍　甘草生，各一钱

水煎去渣，入铁锈水三匙，冷服。

【提要】本节论述六一顺气汤的组成及适应证。

【精解】六一顺气汤由大黄、芒硝、厚朴、枳实、柴胡、黄芩、白芍、甘草组成，具有清热通腑之功效。主治伤寒热邪传里，症见大便结实、口燥咽干、怕热谵语、揭衣狂妄、扬手掷足、斑黄阳厥、潮热自汗、胸腹硬满、绕脐痛者。

本方实为大承气汤之变方，大黄、芒硝、枳实、厚朴即为大承气汤的组

成，方中大黄泄热通便，荡涤肠胃；芒硝助大黄泄热通便，并能软坚润燥；二药相须为用，峻下热结之力甚强；积滞内阻，则腑气不通，故以厚朴、枳实行气散结，消痞除满，并助硝、黄推荡积滞以加速热结之排泄；柴胡解表退热，黄芩泻火解毒，二者形成和解少阳的基本结构；白芍、甘草酸甘化阴，益气补中，缓急止痛。诸药相合，透散郁热，清热解毒，则腑气得通。

加味六一顺气汤

【原文】温病主方，治同前证。

白僵蚕_{酒炒，三钱} 蝉蜕十个 大黄_{酒浸，四钱} 芒硝_{二钱五分} 柴胡_{三钱} 黄连 黄芩 白芍 甘草_{生，各一钱} 厚朴_{一钱五分} 枳实_{一钱}

水煎去渣，冲芒硝，入蜜、酒和匀冷服。

【提要】本节论述加味六一顺气汤的组成、用法及适应证。

【精解】加味六一顺气汤由白僵蚕、蝉蜕、大黄、芒硝、柴胡、黄连、黄芩、白芍、甘草、厚朴、枳实组成，具有清化透邪、救阴泄热之功效。主治温邪侵入少阴、厥阴，症见口燥咽干、壮热消渴、谵语神昏、大便燥实、胸腹满硬或热结旁流、绕脐疼痛、厥逆脉沉伏者。

方中僵蚕、蝉蜕清热疏风，清利咽喉；大黄、芒硝泻实热，除胃肠积滞；黄芩、黄连清心肺之火，以利胸膈；柴胡宣阳解郁；白芍养血敛阴；厚朴、枳实除痞散满；甘草泻火和中。诸药相合，既除少阴之厥逆，又解厥阴之热渴，升清降浊，排除痞满，则症退神清。

理阴煎

【原文】此理中汤之变方也。凡天一无根，真阴不足，或素多劳倦之辈，因而忽感寒邪，不能解散，或发热头痛身痛，或面赤唇焦，或虽渴而不喜饮冷，或背心肢体畏寒，但脉见无力者，悉是假热之证，凉药不可入口，宜速用此煎，照后加减，以温补阴分，托散表邪，连进数服，使阴气渐充，则汗从阴达，而寒邪不攻自散，此最切于时用者也，神效不可尽述。

熟地_{五、七钱或一两} 当归_{或三、五、七钱} 干姜_{炒，一钱，或二、三钱} 甘草_{炙，一、二钱}

水煎热服。加附子_{炮，一二钱}，名附子理阴煎，治命门火衰，阴中无阳。

张景岳曰：若风寒外感，邪未深入，但发热身痛，脉数不洪，或凡内无火证，素禀不足者，但用此煎，加柴胡_{二三钱}，连进二三服，无不获效。若寒凝阴盛，而邪有难解，必加麻黄_{二钱}，放心用之。或不用柴胡亦可。此寒邪初感，温散第一要方，惟仲景知此义。但仲景之温散，首用麻黄、桂枝，予之温散，即以理阴、温中为增减，此虽一从阳分，一从阴分，其迹若异，然一逐于外，一托于内，而用温散则一也，学者当因其所宜，酌而用之。又若阴胜之时，寒邪深入，脉沉细，发热恶寒，或背恶寒，乃太阳少阴证也，加细辛一二钱，甚则再加附子一二钱，真神剂也。或并加柴胡以助之，或并加麻黄以发之。若有阴虚火旺内热，不宜用温，而气血俱虚，邪不能散者，宜去干姜，以三味酌加前药与之。或止加人参一味亦可。按：此正伤寒妙论也，去温病万里，学者宜详辨焉。

【提要】本节论述理阴煎的组成、用法及配伍意义。

【精解】理阴煎由熟地、当归、干姜、甘草组成，具有滋补脾阴、温运胃阳之功效，治疗脾肾中虚、真阴虚弱，症见胀满呕哕、痰饮恶心、吐泻腹痛、妇人经迟血滞者。

方中熟地大补血衰，滋培肾水；当归养营补血，补气生津；干姜温中散寒，回阳通脉；甘草缓急止痛，调和诸药。全方用药偏于甘温，且以填补真阴精血为主，重在调养阴分。"热方之制为除寒也"，张氏以补阴药为主的基础方治疗阳虚之证，主要应用于脾肾虚寒病证，有其理论依据。

【医案举隅】

理阴煎出自张景岳《景岳全书》，主要功效为温中祛寒、益阴养血，临床常用于治疗不育症、痛经、慢性荨麻疹、无名低热等疾病。

不育案

患者，男，32岁。

［病史］诉不育5年。5年前查出精子畸形率达98%，于北京某些医院进行诊治，1年前行体外受精和胚胎移植术3次，均未成活。刻下症见：后背畏寒，小便频，双眼发黑，余无他症，查舌白，苔薄白，脉沉而有力。

［诊断］西医诊断：男性不育症；中医诊断：精癃，气血运行受阻。

［治法］温中祛寒，益阴养血。

［方药］熟地黄20克，当归10克，炙甘草10克，干姜3克，肉桂3克，柴胡15克，紫石英30克。14剂。上方每日1剂，水煎，日2次服用。

半个月后复查精液常规示：精子畸形率20%，存活率70%。畏寒、尿频皆好转，余无明显不适。继服上方14剂后亲来告知，其妻成功怀孕，后顺利产子。

汪震，王筠，黄晓华，等. 理阴煎临证心得体会［J］. 中国中医药图书情报杂志，2016，40（4）：59-60，65.

按语：本案患者先天禀赋不足，复感寒邪，气血运行受阻，精血运行障碍，造成不育。本虚标实为其基本病机，治疗需养精血与祛寒并用，与理阴煎法理甚合。

补阴益气煎

【原文】此补中益气汤之变方也。凡属真阴不足，而寒邪外侵者，用此升散之，并治劳倦伤阴，精不化气，或阴虚内乏，以致外感不解，寒热疟疾，阴虚便结不通等证。

熟地三、五、八钱　当归二、三、五钱　山药酒炒，二钱　陈皮　人参　甘草炙，各一钱　柴胡一钱　升麻五分，火上浮者不用　生姜二钱

水煎温服。

【提要】本节论述补阴益气煎的组成及适应证。

【精解】补阴益气煎由熟地、当归、山药、陈皮、人参、甘草、柴胡、升麻、生姜组成，具有补中益气、填补真阴之功效，治疗真阴不足，症见劳倦伤阴、精不化气或阴虚内乏以致外感不解、寒热疟疾、阴虚便结不通者。

方中熟地黄、当归滋阴生津，补血活血；人参大补元气，补脾益肺；山药健中补虚；陈皮理气健脾；阿胶补阴益血；柴胡、升麻透热泄表，升举阳气；炙甘草缓中以益胃气。气阴内充，则虚阳得归其部而营卫调和。

大温中饮

【原文】此可与理阴煎相参互用也。凡患伤寒阳虚不足，及劳倦感冒，或兼呕恶泄泻等证，身虽炽热，时犹畏寒，但六脉无力，邪气不能外达者，此元阳太虚，正不胜邪之候，若非峻补托散，则寒邪日深，必致不救，温中自可散寒，即此方也。

熟地黄三、五、八钱　当归二、三、五钱　白术土炒，二、三、五钱　肉桂去粗皮，一钱　干姜一、二钱，煨生姜亦可　甘草炙，一、二钱　柴胡三、五钱　虚加人参一、二钱

水煎热服，覆取微汗。无汗加麻黄，有汗去肉桂加桂枝、白芍，气虚加黄芪，寒甚阳虚加炮附子，阳虚气陷加升麻，头痛加川芎、白芷，泄泻去当归加山药、莲子，或并加防风、细辛。

景岳曰：古来伤寒之治，惟仲景知温散，如麻黄汤、桂枝汤是也。亦知补气而散，如小柴胡汤、黄芪建中汤是也。至若阳根于阴，汗化于液，从补血而散，而云腾致雨之妙，仲景亦未言及。予制理阴、补阴、温中三方，乃邪从荣解第一义也。其功难悉，所当深察。

按：景岳首开补血散寒，邪从荣解之论，得仲景不传之秘，治伤寒无剩义矣。真令人衣冠焚香，望拜茅山不置也。但伤寒不过感冬月烈风严寒之常气。而温病得天地疵疠旱潦之杂气。世之凶恶大病，死生在反掌间

者，非伤寒乃温病也。若于温病出一超越前人之意见，以启后人之聋聩，岂不尽美又尽善乎？而乃仍覆前辙，曰"温病即伤寒"云云，羽翼叔和，一样糊涂。噫！若非王安道、刘完素二公，于治法辨别明白，不几蒙昧终古耶。

【提要】本节论述大温中饮的组成、用法及配伍意义。

【精解】大温中饮由熟地黄、当归、白术、肉桂、干姜、人参、炙甘草、柴胡组成，具有温中补虚、解表祛邪之功效。主治伤寒阳虚及一切四时劳倦寒疫阴暑之气。症见身虽炽热，时犹畏寒，或喜热汤，或兼呕恶泄泻，但六脉无力，肩脊怯寒，邪气不能外达者。

方中熟地黄滋阴补血；当归补血活血；白术、人参、甘草三合用补气健脾，通过补后天以荣养先天，使肾精充盈；柴胡升发人体清阳，有助于调畅气机；肉桂、干姜补火助阳，活血通经。无汗者，加麻黄宣通肺气，助阳气发越于表；有汗者，去肉桂加桂枝、白芍；气虚加黄芪；寒甚阳虚加炮附子；阳虚气陷加升麻；头痛加川芎、白芷；泄泻去当归加山药、莲子，或并加防风、细辛。

【医案举隅】

大温中饮出自《景岳全书》，具有温中助阳、益气和营、散寒透邪之功效，为治疗正气不足复感风寒之病症所设。

多囊卵巢综合征案

患者，女，20岁。2015年10月16日初诊。

［病史］诉月经周期紊乱2年余，停经3个多月。现病史：患者15岁初潮，初潮时月经周期尚规则，28~30天一行，近2年月经周期紊乱，35天至4个月一行，5~7天经净，经量偏少，色黯，偶有血块，无痛经。末次月经2015年7月2日左右，量少，色黯，伴血块，经行腰酸明显，5天净。患者身高155cm，体重73千克，上臂及小腿毛发偏多，额头及双侧脸颊见痤疮，纳尚可，寐尚安，夜尿频，大便欠调，2~3日一行，偏干，舌淡，苔白略厚，脉细，右寸脉偏弦。彩超示：宫体大小4.75cm×3.85cm×4.60cm，双层内膜厚0.6cm，双侧卵巢多囊倾向，右侧最大切面卵泡数大于10个，左侧最大切面卵泡数约10个，双侧附件区未见异常包块。性激素：FSH：3.86mIU/ml，LH：6.20mIU/ml，T：1.05ng/ml，PRL：21.38ng/ml，E2：28.0pg/ml，P：0.94ng/ml，甲状腺功能：未见异常。空腹胰岛素：14.78μIU/ml，空腹血糖：4.99mmol/L。

［诊断］西医诊断：多囊卵巢综合征；中医诊断：闭经，肾精亏虚。

［治法］补肾理肺调经。

［方药］熟地黄、山药、菟丝子各20克，白术、党参各15克，柴胡、枇杷叶、杏仁、生姜各10克，炙甘草、麻黄各5克，肉桂3克。同时嘱患者记录基础体温，并加强运动控制体重。

14剂后患者月经来潮，量偏少，体温单相。在此方基础上随症加减继续调理。2个月后面部痤疮明显减少，体重下降至65千克。继续予以此方加减调理。2016年1月11日月经如期转，基础体温见双相体温，经量较前增多。2016年1月12日复查性激素：FSH：3.45mIU/ml，LH：2.88mIU/ml，T：0.7ng/ml，PRL：20.45ng/ml，E2：68.0pg/ml，P：0.59ng/ml，空腹胰岛素：6.00μIU/ml，空腹血糖：4.84mmol/L。再调理2个月，患者月经周期基本规则30~40天一行，基础体温见双相。

钱旭武，蒋婴. 基于补肾理肺思想运用大温中饮治疗多囊卵巢综合征的临证体会［J］. 中医药学报，2021，49（4）：61-65.

按语： 本案患者肾精不足，精不化血，故见月经量少；肾气亏虚，故见夜尿频数；肺气失司，故见月经后期；肺失宣降，津液输布不利，日久影响脾之运化。治用大温中饮加减，以奏补肾理肺调经之功。

补中益气汤

【原文】黄芪蜜炙　人参　白术土炒，各一钱半　当归　陈皮　炙甘草各一钱升麻五分　柴胡七分　生姜二钱　大枣二个

水煎温服。

【提要】本节论述补中益气汤的组成。

【精解】补中益气汤由黄芪、人参、白术、当归、陈皮、炙甘草、升麻、柴胡、生姜、大枣组成，具有补中益气、升阳举陷之功效。治疗脾虚气陷，症见饮食减少、体倦肢软、少气懒言、面色萎黄、大便稀溏、舌淡、脉虚，以及脱肛、子宫脱垂、久泻久痢、崩漏等。

【医案举隅】

现代研究表明，补中益气汤具有提高机体免疫、促进代谢、抗突变、抗肿瘤、抗缺氧、保肝等药理作用，可影响胃肠功能、心功能、肌张力，并且具有双向调节作用，临床广泛用于呼吸系统、消化系统、泌尿系统、妇科等疾病的治疗，疗效确切。

乳糜尿案

患者，男，65岁，2011年3月初诊。

［病史］诉反复出现乳糜尿30余年，再发半年。小便如稀米泔水，精神

欠佳，头昏，纳差，夜寐尚安，大便可，日行 1 次，质软。舌质淡红，边有齿痕，舌中根部稍黄，脉沉细弦。既往有丝虫病病史。

［诊断］西医诊断：乳糜尿；中医诊断：膏淋，脾肾亏虚。

［治法］补脾益肾，分清泌浊。

［方药］黄芪 30 克，党参 15 克，炒白术 10 克，陈皮 10 克，升麻 6 克，柴胡 10 克，当归 6 克，萆薢 15 克，益智仁 10 克，补骨脂 15 克，土茯苓 30 克，海藻 15 克，槟榔 15 克，诃子 15 克，7 剂。文火煎取 300ml，分 2 次温服，每日 1 剂。

二诊：服药后小便转清，偶见米泔水样小便，精神转好，头昏减轻，纳食尚可，大便正常，舌脉如前。继上方 14 剂。

桂茜茹，张琦，李芳，等．张小萍运用补中益气汤治疗内科疾病验案举隅［J］．江西中医药大学学报，2020，32（6）：21-24.

按语： 本案患者反复出现乳糜尿 30 余年，久病气虚，延及于脾。脾气亏虚，清阳不升，浊邪不降，留于肾与膀胱之间，则见尿如米泔水。中气不足，脾失健运，则纳差。清阳不升则见头昏面白，少气懒言。治用补中益气汤化裁，补中益气，升举阳气，使清阳得升，浊阴得降，精微物质得以固摄，膏淋乃愈。

桃仁承气汤

【原文】太阳病不解，热结膀胱，其人如狂，血自下者愈。其表不解者，尚未可攻，当先解其表，宜桂枝汤。表解，但小腹急结者，乃可攻之，此方主之。薛氏加丹皮、枳壳。

桃仁连皮尖，十五个　桂枝三钱　大黄酒浸，四钱　芒硝二钱　甘草炙，一钱

水煎去渣，冲芒硝，温服。

【提要】本节论述桃仁承气汤的组成及适应证。

【精解】桃仁承气汤由桃仁、桂枝、大黄、芒硝、甘草组成，具有逐瘀泄热之功效。治疗下焦蓄血证。症见少腹急结，小便自利，神志如狂，甚则烦躁谵语，至夜发热；以及血瘀经闭，痛经，脉沉实而涩。

方中桃仁苦甘平，活血破瘀；大黄苦寒，下瘀泄热；芒硝咸苦寒，泄热软坚，助大黄下瘀泄热；桂枝辛甘温，通行血脉，既助桃仁活血祛瘀，又防硝、黄寒凉凝血之弊；桂枝与硝、黄同用，相反相成，桂枝得硝、黄则温通而不助热，硝、黄得桂枝则寒下又不凉遏；炙甘草护胃安中，并缓诸药之峻烈。诸药合用，共奏破血下瘀泄热之功。

【医案举隅】

桃核承气汤，首见于《伤寒论》，具有泄热逐瘀、调形治神之功，凡临床辨证为下焦蓄血实证者，皆可加减用之。研究发现，桃核承气汤已被广泛应用于内、外、妇、儿、皮肤、五官等各科，疗效满意、具有较高的安全性。

中风案

患者，男，74岁。2016年6月1日初诊。

［病史］20天前因左侧肢体无力，在当地医院住院治疗，效果不佳，后转广东医学院第一附属医院住院治疗。头颅 CT 示右侧基底节放射冠区腔隙性脑梗死，予以抗血小板聚集等治疗，症状稍有好转。现精神倦怠，头晕眼花，左侧肢体无力，不能行走，小便频，大便调。左侧肢体肌力 3 级，肌张力正常。舌淡暗苔白厚，脉滑。

［诊断］西医诊断：脑梗；中医诊断：中风，气虚血瘀。

［治法］逐瘀泄热。

［方药］桃仁 10 克，桂枝 10 克，大黄 8 克（先煎），炙甘草 6 克，黄芪 60 克，防风 6 克，赤芍 10 克，当归 10 克，红花 3 克，全蝎 6 克，川芎 6 克，蜈蚣 3 条。日 1 剂，水煎服。

连服 6 剂后左侧肢体无力明显减轻，可站立行走，需人扶持，大便调。原方继服 14 剂后可自行行走。

李静. 王伯章应用桃核承气汤临床经验［J］. 实用中医药杂志，2018，34（1）：113–114.

按语：本案患者年老体虚，气虚无力推动血行，气虚血瘀致左侧肢体偏瘫。CT 提示放射冠区新鲜梗死灶，梗死部位为太阳经所过，为太阳蓄血证。治用桃核承气汤加减，活血攻瘀，配以黄芪赤风汤益气推动血行，故取得显著疗效。

代抵当丸

【原文】太阳表证仍在，脉微而沉，反不结胸，其人发狂者，以热在下焦，小腹当硬满，小便自利者，下血乃愈。以药下之故愈。所以然者，以太阳随经，瘀热在里故也，此方主之。

大黄_{酒洗，四两}　芒硝　穿山甲_{蛤粉炒}　夜明砂_{淘焙}　莪术_{醋炒}　肉桂_{去粗}当归尾_{酒蒸，各一两}　红花_{酒炒，七钱}　桃仁_{不去皮尖，生用，七十粒，另研}

为末，炼蜜丸，姜汤送下三钱。

按：代抵当汤丸，方出《准绳》。盖瘀蓄之血，攻之为难，仲景直用水蛭、虻虫有毒之物，惟恐药不峻利，亦何待攻之不动，而后加减乎？后人不敢用此毒物，故作此方以代之。原方生地黄用之无理，归尾必不可减，故于本方中减去生地一味，倍肉桂，加莪术、红花、夜明砂用之，殊觉有效。若温病蓄血，用此方去肉桂，加牡丹皮一两，牛膝一两，或止加干漆五钱。

柯韵伯曰：膀胱为水府，血本无所容蓄者也。然太阳为诸阳主气，是气之最多者，而其经又多血少气，则知太阳在表，阳分之气多，而在经血分之气反少也。少气者，膀胱之室，热结硬满，法当小便不利，而反利者，是太阳上焦之气化行，而下焦血海之气化不行也，必其随经之荣血，因瘀热而结于里矣。此为小腹之里，而非膀胱之里，故小便虽利，而硬满急结，蓄血仍瘀小腹也。热淫于内，神魂不安，故发狂；血瘀不行，则荣不运，故脉微而沉；荣不运，则气不宣，故沉而结也；荣气不周于身，则身黄。消谷善饥者，胃火炽盛也；大便反易者，血之濡也；色黑者，蓄血渗入也；善忘者，血不荣心智不明也。此皆蓄血之征兆，非至峻之剂不足以抵其巢穴，而当此重任，故仲景制抵当汤以攻之。若热虽盛而未狂，小腹满而未硬，宜小其制，为用抵当丸，以缓治之。若外证已解，小腹急结，其人如狂，是转属阳明，用调胃承气加桃仁、桂枝之行血者，于其中以利之，胃和则愈矣。此桃仁承气汤，又为治之缓者也，宜辨之明矣。

【提要】本节论述代抵当丸的组成、用法及配伍意义。

【精解】代抵当丸由大黄、桃仁、当归尾、生地黄、穿山甲、芒硝、肉桂组成，具有破血逐瘀之功。治疗蓄血证，症见脉微而沉、反不结胸、其人发狂、小腹硬满、小便自利者。杨氏认为，该方中生地黄并无使用依据，故去掉，明确当归是核心药物，倍用肉桂，加莪术、红花、夜明砂。

大黄、芒硝泄热通便，攻下积滞；桃仁、当归辛润通络，活血化瘀；生地黄清热凉血，养阴生津；肉桂补火助阳，温经通脉；穿山甲活血消癥，搜风通络，引诸药直入瘀所。全方攻补兼施，寒温并用，共奏通利之功。

蓄血证是太阳表气不解，循经入腑，寒郁而化热，与下焦既有的瘀血相结合，瘀热互结。病位在下焦，包括膀胱在内，也包括了胞宫、大肠，其病变范围实际已经超出了太阳腑的范畴。桃仁承气汤用于治疗下焦瘀热互结而热重于瘀之蓄血轻证，而抵挡汤中含有破血逐瘀、活血力度很强的虫类药，用于治疗病情较重、病势较急、瘀热互结而瘀重于热的病症。

【医案举隅】

代抵当丸方出自《证治准绳》，具有攻下逐瘀、通经活络之功效。主治瘀浊内阻、经脉闭塞、二便不通之症。临床常用于治疗癃闭、外科急症、前列腺增生等。

踝关节急性扭挫伤案

患者，男，35岁。2006年3月16日初诊。

［病史］患者2天前因不慎摔倒致左踝关节扭伤、肿胀剧痛而入住我院。入院查体：左踝关节高度肿胀，连及足背，足背外侧出现皮肤大片瘀斑。内翻动作时外踝前下方发生剧痛，X线摄片未见骨折征。体温：36.3℃，血压120/80mmHg，脉搏70次/分，呼吸20次/分。实验室检查：白细胞12.6×10^9/L，血沉30mm/小时，肝功能、肾功能均正常。经抗炎、脱水等治疗3天仍肿胀剧痛不见减轻。

［诊断］西医诊断：急性踝关节扭伤；中医诊断：踝缝伤筋，气滞血瘀。

［治法］散瘀消肿，通络止痛。

［方药］生大黄6克，芒硝3克，桃仁10克，当归10克，生地黄15克，赤芍15克，炮穿山甲10克，川牛膝10克，桂枝3克。2剂，每日1剂，水煎温服。

次日便见肿痛减轻。遂守方去芒硝，改生大黄为制大黄，连服6剂后，肿痛渐平，瘀斑渐退。

覃春阳．代抵当丸治疗外科急症3则［J］．中国中医急症，2012，21（11）：1877.

按语：本案患者左踝关节损伤后水肿不消，经脉受阻，气滞血瘀，发为肿痛。治用代抵当丸散瘀消肿，通络止痛。方中大黄、芒硝、桃仁逐瘀泄浊，当归、生地黄、赤芍活血养血、通调营卫，穿山甲、桂枝通经活络，川牛膝既能活血祛瘀又能引药下行，疗效满意。

茵陈蒿汤

【原文】伤寒头汗出，渴饮米浆，小便不利，必发黄也，此方主之。本方再加白术、山药、赤苓、木通、黄芩、猪苓、黄柏、甘草治诸黄。

茵陈蒿二钱　栀子三钱　大黄酒浸，五钱

水煎温服。

按：茵陈蒿退黄之君药，今以病较之，黄因小便不利，故用山栀除小肠屈曲之火，热除便利，当以发黄为标，小便不利为本。及论小便不利，乃系胃家实热，又当以小便不利为标，胃实为本，故宜以大黄为君，栀子次之，茵陈又其次也。设去大黄而用栀子、茵陈，是忘本治标，鲜有效矣。

【提要】本节论述茵陈蒿汤的组成、用法及配伍意义。

【精解】茵陈蒿汤由茵陈蒿、栀子、大黄组成，具有清热利湿退黄之功效。治疗湿热黄疸。症见一身面目俱黄，黄色鲜明，发热，无汗或但头汗出，口渴欲饮，恶心呕吐，腹微满，小便短赤，大便不爽或秘结，舌红苔黄腻，脉沉数或滑数有力者。

方中茵陈苦泄下降，清热利湿，为治黄疸要药；栀子清热降火，通利三焦，助茵陈引湿热从小便而去；大黄泄热逐瘀，通利大便，导瘀热从大便而下。三药合用，利湿与泄热并进，通利二便，前后分消，湿邪得除，瘀热得去，黄疸自退。

【医案举隅】

现代研究表明，茵陈蒿汤有保肝、利胆、抗感染、调节免疫等药理作用，临床用于治疗肝胆系相关疾病，在消化科疾病（乙型肝炎、非酒精性脂肪性肝病、高胆红素血症、胰腺炎）、呼吸科疾病（哮喘、反复呼吸道感染）和皮肤科疾病（痤疮、湿疹）的治疗方面均有应用。

一、顽固性黄疸案

患者，男，41 岁。2010 年 12 月 7 日初诊。

［病史］患者半个月前出现全身黄疸，巩膜黄染，伴有恶心、呕吐。肝功能检查示：ALT236U/L，AST278U/L。彩色超声显示：脂肪肝，胆囊炎。在当地医院住院治疗，静脉滴注药物（具体药名不详）半个月无效。查：皮肤、巩膜黄染，舌质红，苔黄，脉滑数。患者发病前有大量饮酒史。

［诊断］西医诊断：顽固性黄疸；中医诊断：黄疸，湿热蕴结。

［治法］清热利湿退黄。

［方药］茵陈 25 克，大黄 10 克（另包后下），栀子 15 克，砂仁 15 克，郁金 15 克，川楝子 15 克，虎杖 15 克，败酱草 25 克，葛根花 15 克，甘草 10 克。

服药 7 剂后，皮肤黄染消失，巩膜黄染减轻，再进 7 剂后诸症消失，肝功能恢复正常。

张晓忠，潘洋. 茵陈蒿汤治疗顽固性黄疸验案［J］. 中国民间疗法，2011，19（7）：39.

按语： 本案患者因大量饮酒而致湿热蕴结证，症见全身黄疸、巩膜黄染。治疗当以清热利湿退黄为法，方用茵陈蒿汤加减，疗效确切。

二、急性黄疸型肝炎案

患者，男，37 岁。1975 年 5 月 7 日初诊。

［病史］患者于 1 周前突感胃脘胀满，发热曾至 38.5℃，服西药 3 天后

热退，但巩膜及皮肤出现黄疸，经某医院检验 ALT 为 800U/L，黄疸指数为 70μmol/L。连日来胸闷，纳呆，腹胀，尿赤似浓茶，肝区不舒，舌苔白腻，脉弦细。

［诊断］西医诊断：急性黄疸性肝炎；中医诊断：黄疸，湿热壅结。

［治法］清热解毒，利湿退黄。

［方药］生大黄、山栀、大腹皮各 9 克，茵陈、田基黄、全瓜蒌各 15 克，大金钱草 30 克。7 剂，每日 1 剂，水煎服。

二诊（1975 年 5 月 15 日）：药后 ALT 下降到 300U/L，诸症减轻，食欲增加。

［方药］原方加鲜茅根 30 克。

续服药 14 剂后，黄疸全退，黄疸指数为 10μmol/L，ALT 下降至 30U/L，病愈。

戴克敏. 姜春华运用茵陈蒿汤的经验［J］. 山西中医，2012，28（4）:4-5，11.

按语：本案患者为急性黄疸型肝炎，药用大黄配田基黄、全瓜蒌控制肝炎病毒以治其本；茵陈蒿配大金钱草、大腹皮、山栀、白茅根利水退黄疸以治其标。标本兼治，取得了良好效果。

参胡三白汤

【原文】伤寒汗下不解，脉虚少气发热，或潮热口干舌燥，此方主之。

柴胡三钱　人参二钱　白术土炒，三钱　白茯苓三钱　白芍酒炒，三钱　生姜三钱　大枣三枚

水煎温服。

柯韵伯曰：伤寒汗下后不愈，里气既虚，当求之于三阴；而表热仍在，又当责之三阳。三阳以少阳为枢，其方以小柴胡汤；三阴以少阴为枢，其方以附子汤[1]，法当参合为治。然此热是少阳之虚，不得仍作前证之实火论，故于柴胡方中去黄芩，口燥而不呕，故去半夏，少气而反去甘草者，欲其下达少阴也。于附子方[2]中不取附子，欲其上通少阳也。所借惟人参，故用为君，佐白术以培太阴之母，白芍以滋厥阴之血，茯苓以清少阴之水，生姜助柴胡散表邪，大枣助人参补元气，信为大病后调理之圣剂矣。若荣卫不和，则去柴胡加桂枝；口渴心烦加麦冬、五味，辅人参生津止渴：心下痞加黄连、枳实泻心；不得卧加竹茹泄太阴热。如无表热，并去柴胡，名人参三白汤，纯乎调内矣。

【注释】

［1］附子汤:《古今名医方论·参胡三白汤》作"真武汤"。

［2］附子方:《古今名医方论·参胡三白汤》作"真武汤"。

【提要】本节论述参胡三白汤的组成、用法及配伍意义。

【精解】参胡三白汤由人参、白茯苓、白芍、白术、柴胡、生姜、大枣组成。主治伤寒过经不解、人弱脉虚、不可下者。汗下后，虚微少气，发热，口燥。

此热是少阳之虚，不得仍作火治，故于柴胡方中去黄芩；口燥而不呕，去半夏；少气而反去甘草者，欲其下达少阴也。于真武汤中不取附子，欲其上通少阳也；所藉惟人参，故用为君；佐白术，以培大阴之母；白芍滋厥阴之血；茯苓清少阴之水；生姜助柴胡散表邪；大枣助人参补元气。信为大病后调理之圣剂，至当而可法者也。

黄连解毒汤

【原文】大热干呕，烦渴谵语，呻吟不眠者，此方主之。

黄连　黄芩　黄柏　栀子各一钱

水煎冷服。

崔尚书曰：胃有燥粪，令人错语，邪热盛极，亦令人错语。大便秘而错语者，承气汤；大便通而错语者，解毒汤。

【提要】本节论述黄连解毒汤的组成、用法及适应证。

【精解】黄连解毒汤由黄连、黄芩、黄柏、栀子组成。治疗三焦火毒热盛证。症见大热烦躁，口燥咽干，错语不眠；小便黄赤，舌红苔黄，脉数有力。

方中黄连既入上焦以清泻心火，又入中焦，泻中焦之火；黄芩清上焦之火；黄柏泻下焦之火；栀子清泻三焦之火，导热下行，用为佐使。

【医案举隅】

现代研究表明，黄连解毒汤具有清热解毒的功效，临床治疗三焦火毒效果甚佳。现代临床广泛用于治疗肠道疾病、糖尿病、感染性疾病等，取得了较好的疗效。

肛周脓肿案

患者，男，33岁。2015年4月30日初诊。

［病史］诉1周前无明显诱因出现肛周肿块，五角硬币大小，按压疼痛，用麝香痔疮膏外抹治疗无效，大便通畅，余症无殊，舌红苔薄黄，脉有力。

［诊断］西医诊断：肛周脓肿；中医诊断：肛痈，郁热在内。

［治法］清郁热，泻火解毒。

［方药］黄连5克，黄芩12克，黄柏8克，生栀子12克。3剂。

1个月后反馈，上药后肛周肿块立即消除，现均正常。

宋志骧. 运用经方体质学说治疗杂病验案举隅［J］. 光明中医，2022，37（2）：323-325.

按语： 本案患者体质壮实，头发粗黑，唇红焦状，脉有力，高血压难以控制，且容易出现肛周脓肿，是火热的体质表现，这种体质的皮肤易生疮疖、脓包。经方体质学说认为，黄连解毒汤为清热泻火解毒方，故用之可取得速效。

玉女煎

【原文】 治少阴不足，阳明有余，水亏火旺，六脉浮洪滑大，干燥烦渴，头痛牙痛，吐血衄血者。

熟地五钱　牛膝钱半　石膏五钱　知母钱半　麦冬去心，二钱

水煎服。

按： 熟地、牛膝补肾水之不足，石膏、知母泻脾土之有余，而金则土之子，水之母也，麦冬甘以保肺，寒以清肺，所谓"虚则补其母，实则泻其子"也。

【提要】 本节论述玉女煎的组成、用法及配伍意义。

【精解】 玉女煎由熟地、石膏、牛膝、知母、麦冬组成。主治胃热阴虚证。症见头痛，牙痛，齿松牙衄，烦热干渴，舌红苔黄而干，亦治消渴。方中石膏清阳明胃热而兼生津止渴；熟地滋肾水之不足，二者清火壮水，虚实兼顾；知母一助石膏清胃热而止烦渴，一助熟地黄滋少阴而壮肾水；麦冬清热养阴生津，既可养肺、助熟地滋肾，寓金水相生之意，又能生津而润胃燥；牛膝引热下行，且补肝肾。

【医案举隅】

现代研究表明，玉女煎可以调节内分泌、抗衰老，能够补血养血、滋阴补肾。被广泛用于治疗口腔炎、三叉神经痛、失血、消渴等疾病。

过敏性皮炎案

患者，女，32岁。2004年1月14日初诊。

［病史］诉2天前因接触沾尘的窗帘后出现颜面部奇痒难忍，搔抓后颜面部皮肤及眼睑漫肿色红而痒。来诊时，颜面皮肤漫肿色红脱屑，触之热，其他部位皮肤未见异常，纳食尚可，夜寐不安，因瘙痒难忍而彻夜未眠，二便调，舌质暗红，苔薄白略腻，脉沉滑尺弱。

［诊断］西医诊断：过敏性皮炎；中医诊断：痒疹，湿热内蕴。

［治法］滋阴清热，引火下行。

［方药］生地黄、生石膏各30克，麦冬、知母、牛膝各10克。3剂，水

煎服，日1剂，分3次服。

二诊：颜面肿消不痒，患者诉第一剂服下仅30分钟，瘙痒即止，当天即可入睡，其效若神。

高巾裔，黎良元. 玉女煎临床应用心得［J］. 陕西中医，2005（9）：971-972.

按语：本案患者虽无烦热、干渴、苔黄等胃热征象，但颜面红肿之处为阳明经所过，且灼热瘙痒症状夜间加重，因此辨证属胃热阴虚，故以玉女煎原方投之，清阳明之热，补少阴之阴并引热下行，使热清阴存，肌肤得以润养而肿消痒止。

黄龙汤

【原文】治胃实失下，虚极热极，循衣撮空，不下必死也。

人参钱半　熟地三钱　当归二钱　大黄酒浸，三钱　芒硝二钱　枳实一钱　厚朴一钱五分

水煎温服。此补泻兼施之方也。《千金》温脾汤中用人参、附子、干姜、甘草各一钱，当归二钱，大黄三钱，芒硝八分，寒热并用，后人罕识其旨，姑录之，以见治疗之法不一端也。

虚人热结于里，攻之不行，乃肠胃枯涸之故，故陶氏加参、归、地于大承气汤中，以助气血，建背城之功，与小柴胡汤、桂枝新加汤，用人参佐表药辅正匡邪之义同。

【提要】本节论述黄龙汤的组成、用法及配伍意义。

【精解】黄龙汤由人参、熟地、当归、大黄、芒硝、枳实、厚朴组成。主治阳明腑实，气血不足证。症见下利清水，或大便秘结，脘腹胀满，腹痛拒按，身热口渴，神倦少气，谵语甚或循衣撮空，神昏肢厥，舌苔焦黄或焦黑，脉虚。

方中大黄泄热通便，荡涤积滞，为君药。芒硝润燥软坚，以助大黄泄热攻逐之力，为臣药。枳实、厚朴行气导滞，合取大承气汤之意，荡涤胃肠实热积滞；人参、熟地、当归益气养血，与前药相伍，扶正祛邪，使攻下而不伤正，共为佐使药。

【医案举隅】

现代研究表明，黄龙汤具有促进肠胃蠕动、阻止肠内水分吸收、增强机体免疫力、抗炎、抗菌、抗病毒等作用。临床常用于伤寒、副伤寒、流行性脑脊髓膜炎、乙型脑炎等病见阳明腑实而兼气血不足者。

陈旧性脑梗死案

患者，女，73岁。2014年7月17日初诊。

［病史］诉左侧肢体无力 1 年，发热 1 个多月。体温 39.9℃，嗜睡，呼之可睁眼，四肢活动不利，言语不能，小便失禁，大便无。

［诊断］西医诊断：陈旧性脑梗死；中医诊断：中风，中脏腑，气虚血瘀、痰浊瘀阻。

［治法］补气养阴，通腑泄热。

［方药］党参 15 克，白术 12 克，黄芪 15 克，当归 15 克，地黄 20 克，玄参 15 克，麦冬 10 克，天门冬 12 克，全瓜蒌 25 克，生大黄 9 克，芒硝 12 克，枳实 9 克，炙甘草 9 克，1 剂。

当晚体温最高达 40.5℃，中药浓煎后 21 点半经鼻饲管灌入，凌晨 4 点左右大便 1 次，体温随之降至 36.8℃，后体温降至正常；后患者再次发热，但在 38.0℃以下，调整治则以益气养阴为主。方药组成：太子参 20 克，白术 12 克，黄芪 15 克，当归 15 克，地黄 20 克，玄参 15 克，麦冬 10 克，天门冬 12 克，石斛 12 克，炙甘草 9 克。7 剂，水煎服。

3 天后体温正常，随访 1 个月未再反复。

曹云松，李楠楠，王敏，等. 新加黄龙汤治疗持续高热医案 1 则［J］. 北京中医药，2016，35（7）：702-703.

按语： 本例患者反复高热 1 月余，接诊时病情危急，家属代诉多日未大便，两手脉沉细而弱，但尺脉坚而搏指，舌淡苔似积粉。考虑为气阴两虚，燥屎内结，气虚无以推动运行，阴虚不能滋润濡养。治疗应釜底抽薪，使燥屎去而高热退。选择新加黄龙汤以补气养阴、通腑泄热，以防出现便下而厥脱的危象。在肠腑通畅后及时撤去泻下之药，以补气养阴法善后，顾护正气恢复，因而痊愈。

大复苏饮

【原文】温病表里大热，或误服温补和解药，以致神昏不语，形如醉人，或哭笑无常，或手舞足蹈，或谵语骂人，不省人事，目不能闭者，名越经证。及误服表药，而大汗不止者，名亡阳证。并此方主之。

白僵蚕 三钱　蝉蜕 十个　当归 三钱　生地 二钱　人参　茯神　麦冬　天麻　犀角 镑，磨汁入汤和服　丹皮　栀子 炒黑　黄连 酒炒　黄芩 酒炒　知母　甘草 生，各一钱　滑石 二钱

水煎去渣，入冷黄酒、蜜、犀角汁，和匀冷服。

陈来章曰：热入于心经，凉之以连、栀、犀角；心热移于小肠，泄之以滑石、甘草；心热上逼于肺，清之以芩、知、麦冬。然邪之越经而传于心，与夫汗多亡阳者，皆心神不足也，故又入人参、茯神以补之。此即导

赤泻心各半汤也。予谓应加明天麻湿纸包煨，切片酒炒使之开窍，以定其搐。再加生地、当归、丹皮和血凉血以养其阴，仍用僵蚕、蝉蜕以清化之品，涤疵疬之气，方为的确。

【提要】本节论述大复苏饮的组成、用法及配伍意义。

【精解】大复苏饮由白僵蚕、蝉蜕、当归、生地黄、人参、茯神、麦冬、天麻、犀牛、丹皮、栀子、黄连、黄芩、知母、甘草、滑石等组成，具有平肝清心、救逆复苏之功效。治疗温邪侵入肺胃，表里大热，或误治邪热内迫心肝，累及神明。症见神昏不语，形如醉人，或哭笑无常，或手舞足蹈，或谵语骂人，不省人事，目不能闭者。

方中僵蚕、蝉蜕清热解毒，荡涤疵疬之气；黄连、栀子、犀角入心肝二经，以清邪热；当归、生地黄、丹皮和血、凉血、养阴；黄芩、知母、麦冬清心肺之热；人参、茯苓补心气、调营卫；天麻平肝息风以解痉；滑石、甘草泻小肠、膀胱之火，以通下窍。诸药合用，共奏平肝清心、醒神定痉之效。

本方所适应的神志异常之证，当属邪热内迫扰乱心神所致，通过清泻心热，邪退神清，神志异常表现自然恢复。若属邪热内陷，阻闭心包而致神昏谵语或昏愦不语、舌蹇肢厥等热闭心包者，则非本方所能治疗，当用清心开窍之安宫牛黄丸、至宝丹、紫雪丹等方治疗。此外，杨氏称本方可用于治疗大汗不止之亡阳证，显然不妥。对于四肢逆冷、汗出淋漓、神疲倦卧、面色苍白、舌淡而润、脉象细微欲绝之"亡阳证"，当用回阳固脱之法，可用参附龙牡救逆汤，以辛热温补阳气，固脱救逆。

小复苏饮

【原文】温病大热，或误服发汗解肌药，以致谵语发狂，昏迷不省，燥热便秘，或饱食而复者，并此方主之。

白僵蚕三钱　蝉蜕十个　神曲三钱　生地三钱　木通　车前子炒，各二钱　黄芩　黄柏　栀子炒黑　黄连　知母　桔梗　牡丹皮各一钱

水煎去渣，入蜜三匙，黄酒半小杯，小便半小杯，和匀冷服。

【提要】本节论述小复苏饮的组成、用法及适应证。

【精解】小复苏饮由白僵蚕、蝉蜕、神曲、生地黄、木通、车前子、黄芩、黄柏、栀子、黄连、知母、桔梗、牡丹皮等组成，具有清热解毒、救逆复苏之功效。治疗温病大热，邪侵肺胃，或误治邪犯心神。症见谵语发狂，昏迷不省，燥热便秘，或饱食而复者。

方中僵蚕、蝉蜕清化热邪，荡散疫气；黄芩、黄连、黄柏、栀子清心、肺、肝、胆、胃中之火；生地黄、丹皮清热、滋阴、凉血；知母泻肾火，合木

通、车前子下达膀胱，以通调水道；桔梗、神曲祛痰消食，开导胸脘。诸药相合，达到清热解毒、救逆复苏之效。

本方与大复苏饮的适应证基本一致，而清心宁神之力偏弱，故对于热闭心包的神昏谵语并不适宜。

六味地黄丸料

【原文】加肉桂一钱，炮附子一钱，牛膝一钱，车前子一钱，名金匮肾气丸料。去牛、车，名肾气丸。

熟地四钱　山药二钱　山萸肉二钱　白茯苓　丹皮　泽泻各一钱半

水煎温服。加黄柏、知母，名知柏地黄丸。

【提要】本节论述六味地黄丸的组成、用法。

【精解】六味地黄丸由熟地黄、山茱萸、山药、茯苓、丹皮、泽泻组成。主治肾阴精不足证。症见腰膝酸软，耳鸣耳聋，盗汗，遗精，消渴，骨蒸潮热，手足心热，舌燥咽痛，牙齿动摇，足跟作痛，以及小儿囟门不合，舌红少苔，脉沉细数。

方中熟地黄、山萸肉、山药以补肾为主，兼顾肝脾，即所谓"三阴并补"。凡补肾精之法，必当泻其"浊"，方可存其"清"，而使阴精得补。肾为水火之宅，阴虚则火动水泛，肾浊不行，故以泽泻化浊，并防熟地黄之滋腻；牡丹皮清泄相火，并制山萸肉之温涩；茯苓健脾渗湿，配山药补脾而助健运，此三药合用，即所谓"三泻"，泻湿浊而降相火。

【医案举隅】

现代研究表明，六味地黄丸具有增强免疫功能、抗肿瘤、抗化疗药物毒副作用、抗衰老、降血压、调节内分泌功能等作用。临床广泛应用于高血压病、失眠、肿瘤晚期等疾病，并取得了显著的临床效果。

高血压病案

患者，女，60岁。2019年11月初诊。

［病史］诉2年前因眩晕就诊于外院，血压150/100mmHg，诊断为"高血压病"。近3日自觉眩晕，无恶心呕吐，无眼前黑蒙，无肢体及言语不利，前额发紧，项部僵硬，近几日间断头痛、心烦，腰背酸痛，下肢乏力，少寐多梦，健忘，口苦，纳可，二便调。舌红苔薄，脉弦细，尺部沉细。

［诊断］西医诊断：高血压病；中医诊断：眩晕，肾精不足证。

［治法］滋补肝肾，平肝潜阳。

［方药］熟地黄15克，山药10克，山萸肉10克，茯苓10克，泽泻10克，葛根10克，菊花10克，天麻10克，钩藤15克，牛膝10克，黄芩10

克，川芎15克，白芷10克。7剂，日1剂，水煎服，早晚各1次。

二诊：患者诉眩晕次数减少，前额发紧、头痛、项部僵硬等症消失，寐差，心慌，余症同前。望其舌红好转，诊其脉弦象改善，血压145/98mmHg。原方基础上减白芷、川芎，加酸枣仁10克、煅牡蛎20克、煅龙骨20克、甘松10克。7剂，日1剂，水煎服，早晚各1次。

三诊：患者眩晕症状明显改善，心慌、心烦症状消失，夜寐安，下肢乏力有所减轻，大便偏干，舌质稍红苔薄白，脉滑，尺部沉细。血压140/90mmHg。诉已遵照医嘱戒酒，并注意饮食口味。

［方药］予二诊方药基础上改熟地黄为生地黄，加火麻仁20克。14剂，服法同前。

后患者间断来门诊抄方拿药，诉诸症均见好转，腰腿症状亦明显改善。

吉哲敏，徐强. 六味地黄丸加减治疗眩晕验案心悟［J］. 光明中医，2020，35（20）：3281-3283.

按语：本案患者年逾六旬，年老肾亏，证候群倾向明显。肾精不足，髓海空虚，故而眩晕、头痛、健忘、少寐。腰为肾之腑，肾精不足则出现腰背酸痛、下肢乏力等症状。阴虚而生内热，故患者可见心烦、多梦、口苦。观其脉弦而细、舌红苔薄，亦为肾阴不足、虚阳上扰之象，故诊断为肾精不足型眩晕。予以滋肾阴、泻肝火治本，辅以平肝潜阳治标。

参胡温胆汤

【原文】治伤寒汗下后，呕而痞闷，虚烦不眠。

人参　柴胡　白茯苓　广皮各一钱五分　半夏姜制　枳实麸炒，各一钱　甘草炙，六分　生姜二钱　枣二个

水煎温服。

脾胃虚寒，少阳不能行生发之令，故痰涎沃胆而不能眠。参、草、苓、枣之甘温，以补益脾气；柴胡之辛温，以升发阳气；二陈之辛散，枳实之导滞，以开发痰饮，痰饮散而胆不寒矣。然又有胆寒肝热，烦闷不宁而不能眠者，则当入竹茹、白芍等味也，甚则入黄芩。

【提要】本节论述参胡温胆汤的组成、用法及配伍意义。

【精解】参胡温胆汤由人参、柴胡、白茯苓、广皮、半夏、枳实、甘草、生姜、枣组成。治疗心胆虚怯、触事易惊、梦寐不安、气郁生痰、变生诸症，或短气悸乏，或复自汗、四肢浮肿、饮食无味、烦躁不安、痰火。

脾胃虚寒，少阳不能行生发之令，故痰涎沃胆而不能眠。方用参、草、苓、枣之甘温，以补益脾气；柴胡之辛温，以升发阳气；二陈之辛散，枳实之

导滞，以开发痰饮，痰饮散而胆不寒矣。

人参养荣汤

【原文】治发汗过多，身振脉摇，汗为心液，汗多则血液枯涸，筋肉无以养，故有此证。通治脾肺气虚，荣血不足，气短食少，惊悸健忘，寝汗发热，身倦肌瘦，色枯毛发脱落，小便赤涩。《内经》曰：脾主转运，散精行津，上输于肺，此地气上升也；肺主治节，通调水道，下输膀胱，此天气下降也，故名泰。脾肺虚则上下不交而为否。荣血无所借以化生，肺虚故气短，脾虚故食少。心主脉，脉属荣，荣虚血少则心失养，故悸忘汗热。肺主皮毛，脾主肌肉，血虚火旺，故瘦枯毛脱。肺为水之上源，金不生水，故小便赤涩。

白芍酒炒，一钱五分　当归　黄芪蜜炙　人参　白术　茯苓　陈皮　甘草炙，各一钱　熟地　肉桂　五味子研，各七分　远志甘草汤浸，去心，五分

水煎温服。

阴虚火动加黄柏、知母各一钱，阳虚下寒加炮附子一钱，心悸不眠加酸枣仁炒研，二钱，倍远志。

【提要】本节论述人参养荣汤的组成、用法及配伍意义。

【精解】人参养荣汤由白芍、当归、陈皮、黄芪、肉桂、人参、白术、炙甘草、熟地黄、五味子、茯苓、远志组成。主治积劳虚损，四肢沉滞，骨肉酸疼，吸吸少气，行动喘喝，小腹拘急，腰背强痛，心虚惊悸，咽干唇燥，饮食无味，阴阳衰弱，悲忧惨戚，多卧少起。又治肺与大肠俱虚，咳嗽下痢，喘乏少气，呕吐痰涎。

方用归芍以养肝血；四君子汤甘温益气以养阳明，阳明者土也，胃土虚则百骸失养，土益而肌肉生；陈皮利水谷，除膀胱留热；黄芪流通三焦，补虚益气；熟地、肉桂、五味子以地二生火天七成之，少火生气；配远志以交通心肾，水火既济。

【医案举隅】

现代研究表明，人参养荣汤具有抗氧化、抗衰老、提高人体免疫力的作用，临床主要用于治疗恶性肿瘤放化疗后毒副反应、贫血、低血压、体虚感冒、脱发、慢性肝炎、厌食症、老年性痴呆以及小儿智力偏低、多动症等病症。

心律失常案

患者，女，29岁。2016年5月10日初诊。

[病史]诉活动后心慌1年。既往月经量大，约20天一行。现轻微活动即心慌，胸闷，气短，乏力，头晕，自汗，面色白，唇舌色淡，失眠多梦，大便干，舌质淡，苔薄白，脉细弱。

［诊断］西医诊断：心律失常；中医诊断：心悸，气血两虚、心失所养。

［治法］益气养血，养心安神。

［方药］红参20克，黄芪40克，白术15克，茯苓15克，当归20克，熟地黄20克，远志15克，陈皮9克，五味子9克，龙骨30克，牡蛎30克，桂心3克，酸枣仁15克，柏子仁12克，川芎15克，赤芍15克，甘草6克。水煎，每天1剂，分早晚温服。

服上方7剂后，诸症缓解，继用本方2个多月，临床痊愈。

黄恺，苏文革，林慧娟. 林慧娟应用人参养荣汤验案举隅［J］. 湖南中医杂志，2017，33（11）：91-92.

按语：本案患者血虚气弱，气随血耗，气血两虚，病久易致贫血。血虚致心失于濡养，故心慌、胸闷。血虚则血不养心，心不藏神，故失眠多梦。血虚不能上荣于头面，故头晕、面色白、唇舌色淡。气虚故乏力、脉细弱，气虚不能顾卫肌表，故自汗。用人参养荣汤加味治疗，交养互益五脏，故能统治诸病。

葛根汤

【原文】伤寒标热壮热，头额痛，目痛鼻干不眠，无汗，尺寸脉俱长，及太阳阳明合病脉浮而长，必自下利者，此方主之。

葛根四钱　麻黄三钱　桂枝　白芍　甘草各二钱　大枣二枚　生姜三钱

水煎麻黄、葛根去沫，次入诸药煎服。去麻黄名桂枝加葛根汤。

太阳阳明合病，下利犹属表证，世人多以为漏底伤寒，为不治，仲景以此方主之。盖以邪气并于阳，则阳实而阴虚，阴虚故下利也。与此汤以散经中表邪，则阳不实而阴气平，不止利而利自止也。

【提要】本节论述葛根汤的组成、用法及适应证。

【精解】葛根汤由葛根、麻黄、桂枝、白芍、甘草、大枣、生姜组成，具有发汗解毒、升津舒筋的功效。主治外感风寒表实，恶寒发热，头痛，项背强几几，身痛无汗，腹微痛，或下利，或干呕，或微喘，舌淡苔白，脉浮紧者。

方中葛根升津液，濡筋脉为君；麻黄、桂枝疏散风寒，发汗解表为臣；芍药、甘草生津养液，缓急止痛为佐；生姜、大枣调和脾胃，鼓舞脾胃生发之气为使。诸药合用，共奏发汗解表、升津舒筋之功。

【医案举隅】

现代研究表明，葛根汤具有扩张脑血管、增加脑血流量、降低脑血管阻力、对抗血小板聚集等作用。现代临床常用于治疗感冒、流感、急性肠炎、痢疾、流行性脑膜炎、乙型脑炎、小儿秋季腹泻及发热、内耳眩晕症、三叉神经痛等疾病，临床疗效佳。

肠道外感染性腹泻病案

患者，男，5岁。2019年12月23日初诊。

[病史]家长述患儿4天前由于气温骤降衣物增减不及时受凉，出现腹泻、发热、咳嗽、流涕等症状，自行服用退热药后热退，但腹泻不止。刻诊：大便次数增多，每日六七行，便质清稀，夹有泡沫，便前伴有肠鸣腹痛，无发热、恶寒，偶咳嗽，流涕，咽部轻微出血，舌淡、苔薄白，脉浮。

[诊断]西医诊断：肠道外感染性腹泻病；中医诊断：泄泻，外感风寒。

[治法]疏风散寒止泻。

[方药]葛根10克，紫苏叶7.5克，桂枝7.5克，白芍7.5克，苍术10克，白扁豆10克，白屈菜10克，生姜2片，大枣2枚。4剂，每日1剂，水煎，分3次，饭前温服。

患儿服用1剂后，咳嗽、流涕明显缓解，大便次数减少。3剂后泄泻痊愈。

史梦迪，杨阳，王超等. 王有鹏教授运用葛根汤治疗小儿泄泻风寒证经验[J]. 中医儿科杂志，2021，17（6）：19-21.

按语：本案患儿就诊时已腹泻4天，引起患儿泄泻的诱因为外感风寒邪气。风寒之邪侵袭肌表，则恶寒发热，咳嗽流涕；风寒客于脾胃，与内湿相合，则大便清稀，夹有泡沫；大肠与肺相表里，肠道受邪，所以大便次数增多，肠鸣腹痛。治用葛根汤加减，疏风散寒止泻，诸药配伍得当，药证合拍，故疗效显著。

痛泻要方

【原文】治土败木贼，痛泻不止。

白术土炒，三钱　　白芍酒炒，四钱　　陈皮炒，一钱半　　防风一钱

水煎温服。或为末，炼蜜丸服。久泻加升麻。

白术补脾燥湿和中；白芍泻肝火，敛逆气，缓中止痛；防风散肝舒脾胜湿，为理脾引经要药；陈皮利气，尤能燥湿醒脾，使气行则痛止。数者，皆所以泻木而益土也。

【提要】本节论述痛泻要方的组成、用法及配伍意义。

【精解】痛泻要方由白术、白芍、陈皮、防风组成。主治脾虚肝郁之痛泻。症见肠鸣腹痛，大便泄泻，泻必腹痛，泻后痛缓，舌苔薄白，脉两关不调，左弦而右缓者。

方中白术苦燥湿，甘补脾，温和中；芍药寒泻肝火，酸敛逆气，缓中止痛；防风辛能散肝，香能舒脾，风能胜湿，为理脾引经要药；陈皮辛能利气，

炒香尤能燥湿健脾，使气行则痛止。数者皆以泻木而益土也。

【医案举隅】

现代研究表明，痛泻要方具有缓和肠管蠕动、解痉止痛以及抗菌的作用。故可用于急性腹泻。本方尚有促进消化、增进食欲、排除胃肠道积气的作用，从而改善患者的全身状况，故又可用于慢性腹泻。

溃疡性结肠炎案

患者，男，48岁，2016年5月6日初诊。

[病史] 诉三年来时作泄泻，大便日行四五次，每进食海鲜及生冷食物后泄泻加剧，情绪波动时亦加剧，泻时伴腹痛，大便夹少量黄白黏液，泻后痛减，矢气则舒，口苦腹胀，小便黄，左关弦，右脉缓，舌苔薄黄腻。

[诊断] 西医诊断：溃疡性结肠炎；中医诊断：泄泻，肝旺脾虚。

[治法] 行气除湿，补脾泻肝。

[方药] 柴胡6克，炒白芍12克，炒白术15克，炒陈皮6克，炒防风6克，川连3克，淡吴茱萸2克，焦神曲12克，煨木香6克，车前子15包。7剂，日1剂，水煎服。

二诊：大便日二三行，仍伴少量黏液，腹痛稍减，口苦亦改善，时下腹作胀，左关弦，右脉缓，舌苔薄腻。守上方，加佛手片6克，14剂，日1剂，水煎服。

三诊：大便已成形，日二行，腹痛大减，其余诸证均明显改善，左关已趋缓，右脉缓，舌苔薄腻。守上方，14剂。药后诸证基本痊愈，再服28剂巩固疗效。

马亚会，马士才，连建伟，等. 连建伟教授调和肝脾法临床应用验案举隅[J]. 浙江中医药大学学报，2017，41（5）：378-380.

按语： 本案患者属木横乘土、脾虚肝旺之证。治疗可扶脾抑肝木之亢强，或以扶土为主，或以抑木为主，于细微之处分辨之。痛泻之因本于肝旺脾虚，故用痛泻要方柔其肝木，补其脾土，合戊己丸亦是泻肝和胃止泻之剂，再合香连丸行气泄热止痢，全方共奏补脾泻肝、缓痛止泻之效。

桂枝麻黄各半汤

【原文】太阳风寒两感，八九日如疟状，发热恶寒，一日二三度，面赤反有热者，表未解也，以其不能得小汗出，身必痒，此方主之。

桂枝三钱二分　麻黄　白芍　杏仁去皮　甘草炙，各二钱　生姜三钱　大枣二枚

水煎麻黄去沫，入群药煎服，覆取微汗。

此风寒两感之轻剂也，不比大青龙之峻险。麻黄发汗，祛太阳之寒邪；桂枝止汗，解太阳之风邪。一发一止，则汗不得大泄矣。

【提要】本节论述桂枝麻黄各半汤的组成、用法及配伍意义。

【精解】桂枝麻黄各半汤由桂枝、麻黄、白芍、杏仁、甘草、生姜、大枣组成。治太阳病，得之八九日，如疟状，发热恶寒，热多寒少，一日二三度发，面色反有热色，无汗，身痒者。方取麻黄汤发汗解表，桂枝汤调和营卫，两方合用，又小制其剂，既能发小汗以解邪，又防过汗伤正。

【医案举隅】

现代研究表明，桂枝麻黄各半汤具有解热、镇痛、抗流感、抗炎、平喘、免疫干预、抗过敏等药理学作用。临床上主要用于感冒、上呼吸道感染、变态反应性及皮肤肌表疾病的治疗，临床效果良好。

一、感冒案

患者，男，27岁。2003年6月20日初诊。

［病史］诉因6天前淋雨后发热，每天下午开始发热，入夜至38.5℃，自服维C银翘片及退烧药后，虽汗出而热未解。刻诊：微恶寒怕风，发热，体温38.2℃，纳眠均差，二便尚调，舌淡红，苔薄白，脉浮缓。

［诊断］西医诊断：感冒；中医诊断：感冒，外感风寒、邪郁于表。

［治法］调和营卫，解表发汗。

［方药］桂枝12克，炙麻黄12克，白芍12克，杏仁10克，炙甘草10克，桔梗15克，苍耳子15克，防风15克，蝉蜕10克。日1剂，水煎服。

服2剂后遍体微汗出，热退身凉，继服1剂，诸症消失，身体复常。

陈汉锐，连乐燊．桂枝麻黄各半汤验案举隅［J］．国医论坛，2005，20（3）：9.

按语：本案患者因淋雨后受风寒之邪外袭，郁于肌表，不得外达，适时未能及时就诊，自服解表药，又不得其法，故虽汗出而热未能解。邪郁日久不解，可见恶寒发热定时发作如疟状。恶寒发热乃正气奋起抗邪外出，邪郁不解，病欲自解又不得解，正邪交争所致。纵观脉证，正与《伤寒论》原文第23条"太阳病，得之八九日，如疟状，发热恶寒，热多寒少，其人不呕，清便欲自可，一日二三度发……宜桂枝麻黄各半汤"相符，故投以桂麻各半汤加减，既调和营卫而不留邪，又解表发汗而不伤正，刚柔相济，故获效甚良。

二、荨麻疹案

患者，女，39岁。2003年10月7日初诊。

［病史］诉皮肤瘙痒3周，曾使用地塞米松、息斯敏、赛庚啶等抗过敏药

物治疗无效，故来就诊。刻诊：全身散发淡红色风团，皮肤瘙痒但无丘疹，颜面稍红肿，恶寒怕风，无汗，纳可，睡眠差，二便正常，舌淡红，苔薄白，脉浮紧。

［诊断］西医诊断：荨麻疹；中医诊断：痒疹，风寒束表、阳气不展。

［治法］解表散寒。

［方药］桂枝 12 克，炙麻黄 12 克，白芍 12 克，杏仁 10 克，炙甘草 10 克，蝉蜕 10 克，大枣 5 枚，生姜 3 片。日 1 剂，水煎服。

服 3 剂后周身微汗，瘙痒明显减轻。效不更方，守方继服 2 剂，诸症俱消。

陈汉锐，连乐燊. 桂枝麻黄各半汤验案举隅［J］. 国医论坛，2005，20（3）：9.

按语： 本案患者风寒外束，卫阳怫郁不伸，同时患者又有颜面红肿、无汗、身痒等症状，与《伤寒论》原文第 23 条"太阳病……面色反有热色者，未欲解也，以其不得小汗出，身必痒，宜桂枝麻黄各半汤"吻合，故遵仲景之法，疏风透邪，使邪畅达外出而不郁滞，选用辛温轻剂桂枝麻黄各半汤，合二方为一方，变大剂为小剂，小发其汗而解，配伍蝉蜕以加强其祛风透疹之力。

人参败毒散

【原文】治伤寒三阳经合病，头痛发热，及时行感冒，风寒咳嗽，风湿身肿者。

人参　羌活　独活　柴胡　前胡　薄荷　川芎　茯苓　枳壳　桔梗各一钱　甘草五分　生姜一钱

水煎温服。内热口燥加黄芩一钱。

按：羌活、独活、柴、前、薄、芎皆风药，升浮轻散开发之剂也，故用之以解寒邪散风热；用枳壳者，取其清膈而利气也；用参、苓、甘草者，取其补益中气，外邪不能深入也。涤其邪气，培其正气，故曰败毒。此散乃解伤寒太阳、阳明、少阳三经之药，全在详证加减，以尽其妙。虚怯人借人参之力，补正气以驱邪气耳。若温病杂气郁热内迫，流布三焦，人参岂可轻投，表药岂可妄用？执泥此方以治温病，恒恐误人，切庵盛称其妙，未免溢美。不可印板眼目，总缘人不知温病为杂气。

【提要】本节论述人参败毒散的组成、用法及配伍意义。

【精解】人参败毒散由柴胡、甘草、桔梗、人参、川芎、茯苓、枳壳、前胡、羌活、独活、薄荷组成。治伤寒头痛，壮热恶寒及风痰咳嗽，鼻塞严重，身体疼痛。

方中羌活、独活善祛一身风湿之邪，解表止痛；柴胡、薄荷、川芎疏散风邪，助羌、独解表疏风；前胡、桔梗、枳壳、茯苓理气化湿祛痰；人参益气扶正；甘草调和诸药。

【医案举隅】

现代研究表明，人参败毒散具有抗炎、解热、镇痛、护肝等功效。临床上用于治疗急性病毒性肝炎、婴幼儿腹泻等，疗效良好。

慢性盆腔炎案

患者，女，34 岁。1985 年 6 月 2 日初诊。

［病史］诉 4 个月前即觉小腹部坠胀疼痛，带下量多，色黄白相兼，质黏稠有腥味，月经逾期，先后在妇科诊治 2~3 个月，予大量抗炎治疗，其效不显。遂请先父诊治，察得小腹及腰部酸冷疼痛，入夜尤甚，带下清稀量多、色白，月经逾期，量少色淡，头昏而晕，面色少华，肢困乏力。舌淡、苔薄白腻，脉细滑。

［诊断］西医诊断：慢性盆腔炎；中医诊断：腹痛，病久脾虚。

［治法］温阳化湿，健脾运中。

［方药］党参、川芎各 12 克，荆芥炭、枳壳、乌药、白果、杜仲各 10 克，羌活、独活各 8 克，柴胡 8 克，生甘草、薄荷各 5 克，茯苓 18 克，大枣 7 枚，生姜 2 片。

4 剂后，带下锐减，小腹痛轻。原方去薄荷、枳壳，再进 4 剂，小腹及腰骶冷痛除，带下止，精神佳。B 超示盆腔无异常。后以早服参苓白术丸、晚服金匮肾气丸交替治疗 1 个月而瘥。

李大卓. 李鸿翔运用人参败毒散验案 3 则［J］. 浙江中医杂志, 1999（3）: 129.

按语：该患者腹部疼痛日久，经辨证为脾虚，寒湿内阻。故以健运脾胃、温阳化湿之法，通阳止痛。

冲和汤

【原文】治伤寒三阳经合病。一名九味羌活汤。

羌活一钱五分　白芷　黄芩　苍术泔浸　细辛　川芎　防风　生地　甘草各一钱　生姜二钱　葱白一茎

水煎温服。喘加杏仁，夏加石膏、知母。

此方分经而主治。伤寒邪在太阳者主以羌活，邪在阳明者主以白芷，邪在少阳者主以黄芩，邪在太阴者主以苍术，邪在少阴、厥阴者主以细辛、川芎。而防风者又风药之卒徒也，生地所以去血中之热也，甘草又所以和诸药、补脾胃而除气中之热也。余谓九味合为一方，然用者不可执方，当视其经络，前后左右之不同，从其多少大小，轻重之不一，增损与之，乃能效矣。今人视为四时套药，无论感冒、伤风、伤寒、时气、温病，亦无论经络脏腑，概以冲和汤和之。此张元素之说误之也，须知之。

【提要】本节论述冲和汤的组成、用法及配伍意义。

【精解】冲和汤由羌活、白芷、黄芩、苍术、细辛、川芎、防风、生地黄、甘草、生姜、葱白组成。主治外感风寒湿邪，内有蕴热证。症见恶寒发热，无汗，头痛项强，肢体酸楚疼痛，口苦微渴，舌苔白或微黄，脉浮或浮紧。

方中羌活辛苦性温，气味雄烈，入太阳经，功善解表寒、祛风湿、利关节、止痹痛；防风辛甘性温，功善祛风，并能胜湿止痛；苍术辛苦而温，入太阴经，功善燥湿，并能祛风散寒，共助羌活祛风散寒、除湿止痛；细辛主入少阴经，尤能止痛；白芷主入阳明经，兼可燥湿；川芎主入少阳、厥阴经，行气活血，宣痹止痛；生地黄、黄芩清泄里热，并防诸辛温燥烈之品助热伤津；甘草调和诸药为使。

葛根加半夏汤

【原文】太阳阳明合病，下利而呕，又云不利但呕，此方主之。此以利呕辨风寒之不同也。寒为阴，阴性下行，里气不和，故利而不呕；风为阳，阳性上行，里气逆，故呕而不利，加半夏之辛散，以下逆气。不利而呕，则风寒两感也。

葛根三钱　半夏姜制　麻黄去节，泡去黄汁，炒干，各二钱　桂枝　白芍　甘草炙，各钱半　生姜二钱　大枣二枚

水煎麻黄、葛根去沫，次入诸药煎服，覆取微汗。

【提要】本节论述葛根加半夏汤的组成、用法及适应证。

【精解】葛根加半夏汤由葛根、半夏、麻黄、桂枝、白芍、甘草、生姜、大枣组成。主治发汗解表，舒筋止呕。症见外感风寒，头痛，项背强直筋脉拘急，无汗，口不渴，呕逆，苔白，脉浮者。

本方辛凉透表，升提寒气以外散，是太阳伤寒而内合阳明之呕利的正治之方。

增损普济消毒饮

【原文】太和年，民多疫疠，初觉憎寒壮热体重，次传头面，肿盛目不能开，上喘，咽喉不利，口燥舌干，俗名大头瘟。东垣曰：半身以上天之阳也，邪气客于心肺，上攻头面而为肿耳。经谓"清邪中于上焦"，即东垣之言益信矣。

元参三钱　黄连二钱　黄芩三钱　连翘去心　栀子酒炒　牛蒡子炒研　板蓝根如无，以青黛代之　桔梗各二钱　陈皮　甘草生，各一钱　全蝉蜕十二个　白僵蚕酒炒　大黄酒浸，各三钱

水煎去渣，入蜜、酒、童便冷服。

芩、连泻心肺之热为君，元参、陈皮、甘草泻火补气为臣，翘、栀、蒡、蓝、蚕、蝉散肿消毒定喘为佐，大黄荡热斩关，推陈致新为使，桔梗为舟楫，载药上浮，以开下行之路也。

【提要】本节论述增损普济消毒饮的组成、用法及配伍意义。

【精解】本方由玄参、黄连、黄芩、连翘、栀子、牛蒡子、板蓝根、桔梗、陈皮、甘草、全蝉蜕、白僵蚕、大黄组成，具有清瘟败毒、疏风透邪之功效。主治疫疠之邪，侵入肺胃，充斥表里之大头瘟。症见初起憎寒壮热、体重，继之头面肿胀，目不能开，气急，咽喉不利，口燥舌干者。

方中玄参清热滋阴，去浮游之火；黄芩、黄连泻心、肺、胸膈之火，解毒除烦；僵蚕、牛蒡子、蝉蜕清化邪热，散肿消毒；陈皮、甘草、桔梗健胃和中，清咽祛痰；大黄除胃肠实热，推陈致新。诸药相合，使内外之邪上散下消，诸症可失。

【医案举隅】

增损普济消毒饮具有清热解毒、散结消肿的功效，用于治疗头面肿痛、咽喉不利等。现代临床可用于治疗颜面丹毒、痤疮属热毒炽盛等。

丹毒（大头瘟湿热蕴毒）案

患者，女，40岁。

[病史]面红肿甚，左眼肿而难睁，某医院诊为"丹毒"，已用青霉素3天，病情未能控制，红肿日益加重。高热不退，头痛，心烦，口渴，大便3日未行。化验：白细胞16×10^9/L，中性粒细胞0.89，淋巴细胞0.11。体温38.9℃，脉滑疾，舌质红，苔黄腻少津。

[诊断]西医诊断：丹毒；中医诊断：大头瘟，湿热蕴毒。

[治法]清瘟解毒，开泄疏利。

[方药]酒制大黄9克，僵蚕9克，蝉蜕6克，连翘12克，野菊花9克，黄连6克，黄芩9克，栀子6克，牛蒡子6克，玄参12克，桔梗3克，板蓝根12克，甘草4.5克，2剂。

1剂后大便已畅，当晚体温渐降，服2剂面红大减，目肿亦退，体温降到37.5℃，续服原方两剂，大黄减为4.5克，后用养胃生津之剂调理而愈。

薛伯寿. 杨栗山温病十五方的临床应用［J］. 江苏中医杂志，1981（4）：

21–23.

按语：患者颜面丹毒，属中医"大头瘟"范畴。症见高热不退、口渴、心烦、大便三日未行，证属肺胃湿热毒邪炽盛，蕴蓄头面，治疗宜清热解毒，清化湿热。方用增损普济消毒饮。以芩、连清热泻火燥湿，大黄通腑泄热，僵蚕、蝉蜕、连翘、栀子、牛蒡子、板蓝根消肿散结解毒，桔梗载药上浮，野菊花清解头面火毒，全方共奏清热解毒、散结消肿之效。

真武汤

【原文】太阳病，发汗太过，仍发热，汗虽出而表不除之故也。心下悸，心生血，汗为心液，多则心虚。头眩身瞤，振振欲擗地，振摇欲伏地不能起。喻氏注云："振振欲擗地"五字，形容亡阳之状如绘，汗多则卫气解散，振振然四顾无可置身，欲擗地中而避处也。犹阴证似阳，欲坐井中而就冷也。何得妄指《诗经》注，擗拊心貌为解哉？——眉批及少阴病腹痛，小便不利，四肢沉重疼痛，自下利者，此为有水气，或咳，或呕，或小便利者，并此方主之。

白术土炒，二钱　白茯苓三钱　白芍三钱　生姜三钱　附子炮，一钱半

水煎温服。少阴病加减法：咳加干姜、细辛、五味子各一钱，呕去附子倍生姜，小便利去茯苓，下利去白芍，加干姜二钱。

汗多而心下悸，此心亡津液，肾气欲上而凌心也。头眩而身瞤，此汗多亡阳，虚邪不靖而内动也。真武，北方之神，司水火者也。今肾气凌心，虚邪内动，有水火奔腾之象，故名此汤以主之。白术、茯苓补土利水之物也，可以伐肾而疗心悸；附子、生姜回阳益卫之物也，可以壮火而制虚邪；白芍酸以收阴，用白芍者，以小便不利，则知其人不但真阳不足，真阴亦已亏矣。若不用白芍以固护其阴，岂能胜附子之雄悍乎！

【提要】本节论述真武汤的组成、用法及配伍意义。

【精解】真武汤由白术、白茯苓、白芍、生姜、附子组成。主治阳虚水泛证，症见小便不利、四肢沉重疼痛、畏寒肢冷、腹痛、下利，或咳或呕、舌头淡而胖、苔白滑、脉沉细。亦治太阳病发汗太过，阳虚水泛证。汗出不解，其人仍发热，心下悸，头眩，身瞤动，振振欲擗地。

方用大辛大热之附子，温肾助阳以化气行水，暖脾抑阴以温运水湿；茯苓、白术补气健脾，利水渗湿，合附子可温脾阳而助运化，三药配伍，共奏温阳利水之功效；辛温之生姜，配附子温阳散寒，伍苓、术辛散水气，并可和胃而止呕。配伍酸收之白芍其意有四：一者利小便以行水气；二者柔肝缓急以止腹痛；三者敛阴舒筋以解筋肉动；四者防止附子燥热伤阴。

【医案举隅】

现代研究表明，真武汤能够减少抗利尿激素的分泌，促进钠离子和钾离子的排泄，维持电解质的平衡。还可以扩张血管，加强心脏功能，促进胃肠道蠕动，止咳平喘。真武汤常用于治疗慢性肾小球肾炎、甲状腺功能低下、慢性支气管炎、慢性肠炎、肠结核、心力衰竭等。

腹泻型肠易激综合征案

患者，男，66岁。2021年12月25日初诊。

［病史］诉腹泻9年。自诉腹泻数年，日行3~4次。近半年自觉饮食无味，口中涎唾较多，不欲饮水，稍饮凉水或腹部受寒便脐腹作痛，继则肠鸣而泻，泻后则安。伴腰膝酸软，形寒肢冷，腹部喜暖，舌体胖大有齿痕，苔白滑，脉两寸迟弱，两关沉取细软，两尺豁大空虚。

［诊断］西医诊断：腹泻型肠易激综合征，抑郁症；中医诊断：泄泻，阳虚寒湿。

［治法］温阳益肾，散寒化湿。

［方药］制附片10克（先煎），茯苓15克，炒白术15克，生姜6克，炒白芍10克，桂枝12克，生薏苡仁30克，白豆蔻6克，陈皮10克，甘草6克。6剂，日1剂，水煎取汁400ml，早晚分服。

二诊（2022年1月2日）：每日腹泻次数减少至2次，便溏、涎唾明显减少，舌体胖大有齿痕，苔白腻，脉沉。继用前方去桂枝加炒薏苡仁30克、苍术15克。6剂，煎服法同上。

三诊（2022年1月9日）：诸症改善，原方继服6剂。半年后随访未见复发。

崔瑞龙，孙慧，郝钰婷，等. 王健运用加味真武汤论治肠易激综合征经验[J]. 国医论坛，2023，38（2）：51-53.

按语：本例患者年老体虚，脾虚失于运化，故形寒寒饮后作泻、饮食无味；泄泻日久不愈，脾病乘肾，累及肾阳，阳虚不能温化水饮，故见患者涎唾较多，不欲饮水；阳虚不能温化四肢，故见患者形寒肢冷，腹部冷痛，得暖则安；且阳虚不能助脾运化，继而加重泄泻。故当以健脾利湿、温肾散寒为要。方用真武汤为基础方温肾阳以祛寒湿。元阳得复，脾复健运，寒湿得化，泄泻自止，诸症俱消。

栀子豉汤

【原文】汗、吐、下后，虚烦不得眠，邪入胸中，挟饮生烦，心为水凌故也。若剧者，反复颠倒，辗转反侧之象。心中懊恼，悔恨也。此方主之。吐无形之虚烦。

山栀子_{生研，七枚}　淡豆豉_{四钱}

水煎温服，得吐便止，不吐再作服。

栀子涌膈上虚热，香豉散寒热恶毒，能吐能汗，为伤寒汗下后不解，虚烦闷乱之圣药。若呕则加生姜以涤饮，名栀子生姜豉汤；若少气则加甘草以缓中，名栀子甘草豉汤；若心烦腹满，起卧不安，则去香豉而加厚朴、枳实，名栀子厚朴汤。又《伤寒论》曰：伤寒以丸药大下之，身热不去，微烦者，栀子_{干姜}豉汤主之。又曰：伤寒五六日，大下之后，身热不去，心中结痛者，未欲解也，栀子_{豉干姜}汤主之。故凡欲涌虚烦，必先顾虑中气，所以病人素有微溏者，有不可吐之戒。_{按：栀子干姜汤主之，当是栀子豉汤；栀子豉汤主之，当是栀子干姜汤。断无烦热用于姜，结痛用香豉之理，当移之。}

柯韵伯曰：伤寒，太阳以心腹为里，阳明以心腹为表。盖阳明之里，是胃实，不特发热恶热，目疼鼻干，汗出身重谓之表，一切虚烦虚热，咽燥口苦，舌苔，腹满，烦躁不得卧，消渴而小便不利，凡在胃之外者，悉属阳明之表也。仲景制汗剂，是开太阳表邪之出路；制吐剂，是引阳明表邪之出路。若太阳当汗而反吐之，便见自汗出不恶寒，饥不能食，朝食暮吐，欲饮冷水，不欲近衣等证，此太阳转属阳明之表，当栀子豉汤主之。阳明当吐而不吐，反行汗、下、温针等法，以致心中愦愦怵惕，懊侬烦躁，舌苔等证。然仍阳明之表，仍当栀子豉汤吐之。栀子苦能涌泄，寒能胜热，其形象心，又色赤通心，故主治心中上下一切证。豆形象肾，又色黑入肾，制而为豉，轻浮上行，能使心腹之浊邪上出于口，一吐而心腹得舒，表里之烦热悉除矣。所以然者，二阳之病发心脾，此乃心脾热，不是胃家实，即所云"有热属脏者，攻之不令发汗"之义也。急除胃中之热，不致胃家之实，即此一汤，为阳明解表里之圣剂矣。

【提要】本节论述栀子豉汤的组成、用法及配伍意义。

【精解】栀子豉汤由栀子、豆豉组成。主治发汗吐下后，余热郁于胸膈，身热懊侬，虚烦不得眠，胸脘痞闷，按之软而不痛，嘈杂似饥，但不欲食，舌质红，苔微黄，脉数。

方中栀子味苦性寒，泄热除烦，降中有宣；香豉体轻气寒，升散调中，宜中有降。二药相合，共奏清热除烦之功。

【医案举隅】

现代研究表明，栀子豉汤具有抗菌、抗炎、抗病毒、解热、抗肿瘤、降低胆固醇、心血管保护、抗早老性老年痴呆、抗氧化、抗自由基、降低过氧化脂质等作用。临床常用于治疗自身免疫性疾病、糖尿病和肝脏损伤等，疗效显著。

一、失眠案

患者，男，55岁。2017年2月8日初诊。

［病史］诉睡眠差已2年，加重1个月。2年前无明显诱因出现眠差，眠浅易醒，1个月前因压力大诸症加重，曾服用百乐眠胶囊辅助睡眠，现已停药。现症见：眠差，入睡难，需1小时方可入睡，眠浅易醒，偶有醒后不易复睡，夜眠4~5小时，白天精神疲倦，思虑多，易急躁。纳可，大便1~2日一行，不成形，小便可，舌淡，脉沉弦。

［诊断］西医诊断：失眠；中医诊断：不寐，心肾不交。

［治法］交通水火，调畅气机。

［方药］栀子10克，淡豆豉20克，白术15克，党参15克，茯神30克，炙甘草5克，砂仁10克，生龙骨、生牡蛎各30克，巴戟天20克，川芎20克，益智仁30克。7剂，日1剂，水煎服，早晚温服。

二诊（2017年2月15日）：睡眠较前减轻，因患者平素畏寒，食凉后小腹疼痛，加茴香10克、炮姜5克。又服7剂，睡眠明显改善，夜眠6~7小时。

滕超，倪立群，庞松海，等．孙西庆教授运用栀子豉汤临床经验［J］.世界最新医学信息文摘，2018，18（45）：224，226.

按语：本案患者压力大，易生内火。其中心火亢胜，热扰心神，不能下行以温养肾水，且年老久病，脾肾阳虚，中气不利而不能鼓动肾水以上济心阳，致心肾不交，阴阳失调。遂取栀子豉汤交通水火，调畅气机，使阴阳调和。

二、抑郁症案

患者，女，48岁。2017年3月26日初诊。

［病史］诉心情烦躁4月余。4个月前因工作压力大，出现心情烦躁，影响日常，未予治疗。现症见：心情烦躁，坐立不安，多在情绪欠佳、事不如意时诱发，持续数小时至半天缓解，多思善疑，易怒喜哭，偶有颈部僵硬。纳差，眠一般，易醒，醒后难复睡，大便1~2日一行，偶有便难成形，小便可，舌淡，苔薄黄，脉左细。

［诊断］西医诊断：抑郁症；中医诊断：郁证，情志不舒、气机郁滞。

［治法］调畅气机。

［方药］炒栀子10克，淡豆豉20克，竹茹20克，生白术15克，茯神20克，白芍15克，防风10克，葛根20克，僵蚕20克，柴胡10克，枳壳20克，桂枝15克。

患者服14剂后复诊，自诉服药后情绪较前改善，因胃纳欠佳，于上方加陈皮10克。

滕超，倪立群，庞松海，等．孙西庆教授运用栀子豉汤临床经验［J］．世界最新医学信息文摘，2018，18（45）：224，226.

按语：本案患者心火偏亢、肾阳不足而致脏腑阴阳失调。方选栀子豉汤加减清宣郁热、除烦安神、交通心肾、调和阴阳。现代药理学证实，栀子豉汤具有解热镇痛、镇静催眠、抗炎、调节中枢神经递质作用，可进一步提升患者疗效。

瓜蒂散_{吐有形之实邪}

【原文】病如桂枝证，头不痛，项不强，寸脉浮，胸中痞硬，气上冲咽喉不得息者，此为胸有寒也，_{寒者，痰饮也。}此方主之。

甜瓜蒂_{炒黄}　赤小豆各等分

为末，热水二盏，入淡豆豉_{三钱}，煎一盏，去渣，和药末一钱，温服之。不吐再加，得快吐即止。或烧盐熟^[1]汤调服，以指探吐，治霍乱宿食，热痰冷痛。《千金》曰：凡病皆宜，大胜用药^[2]。

【注释】

［1］熟：《备急千金要方》卷二十霍乱第六作"热"。

［2］凡病皆宜，大胜用药：《备急千金要方》卷二十霍乱第六作"此法大胜诸治"。

【提要】本节论述瓜蒂散的组成、用法及适应证。

【精解】瓜蒂散由瓜蒂、赤小豆组成。主治痰涎、宿食壅滞胸脘证。症见胸中痞硬，烦躁不安，欲吐不出，气上冲咽喉不得息，寸脉微浮。

方中瓜蒂苦寒有小毒，能涌吐痰涎宿食；赤小豆酸平，与瓜蒂相须为用，酸苦涌泄，善吐胸脘实邪；以淡豆豉煎汤调服，既可宣解胸中邪气，利于涌吐，又可安中护胃，使催吐而不伤胃气。

炙甘草汤

【原文】伤寒脉结代，心动悸，此方主之。

炙甘草_{二钱}　阿胶_{二钱}　麻仁_{去皮}　麦冬_{去心，各四钱}　生地_{八钱}　桂枝_{二钱}　人参_{一钱}　生姜_{二钱}　大枣_{二枚}

水、酒各半，煎去渣，入阿胶化服。薛氏加当归、酸枣仁_{炒，各三钱}，五味子_{炒，研，一钱}。

脉结心悸，由血气虚衰，不能相续也。缘其人汗下不解，真阴衰竭，津液枯涸，滋阴之药当倍于补气，故参、草、桂枝、姜、枣补益中气，调和荣卫。阿胶、麻仁、麦冬、生地，药味既多，分两亦重，所以润经益血，复脉通心也。《圣济经》曰：津液耗散为枯，五脏痿弱，荣卫涸流，湿剂所以润之，与水停心悸之治法不同。汪讱庵曰：《千金翼》用治虚劳，《宝鉴》用治呃逆，《外台》用治肺痿。愚按：开后人滋阴降火无穷之法门，此方是也。

【提要】本节论述炙甘草汤的组成、用法及配伍意义。

【精解】炙甘草汤由炙甘草、阿胶、麻仁、麦冬、生地黄、桂枝、人参、生姜、大枣组成。主治阴血不足，阳气虚弱证。症见脉结代，心动悸，虚羸少气，舌光少苔，或质干而瘦小者。还可治疗虚劳肺痿。症见咳嗽，涎唾多，形瘦短气，虚烦不眠，自汗盗汗，咽干舌燥，大便干结，脉虚数。

方中重用生地黄为君药，滋阴养血；炙甘草益气养心；麦冬滋养心阴；桂枝温通心阳，与生地黄相伍，可收气血阴阳并补之效；人参补中益气；阿胶滋阴养血；麻仁滋阴润燥；大枣益气养血；生姜辛温，具宣通之性；桂枝配大枣以益脾胃、滋化源、调阴阳、和气血。用法中加酒煎服，清酒辛热可温通血脉，以行药势。

【医案举隅】

现代研究表明，炙甘草汤具有降低过氧化脂质含量、促进新陈代谢、增强大脑皮质层兴奋性、改善呼吸系统和消化系统等功能。目前，临床上用于治疗心律失常、病毒性心肌炎等多种病症，疗效显著。

心律失常案

患者，男，43岁。2011年12月15日初诊。

［病史］患者2年半前因"二尖瓣重度关闭不全"行瓣膜修复术，术后常觉心率快，活动后明显。近来自觉心中常有悸动感，时有胸闷、气短、疲乏感，睡眠欠佳，饮食及二便正常，舌暗红，苔黄中腻，脉细滑、时结代。

［诊断］西医诊断：心律失常；中医诊断：心悸，气阴两伤、心经郁热。

［治法］益气养阴，清心泄热。

［方药］炙甘草6克，党参12克，地黄12克，太子参12克，大麦冬10克，五味子5克，炙桂枝5克，煅龙骨20克（先煎），煅牡蛎25克（先煎），丹参15克，石菖蒲6克，刺五加12克，炒玉竹10克，三七粉3克（冲兑），十大功劳叶10克，黄连4克，苦参9克。14剂，每日1剂，水煎，分2次服。

二诊（2012年1月5日）：心悸减，夜间自觉搏动有声，胸闷不已，牙龈疼痛，舌暗紫，苔黄腻，脉小弦滑。原方加炙黄芪15克、山茱萸10克。予14剂。

药后随访，患者早搏未发，守法巩固。

方樑. 周仲瑛辨治气阴两虚型心悸验案分析［J］. 上海中医药杂志，

2013，47（1）：12-13.

按语： 本案患者以自觉心中悸动不安为主要表现，因其尚有胸闷、气短、乏力等症状，且心率偏快，结合舌脉综合分析其病机为气阴两伤、心营不畅、心经郁热。方以炙甘草汤、生脉散、桂枝甘草龙骨牡蛎汤加减，益气阴而振心脉，清心泄热以安心神。二诊症状即见明显改善，加黄芪益气以鼓动血行，山茱萸滋阴益气、补肾养心以增其效。

生脉散

【原文】 治夏月金受火囚，绝寒水生化之源，以致咳嗽喘促，肢体痿软，脚软[1]，眼黑，口渴汗出者。

人参二钱　麦冬去心，二钱　五味子一钱

水煎温服。

东垣曰：人参甘寒，泻火热而益元气；麦冬苦寒，滋燥金而清水[2]源；五味酸温，泻丙火而补庚金。以肺朝百脉，故名曰生脉散。今人因生脉之名，用治脉微欲绝，阳气将脱之证，误人多矣！何如独参一味。

【注释】

[1] 软：原作"歓"，据湘本及《景岳全书·古方八阵·补阵》"生脉散"修改。

[2] 水：原作"木"，据扫本、德本、醉芸轩本、湘本改。

【提要】 本节论述生脉散的组成、用法及配伍意义。

【精解】 生脉散由人参、麦冬、五味子组成。主治温热、暑热、耗气伤阴证及久咳伤肺之气阴两虚证。

方中人参甘温，既大补肺脾之气，又生津液；麦冬甘寒，养阴清热，润肺生津，与人参相合，则气阴双补；五味子酸敛，既敛阴止汗，又能收敛耗散之肺气而止咳。三药相合，一补一润一敛，既补气阴之虚，又敛气阴之散，使气复津生，汗止阴存，脉气得充，则可复生，故名"生脉"。

【医案举隅】

现代研究表明，生脉散具有镇静、提高心脏对缺氧的耐受力、扩张冠脉和增强心肌收缩力从而提高心脏生理功能的作用。现代临床用于治疗慢性心力衰竭、冠心病、心肌病等心血管疾病，也常用于肺结核、慢性支气管炎、低血压、神经衰弱、休克等疾病，临床疗效较好。

心律失常案

患者，男，73岁。2014年9月4日初诊。

[病史] 诉心动过缓一月余。刻诊：心悸，胸闷，口干，乏力，纳眠可，

二便尚调，舌质红少津，苔白腻，脉细滑。

[诊断] 西医诊断：心律失常；中医诊断：心悸，气虚痰阻。

[治法] 益气化痰。

[方药] 太子参30克，麦冬15克，五味子、法夏、陈皮各10克，茯苓15克，枳实、竹茹各10克，丹参15克，石菖蒲、苦参各10克，甘松15克，荷叶10克，莲子15克，酸枣仁20克，蒲公英15克，砂仁、甘草10克。水煎600ml，150ml/次，4次/天。

二诊（2014年9月30日）：心悸、胸闷、乏力较前缓解，纳眠尚可，舌质红少津，苔白，脉细，痰浊而阴虚证候明显，故方用法夏、陈皮、茯苓、枳实、石菖蒲之品。加重益气养阴药：当归、玉竹、豨莶草、仙鹤草各15克，9剂，水煎600ml，150ml/次，4次/天。

三诊（2014年11月4日）：病情趋于稳定，本虚表现更为明显，原方基础上继续加重益气养阴药。因心慌、心悸为主症，故加镇心安神之品，心藏神，神得以安宁，则心悸减轻，原方基础上加黄精15克、鹿衔草5克、黄芪15克、琥珀3克，9剂，水煎600ml，150ml/次，4次/天。

四诊（2014年12月8日）：动态心电图：窦性心律，平均心率62次/分，最大心率113次/分，最小心率37次/分。频发房性早搏共2417次，其中成对出现446次，短阵房性心动过速20次，少数早搏构成二联律、三联律，少数房性早搏未下传，早搏在白天、夜间均有发生。室性早搏共1次。诸症状已好转十之八九。

李彦祎，万启南. 万启南巧用生脉散治疗鼓胀 心悸 更年期综合征 抑郁[J]. 实用中医内科杂志，2016，30（4）：34-36.

按语：本案患者属气虚痰阻，方选生脉散合温胆汤加减。方中桂枝通阳益气，阳气通畅，心悸自除；甘松芳香行散，通阳开胸，缓解胸闷；豨莶草清热解毒祛湿，强健筋骨，制约桂枝、甘松等温热之性，使全方药性不致过热。

左归丸减两为钱，大剂煎饮，名为丸料

【原文】治真阴肾水不足，不能滋养荣卫，渐至衰弱，或虚热往来，自汗盗汗，或神不守舍，血不归元，或气虚昏晕，或眼花耳聋，或口燥舌干，或腰酸腿软，或遗淋涩痛。凡精髓内亏，津液枯涸等证，俱宜壮水之主，以培左肾之元阴，而精血自充矣。

熟地八两　山药炒　山茱萸蒸，去核　菟丝子酒蒸　枸杞子蜜蒸　鹿角胶打碎炒珠　龟甲胶切碎炒珠，各四两，无火不必用此味。　牛膝酒蒸熟，三两，滑精者不用。

为末，炼蜜丸，任下。如真阴失守，虚火上炎者，宜用纯阴至静之

剂，去枸杞、鹿胶，加女贞子三两、麦冬三两；火燥灼金，干枯多嗽，加百合三两；夜热骨蒸，加地骨皮三两；水不利不清，加白茯苓三两；大便燥结，去菟丝，加肉苁蓉三两；血虚血滞，加当归四两；腰膝酸痛，加杜仲盐水炒断，三两；脏平无火而肾气不充者，去龟甲胶，加补骨脂炒香，三两，莲肉去心，胡桃肉各四两；气虚加人参三两。

【提要】本节论述左归丸的组成、用法及配伍意义。

【精解】左归丸由熟地、山药、山茱萸、菟丝子、枸杞、鹿角胶、龟甲胶、牛膝组成。主治真阴不足证。症见头晕目眩，腰酸腿软，遗精滑泄，自汗盗汗，口燥舌干，舌红少苔，脉细。

方中重用熟地黄滋肾阴，益精髓，以补真阴之不足；山茱萸补养肝肾，固秘精气；山药补脾益阴，滋肾固精；龟甲胶滋阴补髓；鹿角胶补益精血，温壮肾阳，配入补阴方中，有"阳中求阴"之义；枸杞子补肝肾，益精血；菟丝子补肝肾，助精髓；川牛膝益肝肾，强筋骨，俱为佐药。

【医案举隅】

现代研究表明，左归丸具有调节神经、内分泌、免疫功能的作用，主要是通过下丘脑－垂体－靶腺（肾上腺、甲状腺、性腺等）轴而实现的。而此轴与中医的肾密切相关。临床广泛用于妇科、男科、精神疾病，疗效甚佳。

月经失调案

患者，女，24 岁。2003 年 9 月 26 日初诊。

［病史］诉月经量少，色淡红，质稀薄。现症：头晕耳鸣，伴腰酸乏力，带下量少，舌淡，苔薄白，脉沉细。

［诊断］西医诊断：月经失调；中医诊断：月经量少，肾气亏虚、精血不足。

［治法］补肾养血调经。

［方药］熟地、山药、山茱萸、茯苓各 12 克，当归、川芎、桃仁、红花、鸡血藤各 10 克，枸杞、菟丝子、牛膝、鹿角胶、龟甲胶、元参、女贞子各 15 克。

连用 15 天后即行经，经量较前稍多，经后 5 天服上方加陈皮、砂仁各 10 克。连服 3 个月经周期、经量如常，守方继服 2 个月。半年后随访，月经正常。

张君满. 左归丸加减在妇科疾病中的应用［J］. 四川中医，2007（5）：85.

按语：本案患者初潮迟，月经量少，伴腰酸，显然为肾虚、精血不达所致。故治以补肾养血、活血调经，用左归丸加味。方中菟丝子、牛膝、鹿角胶补肾气；熟地、山茱萸、枸杞、龟甲胶、元参、女贞子滋补肾阴；山药、茯苓健脾和中；当归补血养血；川芎、桃仁、红花、鸡血藤活血调经，使肾气旺、精血足，冲任得养，经血如常。

右归丸 以两作钱，大剂煎饮，名为丸料

【原文】治元阳不足，或先天禀弱，或劳伤过度，以致命门火衰，不能生土，而为脾胃虚寒。饮食少进，或呕恶膨胀，或反胃噎膈，或怯寒畏冷，或脐腹多痛，或大便不实，泻痢频作，或小水自遗，虚淋寒疝，或寒在溪谷而肢节痹痛，或寒在下焦而水邪浮肿。总之真阳不足者，必神疲气怯，或心跳不宁，或四肢不收，或眼见邪祟，或衰弱无子等证，俱宜益火之源，以培右肾之元阳，而神气自强矣。

熟地八两　山萸肉微炒，三两　杜仲姜汤炒断　枸杞子微炒　菟丝子酒蒸　鹿胶各四两　当归三两　肉桂去粗　附子制，各二两

为末，炼蜜丸，任下。如阳虚气衰，必加人参以为之主，随人虚实增损。盖人参之功，随阳药则入阳分，随阴药则入阴分，欲补命门之阳，非加人参不能捷效。阳虚精滑，或带浊便溏，加故纸酒炒，三两。飧泄肾泄不止，加五味子三两、肉豆蔻面煨去油，三两；饮食减少，或不易化，或呕恶吞酸，加干姜炒黄，三两；腹痛不止，加吴茱萸二两；腰膝酸痛，加胡桃肉连皮四两；阳虚阳痿，加巴戟肉四两、肉苁蓉三两，或黄狗外肾二付，酒煮捣入之。

【提要】本节论述右归丸的组成、用法及配伍意义。

【精解】右归丸由熟地黄、山萸肉、杜仲、枸杞子、菟丝子、鹿胶、当归、肉桂、附子组成。主治肾阳不足，命门火衰证。症见年老或久病气衰神疲，畏寒肢冷，腰膝软弱，阳痿遗精，或阳衰无子，或饮食减少，大便不实，或小便自遗，舌淡苔白，脉沉而迟。

方中附子、肉桂温壮元阳；鹿角胶温肾阳、益精血，三药合用，培补肾中元阳。熟地黄、山茱萸、枸杞子、山药滋阴益肾，填精补髓，养肝补脾，即所谓"善补阳者，必于阴中求阳，则阳得阴助，而生化无穷"；菟丝子、杜仲补肝肾，强腰膝；当归养血补肝，与补肾之品相合，共补精血。

【医案举隅】

现代研究表明，右归丸具有调节神经－内分泌－免疫系统的作用，临床常用于治疗肾阳不振阴寒内感所致的阳痿、遗尿、水肿或火不暖土引起的食少便溏、呕吐腹胀、脾胃虚寒等症，疗效显著。

不孕案

患者，女，32岁。2014年1月29日初诊。

［病史］诉婚后2年余未孕。曾在某省中医院、妇幼保健院等多家医院诊治。纳尚可，时便溏，口不甚渴，畏寒足冷，易感冒，咳嗽有痰，腰酸腿软。需要服用雌激素及黄体酮才能行经，量中，3~4天净，色暗，经前腹痛。形体肥胖，体重约75千克，舌嫩红、胖、有齿印、多津，苔薄黄腻，脉沉细。

［诊断］西医诊断：不孕；中医诊断：不孕，肾阳亏虚。

［治法］温肾填精，健脾燥湿。

［方药］制附片6克，山药15克，北枸杞12克，当归12克，菟丝子15克，杜仲15克，鹿胶10克，山萸肉15克，巴戟天15克，肉桂5克，法半夏15克，陈皮6克，茯苓20克，苍术10克，香附10克，白术10克，续断15克，淫羊藿15克。

服上方5剂后，在未服用激素的情况下月经正常来潮，服用20余剂后检查提示已受孕。

徐越，余新觉. 余新觉运用右归丸方治疗肾阳虚型不孕症经验［J］. 中医药临床杂志，2016，28（7）：937-938.

按语：本案患者2年余未孕，时便溏，畏寒足冷，腰酸腿软，月经来潮需依赖激素，舌淡红、胖、多津、有齿印，脉沉细，乃一派肾阳虚之象，且其形体肥胖，苔薄黄腻，因兼有痰湿内阻，故予右归丸加苍术、茯苓、法半夏、陈皮等以温肾填精、健脾燥湿。此患者收到满意疗效。

蜜煎导法

【原文】阳明病自汗，若发汗小便自利者，此为津液内竭，便虽硬不可攻。此仲景心法，后人罕知。当自欲大便时，以此法导之，乃承气之变法也。

蜂蜜入铜勺内微火煎，稍凝，勿令焦，入皂角末五分、食盐五分[1]，并手作挺子，长寸许，令头锐，欲大便时，入谷道中，自下。

【注释】

［1］皂角末五分、食盐五分：《伤寒论·辨阳明病脉证并治》蜜煎导法原方无。

参归养荣汤

【原文】邪留心下，令人痞满，下之痞应去，今反痞者，虚也。以其人或禀赋娇怯，或素病亏损，如失血崩带等证，因下益虚，失其健运，愈令痞满，再用行气破气之剂，转成坏病矣。

人参一钱　半夏三钱　生姜炮，三钱　甘草炙，一钱　白芍酒炒，一钱半　当归二钱　生地二钱　熟地三钱　大枣二枚

水煎温服。

果如前证，一服痞如失。若下后仍潮热口渴，脉洪大而痞者，投之祸不旋踵。此有虚实之分，须详辨之。

【提要】本节论述参归养荣汤的组成、用法及适应证。

【精解】参归养荣汤由人参、半夏、生姜、甘草、白芍、当归、生地黄、熟地黄、大枣等药组成，具有调养血气之功。主治禀赋娇怯，或素病亏损，邪留心下，令人痞满，因下益虚，失其健运，愈令痞满。

方中重用地黄，生熟相伍，合当归、白芍养阴补血，针对病因，充养胃络以复胃通降之性；人参、大枣、甘草补中健脾；半夏苦辛，散结除痞，降逆和胃，伍生姜纯辛发散，升降气机，既可直接作用于郁积之气，宣通痞塞，又助脾胃运化恢复。病虽为气机郁滞之证，但病本为气虚不运所致，巧妙应用"塞因塞用"之法，切中病机，故收桴鼓之效。

犀角地黄汤

【原文】伤寒温病，胃火热盛，衄血吐血，咳咯血，衄行清道，吐行浊道，以喉通天气，咽通地气也。循经之血走而不守，随气而行，火气急迫，故随经直犯清道，上脑而出于鼻为衄；其从肺而出于咽者，则为咳咯；其存胃中者，为守荣之血，守而不走，胃虚不能摄，或为火逼，故呕吐从咽而出也。衄血之热在经，吐血之热存腑。伤寒衄血为表热，温病衄血为里热。《内经》曰：心移热于肺，则咳嗽出血也，当详细辨而治之。便血，蓄血如狂，漱水不欲咽，伤寒便血，为传经热邪；温病便血，为里热蓄血。在上则喜忘，在下则如狂。漱水不欲咽，热在经，里无热也。蓄血发燥而内不渴，故虽漱水而不欲咽。海藏云：大凡血证多不饮水，惟气证则饮水。经云：阳明病，口燥漱水不欲咽者，必衄。伤寒当发汗而不发汗，邪热妄行，逼血外出，故见此证。及阳毒发斑，热甚伤血，发于皮肤见红点者为疹，如锦纹者为斑。伤寒不当下而下，热毒乘虚入胃则发斑疹；温病当下而不下，热留胃中亦发斑疹；或误服热药太过亦发斑疹。并妇人血崩赤淋，以火胜故治之。此方并治之。

怀生地六钱　白芍四钱　牡丹皮三钱　犀角镑二钱，磨汁或末入。

水煎，入犀汁服。瘀血甚者，加大黄三钱以行之，或因怒致血，或热极如狂，加柴胡平少阳、厥阴之火，黄芩泻上、中二焦之火，栀子泻三焦之火也。

生地甘寒凉血，以滋肾水；丹皮苦寒，泻血中之伏火；犀角大寒，解胃热而清心火；白芍酸寒，和阴血而散肝火，以共平诸经之僭逆也。

【提要】本节论述犀角地黄汤的组成、用法及配伍意义。

【精解】犀角地黄汤由犀角、生地黄、芍药、牡丹皮组成，具有清热解

毒、凉血散瘀之功。治疗热入血分证。症见身热谵语，斑色紫黑，或吐血、衄血、便血、尿血，舌深绛起刺，脉数，或喜忘如狂，或漱水不欲咽，或大便色黑易解者。

方中苦咸寒之犀角为君，凉血清心而解热毒，使火平热降，毒解血宁；臣以甘苦寒之生地黄，凉血滋阴生津，一助犀角清热凉血，又能止血，二复已失之阴血；用苦微寒之赤芍与辛苦微寒之丹皮共为佐药，清热凉血，活血散瘀，可收化斑之功。四药相配，共成清热解毒、凉血散瘀之剂。本方配伍特点是凉血与活血散瘀并用，使热清血宁而无耗血动血之虑，凉血止血又无冰伏留瘀之弊。

【医案举隅】

犀角地黄汤首见于孙思邈的《备急千金要方》，原文论曰："犀角地黄汤，治伤寒及温病应发汗而不汗之内蓄血者，及鼻衄吐血不尽，内余瘀血，面黄，大便黑，消瘀血方……喜妄如狂者，加大黄二两、黄芩三两。"言明本方为"消瘀血方"。陆江涛教授为第六批全国名老中医，从医30余年，临床经验丰富。他认为皮肤病多为皮肤腠理失和、火热毒邪内侵入里而致，临床治疗善用"清热法"，通过辨证论治，将犀角地黄汤加减应用于治疗多种皮肤病，临床效果显著。

小儿过敏性紫癜案

患者，女，10岁。2019年12月12日初诊。

[病史] 诉双下肢、足背部散在红色皮疹2日余。刻下：皮疹色泽偏红，伴瘙痒，无腹痛、关节肿痛、发热、咳嗽少痰、咽喉疼痛，无喘息气促，稍鼻塞流涕，纳可，寐安，小便可，大便调，舌淡偏暗，苔薄黄略腻，舌底络脉略粗，色暗紫，稍弯曲，脉浮数。查体：咽稍红，扁桃体 I 度红肿，心肺未见明显异常，腹软，无压痛、肌紧张、反跳痛，双下肢足背部见少量红色皮疹，呈点状或片状，未高出皮肤，压之不褪色，周身无水肿。查血常规无异常。尿常规示：潜血（+-），红细胞（+）。

[诊断] 西医诊断：小儿过敏性紫癜；中医诊断：肌衄，风热伤络。

[治法] 清热凉血，祛风活络。

[方药] 金银花10克，连翘10克，薄荷10克，桔梗10克，北柴胡10克，淡豆豉10克，荆芥穗10克，黄芩10克，芦根10克，水牛角10克（冲），牡丹皮10克，赤芍10克，蝉蜕10克，玄参6克，紫草10克，小蓟10克，炙甘草6克。7剂，每日1剂，水煎，早中晚分3次温服。嘱患儿服药期间避免鱼虾蟹、牛羊肉及高蛋白饮食的摄入。

二诊（2019 年 12 月 20 日）：皮疹消退殆尽，偶觉双下肢踝部疼痛，余无明显不适。查体：患儿双下肢踝部出现轻度水肿，局部皮肤可见少量瘀斑、瘀点，舌淡，苔黄略厚，脉濡数。尿常规无异常。

［方药］一诊方去桔梗、芦根、薄荷、赤芍、玄参，加当归 10 克、防风 10 克、苍术 10 克、牛膝 10 克、薏苡仁 10 克、独活 10 克，7 剂，用法及注意事项同上。

药后踝部疼痛消失，水肿已退，且未见新起皮疹出现。嘱定期复查，随访至今未复发。

闫雨迎. 任勤教授辨治小儿过敏性紫癜经验［J］. 中医儿科杂志，2021，17（6）：29-31.

按语：本案患儿结合初诊情况，确诊为肌衄风热伤络证。急性期当用银翘散合犀角地黄汤加味清热凉血，祛风活络。二诊时风邪已解，水湿停聚，故去桔梗、芦根等宣肺利咽药，加当归养血活血，苍术、薏苡仁清热利湿，牛膝引药下行，独活祛湿消肿，防风除湿止痛、扶正固表。组方灵活，配伍精妙，故能速奏其功。

通脉四逆汤

【原文】下利，里寒外热，面反赤，手足厥，脉微欲绝，及脉不出，系群阴格阳于外，不能内返也，此方主之。

附子生，三钱　干姜生，三钱　甘草炙，二钱

水煎温服。一云冷服。解见四逆汤下。

按：《蕴要》云：四逆汤一名通脉四逆汤，细玩伤寒通脉四逆汤所治之证，里寒外热，其面反赤，阴盛于内，逼阳于外，而脉不出，较四逆汤所治之证为更重。若通脉四逆汤即四逆汤，何故多加"通脉"二字耶？《医统》及《医宗必读》俱云：即四逆汤加甘草一倍。然厥逆脉不出，反加甘草缓味，殊不近理。《缵论》云：即四逆汤加干姜一倍。然回阳通脉，全赖生附子雄悍之力，岂宜单加干姜耶？再按：四逆汤原方甘草炙，二两，干姜一两五钱，附子一枚，生用。方下云：强人可大附子一枚、干姜三两，此即通脉四逆汤也。故通脉四逆汤方，甘草炙，二两，与四逆汤同；干姜三两，是为倍用；附子大者一枚生用。夫既云大者其为倍用，可想而知，细心较定，通脉四逆汤即四逆汤倍附子、干姜是耶。

仲景加减法：面色赤加葱白二茎，腹痛去葱白加白芍二钱，呕加生姜二钱，咽痛去白芍，加桔梗二钱，利止脉不出加人参一钱，去桔梗。

【提要】本节论述通脉四逆汤的组成、用法及适应证。

【**精解**】通脉四逆汤由附子、干姜、炙甘草组成，具有破阴回阳、通达内外之功效。主治少阴病阴盛格阳。症见下利清谷，里寒外热，手足厥逆，脉微欲绝，身反不恶寒，其人面色赤，或腹痛，或干呕，或咽痛，或利止，脉不出者。

方中倍用干姜，重用附子，因此温阳驱寒力量更强，有破阴回阳、通达内外之功。方中附子辛热，能温阳散寒。倍用干姜，既助附子温阳散寒，又暖脾胃阳气。甘草补中益气，使附子、干姜辛热温阳而不耗散，并调和诸药。

【**医案举隅**】

通脉四逆汤出自张仲景的《伤寒论》治疗少阴病的方剂，原文第317条云："少阴病，下利清谷，里寒外热，手足厥逆，脉微欲绝，其人面色赤，或腹痛，或干呕，或咽痛，或利止脉不出者，通脉四逆汤主之"。本方适应于阴盛格阳的少阴病证。

糖尿病性泌汗障碍案

患者，女，66岁。

［病史］主因"口干、口渴、多饮3年，加重伴右侧口角歪斜3天"收入院。入院时情况：神清、精神可、口干、口渴、多饮，乏力，多汗、汗出如洗面，无休无止，怕凉，右侧口角歪斜，偶有心慌、胸闷、憋气，纳食可，夜寐差，夜尿频，大便调。舌淡苔胖大，脉沉微。

［诊断］西医诊断：2型糖尿病；中医诊断：消渴，阳气极虚、阴液外泄。

［治法］温阳止汗，调和营卫。

［方药］制附子10克，干姜10克，生甘草10克，桂枝30克，生牡蛎20克，太子参20克，五味子15克，枳壳20克，薤白15克，山萸肉20克。

二诊：4剂后患者出汗症状明显缓解，怕凉症状亦缓解。

［方药］予桂枝20克，白芍20克，干姜10克，甘草10克，生龙骨25克，生牡蛎25克，五味子15克，防风10克，生黄芪15克，炒白术20克，知母20克，丹参20克。水煎服。

7剂后，患者汗出，症状基本缓解，病情基本痊愈。

史翠娟. 吴深涛以通脉四逆汤治疗糖尿病性泌汗障碍1例［J］. 现代中西医结合杂志，2011，20（33）：4268.

按语：本案患者汗出较多且为冷汗，依据"阴在内，阳之守也；阳在外，阴之使也"考虑其为阳气极虚，阴液外泄。治用通脉四逆汤加减，急祛内寒，破阴回阳，通达内外，为先天以养后天。药证合拍，疗效满意。

白头翁汤

【原文】下利欲饮水，_{亡津液而内燥。}以有热故也，又热痢下重者，_{邪热下}痢，气滞后重。并此方主之。

白头翁二钱　秦皮三钱　黄连三钱　黄柏三钱

水煎温服。

此胃与肝、肾药也。白头翁苦寒，入胃经血分，而凉血止澼；秦皮苦寒性涩，洗肝益肾而固下焦；黄连清心凉血；黄柏泻火补水，并能燥湿止利而厚肠，湿热除而利自止矣。

【提要】本节论述白头翁汤的组成、用法及配伍意义。

【精解】白头翁汤由白头翁、黄连、黄柏、秦皮组成，具有清热解毒、凉血止痢之功效。主治热毒痢疾，症见腹痛，里急后重，肛门灼热，下痢脓血，赤多白少，渴欲饮水，舌红苔黄，脉弦数者。

方中以白头翁为君，清热解毒，凉血止痢；臣以黄连之苦寒，清热解毒，燥湿厚肠；黄柏泻下焦湿热，共奏燥湿止痢之效；秦皮苦寒性涩，收敛作用强，因本证有赤多白少，故用以止血，不仿芍药汤之大黄。四药并用，为热毒血痢之良方。

【医案举隅】

白头翁汤见《伤寒论·辨厥阴病脉证并治篇》第371条"热利下重者，白头翁汤主之"及第373条"下利欲饮水者，以有热故也，白头翁汤主之"。白头翁汤主治肝经湿热，下迫大肠。症见下利便脓血，血色鲜艳，里急后重，肛门灼热，伴发热、渴欲饮水、舌红、苔黄等热象。

结肠息肉案

患者，男，56岁。

[病史]诉左下腹痛伴有腹泻5年。便前腹痛，大便急，排便不畅，日7~8次，大便偏细，肛门有下坠感，无脓血便。平时脾气比较急躁，易发怒，饮食不节，肥甘厚味，食欲尚可，睡眠一般，舌质暗红，舌根部苔白厚腻，脉弦细。肠镜示：结肠多发息肉。

[诊断]西医诊断：结肠息肉；中医诊断：肠澼，湿热蕴结。

[治法]燥湿止利，清肝利胆。

[方药]白头翁10克，黄连6克，黄柏10克，秦皮10克，煨木香6克，乌药6克，土白术15克，土白芍15克，茯苓15克，吴茱萸3克，山药20克，槟榔10克，补骨脂6克，肉豆蔻6克，生甘草6克。

上方7剂，患者服药后腹痛消失，大便次数减为日2~3次。上方加升麻3

克、丹皮炭 10 克，山药量增至 20 克。后又经过两次调理，并嘱其饮食清淡，生活规律，节制饮酒以及肥甘厚味，患者症状基本消失，临床痊愈。

王永刚. 白头翁汤治疗湿热蕴结证经验［J］. 中国中医药现代远程教育，2014，12（12）：7.

按语：本案患者湿热蕴结肠道，肝脾不和。治用白头翁汤加减燥湿化滞，理气疏肝。此方在清热凉血的同时兼有清散的作用，能凉血疏肝。肝脾和，大便得以改善。

桔梗杏仁煎

【原文】治咳嗽吐脓，痰中带血，或胸膈隐痛，将成肺痈者。

桔梗　杏仁炒研　甘草各一钱　枳壳麸炒，一钱五分　麦冬去心　百合　阿胶　夏枯草　金银花各二钱　连翘二钱五分　川贝母　红藤各三钱　火胜兼渴者加天花粉二钱。

水煎温服。

【提要】本节论述桔梗杏仁煎的组成、用法及适应证。

【精解】桔梗杏仁煎由桔梗、杏仁、甘草、阿胶、金银花、麦冬、百合、夏枯草、连翘、川贝母、枳壳、红藤组成，具有养肺滋阴、兼清脓毒之功效。治疗咳嗽吐脓，痰中带血；或胸膈隐痛，将成肺痈者。

方中桔梗辛散苦泄，性平和且善上行，专入肺经，功善开宣肺气、祛痰排脓；杏仁则苦温润降，入肺、大肠经，上能降肺气、疏利开通以止咳平喘，下能降气宽胸利膈，与桔梗相须为用，宣降肺气，祛痰排脓；配以金银花、连翘、红藤、夏枯草以清肺解毒，消散痈肿；贝母、枳壳利肺化痰，散结排脓；再与阿胶、麦冬、百合养阴润肺，清热止血；甘草解毒和中，助枳壳、桔梗、杏仁、川贝母以祛痰止咳。诸药合用，则咳止痰消，热清毒解，膈利痈消，诸症自除矣。

【医案举隅】

咳嗽案

患者，女，42 岁。2015 年 3 月 5 日初诊。

［病史］一个多月前患感冒，自购西药服后，鼻塞、头痛的症状有所好转。但仍咽痛、咳嗽月余，痰黏难咯，口微渴，二便正常，舌红苔微黄，脉浮数。

［诊断］西医诊断：感冒；中医诊断：咳嗽，外感风热。

［治法］止咳平喘，宣降肺气。

［方药］款冬花 15 克，苦杏仁 15 克，连翘 15 克，桔梗 12 克，蒲公英 15

克，黄芩 10 克，北沙参 12 克，浙贝母 15 克，法半夏 10 克，前胡 10 克，玄参 15 克，炙甘草 6 克。3 剂，水煎服，每日 1 剂，分 2 次服。

患者服 3 剂后，咽痛、咳嗽均痊愈。

任晓琳，王远平. 桔梗杏仁煎加减治疗久咳验案一则［J］. 中国民间疗法，2016，24（1）：68.

按语：本案患者证属外感风热，当以辛凉解表法治之。方用连翘、蒲公英、前胡、黄芩共奏清热解毒、疏风散热之效，苦杏仁宣肺止咳，桔梗利咽祛痰，法半夏降逆化痰，款冬花润肺止咳，北沙参养阴清肺，玄参滋阴解毒散结。此方为桔梗杏仁煎加减化裁而来，具有疏风散热、清热解毒、润肺止咳之功效，对于治疗风热犯肺之久咳有良效。

肠痈秘方

【原文】凡肠痈生于小肚角，微肿而小腹阴痛不止者，是毒气不散，渐大内攻而溃，则成大患矣，急以此方治之。

先用红藤一两，酒二碗，煎一碗，午前一服，醉卧之。午后用紫花地丁一两，酒二碗，煎一碗，服之。服后痛必渐止为效。然后服后药末除根。

当归五钱　石蜡蛆五钱，蜜蜡也　白僵蚕白而直者　蝉蜕全，各二钱　天龙即蜈蚣也　川大黄各一钱　老蜘蛛二个，捉住放新瓦上，以酒盅盖定，外用炭火煅干存性。

右为细末，每空心好酒调服一钱许，日逐渐服，自消。

【提要】本节论述肠痈秘方的组成、用法及适应证。

【精解】肠痈病机为热毒内攻，蕴蓄成痈，治疗先以红藤、紫花地丁酒煎，清热解毒。后以当归、僵蚕、蝉蜕、蜈蚣、蜘蛛、大黄清热泻火、活血化痰、通络散结。方中蜘蛛具有消肿、解毒、散结之效；蜈蚣息风镇痉，通络止痛，攻毒散结。二药配伍，疗恶疮。

连翘金贝煎

【原文】治阳分痈毒，或在肺、膈、胸、乳、脏腑之间者，此方最佳，连用数服，无有不愈。

连翘去心　红藤各七钱　金银花　蒲公英　夏枯草　土贝母各三钱

火胜烦渴乳肿者，加天花粉三钱，好酒二碗，煎一碗，服后暖卧片时。若阳毒内热，或在头顶间者，水煎亦可。

【提要】本节论述连翘金贝煎的组成、用法及适应证。

【精解】连翘金贝煎由金银花、贝母、蒲公英、夏枯草、红藤、连翘组成，具有清热解毒、消肿排脓之功效。主治阳分痈毒，或在脏腑肺膈胸乳之间者。

方中连翘、金银花、蒲公英清热解毒，配以土贝母、夏枯草泻火散郁结，以加强消肿散结之力。

蜡矾丸

【原文】生白矾二两　白及一两

为细末，用黄蜡四两熔化，去净渣，入药末为丸，白滚水送下一钱，日三服。护膜托里，解毒化脓之功甚大。一方无白及，一方有琥珀三钱。

【提要】本节论述蜡矾丸的组成、用法。

【精解】蜡矾丸由生白矾、白及组成，具有消痈解毒的功效。主治一切疮痈恶毒，或为毒虫蛇犬所伤者。

方中生白矾能解毒杀虫，燥湿止痒；白及收敛止血，消肿生肌。二者合用，共奏消痈解毒之功。

附子汤

【原文】少阴病，口中和，背恶寒者。少阴病，骨节痛，身体痛，手足厥，脉沉者。并此方主之。

人参一钱　附子生　白术土炒　白茯苓　白芍各二钱

水煎温服。

伤寒以阳为主，上证皆阴证，几于无阳矣。辛甘皆阳也，故用参、附、苓、术以养阳；辛温之药过多，恐有偏阳之弊，故又用白芍以扶阴。经云：火欲实，水当平之，此用白芍之意也。若温病阳邪怫郁，而厥逆脉沉，一用辛温之药治之，正如抱薪投火矣。

【提要】本节论述附子汤的组成、用法及配伍意义。

【精解】附子汤由人参、附子、白术、白茯苓、白芍组成，具有温经散寒之功效。主治少阴病，得之一二日，口中和，其背恶寒者；或少阴病，身体痛，手足寒，骨节痛，脉沉者。

方中炮附子辛甘大热，具有回阳救逆、补火助阳、散寒止痛的功效，为"回阳救逆第一品药"；人参补益元气，复脉固脱；茯苓、白术健脾化湿，且白术可增强附子去寒湿之邪的功效；芍药和营止痛，以监附子之悍。总之，全方诸药合用，共奏温经助阳、祛寒除湿之功。

【医案举隅】

附子汤出自《伤寒论》少阴篇，具有温经散寒的功效。现代临床用于治疗各科疾病证属虚寒者。

乳腺癌放化疗术后案

患者，女，57岁。2019年8月14日初诊。

［病史］诉周身疼痛 2 个多月，有乳腺癌手术及放化疗术后病史。患者近 2 个月无明显诱因出现周身疼痛，位置不固定，关节为甚，伴有自汗、盗汗、乏力，口腔扁平苔藓，饮食可，大便干，小便调，夜眠不佳，舌暗，苔薄白，脉沉。

［诊断］西医诊断：乳腺癌；中医诊断：乳岩，肝肾不足。辨证为脾肾阳虚，湿阻血瘀。

［治法］温补脾肾，化湿活血。

［方药］附子 15 克（先煎），党参 15 克，生白术 20 克，茯苓 20 克，白芍 20 克，炙甘草 15 克，焦远志 10 克，生黄芪 20 克，独一味 3 克，肿节风 10 克，酒大黄 10 克，葛根 20 克。

服药 2 周，疼痛明显缓解。

张梅，刘殿池. 刘殿池主任附子汤验案 2 则解析［J］. 光明中医，2021，36（14）：2427-2429.

按语： 本案患者乳癌术后又经历放化疗，目前以疲乏、周身疼痛为主要表现。患者为中老年女性，已过七七之年，肝肾不足，肝郁脾虚，气血不足运行无力而致痰浊内生，经历放化疗后气血损耗严重，脾肾阳虚，寒湿内盛，阻滞经脉，故出现周身疼痛、关节痛。治用附子汤加减以扶阳温经、散寒除湿止痛。

桂枝加附子汤

【原文】太阳病中风，误汗遂漏不止，恶风，表虚则玄府疏。小便难，汗多则亡津液。四肢微急，四肢为诸阳之本，阳虚则血滞。难以屈伸，筋骨不和，风邪客之。此方主之。

桂枝　白芍各三钱　附子生　甘草炙，各一钱五分　生姜三钱　大枣二枚
水煎温服。

误汗亡阳则血滞，兼有风入而劲急也，故用桂枝汤疏风解肌以和荣卫，加附子以助元阳而固表也。此中风误汗而见此证，故以此汤救之。若湿家重发汗，必恍惚心乱，汗为心液，心无血养，故神不宁。小便已，阴痛，水道干涸，故阴痛也。炙甘草汤加白茯苓四钱。

【提要】本节论述桂枝加附子汤的组成、用法及配伍意义。

【精解】桂枝加附子汤由桂枝、芍药、甘草、生姜、大枣、附子组成，具有温阳解表、调和营卫、补阳敛汗之功效。主治太阳病发汗太过，致阳虚漏汗并表证不解之证。

本方为桂枝汤加炮附子一枚，并加重甘草用量而成。桂枝汤调和营卫，解

肌祛风；附子温经复阳，固表止汗。俾邪去阳回，则津液自复，诸症自愈。临床应用以恶风发热、汗漏不止、四肢微急、脉虚浮为辨证要点。

【医案举隅】

桂枝加附子汤出自于《伤寒论》。现代临床应用较为广泛。临床上常将此方用于治疗风寒痹痛、肩周炎、原发性坐骨神经痛、空调病等。

抑郁症案

患者，女，56岁。2018年3月10日初诊。

[病史] 患者于2018年初开始出现精神抑郁。患者原生活于农村，平素与人交流较多，2年前随其子来市里照顾孙子，终日不得出门，与人交流较少，遂致情志不疏，渐至抑郁。后于某西医院就诊，诊断为抑郁症。用抗抑郁类药物治疗后病情未见缓解，且出现精神恍惚的症状。现症见：精神抑郁，悲伤欲哭，胁肋乳房处胀痛（疼痛较轻），乏力，多汗（动则加剧），手足不温，不易入睡，纳差，尿频量少，大便偏稀（每日排便2~3次）。观其体型偏胖，面色㿠白，舌质暗淡，舌苔薄白，脉沉细。患者自诉平素体质较差，多年来易于出汗（动则加剧），手足不温。

余结合其脉证辨其证为卫表不固、肝气郁结之证。考虑心肾阳虚是患者的主要病机，遂予桂枝加附子汤加味以振奋其心肾之阳。

[诊断] 西医诊断：抑郁症；中医诊断：郁证，心肾阳虚。

[治法] 振奋心阳，温补肾阳。

[方药] 桂枝20克，白芍15克，炙甘草10克，生姜10克，大枣10克，制附子10克（先煎），黄芪15克，炒白术10克，茯苓15克。予5剂，嘱其煎药方法，分早晚2次温服。

二诊（2018年3月16日）：自诉其精神状态较之前好转，出汗明显减少，乏力、寐差、尿频、便稀等情况也得到改善，但其胁肋乳房处仍隐隐胀痛。考虑其目前仍存在心肾阳虚的症状，遂继予前方。

[方药] 桂枝15克，白芍12克，炙甘草8克，生姜10克，大枣10克，制附子8克（先煎），黄芪15克，炒白术10克，茯苓15克，予10剂，服用方法同前。

三诊（2018年3月23日）：自诉其精神状态已明显好转，出汗症状好转，纳寐可，二便可，但胁肋乳房处仍时常隐隐胀痛。考虑患者的心肾阳虚、卫表不固之证已经得到明显改善，但肝经气机仍有不畅，遂予逍遥散加味，以调理其肝脾。嘱患者平素可适度做些有氧运动，培养一些兴趣爱好，多融入人群中增加与人交流的机会，以防止病证的再次复发。

高世行，邹澍宣. 桂枝加附子汤加味治疗抑郁症的经验总结［J］. 当代医药论丛，2019，17（19）：40-41.

按语： 本例患者为中年女性，因长期劳心伤神致心气暗耗，日久则渐渐心阳不振。加之患者与人交流较少，故致使其肝气郁结，情志不畅，发为抑郁之证。患者平素体质较差，自汗多年，手足不温，且体质偏胖，本就属阳虚之体。而两年来的劳心伤神又加重了其阳虚的症状，结合其临床症状及体征，辨为心肾阳虚、卫阳不固、肝气郁滞等证。治用桂枝加附子汤（加重桂枝之量以温通心阳）以振奋其心肾之阳。

甘草附子汤

【原文】风湿相抟，骨节烦痛，掣痛不能屈伸，汗出短气，小便不利，恶风不欲去衣，身微肿者，此方主之。风则上先受之，湿则下先受之，迫两相搏激，注经络，流关节，无处不到，则无处不痛也。风胜则卫气不固，故汗出恶风，湿胜则水道不行，故便涩身肿。

甘草炙，二钱　附子生，二钱　白术土炒，二钱　桂枝四钱

水煎温服。

成氏曰：甘草、桂枝之辛甘，散风邪而和卫；附子、白术之辛温，解湿气而温经。

【提要】本节论述甘草附子汤的组成、用法及配伍意义。

【精解】甘草附子汤由甘草、附子、白术、桂枝组成，具有暖肌补中、益精气之功效。主治风湿相搏，骨节疼烦，掣痛不得屈伸，近之则痛剧，汗出短气，小便不利，恶风不欲去衣，或身微肿者。

方中桂枝去风解表，通阳化气；附子温经散寒，除湿解痛；白术健脾去湿；桂、术、附同用，兼走表里，助阳温经，祛湿利关节。甘草和中缓急，使猛烈之药性缓和而发挥作用，这很重要，因为风湿之邪留滞关节，若猛力驱散，风邪易去而湿邪却不易尽除。诸药合用可治表里阳气俱虚、风湿俱盛、病偏于里、湿流关节的风湿病。

【医案举隅】

甘草附子汤出自《金匮要略》第24条"风湿相搏，骨节疼烦，掣痛不得屈伸，近之则痛剧，汗出短气。小便不利，恶风不欲去衣，或身微肿者，甘草附子汤主之"。本方由甘草、附子、白术、桂枝四味中药组成，具有温中和阳、散风除湿的功效，是治疗寒痹的常用方剂。

类风湿关节炎案

患者，男，40岁。1988年5月11日初诊。

［病史］患者1988年4月9日主因"患牛皮癣2年、周身关节肿痛3个

月"收入某中医院内科病房。入院时患者胸腹部可见大片皮癣突出皮肤，色紫、瘙痒、脱白屑，伴发热，午后为重，体温波动为38.5~38.9℃，畏寒，初夏仍着棉衣，周身关节肿痛，以髋、膝关节为重，夜间疼痛加剧，重着而走窜，无法屈伸，肌肉轻度萎缩，以致瘫痪在床。入院后查类风湿因子示阳性，血沉120mm/h。曾投桂枝白虎汤、桂枝芍药知母汤治疗1个月无效。刻诊：舌淡红、胖、有齿痕，舌苔薄黄微腻，脉弦滑而数，重取无力。

[诊断] 西医诊断：类风湿性关节炎；中医诊断：痹证，外感风邪、营卫失和。

[治法] 散寒祛湿，温肾健脾。

[方药] 桂枝30克，炙附子30克，炒白术30克，炙甘草30克。3剂，水煎煮1小时，取汁300ml，分2次温服。

二诊（1988年5月14日）：脉证如故，继续予以原方7剂。

三诊（1988年5月22日）：服药后体温较前下降，波动为37.5~37.9℃，皮癣渐浅，关节可略屈伸，但仍痛剧，舌淡有齿痕，脉沉细。于前方加炙麻黄15克、细辛15克，煎服法同前。

四诊：上方服2周后，皮癣面积较前缩小，皮色变浅变淡，已无瘙痒，关节肿痛消退、活动自如，发热、畏寒等症均消失，舌淡，苔薄白，脉沉缓。复查类风湿因子示阴性，血沉降至20mm/h，嘱以前方量减半，继服1周，后痊愈出院。追访10年未再复发。

张红新. 甘草附子汤治疗痹证验案1则［J］. 河南中医，2014，34（6）：1016.

按语：本案患者感受风寒湿邪日久，湿邪不能外达，寒湿凝滞筋骨，痹阻关节，累及脏腑。患者周身关节肿痛，夜间痛剧，不能屈伸，说明风湿并重，已由肌表侵入关节。治用甘草附子汤加味，以温阳散寒，祛湿止痛，疗效满意。

卷

五

吴茱萸汤

【原文】厥阴头痛，呕而吐沫；少阴犯真寒，吐利，手足厥，烦躁欲死；及寒邪入阳明，食谷欲呕者，并此方主之。

吴茱萸拣净，三钱　生姜三钱　大枣三枚　人参一钱

水煎温服。

厥阴肝也，寒邪内格，故呕而吐沫。厥阴与督脉会于巅，故头痛。少阴肾也，肾脏中寒，则上格乎阳而为呕吐。经云：肾主二便，肾寒则大便大禁而为利下。手足得阳气而温，内有真寒，故令手足厥冷。烦躁者，阴盛格阳，故令阳烦阴躁，其证多危，故曰欲死。吴茱萸辛热而气厚，专司开豁胸中逆气。经曰：气为阳，气厚为阳中之阳，故能走下焦而温厥阴少阴也。臣以生姜散其寒也，佐以参、枣补中虚也。

【提要】本节论述吴茱萸汤的组成、用法及配伍意义。

【精解】吴茱萸汤由吴茱萸、生姜、人参、大枣组成，为温里剂，具有温中补虚、降逆止呕之功效。主治肝胃虚寒，浊阴上逆证。症见食后泛泛欲吐，或呕吐酸水，或干呕，或吐清涎冷沫，胸满脘痛，颠顶头痛，畏寒肢冷，甚则伴手足逆冷，大便泄泻，烦躁不宁，舌淡苔白滑，脉沉弦或迟。临床常用于治疗慢性胃炎、妊娠呕吐、神经性呕吐、神经性头痛、耳源性眩晕等属肝胃虚寒者。

【医案举隅】

头痛案

患者，女，40 岁。2007 年 4 月 13 日初诊。

［病史］主诉：头痛、四肢冰冷 20 天。现病史：患头痛多年，每次发作，四肢冰冷，心悸烦乱，需裹头巾加衣盖厚被捂热其身方才好转，但不能翻身起坐，动则头眩呕吐，如坐舟车，输液（药不详）、服止痛药十余日后才得恢复。起始恢复后三五个月复发 1 次，近年常不足 2 个月复发 1 次，且半个月不得恢复。本次发作已过二旬，头痛依然，不能操持家务。脑电图检查示：脑血管痉挛，大脑供血不良。刻诊：颠顶、前额疼痛，呕吐为清水泡沫，口淡无味，喜食辛辣热水，月经量少，色淡，舌质暗淡，脉弦细。

［诊断］西医诊断：脑血管痉挛，梅尼埃病；中医诊断：厥证，肝胃虚寒，血脉失养。

［治法］温中补虚，养血通脉，降逆止呕。

［方药］吴茱萸 10 克，党参 30 克，当归 10 克，细辛 3 克，木通 10 克，桂枝 10 克，白芍 10 克，炙甘草 6 克，生姜 3 片，大枣 3 枚，白术 10 克，茯苓 10 克。

服药 3 剂后，诸症大减，已能下地干轻农活，再服 7 剂，痊愈。随访 2 年，未复发。

陈楠. 吴茱萸汤临床应用 3 则［J］. 中医研究，2011，24（7）：19-20.

按语：《伤寒论》曰："干呕、吐涎沫，头痛者，茱萸汤主之。"又曰："手足厥寒，脉细欲绝者，当归四逆汤主之。"吴茱萸汤温中补虚，降逆止呕；当归四逆汤温经散寒，养血通脉，两方适应证与本案之证相符，功效主治恰中病机，病当自除。

小建中汤

【原文】伤寒三四日，心悸而烦，及少阴恶寒，腹中急痛，此方主之。加黄芪蜜炙，三钱，名黄芪建中汤。

白芍酒炒，四钱　　桂枝　甘草炙，各二钱　　生姜二钱　　大枣二枚　　饴糖三钱

水煎去渣，入饴糖溶化服。

《医方考》曰：小建中汤宜用肉桂，枝则味薄，故用之以解肌；桂则味厚，故用之以建中也。愚按：开后人补中益气无穷之法门，此方是也。

《缵论》曰：桂枝汤中白芍、桂枝等份，用白芍佐桂枝以治卫气；小建中汤中白芍四钱，桂枝二钱，用桂枝佐白芍以治荣气。更加饴糖以缓其脾，故名之曰建中，则其功用大有不同耳。

【提要】本节论述小建中汤的组成、用法及配伍意义。

【精解】小建中汤由饴糖、桂枝、芍药、甘草、大枣、生姜组成，为温里剂，具有温中补虚、和里缓急之功效。主治中焦虚寒，肝脾不和证。症见腹中拘急疼痛，喜温喜按，神疲乏力，虚怯少气；或心中悸动，虚烦不宁，面色无华；或伴四肢酸楚，手足烦热，咽干口燥，舌淡苔白，脉细弦。临床常用于治疗胃及十二指肠溃疡、慢性肝炎、神经衰弱、再生障碍性贫血（再障）、功能性发热属于中气虚寒，阴阳气血失调者。

方中重用甘温质润之饴糖为君，温补中焦，缓急止痛。臣以辛温之桂枝温阳气，祛寒邪；酸甘之白芍养营阴，缓肝急，止腹痛。佐以生姜温胃散寒，大枣补脾益气。炙甘草益气和中，调和诸药，是为佐使之用。其中饴糖配桂枝，辛甘化阳，温中焦而补脾虚；芍药配甘草，酸甘化阴，缓肝急而止腹痛。六药合用，温中补虚缓急之中蕴有柔肝理脾、益阴和阳之意，用之可使中气强健，阴阳气血生化有源，故以"建中"名之。

【医案举隅】

胃脘痛案

患者，男，30岁，农民。初诊日期：2002年8月12日。

［病史］10年前即患胃脘痛、吐酸水之病，经用药治疗后好转。2个月来病势渐又发展，每饮食不慎，遇凉及饥饿时即发，得热稍缓，素喜热饮，3天前不慎于食，以致引发旧疾。症见胃脘部隐痛不休，痞满、嗳气、泛酸，精神不振，四肢无力，头晕，面色苍白，舌淡、苔薄，脉细缓。

［诊断］西医诊断：十二指肠球部溃疡；中医诊断：胃脘痛，脾胃虚寒。

［治法］健脾和胃，缓急止痛。

［方药］黄芪30克，桂枝9克，白芍12克，炙甘草6克，煅瓦楞、建曲各15克，蜀椒3克，生姜6克，大枣6枚，饴糖30克（烊化）。水煎服，1天1剂。

5剂后诸症减轻，自觉精神好转，仍纳差。前方加鸡内金10克、焦三仙各12克，继服5剂。

三诊时食欲增进，诸症大减，仍以原方服1个月后，复查胃镜示溃疡面消失而告愈。

边广军，王志辉，吕登仕. 小建中汤治疗胃脘痛96例［J］. 陕西中医，2007，28（9）：1150-1151.

按语：脾胃为后天之本，营、卫、气、血生化之源，脾胃不健则营卫气血俱虚，导致阴阳失调，中焦虚寒，不能温煦，故脘腹疼痛，喜温喜按，按之痛减。治以小建中汤意在以甘平之饴糖补中缓解，以辛温之桂枝温中散寒，甘辛合而生阳；以酸苦微寒之白芍和营敛阴，甘平之甘草以补中益气，酸得甘而助生阴，甘苦相须能缓挛急而止痛；生姜、大枣调和营卫。诸药合用，能使阴阳相生，中气自立，营卫协和，脾胃健运，气血得充。故求阴阳之和者必于中气，求中气自立者必以建中也。

当归四逆汤

【原文】手足厥寒，阳邪陷内，四肢逆冷。脉细欲绝，阴盛阳衰。此方主之。

当归　白芍　桂枝各二钱　细辛　通草　甘草各一钱四分　大枣二枚

水煎温服。加吴茱萸二钱，生姜二钱，酒煎，名当归四逆加吴茱萸生姜汤，治前证内有久寒者。

手足厥寒，脉细欲绝，似乎阴证之极，盖缘阳邪传入厥阴荣分，以本虚不能作热，故厥而脉细欲绝也。此为阴阴是指厥阴经也。郁阳邪，故用桂枝、细辛以解表，白芍、甘草以泻热，当归以和厥阴之荣血，通草以通太阳之本府，使阳邪得从外解，原非治阴寒四逆之药也。故药宜归、芍以济阴，不宜姜、附以劫其阴也。是证也，自表入里，虽曰传至厥阴，始终只是阳证，与阴寒直中三阴不同，故不用四逆汤，而用桂枝汤加当归、细辛、通草耳，明者自知之。

按：昔人云，人有阴血亏于阳分，不能胜辛热者，更宜此汤主之。殊不知此唯有阳邪者宜之。若无阳邪而见此证，则是阴血大亏矣，投之祸不旋踵。盖细辛为少阴中表药，随桂枝汤以解肌，加当归以和荣血。至于通草甘淡微寒，能泻丙丁，能通水道，为虚寒者禁用。此汤治法，本是和荣血以缓脉，使阳邪得从肌表而散，或从膀胱而泄也。若循其名，以治阴亏寒中之四逆，则谬甚矣。观于《伤寒论》曰：若其人素有久寒者，宜当归四逆汤加茱萸、生姜主之。正如四逆散，本以散传经之热邪，腹中痛者方加附子，则当归四逆汤，非治阴寒四逆之药也明矣。更有一等固守王道之医，辨证不明，遇有厥逆脉细之证，不敢用四逆汤，但曰用当归四逆汤极为稳当，不知此汤乃桂枝汤加当归、细辛、通草耳。细辛随桂枝汤止能解表，通草又为疏通最有力之药，当归一味果足以治阴寒四逆耶？药不对证，果可谓之稳当耶？甚矣！其不明于制方之理，而以舛错误病也。予前所云，用方贵明其所以然者，正谓此也。

【提要】本节论述当归四逆汤的组成、用法及配伍意义。

【精解】当归四逆汤由当归、桂枝、芍药、细辛、通草、甘草、大枣组成，为温里剂，具有温经散寒、养血通脉之功效。主治血虚寒厥证。症见手足厥寒，或腰、股、腿、足、肩臂疼痛，口不渴，舌淡苔白，脉沉细或细而欲绝。

本方以桂枝汤去生姜，倍大枣，加当归、通草、细辛组成。方中当归甘温，养血和血；桂枝辛温，温经散寒，温通血脉，为君药。细辛温经散寒，助桂枝温通血脉；白芍养血和营，助当归补益营血，共为臣药。通草通经脉，以畅血行；大枣、甘草，益气健脾养血，共为佐药。重用大枣，既合归、芍以补营血，又防桂枝、细辛燥烈大过，伤及阴血。甘草兼调药性而为使药。

【医案举隅】

当归四逆汤具有温经散寒、养血通脉之功效。临床常用于治疗血栓闭塞性脉管炎、无脉症、雷诺病、小儿麻痹、冻疮、妇女痛经、肩周炎、风湿性关节炎等属血虚寒凝者。

风湿性心脏病案

患者，男，12岁。1991年8月6日初诊。

[病史] 患儿经常感冒咳嗽、扁桃体发炎。8岁时因肺炎住院时发现患有风湿性心脏病。此后患儿在劳累和感冒后出现气短、心悸、唇青、肢冷，冬天尤重。本次患病是淋雨后导致。患儿形体消瘦，神疲乏力，面色㿠白，肢冷，唇青，动则气促心悸，舌质紫暗，舌苔薄白，脉沉细无力，胸前"虚里"搏动击指。

[诊断] 西医诊断：风湿性心脏病；中医诊断：心悸，心阳不振。

[治法] 益气强心，通阳活血。

[方药] 酒当归9克，桂枝9克，酒白芍6克，细辛3克，木通3克，炙甘草6克，大红枣5枚。5剂水煎服，日1剂。

二诊：上药服后，手足渐温，气促、心悸减轻，舌脉变化不明显。考虑患者为易感儿、元气亏损，免疫力低下，遂又加太子参30克、黄芪20克。

守方服30剂，患儿精神振奋，气促、心悸完全消失，唇色变红，四肢不冷，脉转有力，病获痊愈。

赵兰萍. 当归四逆汤治疗痛证的临床体会 [J]. 河南中医药学刊，1999，14（3）：45.

按语： 方用太子参、黄芪、红枣益气强心；细辛、桂枝温通经脉，配以当归、芍药益血和血、改善血脉循环；桂枝配炙甘草为桂枝甘草汤，可强心以制心之动悸；木通强心利尿。诸药合用，共奏益气强心、通阳活血之功。

干姜附子汤

【原文】 少阴误下复发汗，昼日烦躁，夜而安静，不呕不渴，无表证，脉沉微，身无大热者，此方主之。又阴盛格阳，目赤面赤，烦渴引饮，脉来七八至，按之则散，为无根之脉，以此方加人参主之。

干姜二钱　附子三钱

水煎温服。或云冷服。

此即四逆减去甘缓之甘草，为回阳重剂。若加增药味，反牵制其雄悍之力，必致迁缓无功矣。干姜辛以润燥散烦，和表里之误伤；附子热以温中固表，调阴阳于既济，阳回即可用平补之药。盖阳既安堵，即宜休养其阴，切勿过用辛热，转生他患也，审之慎之。

【提要】本节论述干姜附子汤的组成、用法及配伍意义。

【精解】干姜附子汤由干姜、附子组成。干姜、附子皆大辛大热之品，煮后一次服下，意在急救肾阳于暴衰。不用甘草，是为避其甘缓，影响急救效果。但药后阳气稍复，则当用四逆汤等巩固疗效。如果继续用姜、附纯辛温之剂，则恐药力猛烈而短暂，难以使疗效持续，这也是本方只服一次的原因之一。

【医案举隅】

干姜附子汤具有回阳救急的功效，临床常用于治疗阳气虚或阳气暴脱者。

产后出血案

患者，女，23岁。

［病史］产后25天。阴道出血，夹有血块，西医予大量补液、维生素K、酚磺乙胺等治疗未效。患者面色苍白，畏冷，口不干，舌淡苔白润，脉沉细。

［诊断］西医诊断：产后出血；中医诊断：产后血崩，气损及阳。

［治法］温阳益气，养血化瘀止血。

［方药］熟附子20克（先煎），干姜15克，阿胶10克，黄芪50克，地榆炭15克，姜炭15克，当归炭15克，仙鹤草15克，藕节15克，岗稔根30克，共6剂。

服药后血止。

康宜兵. 干姜附子汤的临床应用［J］. 内蒙古中医药，2015，34（5）：88-89.

按语：《胎产心法》云："产后恶露不止，由于产时伤其经血，虚损不足，不能摄血，或恶血不尽则好血难安，相并而下，日久不止。"妇人产后恶露，多属气虚、血热、血瘀，治疗以补虚祛瘀，如桃红四物汤、胶艾汤等。本案产妇气损及阳，不能回摄。阴得阳始生，故治以温阳益气、养血化瘀止血之法。方中予熟附子、干姜温阳，黄芪益气，阿胶、当归养血，地榆炭、仙鹤草、藕节止血。

桂枝新加汤

【原文】汗后身痛，脉沉迟者，此方主之。以桂枝汤解汗后之风邪，加参、芍益不足之血脉，亦两解表里、安内攘外之一法。曰新加者，因发汗新虚，明非桂枝汤中之旧法也。

桂枝三两　白芍四两　甘草二两　人参一两　生姜三两　大枣十二枚

水煎温服。

【提要】本节论述桂枝新加汤的组成、用法及适应证。

【精解】桂枝新加汤由桂枝、芍药、炙甘草、生姜、大枣、人参组成，主要用于发汗后，身疼痛，脉沉迟者。症见脉沉迟，或痹，或四肢拘挛、心下痞塞者。方名所谓新加，是指桂枝新加汤是在桂枝汤基础上化裁，但方随证变，治法已非旧法。桂枝汤原方为桂枝三两、芍药三两、炙甘草二两、生姜三两、大枣十二枚。新加汤为在此基础上再加芍药一两、生姜一两、人参三两。本方在桂枝汤调和营卫的基础上，加人参补汗后之虚，重用白芍以养营血，以益气生津养营为重，加重生姜用量可引药力达表。同时重用白芍可制姜桂之辛，不使汗出过多加重阴伤。重点在于益卫养营，扶助正气，而非单纯的以桂枝汤调和营卫。

【医案举隅】

桂枝新加汤具有调和营卫、补虚止痛的功效，临床用于治疗气血不足所致体痛者。

风湿性关节炎案

患者，女，60岁。1989年11月3日初诊。

［病史］主诉：身痛反复发作1年余，腓肠肌痉挛半个月。患者1年多前开始出现四肢关节疼痛，感肌肉绵绵疼痛。曾服用贝诺酯胶囊、布洛芬缓释胶囊以及中药（羌活、独活、川乌、草乌、防风等祛风散寒除湿之剂）等，并进行过针灸治疗。经治疗后疼痛有所缓解，但停药后很快又复发，治疗时有中断。追述既往病史，患者曾患慢性胃炎数十年，体质欠佳，平时家务操劳较多。就诊时患者感四肢关节疼痛，肌肉绵绵作痛，下肢为甚，痛剧则辗转反侧，莫可名状。四肢疼痛与气候变化无明显关系，且痛处不畏寒怕风。精神欠佳，面容憔悴，面色㿠白，时感头昏，倦怠疲乏，胃纳一般，口干，饮水不多，睡眠欠佳，大便2日1行，不干燥，舌稍红、有裂纹，苔薄白，脉沉迟而弱。

［诊断］西医诊断：风湿性关节炎；中医诊断：痹证，寒湿阻络。

［治法］调和营卫，益气养血，除湿通络。

［方药］桂枝、川芎、秦艽各12克，白芍、党参、木瓜、薏苡仁、鸡血藤、丝瓜络各30克，生姜3片，大枣5枚，甘草6克。3剂。

二诊（1989年11月14日）：服用上方后，患者上肢疼痛感减半，双下肢痉挛拘急明显减轻，现仍感下肢紧绷，头昏疲乏也有所减轻，微咳，吐白色泡沫痰，量不多，舌脉如前。

［方药］方已投病，乃守方并稍作加减：去党参、鸡血藤，加泡参30克、炙麻黄绒9克、杏仁12克。3剂。

三诊（1989年11月25日）：患者一身疼痛大减，下肢拘急消失，偶有微咳，头昏、疲乏尚存。

［方药］以第一方去生姜、丝瓜络、薏苡仁，加当归12克，嘱患者常年服用。

熊伟. 桂枝新加汤类似证验案1则［J］. 成都中医药大学学报，2001，24（2）：49.

按语：本案患者年逾六旬，多年操劳，加之多年胃病，正气已亏。四肢为诸阳之本，有赖于全身营血以濡养。患者因阳气不足以温煦，营阴不足以濡润，故筋脉失养，加之寒湿阻滞，气血运行不畅，故见一身疼痛，下肢拘急；气血虚不能上荣，故见头昏、面白；正气虚则感疲乏；以前常用辛温祛风药物多损伤阴液，阴津不能上承，故见口干、舌中有裂纹；脉沉迟而弱，为阴血不足而不能充盈脉道所致。

黄连阿胶汤

【原文】少阴病，二三日以上，心中烦不得卧，此方主之。少阴本欲寐，今反烦不得寐者，以风邪客于里，里热甚而不和也。此扶阴散热之良方也。并治火邪内攻，迫血下行者。用以治痢，亦取扶阴散热之义。

黄连清膈消闷厚肠　阿胶祛风养肾，各三钱　黄芩疏风泄热　白芍利脾制木，各三钱　生鸡子黄逐风镇胆，一枚

水煎成去渣，入阿胶烊尽，少冷，入鸡子黄搅匀服。

【提要】本节论述黄连阿胶汤的组成、用法及适应证。

【精解】黄连阿胶汤由黄连、黄芩、阿胶、鸡子黄、白芍组成，主治少阴病，心中烦，不得卧；以及邪火内攻，热伤阴血，下利脓血，是交通心肾的要药，主要治疗以肾阴亏虚、心火亢盛、心肾失交为主要病机的疾病。其多由素体阴虚，复感外邪，邪从火化，致阴虚火旺而形成少阴热化证。少阴属心肾，心属火，肾属水。肾水亏虚，不能上济于心，心火独亢于上则心中烦、不得

卧；口干咽燥、手足心热、腰膝酸软或遗精、舌尖红少苔、脉细数，均为阴虚火旺之象。本证心火独亢，肾水亏虚，治应泻心火、滋肾阴、交通心肾。

方中重用黄连、黄芩苦泻心火，使心气下交于肾，为君药；芍药酸甘，养血滋阴，助阿胶滋补肾水，共为臣药。佐以鸡子黄，上以养心，下以补肾，并能安中。诸药相伍，心肾交合，水升火降，共奏滋阴泻火、交通心肾之功，则心烦自除，夜寐自安。

【医案举隅】

黄连阿胶汤具有扶阴散热之功效，临床常用于治疗心肾不交所致失眠、神经官能症、烦躁等，及其他疾病证属心肾不交者。

不寐案

患者，女，57岁。

［病史］主诉失眠间断发作10余年，加重1周。患者失眠以入睡困难为主，睡醒后不能再次入睡。近两日几乎彻夜不眠，伴心烦，时有心慌及烘热汗出，两颧泛红，饮食正常，小便频多，时有小便失禁，大便正常，口干欲饮凉水，舌淡红，苔少有裂纹，脉弦细。

［诊断］西医诊断：失眠；中医诊断：不寐，肝肾不足。

［治法］扶阴散热。

［方药］黄连10克，黄芩10克，白芍10克，阿胶10克，鸡子黄1颗，3剂。先煎黄连、黄芩和白芍2遍，两次药汁混合后，趁热将阿胶烊化，将鸡子黄于药汤晾温时冲入，睡前一次顿服。

1剂下后，入睡仍困难，但可入睡，无心烦症状，入睡后整夜未醒，睡眠时间约5小时。2剂服后，患者自诉轻松入睡，夜间睡眠质量良好，无夜尿，睡眠时间约7小时。3剂服后，患者自诉睡眠已正常，精神情绪良好。

二诊：予以黄连阿胶汤合六味地黄丸加减。黄连5克，阿胶10克，白芍10克，生地黄10克，山萸肉10克，山药20克，茯苓10克，牡丹皮10克，乌药10克，益智仁10克，陈皮10克，7剂，水煎口服，每日1剂。

服药后随访，患者睡眠良好，小便次数及失禁次数明显减少，后患者因睡眠改善未再复诊。

刘姣．黄连阿胶汤治疗不寐病案一则［J］．中国民间疗法，2016，24（9）：50-51.

按语：本例患者不寐较重，予黄连阿胶汤原方药物3剂，1剂下后即心烦止，3剂服完睡眠明显改善，可谓疗效显著。本方有较明显的镇静作用，思量黄连阿胶汤组方中药少而精，滋阴清热，各司其职，从而药到病除。

桂枝回阳定惊。**去芍药**恐其损阳。**加蜀漆龙骨牡蛎救逆汤**

【原文】太阳伤寒脉浮，_{此风寒两伤也。}医以火迫劫之，亡阳_{此大汗不止也。}惊狂，_{神乃阳之灵，阳衰则乱矣。}起卧不安者，_{烦躁不宁，此皆停饮上逆凌心也，饮去则心神定矣。}此方主之。

桂枝_{三钱} 蜀漆_{去脚，三钱} 龙骨_{四钱} 牡蛎粉_{五钱} 甘草_{炙，二钱} 生姜_{三钱} 大枣_{二枚}

水煎蜀漆三沸，_{取其逐饮。}次入群药煎服。去蜀漆名桂枝甘草龙骨牡蛎汤，治火逆下之复烦躁者。

按：桂枝解风邪以固表养心，甘草和中气以益阳泻火，牡蛎咸走肾而宁心，龙骨涩收神而宅心，生姜利气和胃，大枣通经健脾，蜀漆辛以逐停饮。饮去则心安，故惊狂不安者，乃水凌心火也。此仲景不传之秘也。

【提要】本节论述桂枝去芍药加蜀漆龙骨牡蛎救逆汤的组成、用法及配伍意义。

【精解】本方主要由桂枝、甘草、生姜、大枣、牡蛎、蜀漆、龙骨组成，主治伤寒脉浮，医者以火迫劫之，亡阳，必惊狂，卧起不安者。本方以心悸怔忡、冲气上逆、烦躁、多汗、脉弱或结代为辨证要点，现代临床常用于治疗失眠、眩晕、癔症、遗精、心律失常、遗尿、带下病等。

方中桂枝汤去芍药之酸柔，以求气机流畅；桂枝、甘草温通心阳以复其虚；佐生姜、大枣振奋中焦营卫生化之源，并助桂枝、甘草温复阳气；蜀漆涤痰散邪，通畅神明之路；龙骨、牡蛎重镇潜敛心阳，安定心神。

【医案举隅】

桂枝去芍药加蜀漆龙骨牡蛎救逆汤具有镇惊安神之功效。临床常用于治疗失眠、神经分裂症等。

不寐案

患者，男，80岁。2014年10月12日初诊。

［病史］主诉失眠2年余，严重失眠1个半月。既往有冠心病、高血压病史。2年来入睡困难，多梦易醒，醒后再难入寐，每夜仅能入寐3~4小时，且睡眠质量差，伴心悸健忘、头晕耳鸣、白昼身倦、目瞑嗜卧、口干喜热饮、纳可，易自汗，腰酸痛，畏寒肢冷，小便点滴不畅，夜尿多3~4次，大便日2~3次，质软成形。舌胖大、边有齿痕、质淡红、苔白腻，脉左弦细、尺浮大、右紧。

［诊断］西医诊断：失眠；中医诊断：不寐，真阳虚衰、虚阳上浮、心肾失交。

　　[治法]镇惊安神。

　　[方药]制附片10克（先煎），干姜10克，桂枝15克，芍药10克，蜀漆10克，煅龙骨、煅牡蛎（先煎）各30克，生龙齿（先煎）30克，朱茯神15克，合欢皮15克，夜交藤30克，灵磁石（先煎）30克，炙甘草6克，大枣3枚。7剂，水煎2次分服，嘱晚1次，睡前半小时凉服。

　　复诊：7剂后夜眠明显好转，每夜可睡4~5小时，诸症减轻。守法续进，共服药28剂，自述睡眠已基本恢复正常，每夜可眠6~7小时，诸症均见好转。3个月后随访，睡眠、精神均可。

　　巨晓绒，马永琦，辛宁宁. 从肾辨治中老年不寐撷菁[J]. 江苏中医药，2016，48（6）：46-47.

　　按语：该患者年迈，症见一派肾阳虚衰之象，故见白昼身倦、目瞑嗜卧、而夜晚阴气盛，加之阳衰而致肾水极寒，逼迫虚衰之真阳浮于上，阳不入阴，阴阳失交而不寐。治当温肾潜镇，燮理阴阳。方中附子、干姜性大热，肾阳衰阴寒盛非此不能愈，但虚阳在上，性热之药热服恐格拒不纳，故用热药凉服，此亦中医学反佐法之一。

竹叶石膏汤

　　【原文】阳明汗多而渴，衄血，渴欲饮水，水入即吐，及伤寒瘥后虚羸少气，气逆欲吐，并此方主之。

　　竹叶二钱　石膏四钱　麦冬去心，二钱　半夏二钱　人参一钱　甘草炙，一钱　生姜二钱　粳米二钱

　　水煎温服。本方去石膏、半夏、姜、米，加柴胡、黄芩，名人参竹叶汤，治汗下后烦热口渴，虚羸少气之证。

　　竹叶、石膏之辛寒，以止喘促散余热；参、草、粳、麦之甘平，以益肺胃生津液；生姜、半夏之辛温，以豁痰饮去呕逆。此虚羸热逆之良方也。

　　【提要】本节论竹叶石膏汤的组成、用法及配伍意义。

　　【精解】此方由竹叶、石膏、人参、麦冬、半夏、生姜、甘草、粳米组成，属清热剂，具有清气分热、清热生津、益气和胃之功效。方中竹叶、石膏清透气分余热，除烦止呕，为君药；人参配麦冬，补气养阴生津，为臣药；半夏和胃降逆止呕，为佐药；甘草、粳米和脾养胃，为使药。本方主治伤寒、温病、暑病余热未清，气津两伤证。本证多由热病后期余热未清、气津两伤、胃气不和所致。治疗以清热生津、益气和胃为主。热病后期，高热虽除，但余热留恋气分，故身热有汗不解，脉数；余热内扰，故心胸烦热；气短神疲、脉虚

数，为气虚的表现。临床常用于治疗流脑后期、夏季热、中暑等余热未清、气津两伤者。

【医案举隅】

外感热病后虚羸少气案

患者，男，86岁。2016年12月29日初诊。

［病史］因外感热病后期饮食不进、虚弱乏力就诊。现病史：患者于12月中旬，外感发热，诊断为肺炎，经村医输液治疗后热退，但食欲不振渐至水米不进，先后就诊于县、市两级医院，均拒收。就诊时见：食欲不振，拒食，干呕，大便十日未解，腹软，语无伦次，昏不识人，舌嫩红无苔，脉细数。

［诊断］西医诊断：肺炎；中医诊断：痞满，邪热未尽，胃热津伤，气阴两虚。

［治法］益气养阴，清热和胃。

［方药］竹叶10克，石膏24克，麦冬15克，半夏6克，太子参30克，甘草6克，石斛30克，芦根15克，麦芽15克。

5剂后患者能吃东西，以本方加减治疗半月，患者恢复正常。竹叶石膏汤中原有一味人参，但患者舌红少苔，不宜温补，故换成甘寒的太子参，以清补为佳。因为患者食欲不振，加炒麦芽以行胃气。

李茜，张扣启，张静莎. 竹叶石膏汤治疗虚羸少气验案评析［J］. 环球中医药，2019，12（4）：574-575.

按语："羸，病而瘦也"，伤寒病解后"虚羸"是因津气损伤、形骸失养，故虚弱而消瘦。"少气，谓短气不足以息也"，此为气津两伤之候，少气力绵，呼吸短浅。"气逆欲吐"是胃虚余热未尽、虚热上逆、胃失和降所致，方有执认为这里的"气逆欲吐"还和余邪挟饮犯胃有关。"气逆欲吐，饮作恶阻也。盖寒伤形，故寒解则肌肉消削而羸瘦；热伤气，故热退则气衰耗而不足。病后虚羸，脾胃未强，饮食难化，则痰易生，痰涌气逆也。"

加味温胆汤

【原文】治汗下后不解，呕而痞闷，或虚烦不眠，肉瞤筋惕者。

人参　甘草炙　茯苓　远志去心　酸枣仁炒研　熟地　枳实麸炒　陈皮　半夏姜汁炒，各一钱　五味子五分　生姜一钱

水煎温服。

【提要】本节论述加味温胆汤的组成、用法及适应证。

【精解】加味温胆汤由人参、甘草、茯苓、远志、酸枣仁、熟地、枳实、陈皮、半夏、五味子、生姜等组成，具有理气化痰、健脾和胃、补虚宁神、养

阴柔肝之效。主治汗下后，见呕而胸脘痞闷，或虚烦不眠，筋惕肉瞤者。方中以温胆汤理气化痰，降逆和胃；以远志易竹茹，解郁化痰安神；人参伍甘草补气健中；熟地、五味子敛养阴血；酸枣仁养肝宁神。诸药合用，共奏理气化痰和胃、补虚安神、敛阴柔肝之功。

【医案举隅】

鼻渊案

患者，女，30岁。1983年2月7日初诊。

〔病史〕诉慢性鼻炎病史4年。因受凉引起感冒后鼻塞，有1个多月不闻香臭。近三天觉头部眉棱骨处疼痛难忍，鼻流脓浊涕，甚至有豆腐渣样腐状物流出，秽臭，尤以晨起更甚。口苦，口臭，时有泛恶感，说话带浓重鼻音，溲赤，夜不能安卧，茶饭不香，脉弦数，苔薄黄，舌质红。

〔诊断〕西医诊断：鼻窦炎；中医诊断：鼻渊，胆胃不和，痰热内扰。

〔治法〕理气化痰，和胃利胆。

〔方药〕陈皮6克，制半夏10克，白茯苓12克，姜竹茹10克，炒黄芩15克，炒枳壳6克，焦山栀10克，辛夷花6克，蔓荆子10克，生甘草6克，红枣5枚。

3剂后，口苦、口臭、恶心症状消失，鼻塞、流脓浊涕、头痛十去七八，再以原方去山栀，减黄芩为12克，5剂后诸症得失。

洪金水. 加味温胆汤治疗鼻渊［J］. 浙江中西医结合杂志，2012，22（7）：559.

按语：鼻渊急性发作，多因风热邪毒循少阳胆经上犯蒸灼鼻窍所致。温胆汤所治是胆胃不和、痰热内扰之症。《本草思辨录》谓黄芩为少阳脏热之药，竹茹为少阳腑热之药，加味温胆汤加入黄芩、山栀，意在清肃少阳胆经之邪热，胆热得以清肃，邪热无以上犯，痰浊无以炼灼；配合陈皮、半夏、枳壳顺气机消痰浊，参以辛夷辛散走窜，通利鼻窍；蔓荆子疏散风热，清利头目。痰之本，水湿所生，茯苓制水渗湿健脾，使以甘草、大枣，清热而不过寒，消浊而不过燥，相伍茯苓且能调和脾胃，健运中州以制生痰之源。诸药合用，共奏清胆热、通鼻窍之效。

疏表汤

【原文】治四时感冒风寒，鼻塞声重，或流涕不已，发热恶寒，头痛身痛者。

淡豆豉三钱　羌活二钱　防风　桔梗各一钱半　前胡　黄芩各一钱　苏叶　川芎各八分　细辛　甘草各五分　生姜二钱　葱白二茎

水煎温服。微汗口渴加花粉、麦冬各一钱；满闷加枳壳麸炒，钱半；热甚加知母一钱。

【提要】本节论述疏表汤的组成、用法及适应证。

【精解】该方由淡豆豉、羌活、防风、桔梗、前胡、黄芩、苏叶、川芎、细辛、甘草、生姜、葱白组成，属解表剂，可疏风解表、止咳镇痛，主要用于四时风寒感冒、鼻塞声重或流涕不已、发热恶寒、头痛身痛者。

方中淡豆豉为杨栗山常用的药物，味苦辛，形寒泻肺，专治伤寒；羌活味苦气辛温，气味俱轻，升也，辛香达表，可温散祛毒，逐太阴寒邪以止头痛，气雄力健，大有拨乱反正之功，上二味合用，共为君药，散寒解表，效专力宏。防风味甘辛，微温，随诸药各经皆至，为风药卒徒，气味俱轻，故散风邪，治周身之痹痛；苏叶辛香气烈，故发汗解肌，祛风散寒；川芎味大辛气温，气中血药也，助清阳而开诸郁，行气和血而通阴阳，散风寒头痛；细辛味大辛气温，气味俱厚，散阴分寒邪，逐少阴经头痛，辛散利窍；葱白可助淡豆豉散寒热头痛。上五药，共为臣，助君药行解表散寒、发汗止痛之功。方中又佐以桔梗、前胡、黄芩理肺止咳，盖肺主皮毛，其外受邪，肺岂能独安？甘草、生姜为使也，调和诸药，以助药力。

桂枝附子汤

【原文】伤寒七八日，即传里之时也。风湿相搏，搏聚而为痹也。身体烦痛，风胜则烦，湿胜则痛。不能自转侧，湿主重浊。不呕邪在表也。不渴，里无热也。脉浮虚而涩，浮虚为风，涩为湿也。此方主之。浮虚而涩，知风湿但在经也。与桂枝以解表风，加附子以散寒湿。若其人大便难，小便自利者，去桂枝加白术汤主之。去桂恶其走表而不和里，加术喜其益土而燥湿也。

桂枝三钱　附子炮，二钱　甘草炙，一钱半　生姜三钱　大枣二枚

水煎温服。去桂枝加白术三钱，名去桂加术汤。

【提要】本节论述桂枝附子汤的组成、用法及适应证。

【精解】该方由桂枝、附子、甘草、生姜、大枣组成。主治伤寒八九日，风湿相搏，身体疼烦，不能自转侧，不呕不渴，脉浮虚而涩者。方中附子温壮阳气，驱逐寒湿，与桂枝合用，共同达到振奋阳气、驱散风寒湿邪的目的；并用两药又加生姜、大枣、甘草，其中生姜与桂枝合用，调和营卫，倍增振奋阳气，驱散寒湿；与附子相和，助阳而散寒。大枣补中益气，与桂姜合用，温阳以补阳。甘草益气补中，与大枣合用，益气助阳，与桂、附、姜相伍，温阳益气补阳，调和诸药，诸药相伍，温阳、助阳、补阳，共奏祛风除湿、温经散寒之功。

【医案举隅】

桂枝附子汤具有祛风温经、助阳化湿之功效。临床常用于治疗关节炎、类风湿性关节炎、汗多症等。

痹症案

患者，女，82岁。2014年6月3日初诊。

[病史] 主诉：反复腰痛10余年，加重2月余。现病史：患者10余年前受寒后出现腰痛，严重时不能转侧、站立、弯腰等，卧则缓解，就诊于某大医院骨科，予膏药外敷，后腰痛仍反复发作，未予重视。近3月来患者腰痛加重，伴胸闷、憋气，遂就诊于我科。刻下症见：腰膝酸痛，以肌肉疼痛为主，遇风寒、阴雨天加重，不能转侧、站立、行走，卧则缓解，前后背发紧，头颈部汗多，白天尤甚，胸闷、憋气，无心慌，乏力，口苦，偶有咳嗽、无痰，食后腹胀，无恶心、呕吐，偶有头晕、耳鸣，偶有双手手指麻木，纳可，寐差，大便日3~4次，质稀，小便可，舌淡暗，苔白腻，脉细涩。辅助检查：腰椎X射线拍片示：（1）腰椎骨关节病；（2）L2-S1考虑椎间盘病变；（3）L2椎体许莫氏结节；（4）L1椎体右上缘凹陷变扁。

[诊断] 西医诊断：压缩性骨折；中医诊断：痹证，寒湿痹阻，风邪外袭。

[治法] 祛风散寒除湿，温通经络。

[方药] 桂枝20克，肉桂10克，炮附子25克（先煎40分钟），生姜25克，大枣20克（掰），炙甘草20克。水煎服，日1剂，分2次，早晚服用。

患者服1剂后，腰痛好转约一半，4剂后腰痛止。随访1月，腰痛未再复发。

崔永丽，何庆勇. 何庆勇运用桂枝附子汤治疗痹证经验 [J]. 贵阳中医学院学报，2015，37（2）：61-63.

按语： 本例患者症见腰膝酸痛，以肌肉疼痛为主，遇风寒、阴雨天加重，甚则不能转侧，脉细涩，符合桂枝附子汤的方证，故选用该方以祛风散寒、祛湿除痹，辨证精当，方证相符，效如桴鼓。

人参固本汤

【原文】 治温病虚极热极，循衣撮空，不下必死者。下后神思稍苏，续得肢体振寒，怔忡惊悸，如人将捕之状，四肢厥逆，眩晕郁冒，项背强直，此大虚之兆，将危之候也，此方救之。

人参二钱　熟地三钱　生地二钱　当归二钱　杭芍一钱五分　天冬去心　麦冬去心　五味　陈皮　知母　甘草炙，各一钱水煎温、冷服之。服后虚回，止后服。盖温病乃火邪燥证，人参固为补元气之神丹，但恐偏于益阳，恣意投之有助火固邪之弊，不可不知也。

按：温病乃天地杂气之一也，有邪不除，淹缠日久，必至虚羸。庸工望之，不问虚实久暂可否，辄用人参，殊不知无邪不病，邪去而正气自通，何虑虚之不复也。今妄投补剂，邪气益固，正气益郁，转郁转热，转热转瘦，转瘦转补，转补转郁，循环不已，乃至骨立而毙，犹言服参几许，补之不及奈何。余于乾隆甲戌、乙亥、丙子三年中，眼见亲友患温病服参受害者，不可枚举。病家止误一人，医家终身不悟，不知杀人无算，特书之以为滥用人参之戒，非禁之使不用也。果如前证虚危之极，非人参乌能回元气于无何有之乡哉。

【提要】本节论述人参固本汤的组成、用法及适应证。

【精解】该方主要由人参、熟地、生地黄、当归、杭芍、天冬、麦冬、五味子、陈皮、知母、甘草组成，可滋养肺胃、兼输肾水。主治温病虚极热极，循衣撮空，不下必死者；续得肢体振寒，怔忡惊悸，如人将捕之状，四肢厥逆，眩晕郁冒，项背强直，此大虚之兆，将危之候也，宜此救之；虚热清蒸，咳喘回食。

当归六黄汤

【原文】治阴虚盗汗。又方用莲子七枚，黑枣七枚，浮麦七钱，马料豆七钱，水煎，治同。

当归二钱　熟地二钱　生地　黄连　黄芩　黄柏各一钱　黄芪生，三钱　防风一钱　麻黄根一钱　浮麦一钱

水煎温服。

【提要】本节论述当归六黄汤的组成、用法及适应证。

【精解】该方主要由当归、黄芩、黄连、黄柏、熟地、生地黄和黄芪组成，为清热剂，主治阴虚火旺所致的盗汗。症见发热盗汗，面赤心烦，口干唇燥，大便干结，小便黄赤，舌红苔黄，脉数。肾阴亏虚不能上济心火，虚火伏于阴分，助长阴分伏火，迫使阴液失守而盗汗；虚火上炎，故见面赤心烦；火耗阴津，乃见口干唇燥；舌红苔黄，脉数皆内热之象。

方中当归养血增液，血充则心火可制；生地黄、熟地黄入肝肾而滋肾阴。三药合用，使阴血充则水能制火，共为君药。盗汗因于水不济火，火热熏蒸，故臣以黄连清泻心火，合以黄芩、黄柏泻火以除烦，清热以坚阴。君臣相合，热清则火不内扰，阴坚则汗不外泄。汗出过多，导致卫虚不固，故倍用黄芪一以益气实卫以固表，一以固未定之阴，且可合当归、熟地益气养血；防风祛风

解表，胜湿止痛，止痉；麻黄根固表止汗；浮小麦益气除热止汗，三者配伍黄芪，共为佐药。诸药合用，共奏滋阴泻火、固表止汗之效。

【医案举隅】

当归六黄汤具有清虚热、滋阴泻火、固表止汗之功效。临床常用于治疗盗汗、自汗等。

内伤发热案

患者，女，81岁。2021年12月28日初诊。

[病史]自诉2年前无明显诱因出现自觉手脚心热，伴心烦，入睡困难，眠后易醒，梦多，伴盗汗出。既往有高血压病病史、房颤病史。曾就诊于当地中医诊所，长期服用中药（具体不详），症状时重时轻。近期无明显诱因自觉发热症状加重，伴心慌烦躁，夜间尤甚，难以入眠，遂就诊于我院门诊。刻下症见：患者自诉自觉发热，夜间加重，伴入睡困难，眠浅多梦，盗汗，伴烦躁心慌，头晕耳鸣，腰膝酸软，纳差，大便4~5日一行，干结难解，小便赤涩；患者面容焦虑，情绪烦躁，稍多言则诉心慌、心悸，面色黄暗，伴双颧发红；脉诊双手明显发凉，左脉细数，右脉寸关大，尺浮细，舌尖红、有裂纹，苔薄白。

[诊断]中医诊断：内伤发热，阴虚火旺。

[治法]滋阴降火，交通心肾。

[方药]黄连10克，黄柏10克，黄芪12克，当归10克，生地黄10克，酸枣仁10克，木通10克，玄参9克，浮小麦10克，肉苁蓉10克，天冬10克，砂仁10克，肉桂5克。上药4剂，水煎服，早晚分服，每日1剂。

1周后复诊，患者诉自觉发热程度较前好转，情绪较前稳定，食量增加，能深度睡眠4小时，夜间汗出较前好转，下肢行走较前有力。前方稍加减后服用。

马娜，武正权.当归六黄汤治疗内伤发热体会［J］.基层中医药，2023，2（5）：53-56.

按语：患者为老年女性，年过四十则阴气自半。患者来诊时面色黄暗，伴双颧发红、心慌、失眠、左脉细数右脉寸关大，提示气火有余、阴血不足之象，患者双颧发红、心慌、失眠是虚火外越、阴虚不敛阳之故。予以当归六黄汤滋阴泻火，同时合郑钦安之封髓丹以滋阴降火、交通心肾。

黄芪汤

【原文】治阳虚自汗。

黄芪　五味子各三钱，挞碎核　当归　白术土炒　甘草各一钱水煎温服。汗多不止，加麻黄根一钱、防风一钱，或加麻黄根一钱、牡蛎粉一钱、浮麦一钱。

《经疏》曰：凡服固表药而汗不止者，当用酸枣仁炒黑，三钱、白芍、生地、麦冬、五味子、元肉各二钱，竹叶二十片，煎服多效，以汗为心液故也。

【提要】本节论述黄芪汤的组成、用法及适应证。

【精解】黄芪汤由黄芪、五味子、当归、白术、甘草组成，具有补气升阳、生津养血、固表止汗等功效。方中黄芪甘温，补气升阳，为君药。白术健脾益气止汗，助黄芪益气固表；五味子益气生津，收敛固涩止汗，二者共为臣药。当归补血活血，为佐药。甘草健脾益气，调和诸药，为佐使药。诸药合用，共奏补气升阳、生津养血、固表止汗的功效。

黄芪汤主要用于治疗气虚乏力、中气下陷、表虚自汗、血虚萎黄等症状。对于外感表实证者，不宜使用黄芪汤；对于阴虚阳亢、疮疡初起或溃后热毒尚盛者，不宜使用黄芪汤；对于中阳衰微、胃有寒湿者，不宜使用黄芪汤。

柴胡桂枝干姜汤

【原文】伤寒五六日，已发汗而复下之，胸胁满微结，小便不利，渴而不呕，但头汗出，三阳脉起于头，阳邪甚于上，阴精衰于下，故汗出也。往来寒热，心烦者，表未解也，此方主之。

柴胡四钱　花粉二钱　黄芩　桂枝　牡蛎粉各一钱半　干姜　甘草炙，各一钱

水煎，初服微烦，后服汗出愈。

按：柴胡除少阳之寒热，桂枝解太阳之余邪，花粉彻阳明之渴热，干姜去胸胁之烦满，甘草调汗下之误伤，此少阳阳明两解之治法也。

【提要】本节论述柴胡桂枝干姜汤的组成、用法及适应证。

【精解】该方由柴胡、桂枝、干姜、栝楼根、黄芩、牡蛎（熬）、炙甘草组成。用于治疗往来寒热、胸胁满微结、但头汗出、小便不利、渴而不呕、心烦或大便溏泻等症。胸胁满微结、但头汗出、口渴、往来寒热、心烦诸症，均为病在少阳，少阳枢机不利，胆热郁于上所致。小便不利之因，一则少阳枢机不利，影响气化；二则脾阳不足，津液转输不及所致。不呕是少阳之邪转入太阴未影响胃腑之故。

【医案举隅】

柴胡桂枝干姜汤具有和解散寒、生津敛阴的功效。临床常用于治疗肝胆疾病、慢性肠炎、风湿免疫疾病等。

干燥综合征案

患者，女，43岁。2020年9月5日初诊。

[病史] 主诉：反复口干眼干2年，咽干半年。2019年10月在浙江大学附属某医院诊断为干燥综合征，予硫酸羟氯喹、白芍总苷胶囊口服治疗，口干、眼干未能缓解，半年前又出现咽喉干燥，白天需经常饮水，夜间饮水3~4次，影响睡眠。间断服用中药，但效果不佳，今来就诊。查体：形体中等，面色潮红，舌质淡红，舌苔薄白而干，脉弦细，查看前面所用方药多为益气养阴或清热解毒之剂。患者自诉服药后症状未见好转，徒增腹胀、腹泻之苦。

[诊断] 西医诊断：干燥综合征；中医诊断：燥痹，燥热郁结，津液输布失常。

[治法] 清热解郁，生津润燥。

[方药] 柴胡10克，黄芩10克，栝楼根15克，生牡蛎30克（先煎），桂枝10克，干姜6克，炙甘草12克，麦冬30克，北沙参15克，姜半夏5克。共14剂，每日1剂，分早晚2次，饭后温服。

二诊（2020年9月19日）：患者诉药后咽喉干燥减轻，仍有口干、眼干，大便偏稀烂，时有腹胀，夜间起床饮水1~2次。

[方药] 续以前方，改麦冬为15克、柴胡6克，加炒山药15克。具体处方如下：柴胡6克，黄芩10克，栝楼根15克，生牡蛎30克（先煎），桂枝10克，干姜6克，炙甘草12克，麦冬15克，北沙参15克，姜半夏5克，炒山药15克。共14剂，每日1剂，分早晚2次，饭后温服。

三诊（2020年10月3日）：患者诉口、眼干燥较前明显减轻，大便成形，夜间无需饮水，睡眠好转，效不更方，续服21剂以巩固疗效。

赵天喜. 柴胡桂枝干姜汤浅析及风湿病治验举隅 [J]. 浙江中医药大学学报，2023，47（2）：176-178.

按语：本案患者以口干、眼干、咽喉干燥为主要表现，前医予清热滋阴润燥之剂治疗后未见好转，诊中细察其舌质虽红，但非阴虚热盛之鲜红；舌苔虽干，而非邪热重伤阴津的剥少或光净之苔，故辨其病机为燥热内结，郁热灼津，津液输布失常，正与柴胡桂枝干姜汤火郁伤津、水饮失输之病机相契合，麦门冬汤可生津养阴、润燥利咽，故予二方合用加减，奏清郁输津、生津润燥之功。二诊中患者解稀便，有腹胀，考虑药性偏寒，脾阳有被遏之嫌，故减柴胡、麦冬用量，加炒山药平补气阴，兼有涩肠固阴之效，诸药合用取得较好效果。

厚朴生姜半夏甘草人参汤

【原文】阳明病，中寒不能食，小便不利，手足濈然汗出者，此欲作痼瘕，大便必初硬后溏，此胃中虚冷，水谷不别故也。痼瘕者，寒气结而为积也，此方主之。并治汗解后腹胀满，此非里实，盖脾胃为津液之主，汗多则津液不足，气虚不能敷布，诸气壅滞，停饮而为胀满。与此汤以和脾胃而降气也。一云瘕泄也。盖大便初硬后溏，因成瘕泄。瘕泄即溏泄，久而不止，则日痼瘕也，亦通。

厚朴姜炒　生姜　半夏姜汁炒，各四钱　甘草二钱　人参一钱

水煎温服。

胀非苦不泄，气非温不行，饮非辛不散，胃非甘不和，虚非补不复，五味之功用大矣。

【提要】本节论述厚朴生姜半夏甘草人参汤的组成、用法及适应证。

【精解】该方由厚朴、生姜、半夏、甘草、人参组成，具有补中散滞、和胃降逆之功效。主治中虚气滞，腹胀满，呕逆。此汗后腹胀满者，为津液不足，气滞不通，壅而为满，为脾胀也。故方用厚朴之苦，以泄腹满为君；生姜、半夏之辛，以散滞气为臣；人参之甘，生津液，补不足；甘草之甘，以缓其中者也。

【医案举隅】

胃炎案

患者，女，46岁。1999年6月25日初诊。

[病史]主诉：胃脘及腹部胀满6个月。患者于1999年1月因饮食不节出现胃脘部胀满，食后加剧，二便调畅，无泛酸恶心呕吐，月经正常。胃镜检查示：萎缩性胃炎。B超查肝、胆、脾、胰、双肾、子宫及附件均无异常。予以阿莫西林，每次1g；奥美拉唑，每次20mg；克拉霉素，每次0.5g；上药均每天2次，口服。治疗一个月无效，因出现中下腹部胀满而改服中药，曾服六君子汤、半夏泻心汤等不效。诊见：脘腹胀满，喜温喜按，舌淡胖、苔薄白腻，脉缓弱。

[诊断]西医诊断：萎缩性胃炎；中医诊断：胃脘痛，脾虚气滞。

[治法]健脾温运，行滞除满。

[方药]法半夏、厚朴、生姜各15克，炙甘草10克，党参5克。每天1剂，水煎服。服3剂，矢气颇多，连服15剂，诸症消失。随访1年未复发。

曹生有. 厚朴生姜半夏甘草人参汤新用［J］. 新中医，2005，37（8）：84-84.

按语：本例胃炎为脾虚气滞所致。方用厚朴苦湿以宽中下气消胀，生姜辛温和胃散结，法半夏辛温降逆开结，三药相合，辛开苦降，开结散滞除满；党参、炙甘草甘温补益脾气而助运化。诸药配合，补而不滞，消而不过，攻补兼

施，适合脾虚气滞腹胀满者，故收效显著。

大陷胸汤

【原文】大黄三钱　芒硝二钱　甘遂末，五分

水煎大黄五六沸去渣，再入芒硝煎一二沸，调甘遂末服。

加葶苈子、杏仁去皮，炒黑。与大黄、芒硝四味等份为末，炼蜜丸如弹子大，取一丸入甘遂末三五分，蜜三匙，水煎并渣服之，此名大陷胸丸。结胸者，项亦强，如柔痓状，下之则和矣，此方主之。

【提要】本节论述大陷胸汤的组成、用法及适应证。

【精解】该方由大黄、芒硝、甘遂组成，具有泄热逐水之功效。主治水热互结之结胸证。症见心下疼痛，拒按，按之硬，或从心下至少腹硬满疼痛，手不可近；伴见短气烦躁，大便秘结，舌上燥而渴，日晡小有潮热，舌红，苔黄腻或兼水滑，脉沉紧或沉迟有力。本方因表邪未解而误下，或因误下而邪气内陷，热邪与水饮搏结于胸膈所致。治疗以泄热逐水为主。水热内结，气不得通，轻则但见心下硬满而痛，甚则从心下至少腹硬满而痛不可近；腑气不通，故大便秘结；邪热与水饮互结，津液不能上承，故舌燥口渴；此时燥热已累及阳明，因水热互结，故日晡小有潮热。方中甘遂功逐水饮，泄热破结，为君药。大黄、芒硝荡涤肠胃、散结泄热，润燥软坚，为臣佐之用。

【医案举隅】

急性胰腺炎案

患者，男，31岁。2000年3月12日初诊。

［病史］患者饮酒后自觉心下胀痛，第2天加重，查体上腹部压痛，腹肌紧张，反跳痛（＋），伴有恶心、呕吐，发热恶寒，大便秘结，小便短赤，舌质红，苔黄，脉数。实验室检查：白细胞：15.2×10^9/L，中性粒细胞0.78，淋巴细胞0.22，血清淀粉酶140U/L。

［诊断］西医诊断：急性胰腺炎；中医诊断：结胸症，热结肠道。

［治法］泄热攻里，破结散瘀。

［方药］大黄10克，芒硝10克，甘遂3克，蒲公英20克，栀子10克，金银花15克。

服药1剂后，大便通畅，诸症减轻，又连服3剂，腹痛明显减轻，体温恢复正常。上方去甘遂、芒硝，大黄减半，加郁金15克、金钱草10克、柴胡10克进行调治，连服7剂，诸症消失而愈。

唐凯，石建民，慕建华. 大陷胸汤治疗中医急症三则［J］. 吉林中医药，2001，21（4）：57.

按语： 急性胰腺炎系热结肠道，郁结不通，用大黄、芒硝、甘遂攻下通里，荡涤肠热，又佐以蒲公英、金银花、栀子清热解毒，加以柴胡、郁金疏肝理气，从而使肠通热解而痛消。

小半夏加茯苓汤

【原文】 心下满，头汗出，水结胸，或心悸目眩，此方主之。去茯苓即小半夏生姜汤。

半夏_{姜炒，五钱}　茯苓_{五钱}　生姜_{五钱}

水煎温服。_{健脾渗湿，火因水下，则痞渴消而悸眩止。}

【提要】 本节论述小半夏加茯苓汤的组成、用法及适应证。

【精解】 该方由半夏、茯苓、生姜组成，具有和胃止呕、引水下行之功效。主治卒呕吐，心下痞，膈间有水，眩悸。水气上逆则呕，水停膈间则痞，上于头则眩，凌于心则悸，此足太阳、阳明药也。半夏、生姜行水气而散逆气，能止呕吐；茯苓宁心气而泄肾邪，能利小便。火因水而下行，则悸眩止而痞消矣。

【医案举隅】

痰饮案

患者，男，66岁。2019年3月20日初诊。

［病史］自述高血压病史5年，常感口渴、乏力、头晕、心悸、气促、胃脘不适，纳食、睡眠不佳，二便调，舌质淡，苔白滑，脉沉弦。血压：128/90mmHg。

［诊断］西医诊断：高血压；中医诊断：痰饮，脾胃虚寒夹饮。

［治法］温中化饮，益气降逆。

［方药］半夏15克，茯苓40克，生姜12~15克，桂枝15克，甘草6克，白术15克，黄芪40克。2剂水煎，2日1剂，日3服。

二诊（2019年3月25日）：口渴、头晕明显缓解，食纳尚可，睡眠好转，仍觉心悸、气促。效不更方，前方桂枝加至30克，以加强助阳通脉之功，再进2剂。

三诊（2019年3月29日）：口渴、头晕、心悸、气促等症消失，但觉纳呆、脘腹少许胀痛，在前方基础上加砂仁12克以理气温中开胃。2剂后诸症消失。

刘师师. 郑永科运用小半夏加茯苓汤验案举隅［J］. 中医临床研究，2022，14（9）：147-148.

按语： 本案患者头晕、心悸，有高血压病史。该患者虽无呕吐，但其口渴及眩晕的病因病机却与小半夏加茯苓汤证相同，均为饮停于胃所致。水饮停滞，对全身之影响不拘一处。饮停于胃，津不上承，故口渴。寒饮困脾，清阳不得上达则头晕，上逆于肺则气促，上凌于心则发心悸。舌质淡，苔白滑，脉沉弦，均为水饮内结之象。在此经方基础上加白术、桂枝、甘草等甘温之物，以健脾利湿、温化痰饮。患者乏力、气促明显，重加黄芪40克补脾益气。诸药相合，共奏温中化饮、益气降逆之功。从该病例可见，小半夏加茯苓汤不必全以呕吐为主症，从证运用，抓住病机之所在，可获良效。

小陷胸汤

【原文】小结胸病，正在心下，按之则痛，脉浮滑者，此方主之。邪气深入，尚在半表半里，为热、为痰、为饮，病有浅深，方有大小，除热下痰。

黄连姜汁微炒，一钱五分　半夏姜炒，三钱　瓜蒌捣烂，一个

水煎温服。

黄连苦以泻热，用代大黄；半夏辛以逐痰，用代甘遂；瓜蒌润以行滞，用代芒硝，不比大陷胸汤之峻厉也。

【提要】本节论述小陷胸汤的组成、用法及配伍意义。

【精解】本方由黄连、半夏、瓜蒌组成，具有清热化痰、宽胸散结之功效。主治痰热互结之结胸证。胸脘痞闷，按之则痛，或心胸闷痛，或咳痰黄稠，舌红、苔黄腻，脉滑数。本方原治伤寒表证误下，邪热内陷，与痰浊结于心下的小结胸病。痰热互结心下或胸膈，气郁不通，故胃脘或心胸痞闷，按之则痛。治宜清热涤痰，宽胸散结。方中全瓜蒌甘寒，清热涤痰，宽胸散结，用时先煮，意在"以缓治上"，而通胸膈之痹。臣以黄连苦寒泄热除痞，半夏辛温化痰散结。

【医案举隅】

流涎案

患者，女，62岁。2021年5月7日初诊。

［病史］因夜间吐涎、矢气频频明显半月，要求中医调治。患者自诉近半个月无明显诱因出现夜间口涎增多，每夜从睡梦中醒来吐涎，吐涎后方能再次入睡，同时口苦、口干，伴有矢气频频，头昏不适，要求中医调理。既往有2型糖尿病病史，一直服用格列齐特缓释片和阿卡波糖，自诉平素血糖控制良好。有高血压病史，一直服用氨氯地平片，自诉血压控制良好，诊室测得血压130/76mmHg，否认药物过敏史。绝经10年。辅助检查结果：此次就诊糖化血红蛋白经检查为6.5%。刻下见：口干口苦明显，白昼如常，腰酸不适，二便调，而色少华，舌质红，苔白厚，有裂纹，脉细数。

［诊断］西医诊断：流涎症；中医诊断：消渴，痰热内蕴，气阴不足。

［治法］消化痰热，养阴生津。

［方药］黄连6克，法半夏15克，瓜蒌皮10克，山麦冬15克，北沙参15克，石斛15克，玉竹15克，葛根30克，薏苡仁30克，炒白术15克，菟丝子30克，栝楼根15克，赤芍15克，山药30克，五味子9克，紫苏梗12克。5剂，日1剂，水煎3遍，混合液浓缩为300ml左右，分早晚2次，饭后半小时服用。

二诊：患者诉吐涎减少，口干、口苦减轻，夜寐好转，查体：血压112/65mmHg，面色少华，舌质淡，苔厚薄不均，中间苔白厚而腻，脉细。患者舌苔厚薄不均，属于湿热未清，已有伤阴征象，此时要注意顾护阴津，因此去掉黄连，改为佩兰。

［方药］方药佩兰15克，法半夏15克，瓜蒌皮10克，山麦冬15克，北沙参15克，石斛15克，玉竹15克，葛根30克，薏苡仁30克，炒白术15克，菟丝子30克，栝楼根15克，赤芍15克，山药30克，五味子9克，紫苏梗12克。共7剂，每日1剂，水煎取汁200ml，早晚2次服用。

三诊：患者服用7剂中药后，夜间吐涎症状消失，口干、口苦症状缓解，再无矢气频频。

王青．梅国强教授思想指导小陷胸汤临床应用举隅［J］．中国中医药现代远程教育，2023，21（2）：90-92．

按语：小陷胸汤具有清热涤痰、宽胸开结的功效，是治疗痰热阻滞心下、累及胸膈之方。本案患者首诊用了小陷胸汤加味。小陷胸汤仅三味药，黄连、法半夏及瓜蒌，方中黄连既可清泻中焦之热，又能清脏腑郁热，使热退而消谷减，火退则消渴愈，势除则可防止热耗气阴，从而釜底抽薪，再适当加上补肾健脾利湿之中药，合方具有清化痰热、健脾补肾、养阴生津之效，正和该患者之证，当显效。二诊已见疗效，效不更方，然察其舌象已无热，舌苔已出阴伤征象，故去掉苦寒之黄连，服用7剂而痊愈。

枳实理中丸

【原文】枳实麸炒　瓜蒌　牡蛎粉　白术土炒　甘草各一两　干姜炒，八钱　人参　黄连　黄芩各三钱

为末，炼蜜丸如鸡子黄大，以热汤化服一丸，觉腹中热，则胸中豁然矣。未热，则加丸再服。

【提要】本节论述枳实理中丸的组成、用法。

【精解】该方由枳实、瓜蒌、牡蛎粉、白术、甘草、干姜、人参、黄连、

黄芩组成，具有温中理气、清热化痰之功效。主治胸痹，心下痞，留气结胸，胸满，胁下逆气抢心。本方是在理中丸的基础上加入了枳实、瓜蒌、牡蛎、黄芩以治疗胸痹心中痞塞之中阳不足、热壅气滞证。枳实辛苦酸温，归脾、胃、大肠经，可行气开胸，宽中除胀；瓜蒌甘寒、微苦，归肺、胃、大肠经，可清热化痰，宽胸散结，润肠通便；牡蛎咸、微寒，归肝、胆、肾经，可重镇安神，潜阳补阴，软坚散结；黄芩苦寒，善于清中上焦湿热。诸药合用，共奏温中理气、清热化痰之功。

【医案举隅】

视黄症案

患者，女，52岁。1992年10月26日初诊。

［病史］视黄2年，心下逆满1年。刻诊：闭目良久睁眼视白色为一片金黄色，片刻才消失。胸脘痞闷胀满，气逆欲嗳气不得，食少纳呆，结喉上如有异物感，频太息。早上漱口时恶心，咯吐白痰，腰痛，有腰椎骨质增生史。盛夏吹电风扇常觉肩背微寒，上腹轻压痛，肤色萎黄，面虚肿，两颧黛黑，舌淡胖有齿痕、苔白，脉沉细弱。

［诊断］西医诊断：黄视；中医诊断：黄视，阳虚湿盛寒凝、肝气夹痰。

［治法］温中祛寒，益气健脾。

［方药］绵茵陈25克，川芎、干姜、炙甘草各6克，茯苓30克，熟附子10克，党参20克，白术15克，枳实、泽泻、川朴、制香附各12克。水煎服，每日1剂。

连服15剂，视黄渐消退，气锁结喉明显减轻。守原法，上方去绵茵陈，加吴茱萸，每日1剂，调治月余，除腰痛改善不明显外，诸症渐平，嘱注意调节情绪和饮食，节制寒凉、生冷、滋腻食物，以防复发。

林素菁. 视黄症治验1则［J］. 新中医，1994（9）：19-20.

海蛤散

【原文】治血结胸，揉而痛不可抚近者。

海蛤粉　滑石　甘草各等分　芒硝减半，元明粉更妙

为末，用蜜水入鸡子清调服二钱。

【提要】本节论述海蛤散的组成、用法及适应证。

【精解】本方主要由海蛤粉、滑石、甘草、芒硝组成，具有清热消积之功效。主治妇人伤寒血结胸膈，揉而痛不可抚近者。

桔梗枳壳汤

【原文】治痞气胸膈不痛，嗳气吐酸，或咳者。

桔梗　枳壳_{麸炒，各二钱}

水煎温服。此二味，苦下气而散痞满，寒消热而除咳饮也。

【提要】本节论述桔梗枳壳汤的组成、用法及配伍意义。

【精解】本方主要由桔梗、枳壳组成，具有行气解郁、清热消痞的功效。主治热气痞满，胸膈两胁按之则痛。

大黄黄连泻心汤

【原文】心下痞，按之濡，_{按之不痛而软}。其脉关上浮者，_{关候心下，浮主虚热。}此方主之。

大黄_{二钱}　黄连_{一钱}　黄芩_{一钱}

捣碎，麻沸汤渍之，去渣服。

《活人书》曰：《汤液论》有黄芩_{一钱}，今无者恐传写之讹也。李时珍曰：仲景治心下痞，按之濡者，用大黄黄连泻心汤。此亦泻脾胃之湿热，非泻心也。病发于阴而下之太早，则作痞满，乃寒伤荣血，邪气乘虚结于上焦，胃之上脘在于心下，故曰泻心。

【提要】本节论述大黄黄连泻心汤的组成、用法及适应证。

【精解】本方主要由大黄、黄连、黄芩组成，可消痞和胃。主治心下痞，按之濡，其脉关上浮者，由无形邪热结于心下（胃脘部）致气窒不通而成。盖心下居中焦，乃阴阳气机升降之要道，邪气阻滞，则气机痞塞，故临床以心下痞满为特征，因无实物结聚，故按之不硬不痛，用大黄黄连泻心汤以泄热消痞。本方不必煎煮，以沸水浸泡片刻，然后绞汁去渣，即可服用。此取其气之轻扬，不欲其味之重浊，以利清上部无形邪热。本方临床运用广泛，不仅可以治疗热痞，而且可治疗火邪所致诸般血证，以及上焦有热的目赤肿痛、头痛、牙痛、口舌生疮、胸膈烦躁之证。

【医案举隅】

自汗案

患者，女，20岁。2010年6月20日初诊。

［病史］患者自幼偏嗜，喜肥美，弃果蔬。近年来汗多，溯溯然而无时，静则稍可，稍动辄涌而湿衣。大便偏难，数日一行，或中脘作胀。多处求医皆云体虚，予参、枣之类，每每食用而未建寸功。观其形体肥胖，头面、肢体汗出较多，动则出汗，面色樱红，舌质红、苔薄黄腻，脉细滑偏数。

［诊断］西医诊断：植物神经功能紊乱；中医诊断：自汗证，胃中积热，热逼汗泄。

［治法］清泄胃中积热。

［方药］川连、黄芩各 10 克，生大黄、木通各 6 克，淡竹叶 5 克。

5 剂后，汗得大减，心胸旷达，大便得通。

复诊： 守上方，加生地黄 30 克、玄参 10 克，又服 7 剂，二诊告愈。

张洁吉，赵国仁. 大黄黄连泻心汤治验三则［J］. 浙江中医杂志，2019，54（1）：64.

按语： 本案患者自汗，经各种检查而无异常发现，盖多食肥甘，胃中积热，热逼汗泄。热积于胃，上熏心肺。蒸于肺则皮毛疏松，腠理不固；炎于心则心火炽盛，迫液为汗。阳热升散，阴津不固。热积于胃，则见胸痞；津血不足，则为便秘。治宜清泄胃中积热而用苦寒之品。方中黄连清心胃之火；黄芩清太阴内热；大黄泄热开结，引火从大便而出；加木通、淡竹叶以清心火，导热从小便出；然苦寒之品，久用伤阴，故加生地黄、玄参以养阴津，得效即止，二诊不再。

附子泻心汤

【原文】心下痞，而复恶寒汗出者，此方主之。

附子炮 大黄各二钱 黄连 黄芩各一钱

附子一味，另煎取汁，大黄、芩、连三味，以麻沸汤渍之，去渣，入附子汁，温服。

心下痞，故用三黄以泻痞；恶寒汗出，故用附子以回阳。无三黄则不能泻痞热，无附子恐三黄益损其阳气。热有三黄，寒有附子，寒热互用，斯为有制之兵矣。仲景诚医家之善将将者也。俗医用寒则不敢用热，用热则不敢用寒，何异于胶柱鼓瑟乎！

《缵论》曰：泻心汤诸方，皆治汗下后表解里未和之证。其半夏、生姜、甘草三泻心汤，是治痰饮湿热结聚之痞。方中用半夏、生姜以涤痰饮，黄连、黄芩以除湿热，人参、甘草以助胃气，干姜炮黑以渗水湿。若但用苦寒治热，则格拒不入，必得辛热为之向导，是以半夏、干姜在所必需。如痞极硬满暂去人参，气壅上升勿用生姜，此一方出入而有三用也。其大黄黄连泻心汤与附子泻心汤，乃治阴阳偏胜之痞。一以大黄、芩、连涤胸中素有之湿热，一加附子兼温经中骤脱之虚寒也。三黄用沸汤渍服者，取寒药之性，不经火而力峻也。附子煮汁者，取性热行经，以复其阳耳。仲景寒热并用，补泻兼施，立方之妙，无出乎此。以三黄涤胸中之邪热，以附子散凝结之阴寒，一举而寒热交聚之邪尽解。讵知后人目睹其方而心眩也。

按：半夏、生姜、甘草三泻心汤，人尤易晓，其大黄黄连泻心汤与附子泻心汤，具有妙用，不可不透悟也。夫大黄黄连泻心汤，孰不以为治心下之痞热也？窃详《伤寒论》曰：心下痞，按之濡，其脉关上浮者，大黄黄连泻心汤主之。成氏注曰：心下痞，按之痛，关脉沉者，实热也；按之濡，关脉浮者，虚热也。故大黄、芩、连不用煎煮，而但以麻沸汤渍服者，取其味薄而泻心下之虚热，不欲其味厚而伤中气也。附子泻心汤，人亦知为寒热之互用也。窃详《伤寒论》曰：心下痞，复恶寒汗出者，附子泻心汤主之。成氏注曰：心下痞者，虚热内伏也；恶寒汗出者，阳气外虚也。与大黄黄连泻心汤以导痞热，加附子以回阳气。夫痞热固须导除，而阳虚更为可虑。附子煮汁者，回阳之重剂也；三黄沸渍者，导热之轻剂也。《缵论》谓取寒药之性，不经火而力峻，岂其然乎？今人以大黄熟煎则无力，实《缵论》之说误之也。《内经》曰：味属阴，味厚属阴中之阴。熟煎味厚，安得无力？须辨之。

【提要】本节论述附子泻心汤的组成、用法及配伍意义。

【精解】附子泻心汤是由大黄黄连泻心汤加炮附子一枚（另煎汁兑入）组成。《伤寒论》原用于治疗"心下痞，而复恶寒汗出者"。"外寒内热痞"也有理解为"上热下寒痞"。所谓"外寒内热痞"，外寒则卫阳不足，恶寒汗出，内热阻结，故心下痞；所谓"上热下寒痞"，上有无形邪热中阻，故心下痞满，下焦肾阳不足，卫气不能温煦和固护肌表，故见恶寒汗出。治以附子泻心汤。附子独煎，取其味厚，意在温肾阳而固卫表；三黄，取其气薄，意在清胃中之热以消痞。诸药合用，可谓"寒热异其气，生熟异其性，药虽同行，而功则各奏"。

【医案举隅】

附子泻心汤是寒热并用的一张处方，临床主要用于治疗肾阳虚弱、卫阳不足而兼邪热内结之证。其应用范围逐渐扩大。此方可用于复发性口腔溃疡、上消化道出血、慢性肾功能衰竭、头痛、胃脘痛、不孕症等多种疾病，对于肠痈等外科疾病也有较好的疗效。

不孕案

患者，女，25岁。2021年6月2日初诊。

［病史］主诉因"不孕1年余"就诊。2021年4月曾行人工授精术失败。男方精液无异常。平素月经尚规则，周期30天，6天净，量中，第1天略痛经，经前乳房胀痛1周，末次月经6月1日。冬略畏寒，夏耐热。刻下症见：头面油，额、下颌、后背细小痤疮散发，便秘，大便偏干，2~3日1行。舌淡红、苔白润，脉滑细略弦。

［诊断］西医诊断：原发性女性不孕症，卵巢储备功能下降；中医诊断：不孕病，寒热错杂证。

［治法］寒热同治，活血调经。

［方药］当归、炒白芍各12克，川芎10克，熟地黄15克，制大黄6克，黄连3克，黄芩6克，附子3克，肉苁蓉10克。14剂，1天1剂，水煎，早晚各口服200ml。

二诊（2021年6月14日）：6月13日子宫附件超声提示双层内膜厚9mm，卵泡17mm×18mm×17mm。下腹部有坠胀感。余诸症、舌脉同前。

［方药］前方去辛热之附子，加寄生汤：肉苁蓉10克，菟丝子20克，桑寄生、川断各15克。再进12剂，煎服法同前。

数诊后寒热得调而怀孕。

杨瞿嘉，褚蕴，赵宏利．赵宏利运用附子泻心汤治疗不孕症验案二则［J］．浙江中西医结合杂志，2023，33（1）：66-67．

按语：患者既往未曾怀孕，未避孕超过1年，同房正常，排除男方精液问题，可诊断为"原发性不孕症"。该患者头面油，额、下颌、后背细小痤疮散发，便秘，舌淡红、苔白润，脉滑，此为内有实热之象；冬季畏寒，此为寒象，脉细略弦，此为营血虚滞之象。选方附子泻心汤合四物汤加减寒热同治，补血活血。方中附子、肉苁蓉温阳，苦寒之黄连、黄芩、制大黄清热，降阳而下，当归、炒白芍、熟地黄、川芎共奏补血活血之效。

半夏泻心汤

【原文】柴胡证具，而误下之，但心下满而不痛此为痞，此方主之。

半夏姜制,四钱　人参一钱　干姜炮黑　甘草炙　黄芩各二钱　黄连一钱　大枣二枚

水煎温服。

少阳误下，变证有三等治法。呕而发热，柴胡证犹在者，复与小柴胡汤，必蒸蒸振汗而解；若心下满而硬痛，此为结胸，柴胡陷胸汤、大陷胸汤，量轻重用之；但满而不痛，此为痞，宜此汤。

否而不泰为痞。泻心者必以苦，故用黄连、黄芩；散痞者必以辛，故用半夏、干姜；交阴阳通上下者，必和其中，故用人参、甘草、大枣也。诸泻心汤，寒热并用，妙不可传。

【提要】本节论述半夏泻心汤的组成、用法及适应证。

【精解】此方所治之痞，原系小柴胡汤证误行泻下，损伤中阳，少阳邪热乘虚内陷，以致寒热错杂而成心下痞。痞者，痞塞不通，上下不能交泰；心下

即是胃脘，属脾胃病变。脾胃居中焦，为阴阳升降之枢纽，今中气虚弱，寒热错杂，遂成痞证；脾为阴脏，其气主升，胃为阳腑，其气主降，中气既伤，升降失常，故上见呕吐，下则肠鸣下利。本方证病机较为复杂，既有寒热错杂，又有虚实相兼，以致中焦失和，升降失常。治当调其寒热，益气和胃，散结除痞。方中以辛温之半夏为君，散结除痞，又善降逆止呕。臣以干姜之辛热温中散寒；黄芩、黄连之苦寒泄热开痞。以上四味相伍，具有寒热平调、辛开苦降之用。然寒热错杂，又缘于中虚失运，故方中又以人参、大枣甘温益气，以补脾虚，为佐药。使以甘草补脾和中而调诸药。综合全方，寒热互用以和其阴阳，苦辛并进以调其升降，补泻兼施以顾其虚实，此为本方的配伍特点。寒去热清，升降复常，则痞满可除、呕利自愈。

本方即小柴胡汤去柴胡、生姜，加黄连、干姜而成。因无半表证，故去解表之柴胡、生姜，痞因寒热错杂而成，故加寒热平调之黄连、干姜，变和解少阳之剂，而为调和肠胃之方。后世师其法，随证加减，广泛应用于中焦寒热错杂、升降失调诸证。

【医案举隅】

半夏泻心汤是治疗脾虚、寒热错杂、气机痞塞、心下痞的典型方剂，也可用于治疗寒热错杂或湿热阻滞、气机痞塞引起的胃脘痛、呕吐、下利等消化系统病症以及某些精神心理疾病。

胃食管反流性咳嗽案

患者，女，65岁。2020年8月19日初诊。

[病史] 主因反复咳嗽半年余就诊。患者2018年5月因反酸、烧心曾就诊于当地医院，查胃镜提示：反流性食管炎，浅表性胃炎（活动期）。予雷贝拉唑钠肠溶片治疗2周，患者症状好转，自行停药；半年前无明显诱因出现反酸、烧心加重，于北京某医院就诊，口服枸橼酸莫沙必利片、奥美拉唑肠溶胶囊，症状未减轻，遂前来就诊。刻下症：咳嗽，少痰，日间为主，无发热、鼻塞、流涕、打喷嚏，反酸、烧心餐后加重，同时伴有嗳气呃逆，夜间不能平卧，胸胁两侧时有胀满，按之痛甚，口干，咽部异物感，不欲饮食，眠欠佳，小便调，大便干结，2日1行。

[诊断] 西医诊断：胃食管反流性咳嗽；中医诊断：胃咳，肝脾不和、肺气上逆。

[治法] 疏肝健脾、降逆止咳。

[方药] 党参30克，白术20克，旋覆花10克，煅赭石30克，茯苓20克，柴胡10克，郁金12克，黄芩20克，黄连10克，干姜10克，姜半夏12

克，海螵蛸 30 克，煅瓦楞子 12 克，厚朴 15 克，夏枯草 20 克，枳实 10 克，槟榔 12 克，炙甘草 10 克，陈皮 10 克。7 剂，水煎服，1 剂 / 天，分早晚温服。嘱患者服药期间禁食辛辣刺激、生冷油腻之品，宜少食多餐，睡前 2 小时不宜进餐。嘱其畅情志，睡觉时将床头抬高。

二诊（2020 年 8 月 26 日）：患者服药后自觉较前舒适，反酸、呃逆症状较前明显好转，咳嗽次数减少，口干较前改善，大便 2 日行 1 次，但仍有便干，舌淡红，苔黄微腻，脉弦数。

［方药］处方以原方加瓜蒌 15 克、牛蒡子 10 克，柴胡加至 20 克。7 剂水煎服，1 剂 / 天，分早晚温服。

二诊（2020 年 9 月 2 日）：服药后患者咳嗽、反酸基本消失，大便正常，偶有咽部异物感，舌红苔黄，脉弦。

［方药］二诊方加金银花 12 克、木蝴蝶 10 克、麦冬 12 克。7 剂，水煎服，1 剂 / 天，分早晚温服。

电话随访至今，基本不咳，反酸未再发作。

岳园，梁艳霞，马卉，等. 王书臣教授治疗胃食管反流性咳嗽经验撷英 [J]. 现代中医临床，2022，29（1）：25-28.

按语：患者病程日久，就诊时咳嗽咳痰、反酸烧心，当属中医"胃咳"范畴。同时伴有嗳气乏力、胸胁胀满，辨证为肝脾不和、肺气上逆。询问病史，患者平素急躁易怒，更年期丧偶情志不佳致肝失疏泄、肝气郁滞，故见胸胁胀满；日久化火耗气伤津则见口干，横逆犯胃则见反酸、烧心；木旺克土，气血乏源，又因中焦枢机不利以致胃失和降、肺失宣肃、肺气上逆，发而为咳。王教授强调治疗以调畅中焦脾胃气机为要，同时配伍疏肝理气、宣肺止咳之品，故用半夏泻心汤化裁治疗本病。方中配伍厚朴、槟榔、枳实等大量理气药意在疏泄气机之郁滞；党参、白术补气健脾，寓扶正于祛邪之中；柴胡、郁金疏肝解郁、理气行滞；诸花皆升，旋覆独降，配伍煅赭石，取自旋覆代赭汤，降逆化痰、益气和胃；夏枯草清肝泻火；煅瓦楞子、海螵蛸合用以增制酸止痛之功。复诊时加大了柴胡的用量，以增强疏肝理气解郁之功；患者咳嗽、呃逆日久，肺胃阴虚，大便干结，故加瓜蒌、牛蒡子润肠通便。三诊见诸症缓解，予以金银花、木蝴蝶、麦冬滋阴清热、利咽止痒，如此阴阳平衡，疾病向愈。

生姜泻心汤

【原文】伤寒汗解之后，火邪乍退。胃中不和，正气未复。心下痞硬，胃虚不运，停饮致痞。干噫为水所逼则噫。食臭，脾虚不运则臭。胁下有水气，土弱不能制水。腹内雷鸣，水气奔激。下利者，湿胜濡泻。此方主之。

生姜　半夏姜制,各三钱　黄芩　甘草炙,各二钱　干姜炮黑　人参　黄连各一钱　大枣二枚

水煎温服。

【提要】本节论述生姜泻心汤的组成、用法及适应证。

【精解】生姜泻心汤，即半夏泻心汤减干姜、加生姜而成。与半夏泻心汤相比，和胃消痞、散结除饮作用益增。《伤寒论》原用于治疗"伤寒汗解之后，胃中不和，心下痞硬，干噫食臭，胁下有水气，腹中雷鸣，下利者"。所论痞证，是脾虚、寒热错杂引起气机痞塞基础上，水饮食滞内停所致的食饮气痞。由于水饮食滞相对于寒热无形之邪，近于有形，所以生姜泻心汤证表现为心下痞硬，并伴有干噫食臭、腹中雷鸣、下利等。

方中生姜量大为君，功在通阳、散结、涤饮；配以半夏可加强开结、消痞、涤饮之功。半夏配干姜辛温开结，散寒止呕。黄芩功在清肠、逐水、止痢，配以黄连苦寒降泄，加强其清热燥湿、止痢之功效。而半夏、干姜配黄芩、黄连寒热并用，有辛开苦降、消痞散结、和中止痢之效。人参、甘草、大枣相配意在甘温补虚。故全方配伍有通阳涤饮、消痞止痢、扶正祛邪、标本同治之功。主要用于治疗心下痞、呕吐、泄泻等。

【医案举隅】

生姜泻心汤因独具和胃消痞化饮之功，故凡是脾虚寒热错杂引起气机痞塞基础上，水饮食滞内停所致的心下痞满而硬、肠鸣下利、干噫食臭等均可选用该方，多用于治疗急慢性胃炎、胃肠炎以及结肠炎等。

痞证案

患者，女，35岁。

[病史]患者自诉因饮食不洁后出现饮食不下，胃脘堵塞，嗳气，肠鸣便溏，大便酸臭，日泻7~8次，为稀水样便，自服盐酸小檗碱2日未效来诊，查血常规、大便常规，大便隐血试验阴性。舌淡、边有齿痕，舌苔水滑，脉沉细滑。

[诊断]辨证为痞证，脾胃失和，水热内停。

[方药]生姜泻心汤。

服药5剂后诸症皆消，之后嘱其口服人参健脾丸1周善后以调理脾胃。

毛燕，李立华. 高才达运用泻心汤治疗痞证经验 [J]. 世界中医药，2021，16（3）：491-495，499.

按语：生姜泻心汤即半夏泻心汤减干姜、加生姜而成，方中重用生姜，取其和胃降逆、宣散水气而除痞满，配合辛开苦降、补益脾胃之品，故能治水热

互结于中焦、脾胃升降失常所致的痞证。症见心下痞硬，噫气带有食臭味，肠鸣有声，泻利，胁下阵痛，或见下肢水肿，小便不利等。《灵枢·百病始生》曰："寒气客于胃，厥逆从下上散，复出于胃，故为噫。"又曰："虚邪之中人也，留而不去，传舍于肠胃，在肠胃之时，贲响腹胀，多寒则肠鸣飧泄，食不化。"其病机在于脾胃气虚不运，水气流于胁下或走于肠间，故见胁痛、肠鸣、小便不利；脾虚不能运化，故见消化不良、干噫食臭等。治以生姜泻心汤和胃降逆、散布水气之结。

甘草泻心汤

【原文】伤寒中风，反误下之，下利日数十行，谷不化，腹中雷鸣，心下痞硬而满，呕烦不安。医见心下痞硬，复误下之，其证益甚。此非结热，但以胃中虚，客气上逆，故使满硬，此方主之。

甘草炙　半夏姜制,各三钱　干姜炮黑　黄芩各二钱　黄连一钱　大枣二枚

水煎温服。

【提要】本节论述甘草泻心汤的组成、用法及适应证。

【精解】甘草泻心汤，是由半夏泻心汤重用炙甘草用量而成，也是张仲景以甘草为主药的数方之一。所谓"客气"，即邪气，是因为正气虚才带来邪气客。病机类似于半夏泻心汤证，症状更接近生姜泻心汤证，只是较半夏泻心汤、生姜泻心汤证，胃虚更甚，所以称"虚气痞"。至于本方在《金匮要略》中用于治疗狐惑病，则是取其辛开苦降、除湿热、解邪毒的作用。

方中重用甘草以建中，清上焦之火，缓客气之逆，益中州之虚；加人参、大枣补脾和中、缓急止泻；合干姜、半夏辛温开结，温中散寒，降逆止呕；加黄连、黄芩苦寒降泄以除其热。寒热并用以和其阴阳，辛苦合用以复其升降，补泻兼施以调其虚实，具有标本兼治之功。

【医案举隅】

在宋本《伤寒论》，甘草泻心汤原方无人参，但林亿等参考《金匮要略》《千金》《外台》等，认为当有人参。本方证当与半夏泻心汤证有相类似病机，所以其方同样有辛开苦降甘调之用。临床上凡脾虚、寒热错杂，或湿热积滞、气机痞塞、气虚，或虚气流滞所致的心下痞硬胀满、肠鸣、下利、干呕心烦等，可选用甘草泻心汤。另外，本方也可用于治疗狐惑以及脏燥、梦游等与神经系统相关病症。

白塞病案

患者，男，32岁。2016年3月9日初诊。

［病史］主诉：反复口腔溃疡发作10余年，伴外阴溃疡、腹痛间断发作4

年。患者10余年前无明显诱因出现反复口腔溃疡，多次就诊于当地某三甲医院，诊断为白塞症，迭服中西药物（具体不详）枉效，症状反复。2012年口腔溃疡加重伴外阴溃疡、腹痛，在当地某三甲医院行肠镜示：回盲瓣溃疡样病变；病理示（回盲部）：送检肠黏膜及炎性肉芽组织表面附着炎性渗出及坏死物，符合黏膜溃疡改变。刻下症：口腔多发溃疡，腹胀、腹部隐痛，双下肢散在皮疹，无眼炎、无外阴溃疡，无关节疼痛，余无明显不适，舌暗红，苔薄黄腻，脉弦稍数。

［诊断］西医诊断：白塞病；中医诊断：狐惑病，阴虚血热、湿热蕴脾证。

［治法］养阴清热、祛湿健脾，佐以凉血活血。

［方药］青蒿15克，炙龟甲12克，生地黄15克，牡丹皮12克，甘草9克，黄芩12克，黄连8克，赤白芍各12克，玄参15克，女贞子15克，白花蛇舌草15克，升麻6克，白及15克，仙鹤草30克，山药15克，炒白术12克。服药28剂，水煎服，每日1剂，早晚温服。维持醋酸泼尼松剂量15mg/天，晨起空腹顿服。并嘱患者饮食宜清淡，少食温燥辛辣之品，忌食羊肉、冬虫夏草、人参等辛燥之品，以免加重病情。

二诊（2016年4月10日）：口腔溃疡较前明显减轻，腹部胀痛缓解，双下肢皮疹减轻。效不更方，守方继用，28剂，每日1剂，水煎服，早晚温服。醋酸泼尼松剂量减至10mg/天，晨起空腹顿服。

此后患者坚持中药治疗，规律复诊，以甘草泻心汤、青蒿鳖甲汤、乌梅丸等加减治疗一年余，醋酸泼尼松药物维持小剂量7.5mg/天与5mg/天交替，口腔溃疡基本无发作，外阴溃疡未再发作，腹痛频率及程度明显缓解。2017年7月患者来电告知，其妻顺利产下一子，母子平安。随访至2018年4月，以醋酸泼尼松药物5mg/天维持，病情平稳。

李光耀，姜泉. 激素依赖性难治性白塞综合征病案一则［DB/OL］.（2022-07-19）［2022-07-21］. 中国中医药临床案例成果库 http://cccl-tcm.cacm. org. cn/thesisDetails?columnId=28475397&Fpath=home&index=0

按语：本例患者为青壮年男性，病程长达10余年，患者对免疫抑制剂不耐受，生物制剂疗效不显，因患者迫切生育，沙利度胺和雷公藤制剂均不适宜。自发病以来溃疡反复发作，时轻时重，苦不堪言，治疗颇为棘手。患者为激素依赖状态，以口腔溃疡、腹部隐痛伴双下肢皮疹为主要特点，舌暗红、苔薄黄腻，脉弦稍数，结合其使用激素多年的特点，辨证为阴虚血瘀、湿热蕴脾证。激素使用日久，邪热灼伤阴液，耗气伤阴，阴虚血热，邪伏阴分致阴分血热，热毒挟瘀。故以青蒿鳖甲汤合甘草泻心汤加减以滋清兼备、清中有透，同时不忘阴虚血热、湿热内蕴的核心病机。针对激素依赖，在激素撤减过程中密切关注病情，逐步缓慢替减，及时调整用药，重在滋阴降火、滋阴益肾、调理阴阳，以利激素撤减，最大限度减少激素减停中的反跳，待气阴来复，肾精渐充，最终溃疡向愈而收功。

桂枝人参汤 即理中汤加桂枝也

【原文】太阳病，表未除而下之早，热邪乘虚入里，挟热下利不止，心下痞硬，表里不解者，此方主之。

桂枝　甘草炙，各三钱　干姜二钱　白术土炒，二钱　人参一钱

水煎温服。

此汤以表未除，故用桂枝以解之；以里证虚，故以理中以和之。盖取两解表里之义也。

【提要】本节论述桂枝人参汤的组成、用法及适应证。

【精解】本方由理中汤加桂枝组成。方中人参补脾益气，干姜温中散寒，白术健脾燥湿，甘草和中益虚，四味相合，共奏温中散寒止利之功；桂枝解太阳之表邪，并能助理中汤温中散寒。诸药相伍，共成温里解表之剂。本方理中汤先煎、久煎，桂枝后下。理中汤先煎，使其发挥温中散寒、补益脾胃之作用；桂枝后下，使其气锐先行以解表。

【医案举隅】

桂枝人参汤方为治疗脾胃虚寒、复感风寒表证的常用方。临床应用以下利不止、心下痞硬、兼发热恶寒、脉浮虚为辨证要点。本方常用于感冒、流行性感冒等而有本方见证及胃溃疡、急慢性胃肠炎等属中阳不足者，兼表与否皆可用之。

过敏性鼻炎

患者，女，50岁。2012年11月20日初诊。

[病史]鼻炎5年，加重3年，再次发病前来就诊。刻下症：喷嚏频作，流清涕，鼻腔痒，自汗，面色苍白，食欲一般，口不渴，大便日一行，便溏，色黄，睡眠一般。已绝经4年，无带下，易疲倦。舌质淡红苔白，脉浮略缓。既往史：曾在当地医院用抗组胺类药物、扩张鼻腔黏膜毛细血管的滴鼻液及抗生素类消炎治疗，初期有缓解，但易复发。辅助检查提示：鼻腔黏膜充血水肿；查血常规示正常；过敏原检查提示花粉、烟尘、螨虫过敏。

[诊断]西医诊断：过敏性鼻炎；中医诊断：鼻渊，为中阳不足兼有表寒证。

［治法］温补中阳，祛风宣肺。

［方药］桂枝 10 克，白术 10 克，党参 10 克，干姜 10 克，炙甘草 6 克，苦杏仁 5 克，大枣 10 枚。3 剂，水煎服。服用中药期间停用西药。

二诊： 药后病势稍缓，守上方进 5 剂。

三诊： 诸症消失，查鼻腔黏膜恢复正常，过敏原阴性，上方继服 15 天，病未复发而告愈，嘱咐患者平时多食用牛肉、羊肉等甘温之品，少食生冷食物及饮料，加强锻炼，避风寒，随访至今未复发。

熊燕，何晓晖. 桂枝人参汤临床运用举隅［J］. 实用中西医结合临床，2014，14（2）：62-63.

按语： 过敏性鼻炎属中医学"鼻渊"的范畴，中医辨证多属风热袭肺、脾经湿热、胆腑郁热、脾气虚弱、肺气虚寒的范畴。此案例为中阳不足兼有表寒的病证，故用桂枝人参汤温中阳、透表寒于外。鼻为肺之窍，土不能生金，肺气卫外功能下降，脾气不足渐发展为脾阳不足，故加苦杏仁、大枣。苦杏仁宣发肺气，大枣助脾之健运，调和诸药。

旋覆花代赭石汤

【原文】 伤寒汗、吐、下解后，胃气弱也。心下痞硬，伏饮停膈。噫气未除者，气逆也。此方主之。噫音嗳。周扬俊用治噎膈反胃，气逆不降者累效。

旋覆花三钱　代赭石二钱　半夏姜制，六钱　人参一钱　甘草炙，二钱　生姜五钱　枣三枚

水五盏，煎取二盏，去渣，再煎取一盏，温服。浓煎则不助饮。

旋覆之咸以软坚，赭石之重以镇[1]逆，姜、夏之辛以散痞，参、草、大枣之甘以补脾，此辅正匡邪，蠲饮下气之良方也。

【注释】

［1］镇：原作"振"，据湘本改。

【提要】 本节论述旋覆花代赭石汤的组成、用法及适应证。

【精解】 本方用于治疗因胃气虚弱、痰浊内阻所致胃脘痞闷胀满、频频嗳气，甚或呕吐、呃逆等。原书用于"伤寒发汗，若吐若下，解后，心下痞硬，噫气不除者"。此乃外邪虽经汗、吐、下而解，但治不如法，中气已伤，痰涎内生，胃失和降，痰气上逆之故。而胃虚当补，痰浊当化，气逆当降，所以拟化痰降逆、益气补虚之法。

方中旋覆花性温而能下气消痰，降逆止嗳，是为君药。代赭石质重而沉降，善镇冲逆，但味苦气寒，故用量稍小，为臣药；生姜于本方用量独重，寓意有三：一为和胃降逆以增止呕之效，二为宣散水气以助祛痰之功，三可制约

代赭石的寒凉之性，使其镇降气逆而不伐胃。半夏辛温，祛痰散结，降逆和胃，并为臣药。人参、炙甘草、大枣益脾胃，补气虚，扶助已伤之中气，为佐使之用。诸药配合，共成降逆化痰、益气和胃之剂，使痰涎得消，逆气得平，中虚得复，则心下之痞硬除而嗳气、呕呃可止。后世用治胃气虚寒之反胃、呕吐涎沫以及中焦虚痞而善嗳气者，亦取本方益气和胃、降逆化痰之功。

【医案举隅】

旋覆花代赭石汤具有降逆化痰、益气和胃功效。主治胃虚气逆痰阻证。临床上凡因胃气不和、痰气上逆所引起之心下痞满、嗳气、呕吐、咳喘、眩晕等症，皆可考虑用本方治疗。

膈肌痉挛案

患者，女，30岁。2019年4月4日初诊。

［病史］诉近4个月以来阵发性打嗝，自觉气自上逆，曾有上腹部胀气，没有明显胃痛，无反酸烧心，无恶心呕吐，口干口苦，大便偏干，眠欠佳，小便可。舌红苔薄黄，脉弦。胃镜检查：十二指肠球部多发息肉。

［诊断］西医诊断：膈肌痉挛；中医诊断：呃逆，肝胃郁热证。

［治法］疏肝清热，理气降逆。

［方药］法半夏10克，竹茹10克，柴胡10克，枳壳10克，厚朴10克，代赭石20克，旋覆花10克，薤白10克，瓜蒌皮6克，佛手10克，香橼皮10克，降香10克，煅龙骨20克，煅牡蛎20克，檀香10克。

二诊（2019年4月11日）：诉服药以后，仍有打嗝，但较前好转，仍口干口苦，大便尚可，小便正常，舌红，苔黄，脉弦。

［方药］治则同前，加丹皮15克、栀子10克、川楝子6克。嘱患者忌食生辣硬冷食物，按时服药，保持心情愉悦。

三诊（2019年4月18日）：诉偶有打嗝，自觉口淡无味，偶有口干，纳一般，寐可，大便正常，小便正常，舌淡红，苔薄微黄，脉弦细。

［方药］守上方，加山楂10克、神曲10克、生麦芽10克、生谷芽10克、鸡内金10克。

后守原方治疗，续断于门诊就诊，诉诸症基本好转。

李明宽，叶松. 叶松从气论治肝胃郁热型膈肌痉挛［J］. 实用中医内科杂志，2021，35（3）：139-142.

按语：本例以自觉气自上逆、经常打嗝为主症，综合既往表现及次症，结合舌脉，辨证为呃逆病，肝胃郁热证。病机则是肝气郁滞，失于条达，郁而化热，脾胃气机升降失调，胃之浊气不降反升，气机逆乱。方中柴胡疏肝解郁，竹茹清热降逆，枳壳与厚朴通降浊气，与柴胡升降相因，一升一降，使脾之清阳得升浊阴得降；半夏降逆止呕，代赭石重镇降逆，旋覆花降逆止噫，三者合用降逆止呃，仿经方旋覆代赭汤之意；薤白行气导滞，通降胃气；全瓜蒌润肠通便，佛手与香橼皮相须为用，增强疏肝理气之功；降香、檀香气血双行，助气降逆；煅龙牡重镇降逆，兼可安神。二诊中患者打嗝症状好转，但仍有口干口苦，可见条达肝气之后仍有热象，故加丹皮、栀子、川楝子，增强疏肝清热之功。三诊中患者打嗝症状明显好转，肝气犯脾之后，脾气暂未得复，纳运不济，故增健胃消食之品助其运化。

桂枝加芍药汤

【原文】本太阳病，反下之，因腹满时痛者，此方主之。

桂枝三钱　白芍六钱　甘草二钱　生姜三钱　大枣二枚

水煎温服。加大黄酒浸，三钱。名桂枝加大黄汤，治前证大实痛者。

【提要】本节论述桂枝加芍药汤的组成、用法及适应证。

【精解】桂枝加芍药汤是桂枝杨原方倍用芍药而成。方用桂枝辛温通阳，炙甘草、姜、枣益气补脾和胃，芍药敛阴和营，缓急止痛，故本方具有调和营卫、理脾和中、缓急止痛之功。桂枝加芍药汤，在《伤寒论》第279条原用于治疗"本太阳病，医反下之，因尔腹满时痛，属太阴"者，是太阳病误下转属太阴之证，其特点是腹胀满、时腹痛。所以成腹痛者，误下伤中，寒邪内陷也。《素问·举痛论》云："寒气入经则稽迟，泣而不行，客于脉外则血少，客于脉中则气不通，故卒然而痛。"提示腹痛虽是以阳气失去宣通为本，同时确也存在血滞脉痹的病机。所以治疗必须在宣通阳气的基础上，理血行滞。而《神农本草经》指出，芍药可"主五内腹痛，下瘀血，除血痹"，或为桂枝加芍药汤重用芍药之理。但根据现代药理研究结果，白芍可缓急止痛。临床上赤芍、白芍同用，可提高疗效。

【医案举隅】

临床上凡以腹满时痛为主症，腹痛表现符合桂枝加芍药汤腹证特点，即腹痛呈阵发性，腹部胀满，扣之有抵抗感，腹肌挛急，但按之不硬不实者，则可选用桂枝加芍药汤治疗。常用于治疗便秘、胃痛、胃肠痉挛、慢性痢疾、慢性胰腺炎、肠梗阻术后肠狭窄、肢体震颤等。

肩背肌筋膜炎案

患者，女，33岁。初诊。

[病史]主诉：肩背部疼痛2月余。近日疼痛加重，休息后未见减轻。2个月前患者因急刹车导致颈部及背部肌肉受牵拉，呈现隐痛和板状感，并未重

视。近 1 周病情反复加重，遂前来就诊。自述活动明显受限，有风吹感，夜间加重，睡眠欠佳，精神倦怠，食欲欠佳，便溏，舌质淡白，苔薄白，脉细，按其肩背有结节。查体发现右侧肩胛附近有条索状硬结，按之压痛明显。为排除颈部骨质病变，行 X 射线检查显示颈椎生理曲度变直，无其他明显异常。

［诊断］西医诊断：肩背肌筋膜炎；中医诊断：筋痹，风寒痛痹证。

［治法］温经通络，散寒止痛。

［方药］桂枝 20 克，白芍 30 克，生姜 20 克，炙甘草 15 克，大枣 12 枚，茯苓 20 克，炒白术 15 克，黄芪 30 克，葛根 10 克。7 剂，每日 1 剂，水煎服，早晚分服。

二诊：患者述背部冷痛症状明显缓解，饮食、二便尚可，但因工作劳累，还会出现肩背酸胀不适，夜间入睡困难且多梦。

［方药］上方去黄芪，加夜交藤 15 克、酸枣仁 10 克，服 7 剂巩固治疗，方法同前。

2 个疗程后，病情基本好转，为防止病情反复，嘱患者避风寒，调饮食，避免过劳。

刘丹，李小童，陈洪琳，等. 张琪应用桂枝加芍药汤治疗筋痹经验［J］. 山东中医杂志，2019，38（10）：961-964.

按语： 本案患者肌肉牵拉后复感寒邪，闭阻经络、肌肉等软组织，导致气血阻滞不通，不通则痛发为此病。患者见背部凉意且脾胃虚弱，故治疗以温阳散寒、舒筋通络为治则，兼顾调理脾胃。本方调和营卫气血，使风寒邪气无所依附，又温阳驱寒外出，内外相合，痹痛遂解。

黄连汤

【原文】胸中有热欲呕吐，胃中有寒腹疼痛，此方主之。

黄连三钱　半夏四钱　桂枝　干姜炒　甘草炙，各二钱　人参一钱　大枣二枚

水煎温服或冷服。日三夜一。治关格气不能上下者，与桂附八味丸相间服之。即肾气丸。

此伤寒邪气传里，而为下寒上热也。胃中有邪热[1]使阴阳不交，阴不得升而独滞于下，为下寒腹胀痛；阳不得降而独郁于上，为上热欲呕吐。故用黄连之苦，以泻上热而降阳；姜、桂、半夏之辛，以散中寒而升阴；参、草、大枣之甘，以缓中急而益胃。寒热并用，犹奇正之相倚耳。此分理阴阳，和解上下之正治也。或丹田有热，胸中有寒者，仲景亦用此汤治之。脏结之证，更宜以此汤调其阴阳。

【注释】

[1] 热:《伤寒辨证·药方》黄连汤条作"气"。

【提要】本节论述黄连汤的组成、用法及适应证。

【精解】黄连汤由黄连、干姜、桂枝、半夏、人参、炙甘草、大枣组成，辛苦同用，寒温同施。黄连苦寒，清热燥湿，力主上焦以降阳；干姜辛热，发诸经寒气，健运脾阳，以温中焦之虚寒；桂枝辛温散寒，以宣通上下之阳气；半夏降逆止呕而和胃，以引阳入阴；炙甘草、人参、大枣，补益中气以复中焦升降之机。诸药合用，使热消寒散，中焦和畅，阴阳升降复常，痛呕自愈。

黄连汤在《伤寒论》中主治"胸中有热，胃中有邪气"所致的"腹中痛、欲呕吐"。所谓"胸中""胃中"，皆是部位的概念，胸示上，胃以示下。一般认为是上热下寒。如《宣明论》云："腹痛、欲呕吐者，上热下寒也。以阳不得降而胸热欲呕，阴不得升而下寒腹痛，是升降失常也"。"胸"当泛指心胸部、心下部（如小结胸病，正在心下），包括胃在内："胃"当指腹部（如阳明病篇大承气汤证有"胃中必有燥屎五六枚"），包括大小肠在内。心胸有热，胃逆为呕，胃肠有寒，气滞为痛，故症见腹中痛而欲呕吐。有以"胃热脾寒"作解者，其意则一。至于方后注要求的"煎药以水一斗，煮取六升，去滓温服，昼三夜二服"，较一般方剂取汁量要大，服药次数也多，意在使方药持续发挥作用。

【医案举隅】

凡上热下寒、虚实错杂之证，临床表现为呕吐、腹痛、大便不调者，皆可选用本方。黄连汤证舌苔多黄白相兼，舌尖红，脉多弦数或濡滑。常可见于急性胃肠炎、慢性胃炎、消化性溃疡等疾病。

慢性肠炎案

患者，男，15岁。2017年5月12日初诊。

[病史]患者自幼腹部受凉，时作腹痛，1年来加重，晨起呕恶，腹胀，腹鸣泄泻，经多方治疗，效果不佳而求诊。诊见：面色少华，体型较瘦，手发凉，皮肤湿润，手心有汗出，时觉心烦，容易紧张，喜食肥腻、辛辣，腹胀腹痛，大便每天4~5次且便黏滞。舌尖红、边有瘀点，苔薄、微黄、水滑，脉弦滑。

[诊断]西医诊断：慢性肠炎；中医诊断：腹痛，胃热肠寒、脾虚肝旺证。

[治法]调和肠胃，柔肝止痛。

[方药]黄连9克，桂枝12克，干姜12克，党参15克，大枣15克，清半夏9克，熟大黄6克，防风12克，青皮9克，陈皮9克，炒白术15克，酒

白芍 20 克，炙甘草 10 克。7 剂，1 剂 / 天，水煎服，昼夜分 2 次服，并嘱禁食肥甘厚味及辛辣之品。

二诊（2017 年 5 月 18 日）：患者诉腹部胀痛明显减轻，大便每天 2~3 次，排便顺畅，腹鸣减轻，舌瘀点减少，苔微黄，脉弦稍滑。效不更方，原方再进 7 剂。

三诊（2017 年 5 月 25 日）：患者面色增华，呕恶消失，食纳增加，大便每天 1~2 次，腹鸣，舌淡红，苔白薄，脉现缓象。

［方药］调方如下：黄连 3 克，桂枝 6 克，干姜 3 克，党参 10 克，炒白术 10 克，清半夏 6 克，陈皮 6 克，砂仁 6 克，炙甘草 6 克。

14 剂，善后而愈，1 年后随访，未见复发。

李经伟，郑攀，孙世杰，等. 郑攀运用黄连汤经验［J］. 中医药临床杂志，2019，31（9）：1628-1630.

按语：患者因受凉而发病，手部发凉，皮肤湿润。素体有虚寒，同气相求，故求温热，喜食辛辣之品。辛辣之品易动相火，造成阳气上越，阴阳相格，邪气停滞于中焦，故作呕恶、腹鸣、腹痛泄泻。脾虚日久，气血失化，面色无华。喜食肥腻，痰湿聚积，湿热郁阻，则见手心出汗、舌微黄而水滑、脉弦滑。方选黄连汤，以温下清上、调整阴阳、降逆止呕；合痛泻要方，补脾柔肝，缓急止痛；加熟大黄，通因通用，荡积活瘀；加青陈皮以理气、和胃醒脾，故能 7 剂效显。二诊效不更方，又 7 剂正胜邪退。三诊调方善后而愈。郑医师辨证准确，选方精当，药切病机，见效亦著。

柴胡桂枝汤

【原文】伤寒六七日，发热微恶寒，支节烦痛，微呕，心下支结，此外证未除，不可攻里，以此方和解之。并治发汗后亡阳谵语，以此方和其荣卫，以通津液后自愈。

柴胡四钱　桂枝　黄芩　白芍　半夏姜制　甘草炙，各二钱　人参一钱　生姜二钱　大枣二枚

水煎温服。此太阳少阴合病治方也。

【提要】本节论述柴胡桂枝汤的组成、用法及适应证。

【精解】柴胡桂枝汤是小柴胡汤与桂枝汤的合方，以桂枝汤祛风解表散邪，以小柴胡汤清解郁热，故而具有表里同治、寒温并用之功。方用柴胡透泄少阳之邪从外而散，疏泄气机之郁滞；黄芩助柴胡以清少阳邪热，柴胡升散，得黄芩降泄，则无升阳劫阴之弊；半夏、生姜降逆和胃；人参、大枣扶助正气，俾正气旺盛，则邪无内向之机，可以直从外解。

【医案举隅】

柴胡桂枝汤证的腹证特点是心下支结，可表现为心下痞结或硬满，或支撑两胁。该方既能调和营卫气血，又可调和肝胆脾胃气机；既可解表散邪，又可清解郁热，故于临床不拘外感内伤。凡中医辨证属于风寒在表、郁热在里、表里营卫失和，或肝胆郁热、脾胃虚寒、肝胃气机失和，或具备本方腹证特点者，均可使用柴胡桂枝汤加减化裁。临床上可用于治疗外感病发热、风湿病、肝胆病、脾胃病、癫痫及其他内科、妇科、儿科疑难杂症。

类风湿关节炎案

患者，男，50岁。2016年8月6日初诊。

［病史］诉经三甲西医院诊为类风湿关节炎2年余。刻下：形体适中，低热时作时息，发热多在午后，全身小关节对称性疼痛，急性发作与缓解交替出现，关节稍肿，无汗为主，时而汗出少许，胃时不舒，精神欠佳，二便调，舌质淡红、苔薄黄腻，三部脉沉细。

［诊断］西医诊断：类风湿关节炎；中医诊断：尪痹，少阳郁热兼太阳风寒证。

［治法］疏通三焦，调畅气机。

［方药］柴胡24克，黄芩9克，半夏9克，生晒参9克，生姜9克，桂枝9克，芍药9克，丹皮9，大枣12克，炙甘草6克，7剂。

二诊：前方2剂后热退，关节疼痛大减。复以上方加忍冬藤15克，青风藤15克，7剂，以增强通络止痹痛之力，药后疼痛大减，后嘱服小柴胡汤丸配独活寄生丸，日早晚两服，服1个月而诸症安，后偶因他疾来诊，问及该病很少发作。

辛小红，袁晓霞，蒋洁，等. 柴胡桂枝汤治疗类风湿关节炎探微［J］. 辽宁中医杂志，2021，48（8）：39-41.

按语： 柴胡桂枝汤能枢转少阳之机，调理气机，畅达三焦，以使气血津液、相火运行无阻，而恢复脏腑经络之气化作用。柴胡桂枝汤由小柴胡汤与桂枝汤合方而成，小柴胡汤病在少阳，《素问·天元纪大论》曰："少阳之上，相火主之。"类风湿关节炎之人，往往具有寒湿邪，寒湿痹阻少阳相火，使相火难以外展，在外可见周身发冷，扪之既久则稍温；在内则见郁热之象，用小柴胡汤以火郁达之，以复少阳三焦气化之能。《素问·天元纪大论》曰："太阳之上，寒水治之。"类风湿关节炎之人，易见寒水之象，在外则见身冷恶寒，或因郁遏卫阳而发热；在里则见水湿代谢不利，治以桂枝汤复太阳膀胱气化之力。

类风湿关节炎虽为临床难治疾患，然而中医贵在圆机活法，不可拘泥于法定药，用治得当。柴胡桂枝汤确为祛病之良方，该方作用于手少阳三焦，就三焦之实质而言，有研究认为是网膜、油膜、脂肪等，而类风湿关节炎为结缔组织疾病，二者或有联系，对此尚需进一步梳理探究，以期拓展治疗该病之法。

柴胡养荣汤

【原文】治温病阴枯血燥，邪热不退。

柴胡三钱　黄芩二钱　陈皮一钱　甘草一钱　当归二钱　白芍一钱五分　生地三钱　知母二钱　花粉二钱　蝉蜕全，十个　白僵蚕酒炒，三钱　大枣二枚

水煎温服。去当归、白芍、生地名柴胡清燥汤。数下后余热未尽，邪与卫搏，故热不能顿除，宜此汤和解之。

【提要】本节论述柴胡养荣汤的组成、用法及适应证。

【精解】柴胡养荣汤原出自吴又可《温疫论》，用于治疗温病解后，阴枯血燥，表有余热之证。方中柴胡、黄芩疏利少阳三焦，和解表里，使余热外达；当归、芍药、生地黄凉血和营；知母、花粉清热养阴生津；陈皮、甘草、生姜、大枣理气健脾，顾护中焦。诸药同施透解郁热，舒展阳气，养阴和血而不留寇。杨栗山《伤寒瘟疫条辨》治疗温病善用清热透解之法，尤重升降散，以该方为温病总方，无论病情轻重，皆可酌用加减，故在吴又可原方中加入僵蚕、蝉蜕，以增原方清透之力，效用更捷。

五福饮

【原文】凡五脏气血亏损者，此方能兼治之，足称王道之最。

人参补心，随宜用　熟地补肾，三钱至一两　当归补肝，二钱至七钱　白术补肺，泔浸，土炒，二钱　甘草补脾，蜜炙，一钱

水煎温服。或加生姜。

凡治气血两虚等证，以此为主。或宜散者加升、柴、荆、防，宜温者加姜、桂、附子，宜清者加栀子、青蒿、地骨皮之类，左右逢源，无不可也。七福饮即五福饮加酸枣仁炒研，二钱、远志甘草汤浸，去心，微炒，一钱。治气血两虚，而心脾为甚者。

【提要】本节论述五福饮的组成、用法及适应证。

【精解】五福饮原出自明代张景岳《景岳全书》，用于治疗五脏气血亏损。方用人参，补五脏，安精神，定魂魄，开心益智；熟地滋肾水，封填骨髓，补益真阴；当归养血滋肝，清风润木；白术补气健脾，消痰利水；甘草补中益气，调和诸药。诸药同施，气血双补，安养五脏，常用于治疗五脏气血亏损导致的神疲乏力、阴虚盗汗、或疟痢反复经久不愈、怔忡心悸、遗精滑脱等。

四君子汤一方去人参，加蜜炙黄芪，亦名四君子汤

【原文】白术土炒，二钱　白茯苓二钱　人参甘草炙，各一钱

水煎温服。加半夏姜炒，一钱，陈皮一钱，木香三分，磨汁，砂仁一钱，名香砂六君子汤，补脾养胃之要药也。

【提要】本节论述四君子汤的组成、用法及适应证。

【精解】四君子汤原出自《太平惠民和剂局方》，用于治疗营卫气虚，脏腑怯弱，心腹胀满，全不思食，肠鸣泄泻，呕哕吐逆等脾胃虚弱证候。

本方治证由脾胃气虚、运化乏力所致。脾胃为后天之本、气血生化之源。脾胃气虚，受纳与健运乏力，则饮食减少；湿浊内生，故大便溏薄；脾主肌肉，脾胃气虚，四肢肌肉无所禀受，故四肢乏力；气血生化不足，血不足不荣于面，而见面色萎白；脾为肺之母，脾胃一虚，肺气先绝，故见气短、语声低微；舌淡苔白、脉虚弱，皆为气虚之象。正如《医方考》所说："夫面色萎白，则望之而知其气虚矣；言语轻微，则闻之而知其气虚矣；四肢无力，则问之而知其气虚矣；脉来虚弱，则切之而知其气虚矣。"治宜补益脾胃之气，以复其运化受纳之功。方中人参为君，甘温益气，健脾养胃；臣以苦温之白术，健脾燥湿，加强益气助运之力；佐以甘淡茯苓，健脾渗湿，苓、术相配，则健脾祛湿之功益著；使以炙甘草，益气和中，调和诸药。四药配伍，共奏益气健脾之功。

此方为平调脾胃、补中稳妥之方。后世医家所创补中调中等方剂，多由此化裁而出。方中人参益胃，白术补脾，甘草和中，茯苓甘淡渗利，能助参、术之健运，能化甘草之迂缓。本方即理中汤去干姜、加茯苓，理中重在干姜之辛温鼓舞，本方重在茯苓之甘淡渗利。本方加陈皮，为异功散；复加半夏，为六君子汤；再加木香、砂仁，为香砂六君子汤。后世医家各随其病机加减化裁而成新方，不足列举。

四物汤

【原文】当归酒蒸，三钱　熟地三钱　白芍酒炒，一钱五分　川芎一钱

水煎温服。合四君子汤名八珍汤，再加黄芪、肉桂名十全大补汤，补气养血之要药也。

【提要】本节论述四物汤的组成、用法及适应证。

【精解】本方治证由营血亏虚、血行不畅、冲任虚损所致。血虚与心、肝两脏关系最为密切。肝藏血，血虚则肝失所养，无以上荣，故头晕目眩；心主血，藏神，血虚则心神失养，故心悸失眠；营血亏虚，则面部、唇舌、爪甲等失于濡养，故色淡无华；冲为血海，任主胞胎，冲任虚损，肝血不足，加之血

行不畅，则月经不调，可见月经量少、色淡、或前或后，甚或经闭不行等症；血虚则血脉无以充盈，血行不畅易致血瘀，可见脐腹疼痛，甚或癥块硬结；脉细涩或细弦为营血亏虚、血行不畅之象。治宜补养营血为主，辅以调畅血脉。

方中熟地黄甘温味厚质润，入肝、肾经，长于滋养阴血、补肾填精，为补血要药，故为君药。当归甘辛温，归肝、心、脾经，为补血良药，兼具活血作用，且为养血调经要药，用为臣药。佐以白芍养血益阴；川芎活血行气。四药配伍，共奏补血调血之功。

本方的配伍特点是以熟地、白芍阴柔补血之品（血中血药）与辛香之当归、川芎（血中气药）相配，动静相宜，补血而不滞血，行血而不伤血，温而不燥，滋而不腻，成为补血调血之良方。本方在《仙授理伤续断秘方》中治外伤瘀血作痛，在宋代《太平惠民和剂局方》中用于治疗妇人诸疾。本方与四君子汤合用为八珍汤，再加黄芪、肉桂为十全大补汤，时人喜其平稳，随症加减用药，各自名方，不可枚举。

二陈汤

【原文】半夏姜汁制,二钱　陈皮一钱　白茯苓一钱半　甘草一钱　生姜一钱
水煎温服。顺气化痰之总方也。

【提要】本节论述二陈汤的组成、用法及适应证。

【精解】本方证多由脾失健运，湿无以化，湿聚成痰，郁积而成。湿痰为病，犯肺致肺失宣降，则咳嗽痰多；停胃令胃失和降，则恶心呕吐；阻于胸膈，气机不畅，则感痞闷不舒；留注肌肉，则肢体困重；阻遏清阳，则头目眩晕；痰浊凌心，则为心悸。治宜燥湿化痰，理气和中。方中半夏辛温性燥，能燥湿化痰，且又和胃降逆，为君药。陈皮为臣，既可理气行滞，又能燥湿化痰。君臣相配，寓意有二：一为等量合用，不仅相辅相成，增强燥湿化痰之力，而且体现治痰先理气、气顺则痰消之意；二为半夏、陈皮皆以陈久者良，而无过燥之弊，故方名"二陈"。此为本方燥湿化痰的基本结构。佐以茯苓健脾渗湿，渗湿以助化痰之力，健脾以杜生痰之源。鉴于陈皮、茯苓是针对痰因气滞和生痰之源而设，故二药为祛痰剂中理气化痰、健脾渗湿的常用组合。煎加生姜，既能制半夏之毒，又能协助半夏化痰降逆、和胃止呕，为佐药。以甘草为佐使，健脾和中，调和诸药。综合本方，结构严谨，散收相合，标本兼顾，燥湿理气祛已生之痰，健脾渗湿杜生痰之源，共奏燥湿化痰、理气和中之功。

犀角大青汤

【原文】治斑出心烦大热，错语呻吟不眠，或咽喉不利者。

犀角镑，二钱，为末，或磨汁对汤服　大青或以青黛代之　元参各三钱　升麻　黄连　黄芩　黄柏　栀子各一钱　甘草五分

水煎去渣，入犀角汁、童便，冷服。一方加白僵蚕酒炒，三钱，蝉蜕十个，全。更妙。大便秘加大黄。

【提要】本节论述犀角大青汤的组成、用法及适应证。

【精解】此方出自《张氏医通》，用于治疗温热病斑出太盛、大热心烦、狂言闷乱、不能发透等症。此方由甘寒、苦寒、咸寒合化，而兼疏利外托之方也。斑出太盛，则热毒太盛可知。方中用黄连、黄芩、黄柏、栀子四味苦寒药，除热之力甚大，此四味即黄连解毒汤。斑出太盛而犹曰未发透，则内外热邪俱充实可知，故加升麻、犀角以解毒透达，加元参、大青以育阴润沃。犀角地黄汤，有此润沃，无此除热大力；黄连解毒散，有此除热大力，无此透达。此则合两方清热透解之长。方药在除热，方意在透斑，透即所以除热也。方治在透，方义在化毒，透亦所以化毒也。究之此方苦寒、甘寒化合，侧重清里，可透热毒壅遏之，而非普通透斑正剂。临证时须审病轻重出入，加减化裁。

大建中汤

【原文】中气不足，手足厥冷，小腹挛急，或腹满不食，阴缩多汗，腹中寒痛，唇干精出，寒热烦冤，四肢酸痛，呕吐下利，及无根失守之火出于肌表而为斑点，并此方主之。

人参　甘草炙，各五分　黄芪蜜炙　当归　白芍酒炒　桂心各一钱　附子炮　半夏姜汁制，各一钱二分五厘

水煎温服。

按：此乃汗、吐、下后，中气虚乏，则余邪无所归附，隐隐见于肌表，其色淡红而不甚显为辨也。参、芪所以补中，夏、草所以调中，此皆脾胃药也；复有归、芍之和血，则外溢之斑流而不滞；又有桂、附之温中，则失守之火引而归原。此中营之帜一端。而失位之师各就其列也。是方也，以参、芪、桂、附而治斑，犹兵法之变者也。语云：治病如杀贼。孙膑减灶灭庞涓，虞诩增灶平朝歌，临机应敌，岂有一定之法哉。

【提要】本节论述大建中汤的组成、用法及适应证。

【精解】本方为温中散寒，建立中气而旋转上下之方也。不曰"温中补中"，而曰"建中"。大建中者，盖腹中寒气上冲，上干阳位，致心下大寒痛，则中气为寒邪侵逼，颓废不振，因而表现出痛呕、不能饮食等症。本方从建中着手，所谓"病在上下，治其中也"。此际补中而虚未可复，宽中而气未可通，故惟借椒姜之大辛大温者，兴奋鼓舞，建立中气于既败之余。而重加饴糖，又

复饮粥，纯在培育中焦生生之气斡转，迥非其他温窜之品，一过无余者可比。妙在人参，可以助饴糖之培养，可以助姜椒之兴奋。大气一转，其结乃散，太阳既出，爝火皆消。人以后天谷气为本，中之阳回，则上下之阳俱回。上下之阳回，而中气安有不建立者乎。所以"谓之大也"。不治痛而痛自止，不温下而下之阴除，不温上而上之阳宣。在温补中焦阳气的同时，善于散寒破结止痛。

【医案举隅】

大建中汤具有温补中阳、散寒止痛之功效，主要用于治疗肠易激综合征、蛔虫症、胃炎、溃疡病、胃痉挛、肠粘连、肠套叠、胰腺炎、术后肠梗阻、胃癌术后等。

肠梗阻案

患者，女，34岁。1991年5月19日初诊。

[病史] 患者突发阵发性腹痛伴呕吐，送当地医院急诊。入院检查：腹胀明显，可见肠型和蠕动波，肠鸣音亢进，叩诊呈鼓音，不排便，不矢气，体温36.8℃。X线腹部平片示：肠管充气扩张，并见多个液平面。诊断：急性肠梗阻。建议手术治疗。因患者慑于手术，转中医诊治。刻诊症见：急性病容，面青白，腹胀大，腹部有包块或条状物突起，出没于上下左右攻冲作痛，手不可近，脉沉迟紧，舌淡、苔白滑。

[诊断] 西医诊断：急性肠梗阻；中医诊断：腹痛，阴寒凝聚、肠道阻塞证。

[治法] 温中散寒，降逆止痛。

[方药] 川椒、红参各10克，干姜15克，饴糖30克。

服1剂后，腹中雷鸣，泻下清稀便，腹痛大减，连进3剂，竟获痊愈。

金素娟，柳育泉. 大建中汤治疗肠梗阻 [J]. 浙江中医杂志，2000，35（10）：420.

按语：肠梗阻属中医"关格""肠结"范畴。其病机为邪阻中焦，通降不行。关键在"塞"字，因为中焦为气机升降的通道和枢纽，一有阻塞，升降顿息，出入俱废，则出现痛、呕、胀、秘四大典型症状。致塞之因有寒凝气滞、火热郁闭、湿阻中焦、湿热内结、食积血瘀等，病因不同，治各有异。本案为中焦大寒、阴寒凝滞致肠道阻塞不通。故治当"治寒以热"，以温通为法。大建中汤大热又大补，能大振中阳，荡寒通降，故梗塞自通矣。

麻黄芍药人参汤

【原文】李东垣曰：予治一寒士，病脾胃弱，与补剂愈。继而居旷室，卧热炕，咳而吐血，予谓：此久虚弱，外有寒形，内有火热，上气不足，阳气外虚，当补表之阳气，泻里之虚热。盖冬居旷室，衣服单薄，是重虚其阳；表有大寒，壅遏里热，火邪不得舒伸，故血出于口。因思仲景治伤寒脉浮紧，当以麻黄汤发汗，而不与之遂成衄血，却与麻黄汤立愈。与此甚同，因处此方。本方去麻黄、桂枝名麦冬饮子。

麻黄去外寒　白芍安太阴　甘草炙，补三焦元气而去外寒　黄芪生，各一钱，实表益卫　桂枝补表　当归酒蒸，各五分，和血养血　人参益元气而实表　麦冬蒸，去心，各三分，保肺清心　五味子十五粒，蜜蒸，挞碎核，收肺气而安五脏

水二盏半，先煮麻黄去沫，入群药同煎一盏，去渣，乘热临卧一服愈。观此方足为万世模范也，盖取仲景麻黄汤，与补剂麦冬饮子各半服之。但凡虚人合用仲景方者，皆当以此为则也。

【提要】本节论述麻黄芍药人参汤的组成、用法及适应证。

【精解】本方出自《脾胃论》，用于治疗素体阴虚，表有风寒，壅遏里热，内有火邪不得外越，热伤营血而致吐血。方中麻黄、桂枝，解表散寒，发越内热，为"火郁发之"之意；黄芪、人参、甘草益气扶正；白芍、当归凉血和营；麦冬、五味子滋阴润燥，收纳肺气，以制衡麻、桂耗散之弊。诸药同施，表里同治，扶正祛邪，解表而不伤正，补益而不留邪。查《脾胃论》原文，此方为上方人参芍药汤加麻黄、桂枝而成，用于治疗脾胃虚弱、气促乏力之证。方后注言本方去麻黄、桂枝名麦冬饮子。查李东垣《兰室秘藏》麦门冬饮子，主治吐血久不愈，方中无芍药而用生地黄，于义更胜。

四逆散

【原文】少阴病，四逆，阳邪传入少阴，手足厥冷。或咳，少阴脉络肺。或悸，少阴脉络心。或小便不利，少阴脉络膀胱。或腹中痛，少阴脉入小腹。或泻利下重者，此方加减主之。

柴胡　白芍　枳实麸炒　甘草炙，各等分

为末，白饮调下三钱，日三服。咳者加五味子、干姜，并主下利，肺与大肠相表里，上咳下利，治则相同。悸者加桂枝，小便不利者加白茯苓，腹中痛者加熟附子，泄利下重者先以水煎薤白，取汁二盏，入此散一两煎服。

此阳邪传至少阴，里有结热，则阳气不能交接于四肢，故逆而不温。柴胡所以升内陷之阳邪，枳实所以破内滞之结热，白芍收失位之阴，甘草和不调之气。是证也，虽曰阳邪在里，慎不可下。盖伤寒以阳为主，四逆有阴进之象，若复用苦寒之药下之，则阳亦亏矣，是在所忌。《伤寒论》曰：诸四逆不可下，此之谓也。然此原为冬月正伤寒言之。若温病四逆不

在此例。

按：此散本为邪热自阳经传入阴经而发厥。《伤寒论》曰：腹中痛者加附子。清涤中又加温补，人未有不致疑者。窃详四逆散腹痛加附子，与附子泻心汤义同。盖伤寒以阳为主，热证固当用荡涤之法，而热证但兼虚寒，又不可不急作救疗。如附子泻心汤，心下痞满，自宜大黄黄连泻心汤，以导除其热。若恶寒汗出，则加附子以回阳，又何可缓也？故四逆散，邪热传至阴经而四逆，自宜柴胡、枳实以清解其热。若兼虚寒遇邪而腹痛，则加附子之温经益阳，又何可缓也？寒热各行其性，此仲景制方之妙。况伤寒始病热中，未传寒中者极多，四逆虽属阳证，已有阴进之象，兼以腹痛，则其加附子也，不亦宜乎？若温病阳邪亢闭，隔阴于外以致四逆，非急下之不为功，若执治伤寒之法，则误人矣。

【提要】本节论述四逆散的组成、用法及适应证。

【精解】四逆者，乃手足不温。其证缘于外邪传经入里，气机为之郁遏，不得疏泄导致阳气内郁，不能达于四肢，而见手足不温。此种"四逆"与阳衰阴盛的"四肢厥逆"有本质区别。正如李中梓云："此证虽云四逆，必不甚冷，或指头微温，或脉不沉微，乃阴中涵阳之证，惟气不宣通，是为逆冷。"故治宜透邪解郁、调畅气机。

方中取柴胡入肝胆经，升发阳气，疏肝解郁，透邪外出，为君药。白芍敛阴养血柔肝为臣，与柴胡合用，以补养肝血，条达肝气，可使柴胡升散而无耗伤阴血之弊。佐以枳实理气解郁，泄热破结，与柴胡为伍，一升一降，加强舒畅气机之功，并奏升清降浊之效；与白芍相配，又能理气和血，使气血调和。使以甘草，调和诸药，益脾和中。综合四药，共奏透邪解郁、疏肝理脾之效，使邪去郁解，气血调畅，清阳得伸，四逆自愈。原方用白饮（米汤）和服，亦取中气和则阴阳之气自相顺接之意。由于本方有疏肝理脾之功，所以后世常以本方加减治疗肝脾气郁所致胁肋、脘腹疼痛诸症。

桂苓甘术汤

【原文】伤寒若吐若下后，心下逆满，气上冲胸，起则头眩，脉沉紧，发汗则动经，身为振振摇者，此饮中留结外邪之证也，此方主之。

白茯苓四钱　桂枝三钱　白术土[1]炒　甘草炙，各二钱

水煎温服。

按：人身经脉赖津液以滋养，吐下津液一伤，更汗津液再伤，坐令经脉失养，身为振摇。此汤涤饮散邪，补中益气，则津液四布，而经脉得以滋荣矣。至久而成痿，较此更甚。仲景于此汤，岂非早已用力乎？

【注释】

[1]土：原作"生"，据扫本、德本改。

【提要】本节论述桂苓甘术汤的组成、用法及适应证。

【精解】本方所治痰饮乃中阳素虚、脾失健运、气化不利、水湿内停所致。盖脾主中州，职司气化，为气机升降之枢纽，若脾阳不足，健运失职，则湿滞而为痰为饮。而痰饮随气升降，无处不到，停于胸胁，则见胸胁支满；阻滞中焦，清阳不升，则见头晕目眩；上凌心肺，则致心悸、短气而咳；舌苔白滑，脉沉滑或沉紧皆为痰饮内停之象。《金匮要略》仲景云："病痰饮者，当以温药和之。"故治当温阳化饮，健脾利水。本方重用甘淡之茯苓为君，健脾利水，渗湿化饮，既能消除已聚之痰饮，又善平饮邪之上逆。桂枝为臣，温阳化气，平冲降逆。苓、桂相合为温阳化气、利水平冲之常用组合。白术为佐，健脾燥湿。苓、术相须，为健脾祛湿的常用组合，在此体现了治生痰之源以治本之意；桂、术同用，也是温阳健脾的常用组合。炙甘草用于本方，其用有三：一可合桂枝以辛甘化阳，以襄助温补中阳之力；二可合白术益气健脾，崇土以利制水；三可调和诸药，功兼佐使之用。四药合用，温阳健脾以助化饮，淡渗利湿以平冲逆，全方温而不燥，利而不峻，标本兼顾，配伍严谨，为治疗痰饮病之和剂。

此方服后，当小便增多，是饮从小便而去之征，故原方用法之后有"小便当利"之说。此亦即《金匮要略》"夫短气有微饮，当从小便去之"之意。

甘草桔梗汤

【原文】主治少阴病，二三日咽痛，此阴阳通用之药也。若风痰挟邪，上壅咽痛，半夏散及汤；若咽中伤生疮，不能言，声不出者，苦酒汤；若下利咽痛，胸满心烦者，猪肤汤。三汤补后。

甘草三钱　桔梗三钱

水煎温服。

此二味，一借土气以逐水，一借金母以泻水，而少阴之邪自散矣。

【提要】本节论述甘草桔梗汤的组成、用法及适应证。

【精解】甘草汤独用生甘草一味，桔梗汤药用生甘草、桔梗，是治疗少阴病咽痛证之主方。少阴病是指少阴体质之人为病，其发生咽痛者，一般来说多见于阴虚。可以用脏腑理论来理解，肾阴虚者，金水不能相生，肺阴也虚，肺肾阴虚最容易表现为咽痛声哑等。用甘草汤、桔梗汤之意，在于解毒、利咽、止痛。《神农本草经》谓生甘草"主五脏六腑寒热邪气，坚筋骨，长肌肉，倍力，金疮肿，解毒"。现代研究发现，甘草有解痉止痛的作用。独用甘草，或加桔梗，可以解毒、开结、利咽、止痛。《伤寒论》中用甘草之处颇多，生用者，唯此一处。甘草生用味甘平，善清少阴伏火，解阴经之毒，缓急止痛。

【医案举隅】

甘草汤、桔梗汤有解毒、开结、利咽、止痛之用，主要适用于少阴阴虚或热结咽喉咽痛证。但由于古人有"甘草解百毒"之说，现代药理研究显示甘草也有明显缓解平滑肌痉挛作用，所以，临床上也用于食物和药物中毒、疮毒以及各种因平滑肌痉挛引起的疼痛性疾患。

咽痛案

患者，女，34岁。2017年2月20日初诊。

［病史］1个月前行甲状腺癌手术，术后恢复可，现咽痛，声音嘶哑，口腔溃疡，口干，尿频，舌暗红，苔薄白，脉细数。

［诊断］西医诊断：咽痛；甲状腺癌术后。中医诊断：咽痛，肾阴亏虚、虚火上炎、痰瘀内阻证。

［治法］滋阴清火，利咽止痛。

［方药］桔梗10克，甘草5克，玄参10克，浙贝母10克，木蝴蝶10克，僵蚕10克，天花粉10克，麦门冬10克，白术10克，茯苓10克，丹参10克，郁金10克。6剂复诊。

二诊（2017年2月27日）：患者服上药后咽痛好转，无口腔溃疡。其他症状有改善。舌暗红，苔薄白，脉细滑。

［方药］上方去玄参，加怀山药15克、莲子10克。6剂。

杜娟，蔡妙珊. 蔡妙珊教授应用桔梗汤临床经验辨析［J］. 中国民族民间医药，2018，27（1）：85-88.

按语：根据患者症状及舌脉之象，本为肾阴亏虚、虚火上炎，标为痰瘀内阻。治以滋阴清火，利咽止痛。《直指方》曰："肺为声音之主，肾为声音之根。"少阴心经挟咽，足少阴肾经循喉咙。患者甲状腺癌术后，局部经络损伤，少阴客邪，阻滞窍道，故见声音嘶哑；桔梗、木蝴蝶利咽喉，同时桔梗引领诸药直达病灶，清利咽喉，条达咽喉局部气机，使痰瘀不致壅滞咽喉；僵蚕可化痰散结止痛；玄参、麦门冬、天花粉可滋阴生津，润肺补肾；玄参足少阴肾经之君药也，以降浮游之火；麦门冬治肺中伏火；丹参、郁金清热凉血，活血散瘀，郁金还可清肝热以防木火刑金；浙贝母清热化痰、散结；白术、茯苓建中土，有培土生金之功。同时，此方用天花粉、麦门冬清肺润燥，配合桔梗、浙贝母化痰止咳，是润燥同用配伍法的具体体现。二诊时，患者咽痛症状好转，因玄参降火之力大，遂停用。正所谓"脾为生痰之源，肺为贮痰之器"，由于患者术后正气本虚，故加怀山药、莲子益脾气，固正气；山药味甘主补，上补肺气，中健脾胃，下滋肾阴，以杜生痰之源，喻"正气存内，邪不可干"之意在其中。经治疗后，患者诸症渐愈。

黄芩加半夏生姜汤

【原文】太阳少阳[1]合病，下利而呕，及胆腑发咳，呕苦水如胆汁，胃气逆则呕苦；胆液溢则口苦。此方主之。

黄芩三钱　白芍　半夏　甘草炙，各二钱　生姜二钱　大枣十二枚

水煎温服。

【注释】

[1] 阳：原作"阴"，据湘本及《伤寒论·辨太阳病脉证并治下》改。

【提要】本节论述黄芩加半夏生姜汤的组成、用法及适应证。

【精解】黄芩汤由黄芩、芍药、炙甘草、大枣组成。减大枣，加半夏、生姜，则为黄芩加半夏生姜汤。黄芩汤在《伤寒论》中原用于治疗太阳少阳合病自下利者；黄芩加半夏生姜汤，则主治黄芩汤证兼呕者。黄芩汤以黄芩为君，以解少阳之里热，苦以坚之；芍药为臣，以解太阳之表热而行营气，酸以收之；以甘草为佐，大枣为使，以辅肠胃之弱以缓中也；加半夏之辛以散逆气，加生姜之辛以和其中而止呕。方用甘草、大枣和太阴之阳；黄芩、芍药安太阴之阴；复以半夏、生姜宣阳明之阖，助太阳之开。上施破纵之法，则邪无客着，呕止利安。

【医案举隅】

现代研究表明，黄芩汤具有抗氧化、调节肠道菌群的作用。现代临床应用广泛，可用于治疗不孕、崩漏、痛经等妇科疾病，肝硬化腹水、热痹等内科疾病、口腔溃疡、炎症性疾病、神经感知异常症状、出血性疾病、肿瘤等杂病。黄芩加半夏生姜汤对于过度的精神因素刺激者疗效显著，在胆囊炎的治疗中也取得了较好疗效。

不孕案

患者，女，31岁。2016年9月10日初诊。

[病史] 诉备孕1年未果，实验室检查未见明显异常。末次月经为2016年8月26日。近半年来月经量减少，食辛热则唇周痤疮易发，有胚停史。刻诊：脐温38℃，其人体型中等，肤白，唇红，面有色斑，头发稀疏，舌红，脉数。

[诊断] 西医诊断：不孕；中医诊断：不孕，郁热在内。

[治法] 清郁热，调中存阴。

［方药］黄芩10克，白芍20克，生甘草5克，红枣20克。15剂，以水700ml煮取300ml，分2次温服，早晚各1次。隔日服（吃1天停1天）。

二诊（2016年11月8日）：家人反馈，已孕50天，孕酮22.46ng/ml。睡眠好，饮食欠佳。处方：黄连阿胶汤5剂。

三诊（2017年7月7日）：2017年6月21日顺产一健康男婴，服用上方期间未服用任何药物及接受其他治疗。

田明敏. 黄煌运用黄芩汤治疗妇科疾病的经验［J］. 中华中医药杂志，2019，34（3）：1070-1072.

按语：该患者为年轻女性，有正常性生活，但备孕1年未果。其人体型中等，肤白，唇红，脐温高，食辛辣则痤疮易发，郁热在内，予处方黄芩汤。药后该患者顺利受孕，后以黄连阿胶汤保胎。有研究表明，生殖系统炎症是导致不孕的一个重要因素，而黄芩汤具有良好的抗炎以及免疫调节作用。该患者脐温高，提示中下焦可能处于炎性状态。服用黄芩汤后受孕，可能与黄芩汤改善了生殖系统内环境有关。

干姜黄芩黄连人参汤

【原文】《伤寒论》曰：伤寒本自寒_{下格}，医复吐下之，寒格，更逆吐下，若食入即吐，此方主之。

干姜　人参　黄连　黄芩_{原文各三两}

水六升，煎三升，去渣，分温连服。

按:《伤寒论》并无寒下之病，亦并无寒下之文。玩下文寒格更逆吐下句，可知上文本自寒下句之下字，当是格字，文义始属。注家皆释胃寒下利，不但文义不属，亦与芩、连之药不合，当改之。成氏曰：仲景之意以本自寒下，医复吐下之，治之为逆，故用干姜以温里，人参以补正气，芩、连反佐以通寒格。与四逆汤、白通汤加人尿、猪胆汁义同。原文四味各三两，恐传写之讹也。此成氏之遵经注解也，姑存以俟高明。

【提要】本节论述干姜黄芩黄连人参汤的组成、用法及适应证。

【精解】干姜黄芩黄连人参汤乃由干姜、黄芩、黄连、人参组成，是寒温同用、辛苦同施的方剂。《伤寒论》原用于治疗"伤寒本自寒下，医反复吐下之，寒格，更逆吐下，若食入即吐"，乃中阳素虚之人感受外邪而误用吐下后，中阳更虚、邪热内陷、寒热格拒所致食入口即吐的寒格证。患者也常表现为呕吐与下利并见。予干姜黄芩黄连人参汤以通寒格。辛以散之，甘以缓之，以干姜、人参之甘辛补正气；苦以泄之，以黄连、黄芩之苦通寒格。

【医案举隅】

干姜黄芩黄连人参汤证患者，腹肌多松弛无力，按之无明显抵抗，喜暖畏寒，触诊可有冷感。临床上凡虚实错杂、寒热格拒所致的食入口即吐而兼下利者，皆可考虑选用干姜黄芩黄连人参汤。该方证患者体质多为太阴阳虚者，平素即瘦弱食少，自觉畏寒，稍进生冷或受寒，则可导致吐利腹痛。

2 型糖尿病案

患者，女，66 岁。2010 年 3 月 10 日初诊。

［病史］主诉：发现血糖升高 22 年。患者 1988 年无明显诱因出现乏力、口干，至当地医院查空腹血糖：24mmol/L，后进一步确诊为 2 型糖尿病，当时给予格列本脲治疗，后改用胰岛素治疗，血糖控制在空腹血糖：10mmol/L，餐后 2 小时血糖：18~20mmol/L。刻下症见：口干，易汗出，乏力，视物模糊，双脚麻木。纳、眠可，大便 2 天 1 次，不成形，夜尿 2 次，有泡沫，舌干、苔薄白，舌底有血瘀，脉偏沉弦。查静脉血空腹血糖：10mmol/L，餐后 2 小时血糖：18.6mmol/L，尿常规尿蛋白 50mg/24h。

［诊断］西医诊断：2 型糖尿病；中医诊断：消渴病，脾虚胃热，络脉瘀阻证。

［治法］清热益气养阴，活血化瘀通络。

［方药］干姜 15 克，黄芩 45 克，西洋参 6 克，黄连、天花粉、鸡血藤各 30 克，熟大黄、水蛭粉各 3 克（分冲）。28 剂，水煎服，1 天 1 剂，分早晚 2 次服。

经此方调治 3 个月，口干、乏力、视物模糊、双脚麻木等明显改善，尿蛋白已无，血糖控制在空腹血糖：7.0mmol/L，餐后 2 小时血糖：10mmol/L，糖化血红蛋白 6.5%。后患者多次复诊，血糖控制平稳。

彭智平，周强. 仝小林教授应用干姜黄芩黄连人参汤辨治糖尿病经验［J］. 陕西中医，2013，34（4）：453-454.

按语： 患者发现糖尿病已 22 年，已经出现了口干、乏力、视物模糊、双脚麻木等症状，以糖尿病发展过程中"郁、热、虚、损"四阶段而言，乃处于"虚"的阶段兼有"热与损"。口干乃胃热津伤，热迫津外泄则易汗出，乏力乃脾气亏虚的表现，视物模糊乃糖尿病微血管眼底络脉瘀阻所致，夜尿有泡沫乃糖尿病微血管肾脏络脉瘀阻精微侧漏引起，双脚麻木乃糖尿病周围神经病变络脉瘀阻所致。纵观此患者的病机为脾虚胃热，络脉瘀阻。患者口干、乏力、视物模糊、夜尿 2 次、舌底瘀、脉偏沉弦，为脾虚胃热证的核心症状。仝教授抓住患者脾虚胃热的核心病机，故选用干姜黄芩黄连人参汤为基础方进行加减配伍。方中干姜与黄芩、黄连配伍，寒热并用，辛开苦降，既有利于中焦脾胃枢机的运转，又能够降血糖而不伤胃，又以西洋参易人参益气清热。全教授认为糖尿病患者需全程通络，故用鸡血藤活血化瘀通络，又有利于改善患者脚麻木的周围神经病变。对于已有微血管病变的眼底和肾脏，配以熟大黄、水蛭粉取抵挡汤之意以活血化瘀通络。全方合用，标本兼顾，故而收效明显。

麻黄杏仁甘草石膏汤

【原文】太阳病汗后喘，表邪未解也，此方主之。

麻黄四钱　杏仁去皮　甘草炙，各二钱　石膏八钱

水煎麻黄去沫，次入群药煎服。

按：太阳寒邪虽从汗解，然肺邪未尽，所以喘仍不止，故用麻黄发肺邪，杏仁下肺气，甘草缓肺急，石膏清肺热，即以治足太阳之药，通治手太阴也。倘误行桂枝汤，以致壅塞肺气而吐痈脓，则桔梗杏仁煎可用也。

太阳伤寒，误下作喘，亦用此方。

【提要】本节论述麻黄杏仁甘草石膏汤的组成、用法及配伍意义。

【精解】麻黄杏仁甘草石膏汤由麻黄、杏仁、甘草、石膏四味组成，具有辛凉宣泄、清肺平喘之功。适用于外感风邪，肺热内蕴，发热咳嗽，喘息急迫，口渴，脉浮滑而数者。亦可用于肺热喘咳，甚则气急，鼻翼扇动，有汗或无汗，身热不解，口渴，脉滑数，苔薄黄者。

方中麻黄宣肺而泄邪热，是"火郁发之"之义；但其性温，故倍用辛甘大寒之石膏，使麻黄宣肺而不助热，清肺而不留邪，肺气肃降有权，喘急可平，相制为用；杏仁降肺气，助麻黄、石膏清肺平喘；炙甘草既能益气和中，又与石膏合而生津止渴，更能调和于寒温宣降之间。诸药合用，共奏清泄肺热之功。

【医案举隅】

现代研究表明，麻黄杏仁甘草石膏汤具有较广泛的药理作用，如抗炎、抗氧化、抗病毒、解热、抗菌、免疫调节、抗过敏等作用。现代临床用于治疗小儿急性支气管炎、哮喘、小儿肺炎等。

咳嗽案

患者，女，57岁，2020年9月7日初诊。

［病史］诉反复发热伴咳喘4天。患者于4天前因受寒出现发热，伴咳喘，汗出，未自行服药，休息后症状未缓解。刻下：发热，最高体温38.0℃，伴咳喘，无痰，有汗，自觉口渴、怕热，无烦躁，大便日1行，偏干，夜尿1~2次。查体：体型偏胖，面色正常，舌淡红苔薄黄，脉滑。

［诊断］西医诊断：上呼吸道感染；中医诊断：咳嗽，肺热壅盛。

［治法］清宣肺热，止咳平喘。

［方药］生麻黄10克（先煎），杏仁12克，生石膏40克，生甘草10克。7剂，水煎服，每日1剂，分3次服，早中晚各1次。

二诊（2020年9月14日）：患者述1剂后咳喘症状即明显减轻，测体温为37.2℃，晚间体温恢复正常。次日咳喘、口渴、怕热等诸症已基本痊愈。

随访1周，症状未见复发。

赵欣，何庆勇，赵豪程，等. 麻黄杏仁甘草石膏汤的临床心悟［J］. 中国中医急症，2022，31（2）：358-361.

按语： 该患者以发热、咳喘为首要症状，同时伴有汗出、口渴、怕热，为表邪未解，肺热已生，是典型的表里同病。本病为外邪入里化热，壅塞于肺，迫津外泄，耗伤阴液所致。病汗如同隔锅煮水，蒸腾汗出而肺热犹存。诊见舌淡红苔薄黄，脉滑，为热邪鼓动气血之征。提炼患者刻下症中要素，符合麻杏甘石汤"发热，汗出而喘，舌红，脉滑数"的主症，故选用麻杏甘石汤治疗，以除肺热，救肺阴，恢复其正常的宣肃功能。

葛根黄连黄芩汤

【原文】太阳病误下，利遂不止，脉促者，表未解也，脉数而止曰促。用葛根者，专主阳明之表。喘而汗出者，此方主之。

葛根四钱　黄连三钱　黄芩　甘草炙，各二钱

水煎温服。

按：喘而汗出者，因喘而汗出也，即里热气逆所致。与此汤以葛根散表邪，以芩、连清里热，则喘息汗停而利亦止矣。

【提要】本节论述葛根黄连黄芩汤的组成、用法及配伍意义。

【精解】葛根黄连黄芩汤由葛根、黄芩、黄连、甘草四味药物组成，具有表里两解、清热止利之功。主治外感表证未解，热邪入里，身热，下利臭秽，肛门有灼热感，心下痞，胸脘烦热，喘而汗出，口干而渴，苔黄，脉数。

方中重用葛根，解肌发表以散热，升发脾胃清阳之气而止利，使表解里和。因里热已炽，故用黄芩、黄连以清里热，甘草调和诸药。诸药合用，共奏表里两解、清热止利之功。

【医案举隅】

现代研究表明，葛根芩连汤可以调节肠道菌群，改善胃肠黏膜屏障，减少炎症反应，抑制胃肠运动，缓解胃肠肌痉挛，增强免疫功能从而减轻胃肠炎症状。临床上常被用于治疗急性肠炎、细菌性痢疾、肠伤寒、胃肠型感冒等属表

证未解、里热甚者。

泄泻案

患者，男，65 岁，2013 年 1 月 27 日初诊。

［病史］诉间断性腹泻 3 个月。就诊时症见：大便稀溏、质黏、味臭秽、日 4~8 次，并伴有肛门灼热，口干、口苦，善太息，眠差，小便可，舌质红，苔稍腻，脉滑。

［诊断］西医诊断：慢性肠炎；中医诊断：湿热泄泻。

［治法］清热利湿。

［方药］葛根 15 克，黄芩 10 克，黄连 5 克，甘草 10 克，龙胆草 20 克，柴胡 15 克，甘松 15 克，陈皮 10 克，白术 10 克，防风 20 克，大黄（后下）3 克。7 剂，水煎服，每日 1 剂，分 2 次服，早晚各 1 次。

二诊：服药后腹泻较前减轻，排便黏腻不爽，口苦、口干好转，余症同前。上方去龙胆草，大黄加至 6 克，以通下泄热，继服 7 剂。

三诊：服药后腹泻明显好转，偶有腹痛，口干尚在，大便略成形，日 2 次。舌脉同前。

［方药］上方加天花粉 20 克、石斛 20 克、桔梗 5 克，继服 3 剂而愈。后随访，至今未发。

常盼盼，安颂歌，邹文爽，等. 刘铁军应用经方治疗泄泻验案浅析［J］. 中国民间疗法，2016，24（6）：8-9.

按语:《素问·至真要大论》谓："诸呕吐酸，暴注下迫，皆属于热。"此患者为湿热蕴结之证。由于感受湿热之邪，导致肠腑传化失常，而发生泄泻。方中葛根为君，既能清热，又可升清止泻。"热易清而湿难除"，黄芩、黄连加白术、甘松共奏苦寒燥湿、升清化浊、醒脾化湿之功。本方可辛开苦降，升脾之清气，降胃之浊气，兼能清泻肝胆湿热。方中一味大黄最为关键，具有"走而不守"、功擅通下的药性，使"邪有去路"，湿热可除；另可调节肠道菌群，使排便规律。加柴胡、防风既能疏肝，又能升举阳气，以助湿碍之气机，解太息之苦；天花粉、石斛清热生津；桔梗载津上行，以解口干兼顾培土生金。诸药合用，共奏清热祛湿、调畅气机之功。

五味子汤

【原文】治喘而脉伏，及寒热而厥，昏聩无脉者。

五味子十五粒,挞碎核　麦冬去心　陈皮各二钱　人参　杏仁去皮尖,各一钱　生姜三钱　大枣二枚,劈

水煎温服。

【提要】本节论述五味子汤的组成、用法及适应证。

【精解】五味子汤由生脉散加杏仁、陈皮、生姜、大枣组成，具有益气生津、敛肺止咳之功效。主治气阴两虚证，症见咳喘反复，久而不已，气促胸闷，多汗恶风，倦怠少气，口舌干燥，脉虚而数；或气阴欲脱之咳喘，口干汗出，脉沉细。方中重用五味子敛肺生津，治肺虚喘咳；人参补元益肺，生津固脱；麦冬清金润肺养阴，三者配伍使火热散而元气复，津液充而血脉盛。杏仁润肺降气止咳；姜、枣调和营卫，生姜与五味子、杏仁配伍，均治咳逆上气，相须为用。胸闷者，加陈皮以理气。全方共奏益气生津、敛肺止咳之功。

【医案举隅】

目前，五味子散单用治疗疾病验案不多，常在生脉散基础上加减治疗多种疾病，如心血管疾病、老年痴呆、脑梗死、糖尿病、肝功能障碍等。

不寐案

患者，女，29 岁，1984 年 4 月 1 日初诊。

［病史］诉摔伤头部后失眠半月。自述半月前从桌上跌落摔伤头部，无昏迷。经外科检查，颅脑无明显外伤，但患者疑脑内受伤，恐为不治，当晚即失眠。曾经在内科给予安神补心丸及苯巴比妥、地西泮等治疗，仍不能入睡，失眠加重。诊见：失眠，诉"根本睡不着"，伴头昏头痛、健忘自汗、坐立不安。舌淡红、苔薄白，脉细弱。

［诊断］西医诊断：失眠；中医诊断：不寐，心胆虚怯、神气散乱。

［治法］补胆宁心，敛神化瘀。

［方药］酸枣仁、珍珠母、丹参、当归各 10 克，五味子 6 克，远志 12 克，茯苓 30 克，煅龙骨、煅牡蛎各 18 克，鸡血藤 15 克。每天 1 剂，水煎服。

二诊（1984 年 4 月 23 日）：患者诉服上方 1 剂即见效，2 剂告愈，睡眠酣畅，神安气和。守方续进 3 剂，巩固疗效。随访 1 年无复发。

张均克. 补胆法治疗神经精神系疾病验案 4 则［J］. 新中医,2010,42（9）:154-155.

按语：本例患者初诊时投养心安神及安眠诸药不应，来诊时询知其病起于受伤，结合其神情紧张、坐立不安等症状，知其因伤受惊，惊伤胆液，惊则气乱，神不守舍。故从胆虚论治，用五味子汤补胆，活血祛瘀汤治疗外伤留瘀，再加煅龙牡、珍珠母重镇安神，酸枣仁、五味子味酸收敛，煅龙牡味涩而收敛固涩，用药处处着眼于收敛神魂散乱之气，使胆气壮而疑虑消，心神聚而魂归宅。

苏陈九宝汤

【原文】治暴感风寒，脉浮无汗而喘，并老幼素有喘急，遇寒暄不节，发则连绵不已，咳嗽哮吼夜不能卧者。

桑白皮_{蜜炙}　大腹皮_{制，净}　陈皮　苏叶　薄荷　麻黄　杏仁_{泡，去皮尖}

桂枝_{去粗皮}　甘草_{生，各一钱}　乌梅_{一枚}　生姜二钱

水煎温服。

【提要】本节论述苏陈九宝汤的组成、用法及适应证。

【精解】苏陈九宝汤由麻黄汤合桑白皮、大腹皮、陈皮、苏叶、薄荷、乌梅（或大枣）、生姜等组成，具有辛温散寒、宣肺止咳之功。主治感冒风寒，头痛身痛，微恶寒发热，咳嗽，鼻塞声重，胸闷。

方中麻黄汤宣肺平喘，然用量轻，故老人、儿童、体弱患者均可使用。桑白皮泻肺平喘；陈皮、大腹皮利气宽胸；苏叶解表散寒；生姜辛散助阳、温肺止咳；薄荷透表散邪。诸药合用，轻清宣散，使邪从表解。

十枣汤

【原文】太阳中风，有头痛发热等证。下不利，_{大便小便皆不利也。}呕逆，_{水饮停蓄于内。}表解者，乃可攻之。_{先用桂枝解表，而后攻里。}其人漐漐汗出，_{邪从汗出，表解一验。}发作热有时，_{此邪热外溢也。}头痛，_{胃气上逆，此里未和者一。}心下痞硬满，引胁下痛，_{留饮在膈，溢于两胁，此里未和者二。}干呕短气，_{伏饮上逆，射于肺中，此里未和者三。}汗出不恶寒者，_{表解二验。}此表解里未和也，此方主之。_{此表邪已散，而种种里证未平，彰明较著如此，然后用此汤以逐饮攻水也。}

按：虽有发热头痛、心下痞硬满、引胁痛、干呕短气诸症，乃内邪所结之本证，里未和也，不得以表证名之。伤寒中亦有有表证无表邪者，何况温病。

甘遂_{面包煨，去心}　紫大戟_{出洪山者佳，醋炒}　芫花_{醋炒}

三味等分，为末听用，大枣_{十枚}，劈，水二盅，煎取汤一盅，调上三味药末，强人一钱，弱人五分，温服。如未下，明日加五分，再调服。利后糜粥自养。

按："下利呕逆"句之"下"字，当是"不"字。若是"下"字，岂有上呕下利，而用十枣汤峻剂攻之之理乎？惟大便不利，痞硬满痛，始属里病；小便不利，呕逆短气，始属饮病，乃可峻攻。"发作有时"句之"作"字，当是"热"字，始与太阳阳邪热饮相合，若无热汗出，乃少阴阴邪寒饮，真武汤证也，皆当改之。此汤与大陷胸汤相仿。伤寒种种下法，咸为胃实而设，今证在胸胁而不在胃，则荡涤肠胃之药无所取矣。故用芫花之辛以逐饮，甘遂、大戟之苦以泄水，并赖大枣之甘以运脾而助诸药，祛水饮于膈胁之间，乃下剂中之变法也。_{愚按：开后人湿热生痰无穷之法门，此方是也。}

去芫花加白芥子，等份为末，姜汁煮枣肉为丸，名控涎丹。

李时珍曰：痰涎为物，随气升降，无处不到。入心则迷成癫痫，入肺则塞窍为咳喘背冷，入肝则胁痛干呕，寒热往来，入经络则麻痹疼痛，入筋骨则牵引隐痛，入皮肉则瘰疬、痈肿。陈无择并以控涎丹主之，殊有奇效。此乃治痰之本。痰之本水也，湿也，得火与气则结为痰。甘遂能泄经络水湿，大戟能泄脏腑水湿，白芥子能散皮里膜外痰饮，生姜、大枣利气通经，健运脾土以固本，惟善用者乃能收奇功也。

【提要】本节论述十枣汤的组成、用法及配伍意义。

【精解】十枣汤由芫花、甘遂、大戟、大枣四味组成。芫花、甘遂、大戟等份，先煮枣去滓，内前药末，或枣肉为丸，强人服一钱，虚人服五分。本方具有攻逐水饮之功，主治悬饮或支饮停于胸胁，咳唾胸胁引痛，心下痞硬，干呕短气，头痛目眩，或胸背掣痛不得息；水肿腹胀，二便不利，属于实证者。水停胸胁，气机阻滞，故胸胁作痛；水饮上迫于肺，肺气不利，故咳唾引胸胁疼痛，甚或胸背掣痛不得息；饮为阴邪，随气流动，停留心下，气结于中，故心下痞硬胀满、干呕短气；饮邪上扰清阳，故头痛目眩；饮邪结聚，胸胁疼痛，故脉沉弦；水饮泛溢肢体，内聚脘腹，三焦水道受阻，故一身悉肿、腹胀喘满、二便不利。

方中甘遂善行经隧水湿，大戟善泄脏腑水湿，芫花善消胸胁伏饮，三药合用，能直达水气所结之处，以攻决为用。然三药过峻，且皆有毒性，故又用大枣之甘以缓之，既可益土所以胜水，又可缓和诸药之毒性，使邪从二便而出也。

【医案举隅】

现代研究表明，十枣汤具有清除胸腹水、改善肺纤维化、抗肿瘤等药理作用。临床用于治疗恶性胸水、癌性腹水、肝硬化腹水、胸膜炎、肺系病、妇科病等。十枣汤虽然在泻水逐饮方面效果显著，但组方中有毒药味的毒性制约了其临床应用，医者多谨慎使用或不用。

支饮案

患者，男，65岁，2019年7月1日初诊。

［病史］诉1周前感冒，某西医院予大量抗炎药治疗后感冒好转，遗留咳嗽，转求中医治疗。刻诊：体胖、体实，咳喘，胸中有压迫感，严重时无法行走，动则喘甚，口干，饮水偏多，喜热饮，汗偏多，无恶寒、发热等表证，舌淡胖大，苔黄腻，脉滑实。

［诊断］西医诊断：慢性阻塞性肺气肿。中医诊断：支饮，饮停胸膈。

［治法］清宣肺热，止咳平喘。

［方药］甘遂、大戟、芫花各 2 克，大枣 10 枚，2 剂。嘱患者用 10 枚大枣煎汤送服其余 3 味药物粉末，隔日早晨顿服。

当日服药后 1 小时峻下大便 8~10 次，咳喘明显好转，胸腔压迫感消失，可正常行走。

二诊（2019 年 7 月 6 日）：患者咳喘好转大半，喉咙有痰、黏着感，难以咯出。

［诊断］辨为痰饮内闭证。

［方药］予桔梗汤治疗。桔梗 50 克，甘草片 20 克，4 剂。每日 1 剂，水煎，每日 3 次。

就诊当日，患者电话述药后呕吐 3 次，为黄色浓痰，嘱其第 2 日再服 1 剂。第 2 日电话回复，吐 3~5 次，已无咳喘，嘱其停药，下次感冒再治。

李燕，程怀蛟. 十枣汤病案举隅［J］. 中国民间疗法，2023，31（6）：108–111.

按语： 患者咳喘多年，受风寒易反复发作，体胖、体实，为痰饮聚于内的表现。患者湿重，燥热亦重，六经体质辨为阳明燥金之人。胸中所在，阳气所布，痰饮为阴邪，停于内，碍阳气布散，壅遏肺气，故见胸中有压迫感；肺气上逆，故见咳喘，严重则无法行走，动则喘甚。燥合化湿后冲撞于肺，将较轻清的一部分通过汗液排出，故汗多，而浊者仍郁滞在胸胁脉络。舌淡胖大、苔黄腻，脉滑实，乃水痰结聚之证。脉证相符，表证已解，遵仲景表解可攻之旨，予十枣汤攻逐痰饮。峻下数次，痰饮排出大半，故咳喘明显好转，胸腔压迫感消失。二诊时患者喉咙有痰、黏着感，难以咯出，乃脉络随峻下过程收紧郁滞，大量痰虽已除去，但脉络中的黏痰不能尽去，为痰饮内闭之象，故予桔梗汤开提肺气、宣肺祛痰。桔梗量大时会致吐，而患者体实，故桔梗用量可再加。黄色浓痰吐出量大，故咳喘平。留饮停于体内，如没有外邪引动，则留而不动，伏而不行。外感时，人体正气抵御外邪，痰饮松动，正是治疗时机，故嘱患者下次感冒再治。

茯苓甘草汤

【原文】水气乘心，振寒，厥而心下悸者，<small>火畏水故心下动也</small>。先治其水，却治其厥。及太阳伤寒表虚汗出而不渴者，并此方主之。此乃利水解表而兼和中之药也。如太阳伤寒汗出而渴者，又宜五苓散。

白茯苓<small>三钱</small>　桂枝<small>三钱</small>　甘草<small>炙，一钱半</small>　生姜<small>三钱</small>

水煎温服。

【提要】本节论述茯苓甘草汤的组成、用法及配伍意义。

【精解】茯苓甘草汤由茯苓、桂枝、甘草、生姜四味组成，具有温中化饮、通阳利水之功效。主治心下停饮，心悸，汗出不渴，小便不利；咳而遗溺；奔豚。《伤寒论》云："伤寒汗出不渴者；伤寒厥而心下悸者。"《圣济总录》云："伤寒发汗后，腹下气满，小便不利。"《内科摘要》云："膀胱腑发咳，咳而遗溺。"《疝瘕积聚编》云："疝作奔豚。"

方中茯苓为化气之品，能清水之源；桂枝、生姜皆为辛温之品，二者相须配伍，一则温经通阳，二则发汗解表，使水气通于肺。佐甘草以缓之，汗出周身而厥自止，水精四布而悸自安。

【医案举隅】

现代研究发现，茯苓甘草汤能增强机体免疫力、抗肿瘤及保护肝脏，所含茯苓酸具有增强免疫力、抗肿瘤以及镇静、降血糖等作用。临床上用于治疗小便不利、水肿胀满、痰饮咳逆、呕逆、恶阻、泄泻、遗精、淋浊、惊悸、健忘等。

水肿案

患者，女，36 岁，2001 年 9 月 17 日初诊。

［病史］诉头面及下肢反复浮肿 4 年余，加重伴眩晕心悸 1 天。患者于2001 年 4 月间，正值经期被雨淋透全身而引起喷嚏流涕、畏寒发热、头痛、咳嗽、全身痛楚不适等症，当时自服多种感冒药，上症渐觉好转。兹后每有晨起颜面浮肿，午后双下肢浮肿，踝部尤甚。曾赴多家医院诊治，检查血、尿、便、肾功能、肝功能、胸部 X 线摄片、心电图均无异常，被诊为特发性水肿。经服西药治疗，症状时轻时重，屡治不愈。近 2 天，经行量多色淡红，眩晕心悸，腰膝酸软，头面及双下肢浮肿加重，故来就诊。查血压 120/60mmHg，神清，形体肥胖，面色少华，面浮肢肿，踝部肿甚，按之没指，手足欠温，舌淡苔白，舌边有齿印，脉沉细而弱。

［诊断］西医诊断：特发性水肿。中医诊断：水肿，脾肾阳虚，水湿内阻。

［治法］温阳补肾，健脾利水。

［方药］茯苓 15 克，桂枝 10 克，炙甘草 6 克，生姜 3 克，炒白术 10 克，续断 10 克。3 剂，水煎服，每日 1 剂。

服药 3 剂后，浮肿减轻。效不更方，守上方再进 15 剂，诸症消失。随访2 年，未见复发。

胡振斌，胡俊杰. 茯苓甘草汤加味治疗疑难病 2 则［J］. 安徽中医临床杂志，2003（5）：437.

按语：特发性水肿，属中医"水肿、水气、跗肿"范畴。多发于育龄期或更年期妇女，常因外感病邪、月经前后或情绪不畅而诱发或加重。茯苓甘草汤在《伤寒论》为治疗太阳病蓄水证而设，主要病机是膀胱气化不行，水蓄下焦。方为温中化饮、通阳利水之剂。《医方类聚》云："夫水气之为疾，皆因脾元虚惫，土不制水。水属肾所主，土弱则水妄行，泛溢于四肢，始则注于皮肤，久则伤及五脏。"故治水肿之法有发汗、利尿、攻逐、健脾、温肾、降浊、化瘀等。本例患者因外感而诱发，各项检查亦无异常，水肿却缠绵不愈，此乃邪郁于内使脾肾失健，三焦气化失于通利，水液停蓄，泛溢而肿。方予茯苓甘草汤加味，共奏温肾健脾、化气利水之功，使之邪去湿化气畅而病愈。

橘皮竹茹汤

【原文】治伤寒胃虚有热呃逆，或因吐利之故。并治久病虚热，或吐、利后胃虚呕逆不止。

橘皮二钱　竹茹二钱　人参　甘草炙，各一钱　生姜二钱　大枣二枚

水煎温服。一方有半夏、赤茯苓、麦冬、枇杷叶。

按：胃火上冲，肝胆之火助之，肺金之气不得下降，故呃逆呕哕。竹茹、麦冬、枇杷叶皆能清金和胃，肺金清则肝木亦平矣。二陈降痰逆，赤苓降心火，生姜呕家圣药，久病虚羸，故以参、草、大枣扶其胃气，而诸症自退也。一方用硫黄、乳香等分，酒煎嗅之，不论虚实寒热皆效。

汪讱庵曰：此证有因胃热失下者，有因火郁者，有因血瘀者，有因气滞者，有因痰阻者，皆属实；有因下后胃虚者，有因中气不足者，有因下元虚损阴火上冲者，皆属虚。寒热虚实，要在临证活法耳，不可造次。呃在中焦，谷气不通，其声短小，得食则发；呃在下焦，真气不足，其声长大，不食亦然，此为辨也。

【提要】本节论述橘皮竹茹汤的组成、用法及配伍意义。

【精解】橘皮竹茹汤由橘皮、竹茹、大枣、生姜、甘草、人参六味中药组成，有补虚清热、和胃降逆之功，主治胃虚有热之呃逆。呃逆之证，皆因胃气不能和降而起，但有寒热虚实之分。本方证因胃虚有热、气逆不降所致。症见哕逆之气有轻度热感，可伴见虚烦不安、少气无力、口干、舌红苔薄黄、脉虚数。胃虚宜补，有热宜清，气逆宜降，故立清补降逆之法。

方中橘皮辛温，行气和胃以止呃；竹茹甘寒，清热安胃以止呕，皆重用为君药。人参甘温，益气补虚，与橘皮合用，行中有补；生姜辛温，和胃止呕，与竹茹合用，清中有温。甘草、大枣助人参益气补中以治胃虚，并调药性。诸

药合用，可使胃气得补，虚热得清，气逆得降，哕逆解除。

【医案举隅】

现代研究发现，橘皮竹茹汤具有抑制胃酸、保护胃黏膜、增加心肌收缩力、抗休克、抗炎、抗过敏、祛痰、平喘、保肝、改善肾功能等作用。临床常用于治疗碱性反流性胃炎、反流性食管炎、幽门水肿、幽门不完全梗阻、妊娠呕吐、术后胃倾倒综合征、急慢性胃炎、肝炎引起的呕吐、膈肌痉挛、胃及十二指肠溃疡等，还可治疗肾功能衰竭、肺气肿等。

呕吐案

患儿，男，7岁，2010年10月9日初诊。

［病史］诉反复恶心呕吐10天，伴纳呆。患儿素喜零食，无发热、咳嗽，巩膜无黄染，咽稍红，心肺腹（－），肘膝关节时有疼痛，二便正常，苔微腻、舌尖偏红，脉细弦。

［诊断］西医诊断：呕吐；中医诊断：呕吐，胃虚有热、脾运不健。

［治法］益胃清热，健脾止呕。

［方药］陈皮2克，竹茹3克，太子参10克，生甘草3克，茯苓6克，麦冬4.5克，怀山药8克，薏苡仁10克，麦芽8克，谷芽8克，生山楂6克，神曲5克，厚朴3克，蜡梅花3克。3剂，水煎服。

二诊：恶心呕吐、纳呆症状均明显好转，上方加生白术5克，3剂。痊愈告终。

毛伟松. 橘皮竹茹汤临床应用举隅［J］. 中医儿科杂志，2012，8（4）：22-23.

按语：呕吐是因胃失和降、气逆于上所致。患儿因素喜零食而损伤脾胃，脾胃虚弱而运化失健，久则生热，清气不升，浊阴不降而导致呕吐。方中陈皮行气和胃以止呕，竹茹清热安胃以止呕，共为君药。太子参健脾扶正，与橘皮合用，行中有补，是为臣药。甘草、茯苓、麦冬、怀山药、薏苡仁、谷芽、麦芽、生山楂、神曲、厚朴、蜡梅花、生白术助太子参健脾扶正，益阴理气，并调药性，为佐使药。诸药合用，补胃虚，清胃热，降胃逆，且补而不滞，清而不寒，从而使清阳得升，浊阴得降，疾病得愈。

橘皮干姜汤

【原文】治胃寒呃逆，脉微细者。

橘皮　干姜　肉桂去粗　通草　甘草炙，各一钱　人参七分

水煎温服。

【提要】本节论述橘皮干姜汤的组成、用法及配伍意义。

【精解】橘皮干姜汤由橘皮、通草、干姜、桂心、人参、甘草组成，具有温中和胃止呕之功。主治咳逆哕恶。伤寒初病，但恶寒，不发热，口中和，脉微细而呃逆者。

方中橘皮辛温，能理气健脾，燥湿化痰。肉桂、干姜辛热，能温中散寒止痛，用治脾胃虚寒之脘腹冷痛。然干姜主入脾胃，长于温中散寒、健运脾阳而止呕；肉桂味甘而大热，散寒止痛力强，善治脘腹冷痛甚者及寒湿痹痛证，二者合用，补火助阳，用治肾阳虚证及脾肾阳虚证。通草味甘、淡，性微寒，能除脾胃寒热，通利九窍血脉关节，与姜、桂合用增强通阳散寒之功。人参复脉固脱，伍甘草补脾益肺，以补虚劳，并调药性。诸药合用，可使胃虚得补，胃寒得解，哕逆得除。

丁香柿蒂散

【原文】治久病呃逆，因下寒者。古方以此汤治呃逆，虽病本于寒，然亦有火也。

丁香　柿蒂各二钱　人参一钱　生姜三钱

水煎温服。一方去人参，加竹茹、橘红。一方去人参，合二陈汤加良姜，俱治同。

此足阳明少阴药也。丁香泄肺温胃而暖肾，生姜去痰开郁而散寒，柿蒂苦涩降气，人参补助真元，使得展布也。

【提要】本节论述丁香柿蒂散的组成、用法及配伍意义。

【精解】丁香柿蒂散由丁香、柿蒂、人参、生姜四味中药组成，具有降逆止呃、行气温中之功。主治吐泻及病后胃中虚寒，呃逆频作者；咳逆至七八声相连，收气不回者。

方中丁香辛温，温胃散寒，降逆止呃，是治疗胃寒呃逆之要药；柿蒂苦平，降逆止呃，专治呃逆，两药相配，温胃散寒，降逆止呃，共为君药。生姜辛温，为呕家圣药，与丁香、柿蒂合用，增强温胃降逆之功；因其胃虚，更配人参甘温益气补其虚，皆为臣药。四药合用，共奏温中益气、降逆止呃之功，使胃虚寒散，胃虚复，气逆平，则呃逆胸痞自除。

【医案举隅】

现代研究发现，丁香柿蒂散具有促进胃液分泌、增加胃肠蠕动、扩张血管、降低血液黏稠度、抗炎、镇痛、抗菌、抑菌等作用。临床上主要用于治疗顽固性膈逆、反流性食管炎等。

呃逆案

患者，男，63岁，2014年11月26日初诊。

［病史］患者于2014年3月间断咯血半小时，诊断为左上肺小细胞肺癌

（T2N2M0，ⅢA 期，局限期）。现 7 程 CE 方案（卡铂 325mg/m² 第 1 天，依托泊苷 100 毫克第 1~5 天，第 21 天重复）化疗中，第 1 个疗程胸部放疗（共 30 次）后。在第 4 个疗程化疗后出现呃逆，随着化疗的进行呃逆发作次数增多，逐渐发展至 10 余秒 1 次，昼夜不停。经多次山莨菪碱肌肉注射治疗后好转，但药效过后再次发作。既往有 2 型糖尿病、高血压病（3 级，极高危）、高脂血症、陈旧性脑梗死。刻诊：持续呃逆，昼夜不停，约 10 秒发作 1 次，胸闷憋气，有喷嚏，周身皮肤瘙痒，咳嗽，少痰，便秘，口苦，足肿，脉滑数，舌暗苔腻。

[诊断]西医诊断：肺癌化疗后顽固性呃逆。中医诊断：呃逆，气机逆乱、胃失和降。

[治法]降逆止呃，温胃散寒。

[方药]旋覆花（包）10 克，公丁香 6 克，柿蒂 10 克，法半夏 10 克，白芍 15 克，甘草 5 克，吴茱萸 3 克，生姜 10 克，北柴胡 10 克，防风 10 克，乌梅 10 克，生地黄 30 克，白术 60 克，草决明 15 克，槟榔 15 克，厚朴 10 克。7 剂，每日 1 剂，水煎分 2 次口服。

二诊（2014 年 12 月 3 日）：呃逆减轻，约 10 分钟发作 1 次，便秘、咳嗽、水肿、皮肤瘙痒均较前减轻，仍胸闷憋气，胃部满闷不舒，体倦乏力，无喷嚏，脉滑数，舌暗苔白。

[方药]初诊方去北柴胡、防风、乌梅、草决明，加莪术 10 克、莱菔子 10 克、枳实 10 克。14 剂，每日 1 剂，水煎分 2 次口服。

三诊（2014 年 12 月 3 日）：呃逆止，乏力减轻，胃部满闷不舒，嗳气后好转，皮肤仍瘙痒，大便调。脉滑数，舌暗淡苔白。

[方药]初诊方加枳实 10 克、莱菔子 10 克、地肤子 10 克、蛇床子 10 克。14 剂，每日 1 剂，水煎分 2 次口服。

随访半年余，未再出现呃逆症状，胃部不舒及皮肤瘙痒均好转，偶有乏力。

王玮，吴志松，曹芳，等. 周平安治疗肺癌化疗后呃逆一则［J］. 中医杂志，2016，57（4）：359-360.

按语：本例患者为老年男性，属"年过半百，阳气自半"，加之癌病、药物更加损伤机体阳气，气机逆乱，胃失和降，胃气上逆动膈，导致膈间呃呃连声。根据"寒者温之、逆者降之"的治则，以降逆止呃、温胃散寒为法，以丁香柿蒂散作为治疗的基础方，行降逆止呃之功，使胃虚复，气逆平，呃逆自除。二诊时患者呃逆好转，便秘、咳嗽、水肿、皮肤瘙痒均减，仍有胸闷憋气，胃部满闷不舒，故减柴胡、防风、乌梅、草决明，加莪术、莱菔子、枳实以行气，防腑气上逆。三诊时患者皮肤仍瘙痒，故前方加入地肤子、蛇床子祛风止痒。

涤痰汤

【原文】治膈间痰闭呃逆者。

瓜蒌捣烂，五钱　胆南星　半夏各二钱　橘红一钱五分　茯苓　人参　陈皮　枳实麸炒　黄芩　黄连　石菖蒲　竹茹各一钱　甘草炙，五分　生姜三钱

水煎温服。如痰闭呃甚者，用白矾一两，水二盏，煎一盏，入蜜三匙，少煎温服即吐。如不吐，饮热水一小盏，未有不吐者，吐后呃即止。

【提要】本节论述涤痰汤的组成、用法。

【精解】涤痰汤由胆南星、半夏、枳实、茯苓、橘红、石菖蒲、人参、竹茹、甘草等组成。具有豁痰清热、利气补虚的功效。主治痰迷心窍、中风、舌强不能言、中脏证等，亦可治疗心脾不足，风邪乘之，而痰与火塞其经络。

方中人参、茯苓、甘草补益心脾而泻火，半夏、陈皮、胆南星燥湿化痰，石菖蒲开窍醒神，枳实破痰下气，竹茹清心开郁。诸药合用，使痰消火降，经络通达，舌柔而能言。

【医案举隅】

现代研究表明，涤痰汤具有祛痰镇咳、镇静、安神、抗惊厥等药理作用。临床用于治疗肺炎、头痛、眩晕、抑郁、癫痫、精神分裂症、痴呆、卒中等属于痰涎壅盛类疾病。

头痛案

患儿，女，12岁，2018年9月10日初诊。

[病史]诉间断头痛半月余。患儿诉半月前无明显诱因出现头痛，头两侧痛甚，持续约0.5~1小时可缓解，头痛发作时间无规律，头痛未发作时常伴头部昏蒙感，偶有头晕、恶心等症，平素易乏力疲倦，饮食量少，睡眠情况欠佳，易醒，大便不成形，小便调。曾于外院查颅脑计算机断层扫描（CT）及核磁共振成像（MRI）均示未见异常。查体见舌淡红，苔薄白，舌体胖大，边稍有齿痕，脉滑。

[诊断]西医诊断：儿童偏头痛。中医诊断：头痛，脾虚痰盛。

[治法]健脾燥湿化痰。

[方药]石菖蒲、茯苓各15克，胆南星6克，天麻、川芎、陈皮、羌活、竹茹、白僵蚕、藁本、柴胡、玫瑰花、佛手、合欢花、蔓荆子、鸡内金、清半夏、炒枳壳各10克，砂仁6克（后下），甘草6克。7剂，水煎服，每日1剂，

分 2~3 次温服。

二诊（2018 年 9 月 17 日）：患儿诉头痛发作间隔时间延长，每次发作持续时间缩短，现以颠顶及右侧痛甚，偶有头部昏沉感，未再发恶心呕吐，余症同前。查体见舌淡红、苔白、脉滑。患儿诸症好转，故效不更方，上方基础上减竹茹，加白豆蔻以化湿开胃。煎服方法同前。

三诊（2018 年 11 月 27 日）：患儿自 9 月 17 日自行停药，后 1 月余未再出现头痛等症。近日疑因受凉再次出现颠顶及双侧太阳穴处疼痛，伴头部昏蒙感，偶感鼻塞，纳少，寐欠安，易醒，大便 1~2 日一行，小便调。查体舌脉基本同前，考虑患儿属痰湿质，本次发作与外感风寒有关，在上方基础上加白芷、苍耳子以解表散寒、宣通鼻窍。

四诊（2018 年 12 月 4 日）：患儿现无不适，头痛未发，诸症消失，嘱其保证休息及睡眠，注意保暖，饮食清淡，少食辛辣油腻，不适随诊。随访 1 月患儿未再出现头痛等症。

尹贵蕾，张喜莲. 儿童偏头痛验案 2 则［J］. 天津中医药，2019，36（7）：682-684.

按语： 本例患儿病程较短，且已排除器质性疾病可能，头痛未发时常伴有头部昏蒙感，纳呆，呕恶，大便不成形，舌苔白，舌体胖大，边有齿痕，脉滑，均符合脾虚痰盛辨证诊断。方中石菖蒲化湿豁痰，善治痰湿秽浊之邪蒙蔽清窍；胆南星、清半夏、陈皮燥湿化痰；茯苓甘淡渗湿健脾；羌活、藁本均入太阳经，具有散寒止痛之效；川芎活血化瘀，行气止痛；天麻、白僵蚕祛风通络；玫瑰花、佛手、合欢花三者共用增加行气解郁安神之效；柴胡、枳壳行气疏肝解郁；鸡内金、砂仁醒脾和胃；配合竹茹降逆止呕；甘草调和诸药。全方意在健脾燥湿化痰，以起到通络止痛的作用。

理中安蛔散

【原文】治胃寒蛔厥。

人参一钱　白术土炒　茯苓　干姜炒，各一钱五分　川椒十四粒　乌梅三枚，捣碎

水煎温服。

【提要】本节论述理中安蛔散的组成、用法。

【精解】理中安蛔散由理中汤易甘草为茯苓加川椒、乌梅组成。具有温扶脾土、去虫之功效。主治蛔厥，手足冷而吐蛔。《成方便读》曰："夫腹痛一证，固有寒热虚实之不同，其为虫积者尤多，以其饮食不节，生冷过度，脾胃阳气薄弱，不能运化精微，蕴酿而成虫积矣。自有病证可征，急用理中，温理中脏，复其健运之职，而杜其生虫之源，加入川椒、乌梅大辛大酸之品以杀

之。用蜜丸者，使之易入虫口，以缓椒、梅之急耳。"

方用川椒辛辣以杀蛔；乌梅酸甘以安蛔；干姜温运中焦，以散寒邪；人参补气健脾，协干姜以振奋脾阳；白术、茯苓健脾燥湿，以促进脾阳健运。以理中汤合川椒、乌梅，一方面补脾和中，使中焦重振，脾胃健运；另一方面缓椒、梅大辛大酸之性，使虫去吐泻、腹痛自安。

乌梅丸

【原文】蛔厥者当吐蛔。今病者静而复时烦，此非为脏寒_{时静时烦，非比脏}寒，无暂时安。蛔上入膈故烦，须臾即止。得食而呕又烦者，_{蛔闻食臭出。}当自吐蛔，此方主之。_{按："此为脏寒"句之"此"字，应是"非"字，若是"此"字，便是脏厥，与辨蛔厥之义不属，当改之。}

乌梅_{三十枚}　黄连_{一两六钱}　干姜_{一两}　附子_炮　桂枝　细辛　黄柏_{盐水炒}人参_{各六钱}　当归　川椒_{炒去汗，各四钱}

为末，醋浸乌梅去核，饭上蒸熟，合药末加炼蜜杵丸，每服二钱，白饮送下。

程郊倩曰：名曰安蛔，实是安胃。故仲景云并主久痢。痢本湿热，得苦则坚，得酸则敛，故亦通治。若阳厥吐蛔，入口即毙，又何论温病乎？

【提要】本节论述乌梅丸的组成、用法及配伍意义。

【精解】乌梅丸由乌梅、细辛、干姜、黄连、当归、附子、川椒、桂枝、人参、黄柏十味组成。具有缓肝调中、清上温下之功效。用于治疗蛔厥，症见脘腹阵痛，烦闷呕吐，时发时止，得食则吐，甚至吐蛔，手足厥冷；亦可治久痢不止，反胃呕吐，脉沉细或弦紧。

本方所治蛔厥，是因胃热肠寒、蛔动不安所致。蛔虫得酸则静，得辛则伏，得苦则下，故方中重用乌梅味酸以安蛔，配细辛、干姜、桂枝、附子、川椒辛热之品以温脏驱蛔，黄连、黄柏苦寒之品以清热下蛔；更以人参、当归补气养血，以顾正气之不足。全方合用，具有温脏安蛔、寒热并治、邪正兼顾之功。

【医案举隅】

乌梅丸具有多种药理作用，如方中乌梅、人参具有抗过敏作用，能降低气道高反应性；桂枝、细辛有松弛气道平滑肌，缓解支气管痉挛的作用；蜀椒能缓解支气管痉挛，又能降低气道高反应性；附子、人参、干姜具有兴奋下丘脑－垂体－肾上腺皮质轴的作用，可对抗长期服用糖皮质激素造成的副作用；当归、人参可提高人体免疫功能，当归具有松弛支气管平滑肌作用，并能对抗组胺、乙酰胆碱引起的支气管哮喘，还可降低急性缺氧性肺动脉高压；黄连、黄柏可对抗多种细菌病毒，减少渗出，使气道保持畅通。鉴于乌梅丸广泛的药效机制，此方不仅对消化道、内分泌、肿瘤、呼吸、心血管等系统相关病证疗效显著，亦可用于治疗风湿免疫、泌尿、男科、皮肤、妇科、儿科、神经精神心理等疾病。

泄泻案

患者，女，69岁，2020年9月1日初诊。

[病史] 诉反复腹泻2年余。患者2年前因胆囊结石伴急性胆囊炎行腹腔镜下胆囊切除术，术后长期脂肪泻，大便日行3次以上，不成形，便后有油脂感，伴双下肢浮肿、乏力。患者去年9月于外院行肠镜检查无明显异常，平素服用双歧杆菌等未见明显改善。体格检查等未发现异常。

[诊断] 西医诊断：继发性脂肪泻，胆囊切除术后；中医诊断：泄泻，肝脾不和。

[治法] 疏肝健脾，涩肠止泻。

[方药] 乌梅18克，黄连3克，黄柏9克，附子9克（先煎），干姜9克，桂枝9克，花椒6克，生晒参9克，当归10克，茯苓30克，白术15克，山楂炭9克，神曲9克，石榴皮9克。7剂，每日1剂，水煎，早晚分服。

二诊（2020年9月8日）：患者腹泻改善，大便成形，自觉低热，体温37.4℃。

[方药] 守上方去白术、山楂炭，加柴胡9克、青蒿10克。7剂，用法同前。

药后三诊诸症悉除。

吴辰恒，邵沁，顾长丽，等. 凌江红教授运用乌梅丸治疗消化系统疑难疾病验案举隅［J］. 广西中医药，2022，45（1）：33–35.

按语：本病之久利乃是肝气横逆犯于脾胃之故，寒热虚实错杂。胆为中精之腑，胆囊切除术后肝之余气无处可归，肝气阳亢则生内风，风木一动则肝之疏泄更亢，土不可御其所胜，则肝木横逆犯脾，脾胃升降失常则清浊不分，故见泄泻。脾虚日久，湿浊内生，聚于下则见下肢浮肿，困于肢末则见乏力，困遏中焦则脾阳受损。气血生化乏源，则肝阴亦有亏虚，阴阳虚实夹杂，寒热并见，病情迁延，复杂难愈。凌师指出，本例关键病机在于肝风过亢，横犯脾胃，故治当"泻木安土"，风木得静则中土得安。吴鞠通强调乌梅丸"寒热刚柔同用，为治厥阴、防少阳、护阳明之全剂"，总结了其可广泛用于肝胃、肝脾不和之病证的特点。以乌梅丸中乌梅伍黄连，泻肝清热；花椒、干姜、桂枝、附子配黄连、黄柏，温清并用；佐生晒参、当归益气调血，则祛邪不伤正；又以白术、茯苓益气利水；山楂炭、神曲和中健脾；石榴皮涩肠止泻；全方谨守法理，效用显著。复诊时患者脾阳得复，故去白术；大便成形，可减收涩之力，故去山楂炭；阳气得复但阴不敛阳，见虚热之征，故加青蒿除蒸，柴胡解热并升阳。

麻黄升麻汤

【原文】伤寒六七日大下后，邪传厥阴误下。手足厥逆，阳气内陷。寸脉沉迟，迟为寒也。尺脉不至，尺伏误下脱阴。咽喉不利，吐脓血，肝脉循喉，余邪上壅；又注肺金，热甚生痈。泄利，不止者，为难治。阴气欲脱而不得回，故曰难治。此方主之。散表寒清里热，亦两解之变方也。

麻黄去节，三钱　升麻一钱五分　当归一钱五分　石膏二钱　知母一钱　黄芩一钱　葳蕤一钱　白术五分　茯苓五分　白芍五分　天冬五分　桂枝五分　干姜五分　甘草五分

水煎麻黄沸，去上沫，再入群药煎服，连进二三剂，覆取汗出，则邪气散而咽清利止矣。

【提要】本节论述麻黄升麻汤的组成、用法。

【精解】麻黄升麻汤由麻黄汤（去杏仁）、桂枝汤（去生姜）、越婢汤（去姜枣）、苓桂术甘汤、理中汤（去人参）、黄芩汤、白虎汤（去粳米）、当归四逆汤（去细辛、通草）组方。本方具有发越郁阳、清上温下之功效。主治伤寒六七日，大下后，寸脉沉而迟，手足厥逆，下部脉不至，咽喉不利，吐脓血，泄利不止。"伤寒六七日大下后"，说明误治形成的原因，太阳伤寒六七天，疾病传变，病邪入里，发展为阳明经热证，并未成实，医家却误以为腑实而用大下之法，伤了中下焦阳气，于是"泄利不止"。利久又耗液伤阴，下焦阴水不足，且阳已伤，则"下部脉不止"。阴水无法上济于心，心肾不交，上焦阳气闭郁，则出现"寸脉沉迟，手足厥逆"。阳郁日久，化成邪火，火热炽盛，一方面煎灼津液，一方面热毒入血，所以出现上焦的"喉咽不利，吐脓血"。

此方集温、清、补、散于一体，共奏发越郁阳、清上温下之功。李时珍言"麻黄乃发散肺经火郁之药"，升麻主解百毒，辟温疾、瘴邪，为治咽喉肿痛的要药，方中用麻黄、升麻、桂枝汗之解其表，以发越其阳气。然则病已阴伤络损，故佐以石膏、黄芩、知母、葳蕤、天冬、当归、芍药等育阴清热、润肺解毒。此与发越郁阳之品似乎性味相反，但对此复杂之病，正可相得益彰。泄利不止，为脾伤气陷，故用小量之白术、干姜、甘草、茯苓等温中健脾寒，以补下后之虚。药味虽多，并无杂乱。

赤石脂禹余粮汤

【原文】论曰：自利不止下脱，此利在下焦，此方主之。

赤石脂　禹余粮各一两

水煎温服。如服后利仍不止，当利其小便，与猪苓汤。是乃膀胱不渗，一利小水，而利自止矣。

《伤寒论》曰：服泻心汤已，复以他药下之，利不止，以理中汤与之，利益甚。盖理中者理中焦，此利在下焦也，赤石脂禹余粮汤主之。长沙制方审于上下如此，取效自易易耳。薛氏曰：一人以命门火衰而下利，令服桂、附、五味、吴茱、肉蔻、故纸之类，不信，服补中益气汤而毙。此正利在下焦止补中焦而致败也。噫！后人之千方万论，孰有不出长沙者哉。

【提要】本节论述赤石脂禹余粮汤的组成、用法及配伍意义。

【精解】赤石脂禹余粮汤由赤石脂、禹余粮二味药组成，具有收敛固脱、涩肠止泻功效。主治久泻、久痢，肠滑不能收摄者。症见久泻伴面色萎黄、舌淡、脉虚无力。本证下利，乃脾肾阳衰，寒湿中阻，络脉不固，统摄无权，以致大肠滑脱不禁。

方中赤石脂与禹余粮皆属收涩固脱之剂。禹余粮甘平性涩，其重过于石脂，功专主涩。赤石脂之温，则能益气生肌；石脂之酸，则能止血固下。二者相合，共奏固肠收敛之功。

桂枝去桂芍加茯苓白术汤

【原文】太阳风寒，服桂枝汤，独治风而寒固在。而或下之，表未除而误攻里。仍头项强痛，表邪未去。翕翕发热，风寒胜则热。无汗，寒胜则干。心下满微痛，邪气乘虚入里，挟涎饮作满痛。小便不利者，水不下行。此方主之。按：去桂应是去芍药，若去桂加苓、术，并无辛甘走荣卫之药，何以治仍头痛发热，心下满痛之表证乎？当改之。

桂枝　白茯苓　白术土炒，各三钱　甘草炙，二钱　生姜三钱　大枣二枚　白芍三两

长流水煎，连服则里气实，小水利，外邪解矣。

【提要】本节论述桂枝去(桂)芍加茯苓白术汤的组成、用法及适应证。

【精解】桂枝去(桂)芍加茯苓白术汤由桂枝汤去桂枝(或芍药)加茯苓所得，具有利水通阳之功效。主治太阳病服桂枝汤，或下之，仍头项强痛，翕翕发热，无汗，心下满微痛，小便不利者。本证为汗下误治后表不解而伤脾，或其人心下素有水饮，复感外邪而成。可用于治疗风虚头重苦眩、不知食味及风湿流注、梅毒、痛风等。

本方为解表和营卫、健脾以利水之法。用茯苓渗湿利水，佐白术助脾气以

除湿，桂枝解表调营卫，生姜宣散水气且助桂枝以散表邪，甘草、大枣和中调脾胃。诸药合用，共奏解表和脾利水之功。

【医案举隅】

现代研究表明，桂枝去桂加茯苓白术汤具有保护胃黏膜、促进肠胃蠕动、改善肾功能、增强机体免疫力等。临床主要用于慢性胃肠炎，胃及十二指肠溃疡，幽门水肿，膀胱炎，慢性肾炎，内分泌紊乱引起的水肿或低热等。

热证误治案

患者，男，20岁，2017年6月21日初诊。

［病史］诉发热2天。患者2天前因夜间淋雨后出现身体恶寒、发热，当晚自测体温38℃，伴头痛，颈部肌肉掣痛，乏力，口渴，精神不佳。自服葛根汤加柴胡黄芩，诸症不减，热势反高，最高体温近40℃。2天来患者服用中药治疗，体温不降，遂就诊于我院。刻下：发热，微恶寒，面色潮红，无汗，四肢热，手心汗出，颈部掣痛伴活动不利，口渴，脉浮细数，脉管紧张度中等。腹诊：剑突下至脐以上压痛明显，轻度振水音。

［诊断］西医诊断：发热待查；中医诊断：热证，营卫壅塞。

［治法］健脾行水。

［方药］赤芍30克，生姜（自备）15克，生甘草10克，大枣（擘）3枚，茯苓15克，生白术15克。

急煎服药，服1剂后小便增多，热势渐退，颈痛明显缓解，次日连服2剂，诸症悉除。

金雨静，黄世敬. 结合临床案例探讨桂枝去桂加茯苓白术汤证的合理性［J］. 辽宁中医杂志，2022，49（7）：71-74.

按语：患者初病时见发热、恶寒、头项强痛，确属葛根汤证，用之不效，与方中加柴胡、黄芩不无关系，为误治之案。误治之后，根据腹证及刻下症，辨为桂枝去桂加茯苓白术汤证，故未据"头项强痛"而加葛根或考虑葛根汤证，未据"微恶寒"断定为太阳表证而用桂枝、麻黄。体表营卫壅滞，不可发挥温煦肌表的正常生理功能，亦可见微恶风寒。

玉泉散

【原文】治阳明内热烦渴，头痛牙痛，二便闭结，斑疹发黄，热痰喘嗽等证。

生石膏六两　粉甘草一两

为末，新汲水或热汤，或人参汤，调下三钱，加朱砂三钱亦妙。

【提要】本节论述玉泉散的组成、用法及适应证。

【精解】玉泉散由六两石膏、一两甘草组成，具有清热除烦功效。善治阳明内热烦渴，头痛，二便闭结，斑疹发黄及热痰喘嗽。

方中石膏甘、辛、大寒，功能为清热泻火，除烦止渴；佐以甘草甘平养阴生津。如此，则火热能除，烦渴能止，头痛、二便闭结、斑黄等症皆除。

【医案举隅】

现代研究发现，玉泉散可以提高胰岛素敏感性、减轻胰岛素抵抗，同时降低糖尿病相关性炎症细胞因子水平，从而降低血糖，减缓并发症发生。然而此方的有效临床数据并不算多，需要进一步补充验证。也有研究报道其对于感冒、头痛等有一定疗效。

风热感冒案

患者，男，26岁，1978年6月初诊。

［病史］诉发热口渴，鼻塞，咳嗽，咽痛，腹胀纳差，大便3日未行，小便黄赤，舌尖红，苔黄，脉浮紧。

［诊断］西医诊断：上呼吸道感染；中医诊断：风热感冒。

［治法］疏风清热解表。

［方药］玉泉散20克，分3次饭后服，茶饼1块煎汤送下。

翌日热退，大便通，腹胀除，尿微黄，舌苔薄白，咳嗽减轻，仍守原方续服2日，诸症悉除。

上官钧. 玉泉散治验举隅［J］. 辽宁中医杂志，1989（1）：26-28.

按语： 生石膏能清泄阳明实热，茶饼消食并疏导气机，两者相辅为用，则腹胀除、大便得通。肺与大肠相表里，肠热去，则肺气得降而咳止，肺气得宣则鼻塞能通。配合甘草和中泻火，故诸症得愈。

六一散

【原文】治温病及中暑，身热烦渴，小便不利者。

桂府滑石研末，水飞晒干，六两　粉甘草为末，一两

合研匀，每服三钱，新汲水或冷饮调下三钱。加朱砂三钱取其清心，加青黛三钱取其凉肝，加薄荷三钱取其散肺也。

《直格》曰：此散是寒凉解散郁热，设病不解，多服无损，但有益耳。又曰伤寒当汗则不可下，当下则不可汗，且如误服此散，则汗自不出，而里热亦自有效，亦有里热便得宣通而愈者。或邪在半表半里，可和解而不可汗下者，若服此散多愈，即不愈亦减。按：河间云，六一散有益无损。大抵是温病耳，其郁热自内而达于外，故宜寒凉荡涤其热，至于正伤寒还须参之脉证，不可轻投。

【提要】本节论述六一散的组成、用法及适应证。

【精解】六一散由六份滑石、一份甘草组成，善于清暑利湿，内服、外用均有疗效。内服用于治疗暑湿所致的发热、身倦、口渴、泄泻、小便黄少；外用治疗痱子。

方中滑石味淡性寒，质重而滑，淡能渗湿，寒能清热，重能下降，滑能利窍，故能上清水源，下利膀胱水道，除三焦内蕴之热，使从小便而出，以解暑湿之邪。少佐甘草和中益气，与滑石搭配，一则生津润生津止渴，使通便而津不伤；二则防滑石性寒质重伐胃。二药相配，共奏清暑利湿之效。

【医案举隅】

现代研究表明，六一散具有利尿、抗菌及保护黏膜等作用。滑石对伤寒杆菌、副伤寒杆菌有抑制作用，且对脑膜炎双球菌有轻度抑制作用；滑石的主要成分硅酸镁有吸附和收敛作用，能保护肠道，止泻而不引起鼓肠；滑石粉细腻光滑，可在黏膜、皮肤处形成膜，起到保护皮肤及黏膜的作用，另外滑石撒布创面能形成被膜，有保护创面、吸收分泌物、促进结痂的作用。临床上本方可用于治疗膀胱炎、尿道炎、膀胱结石、复发性尿路结石、新生儿腹泻、百日咳痉挛、小儿胃热流涎、肾囊风、药物致皮肤过敏、黄疸型肝炎、精液异常、糜烂性胃炎等多种疾病，还可用于解斑蝥、农药中毒。外用可治疗皮肤湿疹。

不育案

患者，男，50岁。1983年5月6日初诊。

［病史］诉结婚4年未育，多次检查精液总量，精子总数0.5~1亿/ml，活动力差，死精子占30%~50%，液化时间 ≥ 1小时。平时嗜酒，汗多尿少，性生活正常。查舌红苔薄，脉弦近数。

［诊断］西医诊断：精液异常；中医诊断：不育症，酒热灼津、精液不足。

［治法］滋肾化液助生育。

［方药］滑石30克，元参、黄精、生熟地各15克，丹皮、山茱萸、茯苓各10克，山药、仙灵脾各20克，甘草5克。10剂，水煎服。

10剂后，自觉精液增多，液化时间缩短。因近夏时，工作繁忙，改用六一散调水送服六味地黄丸，每日2次。间断服药至冬，其妻身孕，于1984年秋顺产一男婴。

杨家茂. 六一散临床运用举隅［J］. 四川中医，1991（12）：12.

按语：男性不育原因繁多，非独温补肾阳为治。本例患者过嗜饮酒，湿热遏伏则精液稠油不化，阴气不足则精子难以成活而致不育。六一散"天一生水，地六成之"以利精溺之窍，六味地黄丸壮水填补以益精血之源，湿热去则清浊分，井泉通则精液化，故能交合成孕。

桂枝甘草汤

【原文】太阳病发汗过多，汗为心液，多则心虚。叉手自冒心，动惕不宁，怔忡无主。心下悸欲得按者，心虚故欲按也。此方主之。并治太阳病小便自利，饮水多必心下悸。如小便少者，必苦里急，里急者，膀胱不行水故也，宜五苓散。

桂枝三钱　甘草炙，一钱五分

甘澜水水扬万遍而面有沸珠。煎，温服。

【提要】本节论述桂枝甘草汤的组成、用法及适应证。

【精解】桂枝甘草汤由桂枝与甘草二味药组成，具有温补心阳功效。主治心下悸动，或空虚或空悬感，喜按，脉微缓或沉细或结代，舌苔白；亦可治疗短气，或略有心痛，或憋闷感。心属火而为阳脏，汗乃心之液，为阳气所化生，发汗过多则心阳随汗液外泄，以致心阳虚损。心阳虚则心脏无所主持，故悸动不安。虚则喜按，是欲藉乎按，以为护持，而使稍安，此即"心下悸，欲得按"之来由。此证除心悸外，常伴有胸闷、气短、乏力等。

方中桂枝辛甘，温通经脉，入心助阳，故以桂枝补心阳；甘草甘温，补心以益血脉。二药相合，辛甘化合为阳，阳生阴化而奉心，心阳得复，心悸自愈。

【医案举隅】

现代研究发现，桂枝甘草汤对心律失常有双向调节作用。临床常用于治疗心律失常、原发性低血压、病毒性心肌炎、冠心病等。

不寐案

患者，男，46岁，1964年4月27日初诊。

［病史］诉严重失眠3月余，入大同市中医院住院治疗。患病前曾因淋雨而感冒，自服大量葱姜红糖水后汗出过多，遂而不寐。自诉入睡困难，甚则彻夜不眠，伴心悸，平卧时喜双腿蜷曲，欲以手按胸，舌质淡、苔白，脉弱无力。前医给予朱砂安神丸、酸枣仁汤等重镇安神及滋养安神的方剂治疗，疗效不显，邀门纯德教授会诊。

［诊断］西医诊断：失眠；中医诊断：不寐，心阳虚。

［治法］扶振心阳，养心安神。

［方药］桂枝12克，炙甘草9克。3剂，每日1剂，水煎服。

第1剂的头煎药服后，患者当夜即酣然入眠。继服2剂后，痊愈出院。

李霞，门九章. 门纯德兴阳法在失眠重症中的应用［J］. 山西中医，2012，28（8）：9-10.

按语：《伤寒论》云："发汗过多，其人又手自冒心，心下悸，欲得按者，桂枝甘草汤主之。"柯韵伯《伤寒附翼》释曰："此补心之峻剂也。桂枝本营分药，得甘草则内补营气而养血，从甘也。此方用桂枝为君，独任甘草为佐，以补心之阳，则汗出多者，不至于亡阳矣；姜之辛散，枣之泥滞，固非所宜；并不用芍药者，不欲其苦泄也。甘温相得，气和而悸自平。"桂枝甘草汤是补益心阳之要剂。汗为心之液，此患者是由于表证过汗，损伤心阳，心失温养而出现不寐、心悸等症，因而治宜扶振心阳、养心安神。方用桂枝甘草汤，其中桂枝甘温，归心经，温经通阳；炙甘草甘平，亦归心经，补心复脉。"阳可骤兴而阴需渐复"，此例说明，兴阳得当，效若桴鼓，且不易复发。

桂枝加附桂汤

【原文】太阳伤寒，寸口脉浮而大，_{右手关前一分为寸口，主候五脏之气。}浮则为风，大为阴虚，风则生微热，虚则两胫挛，其证自汗出，小便数，心烦微恶寒，脚挛急，此方主之。

桂枝_{三钱} 白芍_{三钱} 甘草_{炙，二钱} 附子_生 肉桂_{去粗，各一钱} 生姜_{三钱} 大枣_{二枚}

水煎温服，覆取微汗。

喻嘉言曰：仲景之圆机活法，即阳旦、阴旦二汤，已妙不可言。阳旦者，天日清明，春夏温暖之称也；阴旦者，风雨晦冥，秋冬寒凉之称也。桂枝汤加黄芩名曰阳旦，加肉桂名曰阴旦，后人不识此义耳。即如此证，《伤寒论》一旦与桂枝汤，此误也。又曰证象阳旦，按法治之而增剧，即是按用桂枝汤加黄芩之法也，所以患者得之便厥。盖寒邪在里，用桂枝汤以治其表，则阳愈虚，加黄芩以助其阴，则阴愈无制，故仲景即行阴旦汤之法，以救其失。观增桂令汗出一语，岂不昭昭耶？恐阴旦不足，更加附子以温经，即咽中干，阳明内结，谵语烦乱，浑不为意，且重饮甘草干姜汤，以俟夜半阳回足热，后果如其言，岂非先有所试乎？惟阴旦汤入口而便厥，未几即以桂、附、干姜尾其后，固知厥必不久，所以可断云夜半两足当热。况咽干谵语，则津液亦为辛热所耗，故少与承气以和胃而止其谵，多则为下而非和矣。若不知此证之不可汗而重发之，复加烧针，则阳之虚者必至于亡，阴之无制者必至于犯上，四逆汤以回其阳而恐不足，况可兼阴以为治乎？盖伤寒以阳为主，阴进则阳亏矣。若温病阳邪亢闭，阴先受伤，治法又当滋阴以泻阳也，岂可与伤寒并论哉？

【提要】本节论述桂枝加附桂汤的组成、用法及配伍意义。

【精解】桂枝加附桂汤为桂枝汤加附子、肉桂组成，具有温经通阳、固脱敛汗功效。用于治疗太阳伤寒。症见自汗出，小便数，心烦微恶寒，脚挛急，寸口脉浮而大者。

甘草干姜汤

【原文】少阴病，小便色白，吐逆而渴，动气，下之反剧，身虽有热，反欲蜷卧，此方主之。

甘草炙，四钱　干姜炮，二钱

水煎温服。

此即四逆汤去附子也。辛甘合用，专复胸中之阳气。其夹食夹饮，面赤足厥，发热喘咳，腹痛便滑，内外合邪，难于发散，或寒冷伤胃，不便参、术者，并宜服之，真胃虚挟寒之圣药也。

【提要】本节论述甘草干姜汤的组成、用法及配伍意义。

【精解】甘草干姜汤由甘草、干姜二味药组成，具有辛甘化阳、温中益气功效。主治伤寒脉浮，自汗出，小便数，心烦，微恶寒，脚挛急；或误用桂枝汤解表之后，出现咽中干、烦躁吐逆、肺痿吐涎沫而不咳者。症见脾胃阳虚，手足不温，口不渴，烦躁吐逆；或老年虚弱尿频，下半身常冷，咳唾痰稀，眩晕短气，脉沉无力；或胃脘痛、吐酸、肠鸣腹泻、胸背彻痛、眩晕、喘咳、经期腹痛属寒证者；或肺痿，吐涎沫而不咳者，其人不渴，必遗尿，小便数。

方中干姜温中散寒、温肺化痰炙甘草益气和中。二药共用，辛甘合用，温复中阳，温肺益气。

【医案举隅】

现代研究发现，干姜有镇静、催眠、升压、抗炎、抗缺氧等药理作用；甘草具有肾上腺皮质激素样作用、调节机体免疫功能、抗溃疡、解痉、保肝、镇咳、抗炎、抗变态反应、抗菌、抗病毒等药理作用。临床常用甘草干姜汤治疗慢性胃炎、慢性气管炎、胃及十二指肠溃疡、慢性结肠炎等病症。

鼻鼽案

患者，女，62岁，2014年8月6日初诊。

［病史］诉晨起、遇冷时有喷嚏清涕，无痰，口不干、不苦，大便不成形。舌胖暗，苔薄，脉细滑。既往有过敏性鼻炎、哮喘病史，曾因喷嚏、流涕、稀白痰多于2014年5月就诊，予小青龙汤加味后症减八九，但仍间或出现喷嚏流涕。

［诊断］西医诊断：过敏性鼻炎；中医诊断：鼽嚏，肺脾两虚。

［治法］补肺健脾。

［方药］干姜 30 克，炙甘草 60 克。14 剂，水煎服，每日 1 剂。

二诊（2014 年 8 月 20 日）：患者诉喷嚏、流涕减少，痰少，大便不成形。舌淡暗，苔薄，脉左弦滑，右细滑。

［方药］调整处方为：干姜 15 克，炙甘草 30 克，巴戟天 15 克，14 剂。

2 个月后患者因咳嗽就诊，诉服上方后喷嚏、流涕消失，大便成形，故未再复诊。

孔维鑫，张立山，弓雪峰，等. 甘草干姜汤验案举隅［J］. 天津中医药，2021，38（3）：366-368.

按语： 该患者初诊时喷嚏、流涕，晨起及遇冷加重，稀白痰多，考虑外寒里饮证，予小青龙汤治疗后显效。本次就诊，由于症状日久，程度较轻，依照"缓则治其本"的原则做进一步处理。陈士铎曰："人有鼻流清涕，经年不愈，是肺气虚寒，非脑漏也。"慢性迁延的清涕症状是由肺气虚冷所致，与本案患者的情况颇为契合。肺主皮毛，开窍于鼻，肺气虚冷则易受外邪侵袭，金叩则鸣，故喷嚏、流清涕。除此之外还有大便不成形、舌体胖大等脾虚表现。四诊合参，辨证肺脾两虚，选取甘草干姜汤治疗。复诊告知有效。因考虑肾阳为诸阳之根，加用巴戟天补肾助阳，进一步温养肺脾阳气，收获显效。

芍药甘草汤

【原文】妇人伤寒，汗解表除，热入血室，经水过多，无实满者，与杂病木克脾土，阴阳血气不和而痛，并此方主之。

白芍 酒炒，四钱　甘草 炙，四钱或二钱

水煎温服。

虞天民曰：白芍不惟治血虚，大能行气。腹痛者荣气不和，逆于肉里，得白芍之酸苦，行其荣气；又以甘草之甘缓，和其逆气，此不治之治，正所以深治之也。

本方加炮附子 一钱五分，名芍药甘草附子汤。治发汗病不解，反恶寒者，虚故也。白芍敛阴于内，附子复阳于外，甘草和其阴阳，而诸病自解矣。发汗后不恶寒但恶热者，实也，与调胃承气汤和之。按："发汗病不解"句之"不"字，衍文也。发汗病不解则当恶寒，何谓反？惟病解恶寒始可谓虚，当删之。

【提要】本节论述芍药甘草汤的组成、用法及配伍意义。

【精解】芍药甘草汤由芍药、甘草二味药组成，具有调和肝脾、缓急止痛的功效。主治津液受损、阴血不足、筋脉失所致诸证。症见伤寒伤阴，筋脉失濡，腿脚挛急，心烦，微恶寒，肝脾不和，脘腹疼痛。

方中芍药酸寒，养血敛阴，柔肝止痛；甘草甘温，健脾益气，缓急止痛。二药相伍，酸甘化阴，调和肝脾，有柔筋止痛之效。

【医案举隅】

现代研究发现，芍药甘草汤具有镇静、镇痛、解热、抗炎、松弛平滑肌等药理作用。临床用于治疗腓肠肌痉挛、肋间神经痛、胃痉挛、胃痛、腹痛、坐骨神经痛、妇科炎性腹痛、痛经；以及十二指肠溃疡、萎缩性胃炎、胃肠神经官能症、急性乳腺炎、颈椎综合征等。

膝痛案

患者，女，59岁。2016年1月4日初诊。

［病史］诉左膝酸痛2周。行走后膝痛明显，严重时伴腘窝及小腿后侧肌肉拘挛感、左膝关节屈伸不利。查左膝关节正侧位片未见明显异常。诊见：神志清，精神可，左膝关节酸痛、腘窝及小腿后侧肌肉拘挛感，左膝关节屈伸时酸痛加重，活动范围无受限，舌红苔少，脉弦细滑。

［诊断］西医诊断：膝痛；中医诊断：痹证，肝阴不足、筋脉失养。

［治法］养阴柔筋，缓急止痛。

［方药］生白芍30克，炙甘草15克，木瓜30克。2剂，水煎服，日1剂。

二诊（2016年1月6日）：患者诉药后膝关节疼痛、拘挛感缓解不明显，继予芍药甘草汤加味治疗。

［方药］生白芍45克，赤芍45克，炙甘草15克，木瓜30克。3剂，水煎服，日1剂。

服药后左膝疼痛、肌肉拘挛感逐日减轻，3剂服尽，诸症悉愈。随访1年未复发。

叶涛，陶夏平.芍药甘草汤加味临证治验3则［J］.江苏中医药，2018，50（12）：50-52.

按语： 患者膝痛伴小腿拘挛感，四诊合参，辨证属肝阴不足、筋脉失养。《素问·痿论》云："肝主身之筋膜。"故以芍药酸苦微寒，益阴养血柔肝；甘草甘温，补中缓急止痛。二药合用，酸甘化阴，津血充盈，筋脉得养，拘挛得舒。且《药征》言"芍药主治结实而拘挛也""甘草主治急迫也。故治里急、急痛、挛急"。但服药后症减不显，芍药甘草汤辨证应用无误，恐因初诊药量不足，病重药轻，因此疗效欠佳。所以二诊将赤芍、白芍合用，并增加用量，服药后拘挛缓解，膝痛消失。

茯苓桂枝甘草大枣汤

【原文】 太阳病发汗过多，脐下悸者，欲发奔豚，此方主之。^{汗多心液耗}

散，肾乘心虚上凌而克之，故动悸于脐间。

白茯苓六钱　桂枝三钱　甘草炙，一钱五分　大枣三枚，劈

甘澜水煎，温服。

茯苓淡渗伐肾以散水蓄，甘草益气和中以补阳虚，桂枝走阴降肾御奔豚之未至，大枣益脾助土制奔豚之上冲。

【提要】本节论述茯苓桂枝甘草大枣汤的组成、用法及配伍意义。

【精解】《医宗金鉴》云："此方即苓桂术甘汤去白术加大枣倍茯苓也。彼治心下逆满，气上冲胸，此治脐下悸，欲作奔豚。盖以水停中焦，故用白术，水停下焦，故倍茯苓。脐下悸，是邪上干心也，其病由汗后而起，自不外乎桂枝之法。仍以桂枝、甘草补阳气，生心液；倍加茯苓以君之，专伐肾邪；用大枣以佐之，益培中土；以甘澜水煎，取其不助水邪也。土强自可制水，阳建则能御阴，欲作奔豚之病，自潜消而默化矣。"

【医案举隅】

奔豚案

患者，男，39 岁。1988 年 1 月初诊。

［病史］症状呈发作性，发作时首先少腹悸动不适，后自感气从少腹往上冲逆，至心胸则悸烦不安，胸满憋气，呼吸不利，头身汗出，每天发作 2~3 次。切脉沉弦无力，视其舌质淡而苔水滑，问其小便则称甚少，而又有排尿不尽感。

［诊断］西医诊断：神经官能症；中医诊断：奔豚，水气下蓄。

［治法］温阳下气、培土伐水。

［方药］茯苓 30 克，桂枝 12 克，大枣 12 枚，炙甘草 6 克。温服 2 剂，小便通畅而奔豚不作。更方用桂枝 10 克、炙甘草 6 克，以扶心阳，病遂获愈。

姬令山，刘志华. 王松龄基于《伤寒杂病论》理论论治奔豚病经验介绍[J]. 新中医，2020，52（13）：38-40.

按语：茯苓桂枝甘草大枣汤与苓桂术甘汤均属《伤寒论》苓桂剂范畴。苓桂术甘汤治疗心脾阳虚，下焦水邪上逆（冲）之证，该证候是持续存在的，不具备发作性的特点。只要病机属于心脾阳虚、下焦水邪上逆（冲），临证中可用苓桂术甘汤治疗奔豚病，以方测证，桂枝、甘草温补心阳，茯苓、白术健脾燥湿、利水降冲。方证相应，推理可以治疗发作之前没有脐下悸动先兆症状的奔豚病。

生地黄连汤

【原文】治男妇血风证。此去血过多，因而燥涸，循衣撮空，错语失

神，脉弦浮而虚者。加人参二钱更妙。阳生阴长之意也。

生地酒浸　当归酒蒸　白芍酒炒　川芎各一钱五分　黄连酒炒　栀子姜汁炒黑　黄芩酒炒，各一钱　防风酒润，二钱五分

水煎温服。脉实加大黄酒浸。

陶氏曰：大承气汤，气药也，自外而之内者用之；生地黄连汤，血药也，自内而之外者用之。气血合病，循衣摸床证同。自气之血，血而复之气者，大承气汤主之。自血之气，气而复之血者，生地黄连汤主之。二者俱不大便，此是承气汤对子。又与三黄石膏汤相表里，皆三焦包络虚火之用也。病既危急，只得以此降血中之伏火耳。《纲目》曰：四物汤与桂枝、麻黄、葛根、柴胡、青龙、白虎、凉膈、承气、理中、四逆、吴茱萸、附子等汤皆可做各半汤服之。此易老用药之大略也。

【提要】本节论述生地黄连汤的组成、用法及适应证。

【精解】《医垒元戎》："地黄黄连汤，治妇人血风证，因大脱血，崩漏或前后血，因而枯燥，其热不除，循衣、撮空、摸床，闭目不醒，扬手掷足，摇动不宁，错语失神，脉弦浮而虚，内燥热之极也；气粗鼻干而不润，上下通燥，此为难治。"本方病机主要是血虚生燥热，热扰心神。

茯苓四逆汤

【原文】汗下后烦躁不得眠，此方主之。

白茯苓三钱　人参　干姜　附子生　甘草炙，各一钱

水煎温服。去茯苓名四味回阳饮，治元阳虚脱。再加熟地、当归名六味回阳饮，治阴阳虚脱。

按：烦出于心，用茯苓以养心；躁发于肾，用干姜以润肾；固表生津，用人参以益虚；温里散寒，用附子以回阳；和中缓急，用甘草以安胃也。

【提要】本节论述茯苓四逆汤的组成、用法及配伍意义。

【精解】本方由四逆汤加茯苓、人参而成，亦系四逆加人参汤加茯苓而成，为回阳救逆、益气化饮之剂，又称温阳利水、扶正救逆之剂。方以四逆汤为主，回阳救逆，加人参益气生津、扶正固本，俾心、肾、脾三阳得回而本固，阳复则阴生也。茯苓重用，甘淡健脾渗湿，使寒湿之邪得姜附之温阳而从小便利之；且参、苓相配，益气健脾，又土以制水也；茯苓并能安神，定魂魄，除烦而宁心也。故名茯苓四逆汤。如心悸怔忡，加生龙骨、生牡蛎；烦躁不安，加琥珀；浮肿、小便不利，加桂枝、白术；虚寒泄泻，加白术、补骨脂。

【医案举隅】

心悸案

患者，男，28岁。2021年4月15日初诊。

[病史]主诉：每日中午（11:00~13:00）阵发性心悸7年余。患者自诉，每日中午心悸的情况开始于2014年，当时正值盛夏，午睡时平卧即觉心中不适，伏在桌子上才能休息片刻。自此以后7年时间发病无间，3年前有加重倾向，严重时上午9时即觉心中莫名不适，伴有舌头不自主跳动，眼涩，口中苦涩，心烦，待觉有气从胸腔下散到腹部方可缓解，每至中午12:45分准时发生心悸，自气管至口中觉苦，伴有烦躁，头面略觉胀，过后觉疲惫欲眠，行心电图检查未见任何异常。患者既往曾患再生障碍性贫血10余年，服激素药3年余，病情与日俱重，后以割治疗法治愈。刻下症状：面色晦暗，形体消瘦，嘴唇色暗，觉右胁下部不舒，自觉怕冷，手温不及额温，口渴而不多饮，平时不觉乏力，精神佳，纳可，寐差，且休息不好时觉两乳内胀痛，心悸发作后常会有嗳气。小便正常，大便时溏。舌淡胖略有齿痕，左脉沉细，右脉沉微。

[诊断]西医诊断：功能性心律失常；中医诊断：心悸，真阳不足，虚阳外越，水饮上犯。

[治法]回阳救逆，益气化饮。

[方药]炮附子12克，干姜9克，白术9克，党参9克，炙甘草6克，吴茱萸12克，茯苓20克。10剂，水煎服，日1剂，早晚分服。嘱患者禁食生冷，不可饱食，注意保暖。

二诊（2021年4月27日）：患者服完觉满口辛辣，第3剂时觉舌头跳动感消失，心中悸动减轻，发作也不甚痛苦，苦味不再上泛到口中。仍怕冷，嘴唇颜色稍红，口渴好转。舌胖略好转，纳可，晚上觉困，寐安。两乳胀痛减轻，嗳气依旧，排气增多。大便未见明显好转，脉沉细弱，较前稍有力。初剂中病，效不更方。前剂更进7剂。

[方药]炮附子15克，干姜12克，炙甘草15克，茯苓25克，党参12克，制吴茱萸12克，白术9克。7剂，水煎服，日1剂。

三诊（2021年5月10日）：患者服完7剂，午时心悸不再发作，中午已能平卧休息，唇色稍红，诸症均已消失。怕冷减轻，大便较前好转，脉象沉细弱有力，断药期间病情未曾反复，右胁不适感消失，手温较额温高。曾经虽然怕冷，但皮肤触之觉热，现在怕冷减轻而周身皮肤觉微凉舒爽。患者大病已去，不烦更进汤药，予附子理中丸2盒调理，不宜久服。嘱清心静养，节饮食，慎寒凉。随访至今病情未曾反复，且体质较前增强。

李超瑞，晏蔓柔，郭华. 茯苓四逆汤治疗午时心动悸验案思考［J］. 环球中医药，2022，15（9）：1660-1662.

按语： 本案患者平素阳虚、水饮内停，且午时发作心悸、烦躁、头面略胀等症，契合茯苓四逆汤临床表现，并根据兼证稍作加减，予茯苓四逆汤加吴茱萸、白术。方中四逆汤振奋肾阳而扶助心阳，茯苓利水渗湿、宁心安神，党参补气而助阳，吴茱萸温润肝气，白术健中焦之脾，合而用之，阳盛阴消，土强而湿去，因而能够一剂即中。

导赤散

【原文】 生地黄　木通各三钱　淡竹叶　甘草梢各一钱

水煎温服。

【提要】 本节论述导赤散的组成。

【精解】 本方见于《小儿药证直诀》，所治乃心经热盛或心热移于小肠所致小儿"水虚火不实"之证。心火循经上炎，而见心胸烦热、面赤、口舌生疮；火热内灼，阴津受损，故见口渴，意欲饮冷；心与小肠相表里，心热下移小肠，泌别失职，乃见小便赤涩疼痛；舌红、脉数，均为内热之象。心火上炎而又阴液不足，故治法不宜苦寒直折，而宜清心与养阴兼顾，利水以导热下行，使蕴热从小便而泄。《医宗金鉴》云："赤色属心，导赤者，导心经之热从小便而出……故名导赤散。"本方甘寒与苦寒相结合，滋阴而不恋邪，利水而不伤阴，泻火而不伐胃，以适小儿稚阴稚阳、易寒易热、易虚易实之体。

【医案举隅】

内伤发热案

患者，女，4岁。2017年6月3日初诊。

［病史］家长代诉反复低热1月余。患儿2个月前因支气管肺炎入院治疗2周，其后出现反复低热，体温波动在36.8~37.9℃。症见反复低热，午后热甚，四肢尚温，脾气暴躁，汗出量多，纳差便稀，口气稍重，睡眠尚可，舌质红、苔黄腻，脉细数。辅助检查：血常规及尿常规无殊。

［诊断］西医诊断：功能性低热；中医诊断：内伤发热，心脾郁热。

［治法］清热利湿，健脾理气。

［方药］生地黄、淡竹叶、蒲公英、连翘、川朴花、豆蔻、黄芩各6克，白茅根、桑白皮、鸡内金、石菖蒲各10克，生甘草3克，1天1剂，共5剂。

复诊： 药后体温基本正常，偶有低热，多汗及口气情况明显好转，胃纳好转，大便稍稀，上方去连翘、桑白皮，加薏苡仁10克，药后患儿无发热，手足温，寐纳可。

许斌斌，邵征洋. 邵征洋应用导赤散治疗儿科疾病验案举隅［J］. 浙江中西医结合杂志，2018，28（4）：261-262，270.

按语：本案患儿肺炎抗感染治疗后，出现身热不扬、心烦气躁等症。邵老师认为其病机为湿热互蒸，内郁心脾，热邪循经而上，湿热相搏，郁滞不去而致病，治以清利湿热，湿随热去，则火气自化，心静身凉，故选用导赤散加减。常合用生地黄、白茅根、竹叶、黄连、蒲公英、石菖蒲。若湿热甚加荷叶、白茅根清热利水；腹泻便溏者加薏苡仁健脾利湿；发热而感恶寒者可加连翘、薄荷清热解表；热盛不宁者，予栀子、黄芩、知母以清气分之热。

导赤泻心各半汤

【原文】治越经证，脉浮沉俱有力者。

黄连酒洗　黄芩酒洗　栀子姜汁炒黑　知母盐酒拌炒　犀角锉，磨汁另入　人参　麦冬　茯神去木　甘草生，各二钱　滑石二钱　灯心三分　生姜二钱　大枣二枚

水煎温服。

【提要】本节论述导赤泻心各半汤的组成及适应证。

【精解】《张氏医通》曰："取《金匮》泻心汤为主，以其热在上而不在下，病在气而不在血。故于本方裁去大黄，易入山栀以清心包之热；知母、犀角以解肺胃之烦；人参、麦冬、甘草、茯神以安君主之神；滑石为导赤之向导，姜、枣为散火之间使；用犀角者，即导赤散中之地黄；用滑石者，即导赤散中之木通，虽无导赤散药味，而导赤散之功效备其中矣。"

知母麻黄汤

【原文】治伤寒汗出不彻后证。前论中已辨明。

知母二钱　黄芩酒洗　麻黄去节　桂枝　白芍　甘草炙，各一钱

水煎温服。详证加酒炒黄连一钱尤妙。

【提要】本节论述知母麻黄汤的组成及适应证。

【精解】《三因极一病证方论》云："治坏伤寒。以伤寒瘥后，经久精神不守，言语错谬；或潮热颊赤，寒热如疟，昏沉不愈，皆由汗下不止，毒在心包间所致也。"

黄连犀角汤

【原文】狐惑病，咽干声嗄，此方主之。

黄连酒炒，二钱　犀角锉，二钱，磨汁另入　乌梅三枚　木香三分，磨汁

水煎黄连、乌梅去渣，入犀角汁、木香汁和服。

【提要】本节论述黄连犀角汤的组成及适应证。

【精解】狐惑是因肝肾阴虚、湿热毒结所致。以口咽、阴部蚀烂和目赤如鸠眼等为主要表现的皮肤疾病。黄连犀角汤具有清热杀虫功效，用于治疗伤寒及诸病之后，下部生疮者。《回春》载同名方，为本方加桃仁，用于治疗伤寒狐惑。

雄黄锐丸

【原文】治狐惑虫蚀脏。

雄黄　黄连　苦参　桃仁　青葙子各等分

为末，以艾汁丸，如枣核样，棉裹入谷道中。

【提要】本节论述雄黄锐丸的组成及适应证。

【精解】雄黄锐丸原名雄黄散（出自《圣惠》卷十三）、雄黄导气散（《圣济总录》卷二十九），本书改为丸剂，名"雄黄锐丸"，主治下部蜃疮。

百合地黄汤

【原文】治百合病，不经汗吐下，病形如初者。

百合七个，劈破，以泉水浸洗去沫，另用泉水五盏煎取一盏半，生地黄二两，洗净，用泉水五盏煎取一盏半。

二汁合一处，分二服。大便下恶物如漆，中病即止。不中，再作服。

【提要】本节论述百合地黄汤的组成、用法及适应证。

【精解】本方证乃是心肺阴虚内热，百脉失和，使心神不安及饮食行为失调所致。阴虚内热，扰乱心神，故沉默寡言，欲卧不能卧，欲行不能行，如有神灵；情志不遂致脾失健运，故意欲饮食复不能饮食，时而欲食，时而恶食；阴虚生内热，故如寒无寒，如热无热，口苦，小便赤；舌脉亦为阴虚有热之象。治宜养心润肺，益阴清热。方中百合色白入肺，养肺阴而清气热；生地黄色黑入肾，益心营而清血热；泉水清热利小便，诸药合用，心肺同治，阴复热退，百脉因之调和，病可自愈。

【医案举隅】

焦虑案

患者，女，62岁。2020年8月29日初诊。

［病史］主诉：烦恚寐劣20余年。既往有睡眠障碍、焦虑症、抑郁症病史20余年。自述焦虑症缘于意外，退休后寐劣更甚，服抗焦虑西药为时已久。刻诊：烦恚焦虑，彻夜难寐。头昏重感，周身乏力，口干明显，胃纳尚可，大便日行，舌下纹暗，苔白而燥，脉弦。

［诊断］西医诊断：焦虑症；中医诊断：郁证，气滞血瘀。

［治法］理气活血，疏调安寐。

［方药］柴胡 10 克，白芍 18 克，枳实 12 克，炙甘草 10 克，川芎 15 克，淮小麦 40 克，红枣 30 克，焦栀子 9 克，淡豆豉 30 克，郁金 12 克，丹参 20 克，酸枣仁 20 克，五味子 9 克，沉香曲 6 克，生地黄 15 克，百合 30 克，桃仁 8 克。共 7 剂，水煎服，早晚饭后温服。

复诊（2020 年 9 月 8 日）：服前方后寐有改善，能入眠 2~3 小时，原旨出入。

［方药］原方川芎加至 18 克，桃仁加至 10 克。共 7 剂，水煎服，早晚饭后温服。

三诊（2020 年 10 月 13 日）：原方加减服用月余，诉诸症皆有改善，寐可 6~7 小时。

叶娜妮，何若苹. 何若苹用百合地黄汤验案举隅［J］. 浙江中医药大学学报，2023，47（5）：500–503.

按语：本案患者因气郁致血瘀火郁，瘀热扰神而烦恚寐劣，瘀血内阻，新血不生，而致口干；瘀阻脉络血行不畅，百脉不调而周身乏力，宜调畅气机为先，气得周流，瘀、热方有可解之机。治用四逆散加味。四逆散理气解郁，泄热破结；川芎理气活血，中开郁结；栀子豉汤清热透邪，解郁除烦；再加甘麦大枣汤宁心安神，缓急润燥；丹参、酸枣仁、五味子为何师常用的宁心安寐药对。此处以百合地黄汤清解瘀热。

三甲散

【原文】主客交浑病。详论中。

鳖甲酥炙　龟甲酥炙，如无酥，二味并用醋炙，各一钱　穿山甲土炒黄，五分　白僵蚕一钱，生用切断　蝉蜕五个，全　牡蛎粉五分，咽燥不用　当归五分　白芍酒炒，七分　甘草五分　䗪虫三个，捣烂，入酒取汁听用，其渣与诸药同煎

水煎去渣，入䗪虫汁和服。若素有老疟或瘅疟者，加何首乌一钱、怀牛膝一钱，胃弱欲作泻，宜九蒸九晒。若素有郁痰者，加川贝母去心。一钱。若素有老痰者，加瓜蒌捣烂，二钱，呕则勿用。若咽干作痒者，加知母五分，天花粉五分。若素有内伤瘀血者，倍䗪俗谓土鳖是也。无此物用桃仁泥一钱，干漆炒烟尽，研。五分代之，服后病减七八，渐进调理法可也。

【提要】本节论述三甲散的组成、用法及适应证。

【精解】主客交是客邪留恋，与营血相互胶固留滞于血脉而成的一种病证。药用鳖甲、龟甲入阴分逐邪退热，穿山甲、䗪虫活血通络，牡蛎、僵蚕通络散结，当归、白芍、甘草益气养血。方以虫类药为主，意谓"飞者升、走者降、灵动迅速，追拔沉混气血之邪"。

【医案举隅】

积聚案

患者，男，2岁11个月。2012年12月18日初诊。

[病史] 其家长诉2012年11月23日，患儿因发热住本市中心医院治疗，继而躯干及腿部出现皮疹，咳嗽，肝脾肿大，尿蛋白0.3g/L，尿潜血（++）。后来转入某医科大学附属儿童医院。入院诊断：（1）支气管肺炎；（2）毛细支气管炎？（3）败血症？（4）川崎病？（5）感染性红斑。入院后予头孢西丁静脉滴注5天、阿奇霉素静脉滴注7天、头孢呋辛酯静脉滴注6天抗感染治疗，又予阿托莫兰保肝、丙种球蛋白7.5g静脉滴注3天等对症支持治疗，但疗效不佳，病情危重。患儿于2012年12月17日出院，出院诊断：（1）传染性单核细胞增多症；（2）EB病毒感染相关嗜血综合征？（3）X-连锁淋巴细胞增生性疾病？（4）支气管肺炎；（5）低蛋白血症。出院翌日患儿父母于茫然之中经人介绍，求治于笔者以冀希望于万一。刻诊所见：患儿精神萎靡，面色苍白，身热灼手（体温40℃），颜面及膝下浮肿，肝右肋下7cm，脾左肋下5.5cm，纳差，舌红苔浊腻，脉涩数。

[诊断] 西医诊断：传染性单核细胞增多症；中医诊断：风温（三焦热郁，热结痰瘀，气阴两伤），积聚（痰瘀互结）。

[治法] 豁痰逐瘀，透泄热郁，佐以益气养阴。

[方药] 柴胡30克，黄芩20克，党参15克，大枣15克（切破），炙甘草6克，生姜6克，石膏30克，僵蚕15克，蝉蜕20克，全蝎6克，赤芍15克，土鳖虫10克，生地黄30克，玄参15克，麦冬15克。3剂，水煎服。

二诊（2012年12月24日）：服前中药方后，患儿未用西药退热，但体温渐降至38℃以下，精神转佳，已思饮食，颜面浮肿亦退。又以前方增入鳖甲20克、白芥子15克。3剂续服。

三诊（2012年12月30日）：患儿自2012年12月25日后体温恢复正常，精神、食欲尚可，身体浮肿消退，彩超检查未见肝脾肿大，舌淡红，苔薄白，脉稍弱。病愈矣，拟香砂六君子汤3剂健脾养气、培土生金，以增强患儿体质。后随访2年，患儿体健无恙。

王成波. "主客交"学说及三甲散治疗疑难疾病临证心得 [J]. 四川中医，2020，38（3）：17-19.

按语： 该患儿值冬季感受风热病邪，经皮毛、口鼻入侵肺卫，因治疗失当，热伤气阴，邪气内迫营血，搏结于气血津液，阻滞三焦，气化失常，清浊不分，水液停留。治疗当分消痰瘀、透泄热郁以祛邪，佐以养阴益气而扶正。

上述几诊处方中，生地黄、土鳖虫、赤芍、僵蚕、全蝎、鳖甲、玄参等祛瘀化痰、滋阴散结，使得气血通畅、热无痰瘀依附，如是则热邪易于外出，积聚得以消散；案中小柴胡汤加石膏和解内外、调畅三焦，促热外达；蝉蜕、僵蚕合石膏清透邪热；党参合增液汤益气养阴。诸药合用，共奏分消痰瘀、透泄热郁、益气养阴之效，收到热退、肿消、积去、病愈之功。

桂枝加附子红花汤

【原文】治妇女伤寒，表虚自汗，身凉，四肢拘急，经水适断，脉沉而迟者。

桂枝二钱　白芍二钱　甘草炙，一钱　附子炮，八分　红花七分　生姜二钱

水煎温服。

【提要】本节论述桂枝加附子红花汤的组成及适应证。

【精解】本方是《伤寒论》桂枝加附子汤又加红花而成。方中桂枝汤发汗解表，温经散寒，调和营卫，寓补于散；加附子扶阳固表；红花活血化瘀。加红花是本方特点，意在与芍药相伍，加强和营活血之功，故治妇人伤寒、经水适断。

黑龙丹

【原文】治瘀血沁于心脾，经病百出，危急恶疾，诸药不效者。并治难产、胞衣不下，及一切瘀血不行之证。

全当归　生地黄　川芎　五灵脂去砂　良姜各二两

上五味为粗末，入砂罐内，纸筋盐泥封固，炭火煅红，候冷取出，研为细末，再入后五味。

百草霜乡外人家者佳，五钱　乳香　花蕊石火煅，醋淬七次　生硫黄　琥珀另研，各二钱

右五味各为细末，同前五味合研匀，用米醋煮面糊为丸，如弹子大，每服一丸。以炭火煅药丸通红，投生姜自然汁中淬之，或豆淋酒，或童便化下。

《准绳》曰：金华君产七日不食，始言头痛，痛已，心痛又作，既而目睛又痛，更作更止，如刺如割，相去无瞬息间。每头痛作欲取大石压之，良久渐定，心痛作则以十指抓壁，血流满掌，稍定目睛痛又作，则以两手指剔之，如是十日不已，众医无计。偶进黑龙丹半丸，痛苦稍间，中夜再服半丸，寝如平时，至晨下一行约二升许，如蝗子状，三疾减大半，巳刻又下如前，则顿愈矣。

【提要】本节论述黑龙丹的组成、用法及适应证。

【精解】黑龙丹方中当归养血活血，生地黄凉血养阴、逐血痹，川芎、五灵脂活血止痛，乳香调气活血定痛，琥珀散瘀止血、镇惊安神、利水通淋，花蕊石化瘀止血，良姜温中散寒止痛，硫黄补火助阳，百草霜解毒散火、止血消积。全方共奏活血逐瘀止痛之功，用于治疗瘀血诸病。

麻仁丸

【原文】趺阳脉_{在足趺之上}。浮而涩，_{浮为阳盛，涩为阴虚}。浮则胃气强，_{阳盛多热则胃气旺}。涩则小便难或数，_{阴虚则便难，或不禁则频矣}。浮涩相搏，_{相合为病}。大便则难，_{热伤津液之故}。其脾为约。_{胃强则脾弱，不能为胃行其津液以润大便，反若为胃所约束者}。此方主之。

大麻仁_{去皮}　杏仁_{泡，去皮尖，炒}　大黄　厚朴_{姜汁炒，各一两}　枳实_{麸炒}　白芍_{各五钱}

为末，炼蜜丸，白饮下二钱，连服渐加，以和为度。

【提要】本节论述麻仁丸的组成及适应证。

【精解】火麻仁质润通降，可以润燥滑肠，利水通淋，给干燥的大肠增加津液；肺与大肠互为表里，所以这里用杏仁上肃肺气、下润大肠；白芍养血敛阴，缓急止痛；大黄、枳实、厚朴合为小承气汤，助于行气，相当于给大便排出增加推力；蜂蜜甘缓，可助麻子仁润肠通便。

【医案举隅】

燥咳案

患者，女，74岁。1988年11月8日初诊。

［病史］患者近2个多月来，咳嗽胸痛，曾服中西药，收效甚微。症见咳嗽胸痛，痰少带血丝、不易咯出，咽干口燥，形体消瘦，神萎，食欲不振，肚脐部疼痛、按之痛甚，大便八日未解，舌淡红、苔薄，脉细软微数。

［诊断］西医诊断：咳嗽；中医诊断：咳嗽，虚热内生。

［治法］滋阴通腑，润肺止咳。

［方药］麻仁、麦冬、沙参、紫菀、百合各15克，白芍20克，生大黄（泡）、甘草各5克，枳实、黄芩、杏仁各10克。

药进2剂，咳嗽大减，大便通畅。药已中病，恐大黄泻下伤正、厚朴温燥伤阴，故去之。又进2剂，诸症基本消失，继以麦门冬汤善后。

蒋卫东. 麻仁丸治燥咳［J］. 江苏中医，1990（5）：25.

按语：本例治疗根据"肺与大肠相表里"原则，采取滋阴通便为主法以治其本，配合润肺止咳法以治其标，标本兼顾，则咳嗽之症得以迅速向愈。

枳实栀子豉汤

【原文】病瘥劳复者，因劳烦热。此方主之。若有宿食加大黄。本方去豉，加厚朴三钱，名栀子厚朴汤。加神曲六钱治食复效。腹胀痛，量加大黄。

枳实麸炒　栀子生，各三钱　豆豉五钱

清浆水二盏，入栀、实先煎，后入豆豉，煎服微汗愈。劳热以汗解。

【提要】本节论述枳实栀子豉汤的组成、用法及适应证。

【精解】本方治证为大病瘥后，余热未尽，气血未复，因过分劳累而复发。故治宜清热除烦，行气宽中。方中枳实宽中行气，栀子清热除烦，香豉透邪散热。清浆水煮药，取其性凉善走，能调中以助胃气。如兼有宿食停滞，再加大黄以荡涤肠胃，推陈致新。本方清解邪热，主治大病愈后劳复者或食复者者，是祛邪安正之法。

【医案举隅】

顽固性呕吐案

患者，男，46岁。

［病史］因车祸致左膝关节脱位伴前后交叉韧带、外侧副韧带断裂入院，行手术治疗，术后患肢用石膏固定6周后拆石膏行功能锻炼。患者一般情况良好，饮食二便正常。1个月后出现进食量少，至每餐进50克面食后（约半个馒头）将吃进食物全部呕吐出来，不能再进食，但吃水果不吐，4周后体重下降5公斤，期间予吗丁啉、西沙必利、甲氧氯普胺片、维生素 B_6 等药物，症状无好转。后请中医科给予中药汤剂（20余味），口服4剂后症状无好转。辨证分析：患者面色稍暗黄，口渴喜冷饮，烦躁，胸中懊恼不得眠，偶有胸腹胀满。查体：腹软，无压痛及包块，肠鸣音正常，小便颜色黄，大便略稀，每日1~2次。舌红、苔薄少津，脉弦微数。

［诊断］西医诊断：顽固性呕吐；中医诊断：呕吐。

［治法］清热降逆止吐。

［方药］生姜15克，半夏15克，柴胡15克，黄芩10克，栀子10克，枳实10克（炙），豆豉10克，旋覆花5克，甘草15克，大枣15枚。

1剂服下，患者出汗，略有恶心，未吐，可完整进食3餐。2剂服下，患者无恶心呕吐，再巩固1剂，患者痊愈，饮食正常。

刘桂然. 枳实栀子豉汤与大柴胡汤加减治疗顽固性呕吐1例［J］. 现代中西医结合杂志，2005，14（1）：135.

按语：本例为车祸致伤，手术后卧床6周，身体较虚弱，6周后拆除石膏，行患肢功能锻炼又增加消耗，但无法进食，为栀子豉汤证兼心下痞塞证，治以清热除烦、行气消痞。用枳实栀子豉汤，同时合用大柴胡汤加减，以清热降逆止吐，和解少阳，通下里实。该患者因辨证论治正确，用药配伍适当，服1剂后见效，而服西药近1个月无效果，说明了中医整体辨证论治的重要性。

牡蛎泽泻散

【原文】大病瘥后，从腰以下有水气者，此方主之。腰以上属阳，腰以下属阴。水，阴物也，上浸阳界则危矣。

牡蛎粉软坚行水　泽泻泻坚利水　葶苈子炒研，通水道消浮肿　蜀漆散结行水　海藻泻肾，下十二水肿　商陆根疏通宿水　栝楼根各等分，彻胃热而滋土，以利水道。

为末，白饮调下二钱，日三进，小便利渐愈，不可过。

《金匮》曰：腰以下肿，当利小便，此定法矣。乃大病后脾土告困，不能摄水，以致水气泛溢，用此散峻攻，何反不顾其虚耶？抑知正因水势未犯半身以上，急驱其水，所全甚大。设用轻剂则阴水必袭入阳界，驱之无及。可见活人之事，迂疏辈必不能动中机宜。庸工遇大病后，悉行温补脾土，自以为善，孰知其为卤莽灭裂哉！

【提要】本节论述牡蛎泽泻散的组成、用法及适应证。

【精解】牡蛎泽泻散具有逐水泄热、软坚散结之功效。方中牡蛎咸寒入肾，软坚散结利水；泽泻甘淡性寒，入肾与膀胱，渗湿利水；海藻咸寒，协助牡蛎、泽泻软坚散结利水；蜀漆祛痰逐水，消癥瘕积聚；商陆根泻下逐水，通利大小便；葶苈子味辛、苦性寒，泻肺行水；栝楼根甘寒，清热生津止渴。诸药相合，共奏逐水泄热、软坚散结之功。本方逐水之力较猛，又偏于苦寒，故制以散剂，意在峻药缓攻，并用白饮和服，以保胃存津，防止逐水伤正。服药后小便通利，水肿减轻，应及时停药，以免伤正。

【医案举隅】

消渴案

患者，女，55岁。2017年11月21日初诊。

［病史］患2型糖尿病8年，规律服用降糖药物。被诊断为糖尿病肾病Ⅴ期、糖尿病视网膜病变、糖尿病性冠心病、肾性贫血。2017年11月10日临床检查：肌酐158.5μmol/L，空腹血糖7.3mmol/L，尿素氮13.15mmol/L，尿酸664μmol/L，同型半胱氨酸29.44μmol/L，总胆固醇6.3mmol/L。有既往高血压病史、高尿酸血症、高脂血症。刻下症见：畏寒、神疲乏力，面色萎黄，视物模糊，视力下降，记忆力差，指甲色淡，头晕、胸闷心悸，自汗，双下肢轻度指凹性水肿，关节酸痛怕凉，夜尿1次，小便量少、有泡沫，大便时干时稀，

纳食差，饭后反酸烧心，睡眠可，舌淡暗、苔薄黄腻，脉浮细微弦。

［诊断］西医诊断：糖尿病肾病；中医诊断：消渴病，湿浊瘀毒、阻滞下焦。

［治法］化瘀散结，疏理气机。

［方药］牡蛎20克，海藻30克，醋鳖甲8克，白芍30克，蝉蜕12克，僵蚕12克，姜黄12克，熟大黄6克，炒牛蒡子15克，浙贝母15克，柴胡9克，黄芩9克，夏枯草15克，防风6克，密蒙花15克，茺蔚子15克，青风藤12克，穿山龙30克，土茯苓30克，绵萆薢30克，石韦30克，黄芪90克，当归25克，川芎25克，葛根25克，丹参25克，三七粉（冲服）6克。7剂，水煎服，早晚分服。

二诊（2018年1月12日）：关节仍有酸痛，余症减轻，双下肢轻度指凹性水肿。2018年1月10日查肌酐141.3μmol/L，24小时尿蛋白定量323毫克。舌暗苔薄黄，脉浮细。药已见效，加大黄芪用量至120克。14剂，煎服法同前。

三诊（2018年2月15日）：关节酸痛改善，入夜或受凉时仍会发作，双下肢水肿不明显。2018年2月12日查肌酐110μmol/L，24小时尿蛋白定量220毫克。舌暗、苔薄黄，脉细。加大黄芪用量至150克。调至20余剂，患者自诉生活质量明显改善，随访半年，病情稳定。

周婧雅，赵进喜. 牡蛎泽泻散治疗慢性肾病探讨［J］. 北京中医药，2020，39（3）：253-255.

按语： 糖尿病肾病V期，即大量白蛋白尿期，也是终末糖尿病肾病尿毒症期；病理表现为K-W结节形成，肾小球结节性硬化。患者久病，脾肾亏虚，水液代谢失常，故双下肢水肿；肾气不足，精微下泄，故见蛋白尿、小便泡沫多；气虚及阳，虚寒内生，故关节酸痛怕凉；脾气不足，故见纳食差、反酸烧心；脾虚气血不足，故见指甲色淡、面色萎黄。初诊方中，予牡蛎泽泻散合升降散化瘀散结，疏理气机，延缓慢性肾脏病病程进展。另针对患者关节酸痛，加青风藤搜剔通络；视物模糊，酌加夏枯草、密蒙花清肝明目；配以穿山龙、土茯苓、石韦、绵萆薢祛湿泄浊。二诊、三诊时根据患者的症状体征，逐步增加黄芪用量，加大培补元气、利水消肿之力。

大营煎

【原文】治男子真阴精血亏损，及妇人经迟血少，或腰膝筋骨疼痛，或虚寒心腹疼痛者。

熟地三、五、七钱　当归二、三、五钱　枸杞二钱　杜仲盐炒，二钱　牛膝钱

半　肉桂—钱　甘草炙，二钱

水煎温服。如寒滞在经，气血不能流通，筋骨疼痛之甚，必加制附子一二钱为妙。中气虚寒呕恶者，加干姜炒，一二钱；营虚于上，而为惊恐怔忡不眠多汗者，加酸枣仁炒研、茯神各二钱；带浊腹痛者，加故纸盐炒，一钱。气虚有痛者，加香附米二钱以行之。阳衰气虚者，加人参二钱以补之。

【提要】本节论述大营煎的组成、用法及配伍意义。

【精解】方中肉桂温经扶阳，通行血脉；熟地、当归、枸杞子、杜仲补肾填精养血；牛膝活血通经，引血下行。全方共奏温经扶阳、养血调经之效。若经行小腹痛者，酌加巴戟天、小茴香、香附；虚甚者，加人参。

【医案举隅】

不孕案

患者，女，26岁。

[病史]患者婚后3年，于2年前怀孕3个月时自然流产，产后休息欠佳而致身体虚弱。平素感觉小腹部发凉，双下肢亦有冷感，腰膝酸软，畏寒怕冷。近期情绪不好，食欲尚可，两便正常。患者16岁月经初潮，月经规律，量很少，色淡红，无腹痛。自然流产后2年，至今未孕。舌淡红、苔薄白，脉沉。妇科常规检查无异常。

[诊断]西医诊断：不孕症；中医诊断：不孕症，肾气虚弱，冲任失养，寒凝胞中。

[治法]补肾暖宫，调养冲任。

[方药]熟地黄10克，牛膝10克，肉桂10克，当归10克，枸杞15克，杜仲15克，仙灵脾30克，首乌15克，鸡血藤30克，川断15克，川椒6克，甘草6克，6剂，水煎服。并嘱患者测基础体温。

患者服药后感到小腹部凉感减轻，双下肢已无冷感，腰膝酸软较前减轻，舌脉同前。基础体温呈低温相。上方加吴茱萸6克、白芍15克，继服15剂。服药后，患者症状消失。月经逾期未至，基础体温呈双相。停经50天时，查尿妊娠试验为阳性，诊为早孕。后顺产一女。

刘洪英．大营煎在妇科临床的应用 [J]．中医杂志，1994（3）：166.

按语：中医认为女子不孕的主要病机为肾虚致冲任气血失调，病理因素主要有肝郁、寒凝、痰阻、瘀血等。肾虚是导致不孕的重要原因，但要细分肾气虚、肾阳虚、肾阴虚。本案患者主要表现为肾阳虚，阳虚则寒，治当温肾助阳，调补冲任。本案在大营煎的基础上，加当归、首乌养血；加仙灵脾加强温肾之效；加鸡血藤既能补血又能活血，有补而不滞之功。

五苓散

【原文】太阳膀胱本热，小便不利，发热口渴，脉浮者，此方主之。脉浮为表证仍在，便秘热渴为腑证已急，用此两解表里。

泽泻二钱五分　猪苓　茯苓　白术土炒，各一钱半　桂枝一钱

水煎温服。合小柴胡汤名柴苓汤。

汪讱庵曰：猪苓汤泻热胜，故用滑石，五苓散泻湿胜，故用桂、术。但伤寒太阳宜五苓，阳明宜猪苓。

《伤寒论》曰：太阳病发汗后，若脉浮小便不利，微热消渴者，五苓散主之。又曰：多饮暖水汗出愈。成氏注曰：桂枝之辛甘以和肌表，脉浮者表未解也。微热消渴者，热未成实，上焦燥也，与五苓散，生津液和表里，乃两解之药也。今之知用桂枝者少矣，殊不知兼治表邪，必用桂枝。专用利水，则宜肉桂，以肉桂辛热，能引诸药直达热邪蓄结之处。故泽泻味咸，所以泻肾止渴也。二苓味淡，所以渗水涤饮也。白术味甘，所以补脾逐湿也。兼以肉桂有化气之功。《内经》曰：膀胱者，州都之官，津液藏焉，气化则能出矣。浊阴既出下窍，则清阳自出上窍。又热随溺而泄，发热口渴之证，不治自愈。

【提要】本节论述五苓散的组成、用法及配伍意义。

【精解】五苓散，作为散剂，取发散之意。五味药之间，相互为用，相互为使，从而达到温阳、化气、利水、健脾之功效。利水以去水邪停蓄之标，温阳以治水饮内停之本，健脾则取五行相克制化之理，培中土以制停水。故仲景以猪苓、茯苓、泽泻导水下行，通利小便；白术甘温健脾，助脾运湿；桂枝辛温，通阳化气以行水，并兼以解表。五味药合用，共奏外解表邪、内通水腑、导水外出之功。成无己曰："苓者，令也，号令之令矣。通行津液，克伐肾邪，专为号令者，苓之功也"，指出五苓散即为通行水液之方。成氏又曰："水饮内蓄，须当渗泄之，必以甘淡为主，是以茯苓为君，猪苓为臣。白术味甘温，脾恶湿，水饮内蓄，则脾气不治，益脾胜湿，必以甘为助，故以白术为佐。泽泻味咸寒，泄饮导溺，必以咸为助，故泽泻为使。桂味辛热，肾恶燥，水蓄不行。则肾气燥，散湿润燥，故以桂枝为使"。由此可见，五苓散全方一利、一补、一化，攻补相兼，宣摄阖合，化以助利，补以助化，补化相生，使体内停蓄之水一则随小便而出，一则随阳气而蒸化布达周身，又可使身体内外之阳气周流气化，以防水饮再次停蓄。由是观之，五苓散的配伍特点使得其不仅能治水停之标，更重在治水停之本。

【医案举隅】

黄疸案

患者，男，3岁。

[病史]家长代诉患儿巩膜及皮肤出现黄染，胁肋疼痛5天。伴见精神疲惫，胸脘痞闷，食欲不振，口黏而干，但不欲饮水，小便量少，色黄红，舌质红，苔白腻，脉数有力。查血清胆红素14μmol/L，谷丙转氨酶63U/L，谷草转氨酶50U/L。

[诊断]西医诊断：高胆红素血症；中医诊断：黄疸，湿热内蕴、肝胆郁滞。

[治法]清热利湿，疏肝利胆。

[方药]五苓散加茵陈、金钱草、郁金、枳实、车前子等。

2剂后尿量增多；5剂后尿色转淡，黄染逐渐消退，胁痛减轻。随症加减10剂后，患者痊愈。

史耀勋，田谧．国医大师唐祖宣应用五苓散经验［J］．中国民间疗法，2021，29（12）：23-24.

按语： 该例患者有口渴、口干、小便不利等蓄水证表现，伴见湿热内蕴，故以五苓散通阳化气利水，佐以清热利湿之品而取效。

解毒承气汤

【原文】 温病三焦大热，痞满燥实，谵语狂乱不识人，热结旁流，循衣摸床，舌卷囊缩，及瓜瓤、疙瘩温，上为痈脓，下血如豚肝等证，厥逆脉沉伏者，此方主之。加瓜蒌一个，半夏二钱，名陷胸承气汤，治胸满兼有上证者。

白僵蚕酒炒，三钱　蝉蜕全，十个　黄连一钱　黄芩一钱　黄柏一钱　栀子一钱　枳实麸炒，二钱五分　厚朴姜汁炒，五钱　大黄酒洗，五钱　芒硝三钱，另入。甚至痞满燥实坚结非常，大黄加至两余，芒硝加至五、七钱，始动者又当知之。

按： 此乃温病要药也。然非厥逆脉伏，大热大实，及热结旁流，舌卷囊缩，循衣摸床等证，见之真而守之定，不可轻投。予用此方，救坏证、危证、大证而愈者甚众。虚极加人参二钱五分，如无参用熟地黄一两，归身七钱，山药五钱，煎汤入前药煎服，亦屡有奇验。《内经》曰：热淫于内，治以咸寒，佐之以苦，此方是也。加人参取阳生阴长，所谓无阳则阴无以生。加熟地等取血旺气亦不陷，所谓无阴则阳无以化，其理一也。

【提要】 本节论述解毒承气汤的组成、用法及配伍意义。

【精解】 解毒承气汤由大承气汤（大黄、芒硝、枳实、厚朴）加白僵蚕、蝉蜕、黄连、黄芩、黄柏、栀子组成，具有清热解毒、攻下腑实之功效。主治温病三焦大热，大便不通，频转矢气，脘腹痞满，腹痛拒按，按之坚硬有块，谵语狂乱不识人；或下利清水，色纯青，其气臭秽，脐腹疼痛之热结旁流；或循衣摸床，舌卷囊缩，及瓜瓤瘟、疙瘩瘟，上为痈脓，下血如豚肝等。亦可治疗厥逆、脉沉伏的阳热内伏之阳厥证。

方中大承气汤峻下肠腑热结，黄连、黄芩、黄柏、栀子苦寒清热解毒，白僵蚕、蝉蜕辛散透热，共奏峻下热结、清解热毒之功。

【医案举隅】

解毒承气汤由大承气汤合黄连解毒汤、升降散组成，具有辟秽清热解毒、通腑泄热功效，主治温病三焦大热、大便不通、谵语狂乱不识人等。现代临床常用于治疗外感高热伴腑实、急性盆腔炎、产褥感染、败血症、口舌生疮等。

急性盆腔炎

患者，女，35岁。

［病史］病起发热（体温39.5℃），无寒，次日右下腹痛甚拒按，可触及条索状物，带下量多、黄白相兼、秽臭异常，口干引饮，面赤气粗，舌苔黄腻，脉洪数。血常规：白细胞15×10^9/L，中性粒细胞0.89，淋巴细胞0.11。

［诊断］西医诊断：急性盆腔炎；中医诊断：带下病，湿热蕴结、化火内炽、热壅血瘀。

［治法］清热攻下。

［方药］解毒承气汤去白僵蚕、蝉蜕、玄明粉，加红藤、败酱草、金银花、紫花地丁、益母草。

药服1剂，便下增多，体温恢复正常，下腹疼痛有减，但腹块仍存。前方续服3剂，腹块消失，疼痛若失，带下如常，告临床治愈。

范中明. 攻下法在妇科的应用［J］. 浙江中医学院学报，1994（1）：15-16.

按语： 本案患者盆腔炎急性发作，见腹部包块作痛，带下量多、臭秽，证属湿热蕴结下焦、热壅血瘀。故治以解毒承气汤清热泻火、通腑解毒，并加红藤、败酱草、金银花、紫花地丁、益母草等加强清热解毒之功，临床见热毒壅结者可参考使用。

猪苓汤

【原文】 阳明病发热，渴欲饮水，小便不利。少阴病下利，咳而呕渴，心烦不眠，并此方主之。通治湿热黄疸，口渴便赤。

猪苓渗下焦蓄水　茯苓引肺气而右降　泽泻咸以助肾行水　滑石滑以利窍通淋　阿胶滋肾水干枯，各三钱水煎上四味，去渣，入阿胶烊化，温服。

【提要】本节论述猪苓汤的组成及适应证。

【精解】猪苓甘淡微寒，渗湿利水道，为分解阴阳之药，苦能下降，甘淡又能渗利走散，分理表阳里阴之气而利小便；茯苓渗湿利水，益脾和胃，利小便。两药相配，能加强渗湿利水的作用，共为主药。泽泻甘淡，长于利水，渗利肾浊，宣通内脏之湿，清热通淋，使邪热从小便而解。本方特点是在利水药中加入滑石，既利小便又兼有滋阴的作用；配以阿胶滋阴养血，兼以益气，而且能防止以上渗利药物过利而伤阴之弊。五药相合，利水而不伤阴，滋阴而不敛邪，既疏浊热而不留其瘀壅，亦润真阴而不苦其枯燥，使水湿之邪热清，阴液复，诸症除。但总以渗利为主、清热养阴为次。

【医案举隅】

水肿案

患者，女，56岁。2014年5月20日初诊。

［病史］4年前间断出现尿潜血及尿蛋白，并伴有血压升高，测血压150/100mmHg。2012年10月于北京某医院行肾穿刺活检示：轻度系膜增生性IgA肾病，伴新月体形成，良性高血压肾硬化症。曾口服环孢素A及福辛普利而有所改善，但因环孢素A不良反应明显而停用。半年前出现双下肢水肿，尿中泡沫增多，尿呈浓茶色，查尿常规示：蛋白质（++），白细胞（++++），红细胞184个/HPF，24小时尿蛋白定量620mg。肾功能示：尿素氮5.90mmol/L，肌酐92.4μmol/L，尿酸380.9μmol/L。刻下：周身乏力，口干，两颧潮红，时有烦躁，腰酸胀，双下肢中度水肿，尿频，小便短少，无尿痛，尿色呈浓茶色，尿中泡沫较多，夜尿3次，睡眠差，舌红、质偏干，苔少，脉细弦。

［诊断］西医诊断：慢性肾炎；中医诊断：水肿，阴虚水热互结。

［治法］育阴清热利水。

［方药］猪苓10克，茯苓10克，滑石（包）20克，泽泻30克，阿胶（烊冲）10克，生地黄10克，牡丹皮10克，三七粉（冲）3克，白茅根30克。每日1剂，水煎、早晚温服。

连续服用7剂后，患者小便量较前增多、次数减少，口干改善，舌质较前润滑。守方继进7剂后，患者双下肢水肿减轻，口干缓解，尿色转淡，尿中泡沫减少。复查尿常规示：蛋白质（+），白细胞（++），红细胞6.2个/HPF。后连续5次复诊，守方化裁调理3个月，双下肢水肿消退，无明显排尿不适。随访至今，复查尿常规潜血稳定在++左右，24小时尿蛋白定量一直小于500mg。

林越，李雨. 猪苓汤治疗肾系疾病验案 3 则 [J]. 中国中医药信息杂志，2016，23（7）：119-120.

按语： 本案患者临床常运用激素、免疫抑制剂等西药，日久则耗伤阴液，致肾阴亏虚、湿热内停，而成下焦水热互结之证。关门失约，精微外漏，随尿而排，则可见蛋白尿；同时湿热下聚深入血分，热伤血络，又可产生血尿等；蛋白外漏，血自尿渗，更加重阴虚，甚则虚火剧，从而形成恶性循环。其本为肝肾阴虚，其标为湿热，临证宜采用滋阴清热利水法。故本案方选猪苓汤加味，酌加白茅根加强滋阴利水，生地黄、牡丹皮协助凉血止血。全方具有清热利水而不伤阴、滋阴而不敛邪之效。

桂枝加厚朴杏仁汤

【原文】 太阳病下之微喘者，表未解也，此方主之。

桂枝三钱　白芍三钱　甘草二钱　厚朴二钱　杏仁一钱　生姜三钱　大枣二个
水煎温服。

此太阳中风，误下作喘之治法也。其太阳伤寒，误下作喘，用麻黄杏仁甘草石膏汤，乃天造地设两不易之良方。凡下后利不止，而加上气喘急者，乃上争下夺之象。但壮病之人，中气足供上下之用，邪尽而喘利自止。若中气素馁，加以上下交征，立尽之数矣。此证不云下利，但云微喘，表不解，则是表邪因误下上逆，与虚证不同，故仍用桂枝汤以解表，加厚朴、杏仁以利气，亦彻里之意也。

【提要】 本节论述桂枝加厚朴杏仁汤的组成、用法及配伍意义。

【精解】 本方即桂枝汤加厚朴、杏仁而成。桂枝汤是解肌散邪之常用方，加杏仁宣肺降逆，厚朴下气消痰，合之共奏解肌祛风、降气平喘之效。临床中凡属表虚范畴而变证各异的喘证，俱投以此方治之。

【医案举隅】

咳嗽案

患者，男，2 岁。2013 年 2 月 11 日初诊。

[病史] 患者发热、咳嗽、气促，体温 39.1℃，脉搏 102 次 / 分，发育及营养中等，听诊两肺呼吸音粗糙、有干湿性啰音，以右肺明显。血常规化验示：白细胞 13.2×10^9/L，中性粒细胞 0.63，淋巴细胞 0.32。X 射线检查示：肺纹理模糊，右肺上叶可见片状阴影。刻诊：身热汗出，咳而喘满，面色青暗，舌淡，苔白微腻，脉浮滑，指纹青紫。

[诊断] 西医诊断：小儿肺炎；中医诊断：咳嗽，外感风寒、痰食郁结、肺气上逆。

［治法］解肌发表，下气平喘。

［方药］桂枝3克（去皮），炙甘草3克，生姜3克（切），白芍3克，大枣2枚，厚朴1.5克，杏仁1.5克、炒麦芽3克。煎取150ml，多次热服。

复诊（2013年2月12日）：患儿热退身凉，体温降至36.5℃，精神好转，喘满微减，舌淡，苔白微腻，脉滑，指纹微青。风寒虽解，但痰食阻滞，肺失宣降，宜降逆化痰、消食除满。

［方药］原方加炒苏子2克、陈皮3克，1剂，煎取150ml，分多次热服。

三诊：喘平，腹满已减，微咳有痰，舌淡，苔白薄，脉细而滑，表邪已解，但肺胃失和，宜以调理肺胃、化痰消食善后。方用二陈汤加减。药用橘红2.5克，法半夏3克，茯苓3克，杏仁3克，百部1.5克，炒紫苏子3克，炒麦芽3克，炙甘草1.5克。服后，诸症消失。2月17日X射线检查示左肺部片状阴影炎症消散吸收，胸片结果恢复正常。

王永瑚，李向国. 桂枝加厚朴杏仁汤治疗小儿风寒临床体会［J］. 实用中医药杂志，2020，36（9）：1231-1232.

按语：小儿咳嗽是儿科常见的临床症状。西医认为咳嗽是呼吸系统疾病的一种临床表现，咳嗽本质上是机体的一种应激反应，有利于清除呼吸道分泌的有害因子。临床上多用抗生素及止咳化痰药治疗咳嗽。桂枝加厚朴杏仁汤中桂枝汤解肌发表，厚朴、杏仁降气平喘、消痰导滞，此两药为痰多喘嗽而设。小儿风寒咳嗽有表虚表实之别。本案发病之时正当冬令，本当用辛温发汗之剂，但患儿发热却汗出，咳嗽喘促却面色青暗，舌淡而苔白微腻，脉浮滑，属外感风寒、肺气上逆证。故治当解肌发表，下气平喘。

栀子柏皮汤

【原文】伤寒身热湿热郁于肌表。发黄者，此方主之。

栀子三钱　黄柏三钱　甘草　茵陈蒿三钱

水煎温服。按：此方之甘草三钱无著，应是茵陈蒿，必传写之讹也，当改之。

【提要】本节论述栀子柏皮汤的组成及适应证。

【精解】湿热郁蒸发黄而热重于湿。症见身黄、发热、心烦懊恼、口渴、舌红苔黄。其热势虽重，但里无结滞，自无腹满之象，故用栀子柏皮汤清热泄湿。方用栀子清泄三焦湿热；黄柏清解腑脏结热；甘草既防栀、柏苦寒伤胃，又有扶脾解毒之功。本方以清泄里热见长，兼以祛湿，适于阳黄热重于湿之证，若加茵陈蒿则疗效更好。

【医案举隅】

黄疸案

患者，男性，29 岁。

［病史］2014 年 5 月 23 日行直肠前切除术，病理：直肠盘状隆起型高 - 中分化腺癌，淋巴结未见转移癌。结肠癌 TNM 分期：pT3NO。经过化疗后，病情平稳，但胆红素指标均偏高，无明显黄疸，便溏，纳眠可，舌质暗红，苔薄黄腻，脉弦滑。

［诊断］西医诊断：高胆红素血症；中医诊断：黄疸，湿热内蕴、肝失疏泄。

［治法］清泄湿热，疏肝利胆。

［方药］栀子 15 克，黄柏 10 克，甘草 6 克。水煎，口服。

杨宏丽．栀子柏皮汤在恶性肿瘤治疗中的应用［J］．江西中医药大学学报，2018，30（1）：13-14.

按语：患者一般状况良好，但胆红素指标升高，便溏，舌质暗红，苔薄黄腻，脉弦滑。考虑为湿热内蕴中焦导致肝失疏泄，胆汁排泄不畅从而引发此证。故采用口服经方栀子柏皮汤清泄湿热、疏肝利胆，既可祛邪，又不伤正。

麻黄连轺赤小豆汤

【原文】伤寒瘀热在里表，身必发黄，此方主之。按："瘀热在里"之"里"字，应是"表"字，若是"里"字，岂热在里而药反治其表哉？当改之。

麻黄三钱　连轺三钱　赤小豆五钱　生梓白皮五钱　杏仁一钱　甘草炙，一钱　生姜二钱　大枣二枚

连轺，乃连翘根也。水煎麻黄去沫，入群药煎服。

【提要】本节论述麻黄连轺赤小豆汤的组成及适应证。

【精解】本方用于治疗湿热兼表发黄。除黄疸外，当有发热恶寒、无汗身痒等症状。湿热兼表，单纯清利或解表，均非所宜。用本方在于解表散邪、清利湿热并施。俾使表里宣通，湿热有外泄之路，则其病可愈。方中若加茵陈蒿，其效更佳。但麻黄、生姜不宜久服，表证一罢，即须撤去。本方还常用于治疗湿热郁蒸之皮肤瘙痒、肾风水肿等证，疗效甚佳。

【医案举隅】

感冒案

患者，女，27 岁。2012 年 4 月 26 日初诊。

［病史］自诉发热、咽痛 1 周。1 周前受凉后出现发热，体温最高达 38.5℃，伴有咽痛，外院诊断为"上呼吸道感染"，给予头孢类消炎药治疗

5 天，体温恢复正常，咽痛症状较前缓解。就诊时诉乏力明显，恶风，偶有汗出，口干多饮，小便色深黄，大便偏干。尿常规提示：尿液镜检红细胞 30~50/Hp。既往慢性肾小球肾炎病史 2 年。舌脉：舌质红，舌苔薄白，脉细滑。

[诊断] 西医诊断：上呼吸道感染；中医诊断：感冒，表热里湿。

[治法] 宣透解表，清热利湿，凉血止血。

[方药] 生麻黄 6 克，连翘 30 克，赤小豆 30 克，杏仁 10 克，生石膏（先下）30 克，紫苏叶 10 克，芦根 15 克，茜草 15 克，槐花 15 克，车前草 15 克，白茅根 30 克，苎麻根 10 克。

服药 7 剂后，表证已去，仍有乏力、尿色深黄，舌质淡红，苔薄白，脉细。考虑肾虚夹热，中药后期治疗以滋阴清热、凉血止血为主。

范婷，李守然，张根腾. 张根腾教授应用麻黄连翘赤小豆汤的经验浅析 [J]. 中华中医药杂志，2013，28（8）：2335-2337.

按语： 由于麻黄连翘赤小豆汤具有宣发肺卫、清热利湿的作用，现临床上广泛用于治疗肾炎初起、荨麻疹等疾病。临床以发热、恶寒、无汗、小便不利为辨证要点。本方有发汗、利水、通泄作用，可通达表里、上下。本例患者在有表证同时兼有血尿，故治疗时除宣透解表、清热利湿外，还加用茜草、槐花以凉血止血。

金沸草散

【原文】治感冒风寒，咳嗽多痰，头目昏痛，身热，鼻塞声重。风热上壅，故生痰作嗽，荆芥解肌散风，前胡消痰降气，半夏燥痰散逆，甘草发散缓中，细辛温经，茯苓利湿，赤则入血分，而泻丙丁也。

金沸草去蒂，二钱　荆芥穗三钱　前胡[1]二钱　半夏一钱　赤茯苓一钱半　细辛一钱　甘草炙，七分　生姜二钱　大枣二枚

水煎温服。《局方》无细辛、茯苓，有麻黄、赤芍。热加柴胡、黄芩，痞闷加桔梗、枳壳，头痛加川芎、白[2]芷。

《准绳》曰：人止知此散治风寒咳嗽，及加杏仁、五味子治诸咳嗽皆效，独未知用之治舌肿牙痛。辛未，有人舌肿满塞，粥药不入，危甚，煎此散乘热以纸笼熏之，遂愈，况服之乎！《三因》亦云：一妇人舌肿牙痛，口颊皆肿，以此散大剂煎汤，熏漱而愈。

【注释】

[1] 胡：原作"旋"，据扫本、德本、醉芸轩本及本方药物组成改。

[2] 白：原作"血"，据扫本、湘本改。

【提要】本节论述金沸草散的功效及配伍意义。

【精解】金沸草散具有发散风寒、降气化痰的作用。方中主药金沸草乃旋覆花的茎叶，其性沉降，能肃肺降胃，豁痰化饮；味辛，能宣发肺气达于皮毛，一降一宣，肺主治节有权；味咸入肾，又能助肾纳气，此一药之功可使三焦通利；前胡降气化痰；细辛、荆芥穗、生姜发散风寒；半夏祛湿化痰，并助生姜、细辛温肺止咳；大枣、甘草甘缓和中；赤芍性凉泄热，散瘀和营，以防辛散之品温燥太过。诸药配伍，共主散寒、化痰、降气、止咳之功，以治外感风寒、气逆咳嗽痰多者。

【医案举隅】

金沸草散，出自《博济方》卷一，为止咳化痰剂。具有发散风寒、降气化痰之功效。主治伤风咳嗽。症见恶寒发热，咳嗽痰多，鼻塞流涕，舌苔白腻，脉浮。

咳嗽案

患者，男，44 岁，2011 年 3 月 25 日初诊。

［病史］咳嗽 3 个月余，迁延不愈，呈阵发加重，咳声重浊，开始时咳吐黄痰，现咳白沫痰，量多，喉中哮鸣音，舌淡红体胖，苔薄黄腻。X 射线检查示：双下肺感染不排除。患者住院期间曾静脉滴注头孢类药物及口服抗生素无效，故转而求诊于中医。

［诊断］西医诊断：肺部感染；中医诊断：咳嗽，痰湿壅肺、肺气宣肃失常、气机不利。

［治法］化痰利湿，宣肃肺气，通利气机。

［方药］旋覆花 15 克，白芍 15 克，生甘草 10 克，炙麻黄 8 克，法半夏 15 克，荆芥 10 克，白前 10 克，杏仁 10 克，桔梗 10 克，浙贝母 15 克，百部 15 克，冬瓜仁 10 克，瓜蒌仁 10 克，生薏苡仁 15 克，车前子 12 克，鱼腥草 30 克，苏子 15 克，白芥子 10 克，莱菔子 10 克。7 剂。水煎服，日 1 剂。

二诊（2011 年 4 月 1 日）：咳嗽大减，痰量减少、呈白沫状，口中发咸，舌质淡体胖，边有齿印，苔薄黄腻，脉弦滑。

［方药］药已见效，守上方去白前；加白僵蚕 10 克，续服 7 剂。

后患者因他病来诊告知：上方 7 剂未服完，咳嗽即愈。

赵伟鹏，闫军堂，刘敏，等. 王庆国教授运用金沸草散加减治疗咳嗽验案3 则［J］. 北京中医药大学学报（中医临床版），2012，19（2）：58–59.

按语：本案患者咳嗽痰盛，喉中哮鸣音，痰白沫状，且舌体胖大，苔腻，辨证为痰湿壅肺、湿滞中焦。故除主用金沸草散发散风寒、降气化痰以及浙贝母、鱼腥草、瓜蒌仁清肺化痰外，更选用冬瓜仁、车前子、薏苡仁等滑利之品化痰利湿，合用三子养亲汤温肺化痰、降气消食。方药对证，恰中病机，故服完7剂即病愈大半。二诊时咳减痰存，故减少止咳之品而加化痰散结之白僵蚕，终以收功。

地榆散

【原文】治伤寒温病热毒不解，日晡壮热，腹痛，便利脓血，甚如烂瓜肉、屋漏水者。

地榆二钱　当归四钱　白芍四钱　黄芩　黄连　栀子炒黑　犀角镑, 磨汁, 各二钱　薤白四钱

水煎去渣，入犀汁冷服。

【提要】本节论述地榆散的方义与临床应用。

【精解】地榆散中以地榆清热解毒、凉血止血，尤善清大肠之湿热、凉大肠之血；当归活血止痛，补血生肌；薤白理气行滞；黄芩、黄连、栀子清热燥湿；佐以白芍、犀角清热凉血，散瘀止痛。全方集凉血止血、理气行滞、消肿止痛、清热燥湿为一体，止血而无留瘀之弊，清热而无寒凝之伤，故能改善肛周血液循环，从而改善血管壁的营养，使之弹性增加、坚韧度增高，出血自止。本方主要用于治疗湿热壅积所致痔血、便血等病症。临床应用以痔血、便血，兼见口苦、舌红绛、苔黄腻、脉滑数为辨证要点。

桃花汤

【原文】少阴病二三日至四五日，腹痛小便不利，下利不止，便脓血者；及少阴下利，便脓血，腹不痛者，并此方主之。

赤石脂煅, 二两　干姜二钱四分　粳米五钱

水煎米熟去渣，再调赤石脂末二钱，温服。

【提要】本节论述桃花汤的功效及适用证。

【精解】桃花汤具有温中散寒、涩肠止痢的功效，主治虚寒血痢证，其病机核心为脾肾虚寒，寒湿阻滞，损伤肠络，失于固摄。方中赤石脂温涩固脱以止痢，为君药；干姜大辛大热，温中祛寒，合赤石脂温中涩肠、止血止痢，为臣药；粳米养胃和中，助赤石脂、干姜以厚肠胃，为佐药。

【医案举隅】

桃花汤出自《伤寒论》，为固涩剂，具有温中涩肠止痢之功效。主治虚寒血痢证。症见下痢日久不愈，便脓血，色暗不鲜，腹痛喜温喜按，小便不利，舌淡苔白，脉迟弱或微细。临床上用于治疗慢性细菌性痢疾、慢性阿米巴痢疾、慢性结肠炎、胃及十二指肠溃疡出血等。

溃疡性结肠炎案

患者，男，46岁，农民。1993年10月12日初诊。

[病史]患者自诉：平素嗜酒，恣食肥腻，3年前出现腹泻，粪便中含有脓血和黏液，有时下血呈片块状，腹痛，口苦，尿黄。当地乡医院一位老中医诊为脏毒便血，予中药10余剂，药中有黄芩、黄连、地榆等，服后病情缓解。但间隔月余后旧病复发，又找原中医治疗，仍予原药服10余剂，其疗效不佳。遂到本市某医院就诊，肠镜检查提示溃疡性结肠炎，予西药治疗3周余，病情得到控制。此后每隔2~3个月，旧病就复发，发则即服中西药以控制。3周前，旧病又复发，服中西药治疗至今，不见好转。现症：面色㿠白，消瘦，四肢清冷，每日大便5~7次，往往未到厕所就排便到裤子里，神疲。舌淡、苔薄白，脉沉弱。

[诊断]西医诊断：溃疡性结肠炎；中医诊断：脏毒便血，脾肾阳虚、大肠虚寒滑脱。

[治法]温补脾肾，涩肠固脱，止血止泻。

[方药]煅赤石脂48克（一半入煎剂，一半为面，分3次冲服），炮姜9克，粳米30克，补骨脂15克，焦乌梅10克，乌贼骨12克。水煎服。

服10剂，大便减至每日2~3次。继服20剂，大便成形，每日1次，不带血液和黏液，其他症状亦消失。追访2年未复发。

刘含堂. 经方治病经验录［M］. 北京：学苑出版社，2008：247-248.

按语：本例患者为脏毒便血（慢性结肠炎），病因病机为嗜酒、恣食肥腻，蕴生湿热，湿热下注肠道伤及血络，出现腹泻、便血等症状。初病原为肠道湿热，因3年来反复应用黄芩、黄连、地榆等苦寒药，损伤了脾肾之阳，加上西药对肠胃的副作用，以致最后出现脾肾阳虚、大肠虚寒滑脱之证。取桃花汤加味，桃花汤温中益脾、涩肠固脱，加补骨脂以温肾，加乌贼骨、焦乌梅以助止血止泻。

桂枝加桂汤 即阳旦汤

【原文】主太阳中风，烧针令出其汗，针处被寒，核起而赤者，必发奔豚。气从少腹上冲心者，灸其核上各一壮，与桂枝加桂汤更加桂。本方去桂，加黄芩即阳旦汤。

桂枝二钱　白芍二钱　桂四钱，去粗　甘草一钱二分　生姜二钱　大枣二枚

水煎温服。

喻氏曰：奔豚者肾邪也。肾邪一动，势必自少腹上逆而冲心，状若豕突，以北方亥位属猪故也。肾邪惟桂能伐之，所以加桂一倍于桂枝汤中，

外解风邪，内泄阴气也。当即此例推之，凡伤寒发表，误入寒药，服后反加壮热，肤起赤块，畏寒腹痛，气逆而喘，或出汗时覆盖未周，被风寒复侵，红肿喘逆，其证同者，用此方良验。一妇病风寒外感，服表药后，忽面若妆赤，散发叫喘，双手上扬，予知其少腹作奔豚也，服此方顷之即定。

【提要】本节论述桂枝加桂汤的方义。

【精解】桂枝加桂汤具有温通心阳、平冲降逆之效。桂枝加桂汤是桂枝汤重用桂枝组成。方中重用桂枝，配以甘草、大枣、生姜辛甘化阳，温心阳，降寒气，平冲逆；芍药酸寒，与甘草相配，酸甘化阴，敛阴和营，缓解急迫。诸药合用，共奏温通心阳、平冲降逆之功。

【医案举隅】

桂枝加桂汤出自《伤寒论》，具有温通心阳、平冲降逆之功效。主治烧针令其汗，针处被寒，核起而赤者，必发奔豚，气从少腹上冲心者。临床常用本方治疗神经官能症、癔症、阵发性心动过速、膈肌痉挛、脑外伤综合征、血管神经性头痛、顽固性呕吐等疾病。

奔豚案

患者，男，54岁，农民。1998年5月13日初诊。

［病史］3年前曾患慢性胃炎，经中药治疗后病情明显好转。1个月前因恣食生冷食物后出现胃脘胀闷不适，不欲饮食，并感到有一股气从腹部上冲至胸咽，痛苦难忍，时发时止，服西药罔效。刻诊：面黄，形体消瘦，精神疲惫，舌淡、苔薄白，脉沉弦。此病符合仲圣所说的奔豚气。

［诊断］西医诊断：慢性胃炎；中医诊断：奔豚气，胃寒气逆。

［治法］温胃散寒降逆。

［方药］桂枝15克，白芍9克，炙甘草6克，厚朴15克，吴茱萸10克，干姜、生姜各10克，大枣6枚。水煎服。

服4剂，奔豚发作减少，诸症缓解，继服6剂而愈。

刘含堂. 经方治病经验录［M］. 北京：学苑出版社，2008：29.

按语：本例患者有慢性胃炎病史，平素脾胃虚寒，又被寒冷饮食所伤，以致胃中更寒，胃失和降而气上逆，有如豚上奔之状，即仲圣所说的"奔豚气"。治以桂枝加桂汤加味，重用桂枝平冲降逆散寒以泄奔豚，白芍协助桂枝以降逆，甘草、生姜、大枣益脾胃，加干姜、吴茱萸、厚朴以暖胃散寒消胀满。

麻黄附子甘草汤

【原文】少阴病，得之二三日，但欲寐无里证者，此方主之。

麻黄二钱　附子一钱　甘草炙，二钱

水煎麻黄去沫，再入二味煎服，微发汗则愈。

此少阴病无里证者，知表邪未悉[1]并阴也，故以附子温少阴之脏寒，甘草和表里之阴阳，麻黄发未尽之传邪，而病斯瘥矣。不然，大汗淋漓，则阳气愈虚而阴邪愈盛，故戒之曰微发汗。

【注释】

［1］悉：原作"患"，据扫本、德本及醉芸轩本改。湘本作"尽"。

【提要】本节论述麻黄附子甘草汤的配伍特点与功效。

【精解】麻黄附子甘草汤即麻黄附子细辛汤去细辛、加甘草组成。方中用麻黄发汗解表，附子温肾助阳，甘草调和药性。治证略同，只是发汗力量不及麻黄附子细辛汤。因微发热，无里证，病情稍缓。故不用细辛，而用甘草以缓麻、附之辛烈。又《金匮要略》曰："治水之为病，其脉沉小，属少阴。"麻黄附子汤，其药味与本方相同。由于麻黄有宣肺、发汗、利尿三大功效，故本方既体现了助阳发汗使邪从汗解，又体现了宣肺利水使水邪从小便去的法则。

【医案举隅】

麻黄附子甘草汤具有温经解表的功效。主治少阴病，恶寒身疼，无汗，微发热，脉沉微者。本方可用于治疗西医临床中的心动过缓、心肌缺血、风湿性心脏病等。只要符合其主治病变证机，也可加减运用，辅助治疗如坐骨神经痛、神经性头痛等。药理研究表明，本方具有抗心肌缺血、改善微循环、增强机体免疫力、镇痛等作用。

胸痹案

患者，女，53岁，教师。2003年12月3日初诊。

［病史］两年前曾出现过胸闷、胸痛，在本市某医院做心电图检查，提示ST-T缺血性改变，诊为冠心病。两年来病情时轻时重，重时即以西药控制。近1周来因感时令之寒邪，又使胸闷胸痛加重，服西药后未缓解。现症：主症如上，面色㿠白，胸背部有寒冷感，下肢不温，无汗，舌淡、苔薄白，两寸脉弦紧，右尺脉沉弱。

［诊断］西医诊断：冠心病；中医诊断：胸痹，肾阳不足、寒邪入胸、营血失运。

［治法］温阳散寒，宽胸散结，温通血脉。

［方药］蜜炙麻黄5克，炮附子10克（先煎），炙甘草6克，薤白15克，丹参20克，当归15克，川芎12克。水煎服。

二诊：上药服3剂后，感全身微微汗出，胸闷痛及寒冷感缓解。继以上药去麻黄，加桂枝 10 克、酒白芍 10 克，又服 10 余剂，诸症消失。因患者平素畏寒，右尺脉沉弱，表明肾阳素虚，嘱服中成药右归丸 3 个月至半年。

刘含堂. 经方治病经验录 [M]. 北京: 学苑出版社，2008：79-80.

按语：本例患者为冠心病，中医诊为胸痹。病机为肾阳素虚，寒邪入胸，胸阳痹阻，营血运行不畅。投麻黄附子甘草汤加味，以附子温肾阳，麻黄散胸中寒邪，甘草益气兼缓和麻黄之峻猛，加薤白宽胸散结通阳，当归、川芎、丹参温通血脉。药后汗出，胸背寒冷解除，表示寒气已外散，故去麻黄，加桂枝、白芍以助温通血脉，散未尽之寒邪。病本为肾阳不足，故最后以右归丸温补肾阳治其本。

白通加人尿猪胆汁汤[1]

【原文】少阴病下利，脏寒不禁则下利，水性趋下故也。脉微者，阳虚也。与白通汤。利不止，用方切当，若犹不止。厥冷无脉，脉微而至于绝。干呕烦者，阳为阴拒而不能入也。此方主之。反佐以和之也。服汤后脉暴出者死，阳欲烬而忽焰，势必成灰。微续者生。气渐回而微续，机有更生。去人尿、胆汁，名白通汤。

葱白二茎　干姜三钱　附子生，三钱　人尿一小杯　猪胆汁三茶匙

水煎去渣，入人尿、胆汁，和匀温服。如无胆汁，亦可用。

葱白通阳接阴，有升发之能；干姜健脾暖胃，有化谷之长；附子温中散寒，有回阳之善；人尿、胆汁性寒而续真阴，引姜、附而为肝肾之向导。起死回生之方，造化神工之妙也。

【注释】

[1] 白通加人尿猪胆汁汤：《伤寒论·辨少阴病脉证并治》作"白通加猪胆汁汤"。

【提要】本节论述白通加人尿猪胆汁汤的配伍意义及功效。

【精解】白通加人尿猪胆汁汤方用大辛大热的附子温肾壮阳，祛寒救逆；干姜温阳散寒；葱白辛温，宣通上下阳气，以通阳散寒；阴寒太盛会格拒阳药，所以又佐以苦寒猪胆汁、咸寒童尿为引，使热药能入里发挥作用，此为反佐之用。除此，两药咸寒苦降，还可滋阴和阳，引虚阳下入阴中，共奏破阴回阳、宣通上下之功。

【医案举隅】

白通加人尿猪胆汁汤出自《伤寒论》，具有破阴回阳、宣通上下之功效。主治少阴病，阴盛格阳，下利不止，厥逆无脉，面赤干呕而烦躁及寒湿腰痛。

发热不退戴阳案

患者，女，17 岁。

　　[病史]因发热持续不退入某医院治疗未愈，前医曾用葛根芩连汤、银翘散和白虎汤等方，而发热日增，故求诊于戴氏。现症见：高热，全身冷汗不止，声低息短，四肢逆冷，面赤如朱，身重难以转侧，二便如常，不思饮，舌青滑，右脉沉细，左脉浮大无根。

　　[诊断]西医诊断：发热；中医诊断：发热，阴寒过盛、虚阳上越之假热。

　　[治法]交通阴阳，收纳元气。

　　[方药]附子60克，干姜12克，葱白3茎。附子先煎煨透，舌尝无麻味后，再下余药。2剂，水煎服。

　　上方药服1剂后，发热及病情如故。戴氏认为药已对症，疗效不显，是由于阴寒格拒过盛，药不能直达病所。应从阴引阳，本着"甚者从之""热因寒用"治则，于原方加猪胆汁数滴、童便1杯。服后热竟全退，冷汗亦止，面赤身热大为减轻，唯四肢尚冷，继以干姜附子汤（附子60克、干姜15克）峻扶元阳，交通上下。服后诸症悉愈。

张存悌，张泽梁．中医火神派医案新选［M］．辽宁：辽宁科学技术出版社，2020：17-18．

　　按语：本例为"戴阳证"，多因误用寒凉所致。"戴阳证"之假热最易与实热混淆，若不加审究，极易误治。既是真假相混，必有本质可寻。患者虽然高热不退，但全身冷汗不止，声低息短，肢冷，脉浮大无根，知其内寒之所在，已显阳脱之象，发热面赤则为戴阳之证。结合前服寒凉不效，认定为真寒假热之"戴阳证"，急用白通汤回阳收纳，但因阴寒格拒，初不显效，后于方中加猪胆汁、童便反佐，服之方验。由此可知，此证反佐之道不可忽也。

桂枝二越婢一汤

　　【原文】太阳病发热恶寒，热多寒少，风多寒少也。脉微弱者，微为阳虚，弱为阴虚也。此无阳也，不可发汗，此方主之。风多用桂枝二以解之，寒少用越婢一以发之。

　　桂枝　白芍　甘草　麻黄各二钱五分　石膏三钱三分　生姜四钱三分　大枣二枚，劈

　　水煎麻黄去沫，入群药煎服。

　　即此一方，知仲景酌量脉证，毫厘不差。因风多寒少，故用桂枝二以解之，越婢一以发之也。后世医家，那得窥其万一。

　　【提要】本节论述桂枝二越婢一汤的组成、用法及适应证。

　　【精解】桂枝二越婢一汤取桂枝汤剂量的四分之一、越婢汤剂量的八分之一合成，桂、越两方的比例为2:1。其药味组成与大青龙汤相近，但分量甚

轻。本方有宣解郁阳、散热透邪之功。方以桂枝汤解肌祛风，越婢汤发越郁阳，为双解表里之轻剂。本方证时以微邪不解、阳郁化热为主要病机，症见发热恶寒，热多寒少，脉略数，舌偏红、苔微黄，或见口干，微烦，无汗，咳嗽等。本方证与桂枝麻黄各半汤、桂枝二麻黄一汤证相比，同是微邪郁表，但已有化热趋势。与大青龙汤证相比，则邪郁较轻。

【医案举隅】

桂枝二越婢一汤可用于流行性感冒，也可加减运用辅助治疗肌肉及关节疼痛、神经性疼痛等。

咳嗽案

患者，男，15岁。2001年3月15日初诊。

［病史］10天前因用凉水洗浴而感寒，第2天出现咳嗽、寒热等症，校医予西药治疗一周，无效。后到市内某医院就诊，经血常规和胸部拍片检查，诊为急性支气管炎。现症：咳嗽频频，痰黏难咯，心烦口渴，胸闷，恶风寒，发热（体温38.2℃），饮食及二便自调。舌质红，苔薄黄，脉浮滑。

［诊断］西医诊断：急性支气管炎；中医诊断：咳嗽，风寒在表、肺蕴痰热。

［治法］解表散寒，宣肺清热，化痰止咳。

［方药］桂枝10克，生白芍10克，炙甘草6克，炙麻黄5克，生石膏30克（先煎），杏仁10克，大贝母10克，瓜蒌皮15克，桔梗6克，生姜10克，大枣6枚。水煎服，3剂。

二诊：服药后全身汗出，寒热消退，咳嗽、咯痰等症状亦明显减轻。继以上方去麻黄，又服4剂，病退而安。后拍胸片复查，原肺纹理增多已消失。

刘含堂. 经方治病经验录［M］. 北京：学苑出版社，2008：36-37.

按语：桂枝二越婢一汤是表里双解之方，适于表寒里热证。本例为急性支气管炎，中医辨证为风寒在表兼肺蕴痰热。治用桂枝二越婢一汤（其药量非仲圣原方剂量，是依据病情而拟定的临床常用量）加味，取本方外散风寒而内清肺热，加瓜蒌皮、大贝母、桔梗以肃肺、止咳化痰。

八正散

【原文】治湿热下注，口渴咽干，淋痛尿血，小腹急满者。

木通　车前子炒, 研　瞿麦　栀子　大黄　滑石　萹蓄　甘草梢各等份
灯心草一团

水煎温服。一方有木香。

通、麦、灯心降心火，入小肠；车前清肝火，入膀胱；栀子泻三焦郁

火；大黄、滑石又泻火和水之捷药；萹蓄利便通淋；草梢入茎止痛。虽治下焦，而不专于治下，必三焦通利，水乃下行也。

【提要】本节论述八正散的组成、用法及配伍意义。

【精解】八正散具有清热泻火、利水通淋的功效。主治湿热下注之热淋、石淋，尿频涩痛，淋沥不畅，甚或癃闭不通，小腹胀满，咽干口燥，舌苔黄腻，脉滑数。方中木通、车前子、灯心草降火利水；瞿麦、萹蓄、滑石通淋利窍；栀子、大黄清热泻火；甘草调和诸药，并能缓急止痛。从总体上看，本方清热泻火药弱于利湿通淋药，意在邪从小便而出，则湿去热清。

【医案举隅】

八正散当代常用于膀胱炎、尿道炎、急性前列腺炎、泌尿系结石、肾盂肾炎、术后或产后尿潴留等属湿热下注者。实验研究表明，八正散能显著抑制尿道致病性大肠埃希菌凝集人的 P 型红细胞及黏附尿道上皮细胞的作用。

淋证案

患者，女，11 个月，2016 年 5 月 8 日初诊。

［病史］主诉：间断性排尿时哭闹 3 月余。患儿于 3 个月前因过食大虾，导致排尿时哭闹及尿布上有褐色分泌物而就诊于儿童医院，查尿常规：色黄，浊度（＋），比重（SG）1.019, pH 6.0，隐血（BLD）（－），尿蛋白定性（PRO）（+－），白细胞（WBC）（+++），酮体（KET）（+++）。镜检：红细胞（RBC）0~2 个 /HP，白细胞（WBC）（++++）/HP。B 超示：肝、脾、肾未见异常。初步诊断为"泌尿系感染"，予静脉滴注头孢哌酮钠舒巴坦钠，口服头孢地尼、头孢克肟颗粒，连续治疗 8 天后查尿常规大致正常。停药 1 周后复查尿常规：浅黄，清澈，SG 1.009，pH 5.5。镜检：红细胞 0~2 个 /HP，白细胞（＋）/HP，上皮细胞 2~3 个 /HP。予头孢地尼口服 5 天，查尿常规转阴。患儿于就诊前 2 月余因尿中再次出现白细胞，被收入儿童医院治疗，多次查尿常规：白细胞（+~+++）。尿培养：大肠埃希菌（菌落计数 2000 个 /ml）。血常规：白细胞 7.99×10^9/L，红细胞 4.38×10^{12}/L，血红蛋白（Hb）123g/L，中性粒细胞 0.21，淋巴细胞 0.74，单核细胞 0.05。肝、肾功能：天门冬氨酸氨基转移酶（AST）46U/L（略升高），尿内毒素 10pg/ml，尿革兰氏染色（－），食物＋吸入过敏原 IgE：总 IgE ＜ 100IU/ml。食物过敏原：黑麦（＋），菠萝（++）。B 超示：膀胱壁增厚。大便常规（－），肾早损（－），尿流式细胞学检查:NK 17%（升高），T 辅助淋巴细胞 /T 抑制淋巴细胞（T Helper/Suppressor Ratio）为 4.13（升高），双肾平扫及增强 CT 未见异常。逆行膀胱造影未见异常。诊断为泌尿系感染（大肠埃希菌）。入院后予头孢哌酮钠舒巴坦钠抗感染、清洁外阴及其他对症支

持治疗，住院 13 天，出院时体温正常，尿常规显示正常。患儿就诊前 45 天期间反复查尿常规仍提示有白细胞（+～+++），遂就诊于我院儿科门诊。现症见：患儿排尿时偶伴哭闹，尿布上有时可见黄褐色分泌物，小便色偏黄浊，手、足心发热，无尿频、咳嗽、鼻塞、流涕、发热，纳欠佳，大便偏干，1~2 天一行。查体：患儿神清，精神可，心、肺未见异常，腹软、无压痛，尿道口充血，舌尖红、苔黄腻，指纹浮紫。查尿常规：白细胞（++），其余未见异常。

［诊断］西医诊断：尿路感染；中医诊断：淋证，湿热下注。

［治法］清热泻火，利水通淋。

［方药］盐车前子 6 克，萹蓄 6 克，酒制大黄 2 克，滑石粉（包煎）6 克，栀子 6 克，瞿麦 6 克，灯心草 6 克，粉萆薢 6 克，桂枝 6 克，泽泻 6 克，石菖蒲 6 克，甘草 6 克。4 剂，1 日 1 剂，水煎药液 150ml，取药液 100ml，分 3 次温服。

二诊（2016 年 5 月 12 日）：患儿排尿时无明显哭闹，尿布上未见异常分泌物，小便颜色较前变清，纳欠佳，大便调。查体：尿道口稍红，舌红、苔薄白。患儿查尿常规示阴性。

［方药］上方去桂枝、泽泻、石菖蒲、酒制大黄、粉萆薢，加砂仁 6 克、炒薏苡仁 10 克。5 剂，依前法服用。

三诊（2016 年 5 月 17 日）：患儿小便时无哭闹，尿布上未见异常分泌物，一般情况可，食欲较前好转，二便可。查体：尿道口不红，舌红、苔薄白。

［方药］苍术 10 克，黄柏 6 克，萹蓄 10 克，通草 5 克，茯苓 10 克，陈皮 10 克，甘草 6 克，5 剂，以巩固疗效。嘱家长喂养不宜过量，尽量不食生冷、油腻的食物，注意保持小儿外阴清洁，并复查尿常规。

患儿于停服中药后 15 天内小便时无哭闹，尿布上未见异常分泌物，尿常规未见异常。

陈思朦，任勤. 八正散加减治疗小儿淋证湿热下注型 1 例［J］. 中医儿科杂志，2017，13（2）：70-72.

按语：本例患儿因过食大虾后导致脾胃运化功能受损，水谷不能化为精微物质，反生湿浊，久蕴化热，湿热流注下焦，则可见患儿排尿时哭闹、尿布上见褐色分泌物、尿道口充血、小便色黄及舌红、苔黄腻；湿热邪气流于四肢，则表现为患儿手、足心常发热。另外，由于女婴尿道口较短，外阴不洁，湿热邪毒容易入侵，影响膀胱气化功能亦可导致淋证反复发生，可用八正散加减治疗。方中萹蓄、泽泻清利下焦湿热、利水通淋；瞿麦、灯心草可清心除热、利水渗湿；车前子利尿通淋，兼可益肾，利水湿而不伤肾阴；萆薢利湿去浊，兼可祛风，"风能胜湿"，以增强祛湿之效；栀子泻三焦之火，石菖蒲行气化湿，桂枝温通经脉，三者并用使三焦行水之路疏通畅达；大黄导湿热之邪从大便而出。诸药合用，可起到清热泻火、利水通淋的功效。二诊时因患儿症状减轻，故减去桂枝、泽泻、石菖蒲、酒大黄、粉草薢，加砂仁、薏苡仁增强健脾祛湿、消食和胃之效。三诊中患儿一般情况良好，但恐有湿热未清，故予苍术、黄柏、萹蓄、通草通利未清之湿热，茯苓、陈皮、甘草健脾理气。全方健脾祛湿并重，以巩固疗效。

太平丸酒

【原文】温病愈后，元神未复，腰脚无力，浑身酸软者，此方主之。

糯米酒糟晒干，炒黄色，为末。二两四钱，主温中消食，除冷气，杀腥，去草菜毒，润皮肤，调脏腑，和血行气止痛。红曲陈久者佳，炒黄黑，为末。二两四钱，主健脾消食，养阴滋血。六神曲陈久者佳，炒黄黑，为末。四两八钱，主健脾养胃，化消谷食。小麦麸陈麦麸佳，去净面筋，晒干，炒黑色，为末。四两八钱，主天行温毒，热极发狂，发斑疹大渴者。又主调中养气，健人生力，助五脏，除烦闷，利小肠。麦乃养心之谷，属火。而麸则能退心热与胸膈之热，盖取同气相求，亦从治之意也。

白僵蚕白而直者，黄酒炒黄褐色，为末。八钱 全蝉蜕去土，为末。四钱。

二味前已注明。加枳壳、木通治食滞饱闷，服散亦妙。

上六味合研匀，水丸。每服一两，以冷黄酒三两，调蜜一两送下，隔五日如法再服，如是三次。开胃进食，健人生力，只十余日仍如无病一般，因名其方为太平丸酒。

【提要】本节论述太平丸酒的组成、用法及配伍意义。

【精解】温病恢复期，元神未复，腰脚无力，周身酸软，病机当属病后胃气未醒、气血未充。治以太平丸酒，方用糯米酒糟调脏腑，和血行气止痛；红曲健脾消食，养阴滋血；六神曲健脾养胃消食；麦麸调中补气除烦；僵蚕、蝉蜕升发清气；枳壳、木通行气导滞。以散剂黄酒送服，健脾开胃，正常进食后，起到补益气血增力之效。

升麻鳖甲汤

【原文】升麻 甘草各一两 鳖甲酥炙 当归 蜀椒炒去汗，各五钱 雄黄研，二钱五分

水六盅，煎二盅，分二次连服之，老小再服，取汗愈。

【提要】本节论述升麻鳖甲汤的组成、用法。

【精解】升麻鳖甲汤具有清热解毒、行血散瘀的功效，主治阳毒。症见面

赤斑斑如锦纹，咽喉痛，吐脓血。本方重用升麻，籍其升散之力以达透邪解毒之功，故《本经》谓其"主解百毒"。鳖甲既可行血散瘀，又可领诸药入阴分以搜毒。蜀椒既可解毒止痛，又可领诸药出阳分而透邪。当归活血，雄黄、甘草解毒，共为治阴阳毒之主方。

【医案举隅】

现代研究表明，升麻鳖甲汤具有抑制急性髓系白血病肿瘤血管形成的效应，而这种效应的产生可能与其抑制肿瘤血管内皮细胞的迁移、趋化及成管能力等相关。

急性扁桃体炎案

患者，男，5岁，2018年11月1日初诊。

[病史]主诉：反复发热半年，加重伴咽痛3天。患儿半年前因外感后出现发热、咽痛，外院诊断为急性扁桃体炎，予抗感染及相应对症治疗后症状好转。此后半年内反复发作5次，予抗生素或联用中药清热解毒凉血之剂，1周左右症状皆有好转。3天前因外感再次出现咽部疼痛不适，发热，体温最高40℃，于外院就诊，服用抗生素及退热药治疗，咽痛仍作，发热复起，遂来我院就诊。刻见：咽痛，痛感不甚，体温39.8℃，有少量黏白鼻涕，无咳嗽，纳差，眠欠安，大便偏干，每日一行，舌暗淡、苔黄微厚，脉细滑。查体：面色稍暗无华，咽部轻微充血，扁桃体Ⅰ度肿大，色不红，有白色脓点，心肺听诊无明显异常。血常规：白细胞计数 12.3×10^9/L，中性粒细胞0.79，C-反应蛋白（CRP）16mg/L。

[诊断]西医诊断：急性扁桃体炎；中医诊断：乳蛾，辨证为阳气郁遏、瘀热内结。

[治法]透热散邪，肃清瘀热，消肿散结。

[方药]升麻鳖甲汤加减。升麻5克，花椒3克，白芷6克，当归6克，醋鳖甲10克，柴胡12克，黄芩8克，金银花10克，生石膏15克，赤芍6克，陈皮6克，醋鸡内金10克，木香3克。4剂，配方颗粒，每日1剂，分2次温服。

二诊（2018年11月5日）：无发热，未诉咽痛，咳嗽有痰，无鼻塞流涕，纳可，眠仍不安，大便成形，每日一行。查体：扁桃体Ⅰ度肿大，色淡红，脓点减少，咽部充血减轻，舌淡红、苔白。

[方药]一诊方去黄芩、金银花、生石膏、陈皮，加玄参10克、生地黄6克、连翘10克、牡蛎15克，7剂，配方颗粒，用法同上。

三诊（2018年11月12日）：无不适，舌红、苔白。

［方药］二诊方去花椒，加皂角刺6克，14剂，配方颗粒，用法同上。

随访1年半，家长述患儿扁桃体炎仅发作1次，且病程短，自服中成药即愈。

曾怡瑄，李冠霆，张晶晶，等. 崔霞教授运用升麻鳖甲汤治疗小儿急性扁桃体炎经验［J］. 中医儿科杂志，2022，18（4）：28-30.

按语：本案患儿因扁桃体炎多次给予抗生素和清热解毒中成药治疗，虽每次热退，炎症得以控制，但未能抑制其反复发作。小儿稚阳之体，易造成寒凝气滞，阳气不能外散，邪气无所出路，从而伏于体内。方选升麻鳖甲汤加减。方中花椒辛温，合升麻甘辛微寒，清热解毒，利咽喉，托毒外出；体温最高40℃，为伏邪外发之象，故以生石膏、金银花、柴胡、黄芩辛凉清热之品散泄伏热；当归、赤芍活血祛瘀，配合醋鳖甲咸平微寒，滋阴潜阳，软坚散结，共养营阴，活络血分；白芷宣通鼻窍，消肿排脓；木香、醋鸡内金、陈皮理气消食。二诊时患儿热退，未诉咽痛，故守上法，兼养气阴。一诊方去生石膏、金银花、黄芩等清热药物，仍以花椒辛温、升麻升散以行气通络；加玄参清肺金，生肾水，养阴清热解毒；生地黄滋阴清热；连翘、牡蛎消肿散结。全方寒温并用，寒凉而不至冰伏，温热而不至伤阴。三诊时患儿诸症好转，无不适，故以益气滋阴为主，兼化瘀散结。二诊方去花椒，加皂角刺消肿散结。药证相符，故疗效满意。

玉枢丹 一名紫金锭

【原文】专治暴中杂气病，昏晕欲倒，如霍乱吐泻，搅肠痧，青筋胀，心腹痛胀，诸般危证。并一切山岚瘴气，水上不服，解诸毒，疗诸疮，利关窍，通百病，奇效不可殚[1]述。

山慈菇 洪山出者，洗去毛皮，焙，二两　　川文蛤 一名五倍子，制净挺破，焙，二两　　红芽大戟 去净骨，焙，一两五钱　　千金子 一名续随子，用鲜者，去壳去油，一两　　朱砂 有神气者，研末，三钱　　明雄黄 鲜红大块者，研末，三钱　　麝 拣净皮毛干者，研末，三钱

右七味，称准，合研匀于细石白内，渐加糯米浓饮调和，燥湿得宜，杵千余，以光润为度。每锭重一钱，每服一锭，病重者连服二锭，取通利后，以温粥补之。

治一切饮食药毒蛊毒，及吃自死牛、马、猪、羊等肉，菌中毒，并山岚瘴气、烟雾恶毒等证，昏乱猝倒，或生异形之状，悉用凉水磨服。

治阴阳二毒，瘟疫痧胀，或狂言乱语，或胸腹肿痛，并喉痹咽肿，俱用薄荷汤待冷磨服。

治痈疽发背，对口天泡，无名肿毒，蛀节红丝等疔，诸恶等疮，诸风

癜疹，久痔红肿，及杨梅结毒，俱用无灰酒磨服。外用凉水磨涂，日夜数次，觉痒即消，溃烂者亦可少减。

治男妇急病，痴邪奔走叫号，失心狂乱，羊儿猪癫等风，俱用石菖蒲煎汤磨服。

治心胃痛，及诸般气痛，及诸般血痛，并赤白痢，泄泻急痛，霍乱绞肠之类，俱用姜汤磨服。

治中气、中风、中痰，口眼歪邪，牙关紧急，语言謇涩，筋脉[2]挛缩，骨节风肿，遍身疼痛，行步艰难等证，用酒磨，顿热服之。

治风犬毒蛇，涧溪诸虫伤人，及注遍身毒气入里，命在旦夕，俱用酒磨服。外以水磨涂之，再服葱汤汗出愈。

治年深日久，头胀头痛，偏正头风，及温病后毒气攻注脑门作胀者，俱用葱、酒磨服，仍磨涂太阳穴上。

治小儿急惊风，五疳，五痢，黄疸，俱用薄荷汤磨，加蜜调服。

治小儿遗毒，生下百日内皮塌肉烂，谷道眼眶损者，凉水磨服，并磨涂。

【注释】

[1] 殚（dān 丹）：《说文》：“殚，竭尽也。”

[2] 脉：原作“服”，据扫本、湘本改。

【提要】本节论述玉枢丹的组成、用法及适用证。

【精解】玉枢丹主治温热病、热邪内陷心包。症见高热烦躁，神昏谵语，抽风痉厥，口渴唇焦，尿赤便闭及小儿热盛惊厥。

【医案举隅】

玉枢丹系解毒辟秽、涤痰开窍之剂。具有活血消肿、清热泻火之功效。用于治疗瘟疫时邪，呕吐腹泻，下痢不畅；咽喉红肿，痰壅喉间；蛇犬咬伤，小儿惊风等，外敷可治痈疽、结核等。近来多用于治疗“流脑”、睾丸炎、副睾结核等。

幻觉案

患者，女，52岁，家庭妇女。

[病史] 自述向无疾苦，其夫在外地工作，本人有午睡习惯。半年前发现每于昼寝则耳闻丈夫在屋外敲门声，但起床启门，一无所见，连续旬余，遂置之不理。进而敲叩之声移至内室，急趋启门，亦杳无所见，天天发生，益滋惶惑。后来闭目则见其夫站立床前，启睫则无影无踪，深以为苦，乃四处求治。诊得脉来细弦而滑，苔薄腻，别无异常。

［诊断］此属梦幻。盖肝藏魂，魂游则为梦。

［治法］由于痰扰神魂，致生幻觉，拟化痰以廓清旷，潜阳以镇神魂。

［方药］玉枢丹2克，琥珀2克，珍珠粉1克，龙齿8克，共研细末，分2次吞服。胆南星9克、石菖蒲6克，煎汤送下，10剂。

半年后，以他病就诊，得悉药后幻觉已除，迄今未再现。

顾丕荣，汤叔良．幻觉治验［J］．南京中医学院学报，1990（1）：37.

按语： 本例幻觉，近乎梦魇，以寝卧则幻见，实则其时已入梦乡，故一魇醒启随则幻象顿灭也。曾服镇心养荣之剂，未能获验。顾师乃抓住苔腻脉滑，认定痰扰神魂，拟法涤化痰浊、镇摄神魂为治。方用玉枢丹加味。玉枢丹功擅解毒辟秽、涤痰开窍，内服可治时疫吐污痰厥，顾师佐琥珀、珍珠、龙齿三物以增加镇心平肝之力，使药力进入心肝二经，更予胆南星祛痰以廓清旷、石菖蒲通窍以启神明，汤散并用，奏效更捷。痰化则邪无所踞，神宁则魂有所安，无端幻觉从此遁迹。

拨正散

【原文】专治杂气为病，阴阳毒，痧胀及一切无名恶证，并食厥、痰厥、气厥皆验。

荜茇　雄黄精为上　火硝各二钱　冰片　麝各五厘

上为细末，男左女右，以筒吹入鼻中即苏。

【提要】本节论述拨正散的适应证。

【精解】拨正散主治杂气为病，阴阳毒，痧胀及一切无名恶证，并食厥、痰厥、气厥。方名"拨正"，以正为邪所持结，用以拨而出之，易乱为治也。方用荜茇辛热能除阴寒，雄黄解毒行滞，火硝破坚散积，麝香大开关窍，冰片解散炎蒸。

半夏散及汤

【原文】半夏　桂枝　甘草炙，各等份

为末，白饮调服一钱五分，日三次。如不能服散，以水二盅，煮五六沸，入散一两，再煮四五沸，冷，徐咽之。

【提要】本节论述半夏散及汤的组成及用法。

【精解】本方即桂枝甘草汤加半夏而成。半夏辛温，降逆化痰。《神农本草经》认为"主伤寒寒热，心下坚，下气，喉咽肿痛"，又认为"桂枝，气味辛温无毒，主上气、咳逆、结气、喉痹"。与半夏合用，利咽喉而治肿痛，更以甘草缓急止痛，少少咽之，亦使溃患处也。合于桂枝甘草汤中，则可知是治疗桂枝甘草汤证又见咽喉肿痛者。已知桂枝、甘草治在太阳，半夏温中化痰，因知本方是治外邪内饮证，当属太阳、太阴合病治剂。

【医案举隅】

半夏散及汤常用于以咽喉疼痛或声音嘶哑为主诉的疾病，如急慢性咽炎、咽喉炎、扁桃体及周围炎、感冒所致的声带水肿、声带小结等。本方可进一步扩大运用于急慢性胃炎、风湿性关节炎、痛经、冠心病、功能性消化不良、神经衰弱等。

喉痹案

患者，女，42岁。以"反复咳嗽、咽痛3年"为主诉就诊。

[病史] 3年前患者因感冒后出现咳嗽、咯痰、伴咽痛等症，治疗好转后，咽痛症状于遇风寒或劳累后易复发，自服清热、消炎等药物后未见明显好转。现症见：咳嗽，咽痛，声音嘶哑，伴吞咽困难，二便调。查体见：咽部色暗红，舌质淡，苔白，脉沉细。

[诊断] 西医诊断：咽喉炎；中医诊断：喉痹，寒邪凝滞、痰瘀痹阻。

[治法] 散寒化痰，活血化瘀。

[方药] 法半夏12克，桂枝12克，炙甘草6克，桃仁12克，红花12克，赤芍12克，当归12克，细辛3克。共3剂，水煎服，日1剂。

3日后复诊，服上方3剂后咽痛减轻，咽部暗红色变淡，效不更方，继服上方6剂而愈，随访半年未复发。

邹宇航，齐方洲. 半夏散及汤治疗咽痛举隅 [J]. 湖南中医杂志，2011，27（5）：1.

按语：患者3年前病虽愈，但寒邪内伏，加之久服清热之药，寒邪凝滞较重；又久病必生痰瘀，参以四诊，当辨证为寒邪凝滞、痰瘀痹阻。全方配伍得当，使寒邪得祛，痰瘀得消，咽痛自止。

苦酒汤

【原文】半夏为末，一钱　苦酒

以鸡子一个，去黄，入半夏、苦酒于壳内，置铁环中，安火上，令三沸，去渣，少少咽下，不瘥，再作三剂服之。

【提要】本节论述苦酒汤的组成及用法。

【精解】苦酒汤具有清热涤痰、敛疮消肿的功效。主治少阴病，咽中伤生疮，不能语言，声不出者。此方为漱口疗病方，即内治外治兼用者。苦酒即醋。半夏辛苦温，辛开喉痹，涤痰散结；鸡子去黄而清白者，甘寒润燥，利咽止痛，开声门；苦酒，味苦酸，消肿敛疮，活血散瘀。夏得鸡子白，利窍通声，而无燥津伤阴之弊；夏得苦酒，辛开苦泄，有消肿散结敛疮止痛之能。故三者相配，而达消肿涤痰、敛疮止痛之效。

【医案举隅】

苦酒汤源于《伤寒论》312条："少阴病，咽中伤，生疮，不能语言，声不出者，苦酒汤主之。"现代医家常用苦酒汤治疗慢性咽炎、喉源性咳嗽等病症，尤其是放化疗后的口腔溃疡、放射性咽喉炎，效果显著。

失音案

患者，女，32岁。

［病史］体质尚可，惟情志抑郁，忽患失音，不发热，不咳嗽，吞咽无痛阻感。前医予玄参、麦冬、牛蒡子、胖大海、贝母、甘草等养阴清热之品，4剂不效，求治于余。

［方药］投以《伤寒论》苦酒汤法。方用鸡蛋1个，制半夏3克、研粉，醋一汤匙。先将鸡蛋敲破，去蛋黄，灌入半夏粉和醋，放火上煮一沸，倾出，少含咽之。

按法服用，颇有效验。

陈义范. 失音治验录［J］. 湖南医药杂志，1975（2）：31.

按语：本例患者病机为邪客少阴、虚火上炎，故治当清热涤痰、敛疮消肿，方选苦酒汤。方中苦酒，即米醋，有解毒敛疮之功；半夏涤痰利咽；鸡子清甘寒消肿而利咽。半夏与鸡子清相伍，利咽而无燥津之弊；半夏与苦酒相配，辛开苦泄，增强涤痰敛疮之力。

猪肤汤

【原文】猪毛下附皮薄黑肉_{一斤}

以水四碗，煮取二碗，去渣，入白蜜二两，白粉一两，熬香，和相得，温分三服。

【提要】本节论述猪肤汤的组成及用法。

【精解】猪肤汤具有滋阴润燥，补脾和中之效。猪肤即猪皮，可滋肺肾，清少阴浮游之火，此物虽润，但无滑肠之弊。但在入药时一定要将猪皮上的肥肉刮净。白蜜甘寒生津润燥以除烦。白粉，即炒香之白米粉，能醒脾和胃，以补下利之虚。本方清热而不伤阴，润燥而不滞腻，对治疗阴虚而热不甚、又兼下利脾虚的虚热咽喉疼痛，最为相宜。

【医案举隅】

猪肤汤出自《伤寒论》310条："少阴病，下利、咽痛、胸满、心烦，猪肤汤主之"。猪肤汤临证可用作阴虚火炎、咽喉疼痛的辅助治疗，或作为食疗方。临床多用本方化裁治疗慢性咽炎、慢性喉炎、慢性扁桃体炎等疾病。

便秘案

患者，女，54岁。2001年4月26日初诊。

[病史] 1年前患大便干结难下，约5~7日排便一次，病后曾在本市多所医院治疗，服中药近百剂，无效，亦曾用西药润肠剂，但仅能取一时之效，不能根治。查其面色赤红，口渴喜凉，纳食尚可，小便黄。舌红少苔，脉细。辨证为阴液不足、肠道失润。治宜滋阴润肠。用吴鞠通增液汤（生地黄、玄参、麦冬）加大麻仁、炙杷叶、生首乌，服10余剂后大便通畅，但间隔2周后病情如故。复予前药10剂，其疗效已不如前，且出现食欲不振。笔者低头沉思，既为阴虚便秘，为何初服滋阴润肠药有效，久服则疗效差且出现副作用，该如何治疗？忽然想到仲圣的猪肤汤，既能滋阴又能健脾，不妨一试。

[方药] 遂拟猪肤汤原方原法。猪肤一斤，用2000ml水先煮猪肤，待煮取至1000ml后，加白蜜200ml、炒香糯米粉50克，混合，分6次温服，每日3次，连服2天。

患者服后欣喜来告，大便通畅，食欲亦佳。嘱继用此方此法，连服1个月。1年后随访，大便直通畅，每1~2天排便1次。

刘含堂. 经方治病经验录 [M]. 北京：学苑出版社，2008：280-281.

按语： 此例阴虚便秘，初以滋阴润肠的治疗法则为对证，然而初服有效、久服效差，后改用猪肤汤后始获满意疗效。究其原因，笔者认为，猪肤汤之猪肤为动物性滋阴药，其功效较植物性滋阴药为优；且方中白蜜入肺和大肠，脏腑同治，有滋肺润肠通便之效；糯米粉健脾，脾能健运，亦有助于大肠传导，并能防御滋阴药对脾胃的不利影响。

当归导滞汤

【原文】 当归一两　白芍一两　莱菔子四钱　车前子炒研　枳壳麸炒　槟榔　甘草炙，各二钱

水煎，入蜜温服。看后加味最妙，红痢加桃仁。

此方之奇妙，全在当归、白芍。盖泄泻最忌当归之滑，而痢疾最喜其滑也。白芍味酸，入肝以和木，使木不侵脾土；枳壳、槟榔消逐湿热之邪，车前分利其水湿，而又不耗真阴之气；莱菔辛辣，除热去湿，又能上下通达，消食利气，使气行于血分之中，助归、芍以生新血，而荡涤其瘀血也；加甘草、蜂蜜以和中，则又无过烈之患。奏功之神奇，实有妙理耳。热加黄连二钱，黄芩二钱；日夜无度，或里急后重之甚者，再加大黄、木香；温病后痢疾，加白僵蚕、蝉蜕。

【提要】 本节论述当归导滞汤的功效及配伍意义。

【精解】当归导滞汤方中当归活血化瘀，同时予枳壳、莱菔子、槟榔行气以助当归活血化瘀，车前子利水渗湿，白芍和营止痛，蜂蜜助当归润肠通便。全方具有活血化瘀、润肠利水、解毒止痛等作用。

【医案举隅】

痢疾案

患者，男、15 岁，学生。1976 年 11 月于某医院会诊治疗。

［病史］该患于 5 个月前患湿热痢，曾在另一医院治疗数日后，仍下痢血，时发时止，伴腹痛而转某医院儿科。当时按肠风便血治疗数日不效，因疑为腹中有肿瘤而转入外科，开腹探查没发现肿物，见结肠已灰黄如坏死状，遂闭合切口而请会诊。诊时患儿消瘦、昏睡、唇有水泡，口角有血痂，口内糜烂，舌质鲜红，苔腻有水泡，脉滑数。患家诉说患儿觉咽喉痛、腹痛，里急后重，大便脓血，一日多达 52 次。

［诊断］西医诊断：痢疾；中医诊断：痢疾，湿热毒滞、火逆犯肺。

［治法］清热利湿导滞。

［方药］当归导滞汤加减。当归五钱，白芍五钱，枳壳二钱，木香一钱，榔片三钱，黄连二钱，黄芩三钱，肉桂二钱，吴茱萸一钱，厚朴二钱，山楂三钱，甘草二钱，每剂水煎服 3 次，日服 2 次。服药同时告患者严格控制饮食，每日当饮一些稀米粥或蒸蛋羹之类，禁用其他硬的食物。

头剂后，便行仅 3 次，患儿精神略好，告患家继服此药，患儿诉腹痛减轻，口角血痂脱落，口内糜烂渐愈，饮食也增，2 周后已能下床行走。之后除稍用一些西药、维生素类外，仍继服前药，控制饮食。又治 2 周，便型正常，每日 1 次。精神与饮食均好而出院。经数次回访均未见复发。

高仲山，孟庆云．当归导滞汤治疗奇恒痢一例［J］．中医药学报，1978（1）：38，42.

按语：从病理学所知，痢疾之病变局限于大肠，以直肠、乙状结肠最常见，但延及小肠下段发生假膜及溃疡也有临床案例。溃疡时间较久或深而广泛者，症状重而持续，不易恢复。引起长期肠功能不全与其局部穿孔或形成萎缩、狭窄有关，病理检查此类约占 4% 左右。本例患者曾做过手术探查，结肠已灰黑如坏死状，看来更重。本病例下有痢疾，上有口炎，虽对于口炎究竟是属于细菌性还是霉菌性所致原因不清，但在中医辨证中，观其痢疾症状（下痢、腹痛、里急后重、脉滑数）和口炎症状（咽痛、口角糜烂、舌鲜红、苔腻、口内有水泡），二者同属湿热毒滞，故用清热利湿导滞之法，大见奇效。

芳香饮

【原文】温病多头痛身痛，心痛胁痛，呕吐黄痰，口流浊水，涎如红汁，腹如圆箕，手足撤搦，身发斑疹，头肿舌烂，咽喉痹塞等证，此虽怪怪奇奇，不可名状，皆因肺胃火毒不宣，郁而成之耳。治法急宜大清大泻之。但有气血损伤之人，遽用大寒大苦之剂，恐火转闭塞而不达，是害之也，此方主之。其名芳香者，以古人元旦汲清泉以饮芳香之药，重涤秽也。

元参一两　白茯苓五钱　石膏五钱　蝉蜕全，十二个　白僵蚕酒[1]炒，三钱　荆芥三钱　天花粉三钱　神曲炒，三钱　苦参三钱　黄芩二钱　陈皮一钱　甘草一钱

水煎去渣，入蜜、酒冷服。

【注释】

[1]酒：原作"须"，据扫本、德本、湘本改。

【提要】本节论述芳香饮的组成、用法及适应证。

【精解】芳香饮由玄参、白茯苓、石膏、蝉蜕、白僵蚕、荆芥、天花粉、神曲、苦参、黄芩、陈皮、甘草组成，具有芳香化浊、清热化斑之功。主治温病侵入肺胃，累及肝脾，弥漫脾胁肌腠。症见头痛身痛，牙痛，脘痛，胁痛，呕吐黄痰，口流浊水、涎如红汁，腹胀，手足撤搦，身发斑疹，头肿舌烂，咽喉肿塞而痹痛者。

方中玄参清热泻火，散郁消痰，除营分邪热，兼化斑疹；茯苓渗湿利窍，除膈中痰水；石膏解肌，清肺胃实热；蝉蜕、僵蚕清化透表，祛风解痉；荆芥芳香化浊，消头目而利咽喉；天花粉清热止渴，清除肿毒；黄芩、苦参清热除湿，通上达下；神曲、陈皮、甘草健胃消食，和中化痰，解除秽浊。诸药合用，清热化浊之力甚强，故名芳香饮。

【医案举隅】

芳香饮具有芳香化浊、清养肺胃、辟秽解毒散结、清热化斑作用。

猩红热案

患者，女，33岁，1986年3月17日初诊。

[病史]3天前忽觉恶寒，继发高烧，体温39°C，口渴，头痛而胀，口干咽痛，肢节酸楚。用解热止痛药及庆大霉素不效，渐至颈项部皮肤红赤，发粟粒样红疹，小便黄赤，大便3日未解。舌边尖红，舌体微胖，上布芒刺。两寸脉浮数，两关脉滑数（142次/分）。

[诊断]西医诊断：猩红热；中医诊断：烂喉丹痧，肺胃火郁、外感温毒。

［治法］清解郁热，养阴生津。

［方药］白僵蚕 10 克，蝉蜕 10 克，片姜黄 3 克，川大黄 8 克，玄参 30 克，茯苓 15 克，生石膏 18 克，天花粉 12 克，荆芥 10 克，生甘草 5 克，连翘 15 克，陈皮 6 克。水煎 2 次，去渣后入蜂蜜 20 克调服。

二诊：咽痛大减，仍口干，目涩畏光，小便发黄，便稀不爽。两颊红晕微见褪色，并有少许脱皮，胸背部红疹仍明显，舌红绛，边有芒刺，苔花剥，脉弦滑数。

［方药］上方加生地黄 15 克、薄荷 6 克，减川大黄为 6 克继服。以后遵上方加减，至 3 月 29 日再诊，咽部红肿疼痛消失，皮疹完全消退而渐愈。

李鸿琦，成荣生. 杨栗山与《寒温条辨》[J]. 山西中医，1992，8（6）：15–17.

按语： 芳香饮用于治疗温病"头痛身痛……身发斑疹，头肿舌烂，咽喉痹塞等证"。本案患者为猩红热，即中医烂喉丹痧，见身发红疹、大便 3 日未解，证属肺胃火郁，治以芳香饮宣泄郁火、解毒散邪。因大便 3 日未解，在原方基础上，去白术之苦燥，加大黄通腑泄热；复诊症减，口干目涩，故加生地黄养阴生津、薄荷辛凉疏散，减大黄用量。后经前方加减治疗而渐愈。

三和汤

【原文】加减生化、小柴胡、小清凉三方而一之。治产后温病，大热神昏，四肢厥逆，谵语或不语等证。若发狂燥结，量加大黄、芒硝。《内经》曰：热淫于内，治以咸寒，佐之以苦。又曰：有病则病当之是也。

当归八钱，酒洗　川芎三钱　桃仁不去皮尖，炒研，一钱　红花一钱，酒洗　益母草去老梗，五钱　软柴胡四钱　黄芩三钱　栀子三钱　粉丹皮三钱　白僵蚕酒炒，三钱　蝉蜕全，十二个　金银花三钱　泽兰叶三钱　生甘草一钱

水煎去渣，入蜜、酒、童便和匀服。

【提要】本节论述三和汤的组成、用法及适应证。

【精解】三和汤系生化汤、小柴胡汤、小清凉散三方化裁组合而成。产后多虚多瘀，取生化汤之归、芎、桃以行血活血化瘀；新产亡血过多，血室冲任空虚，邪气易乘虚内陷，与血相结客于血室而成热入血室证，血室及冲任与少阳肝胆关系密切，故治疗可用小柴胡汤之柴、芩以和解少阳枢机，疏达血室之热。产后失血过多，气无所以附故易郁，郁成则热闭于内更难疏解，故取小清凉散之蝉蜕、僵蚕以疏郁达表、开邪外出之门户，牡丹皮清血中伏热，栀子清三焦之火，金银花清热解毒，泽兰行气解毒以防热甚偏聚成毒，生甘草补脾胃而泻心火以和营退热，方中加妇科经产常用药益母草以活血调经、清热解毒。

药用蜜、酒、童便和匀服，酒助活血之力，蜜、童便以顾护阴血，使祛邪而不伤正。诸药相合，则瘀化滞去，郁开热清，阴血得补而诸症自除。

滚痰丸

【原文】老痰积饮，怪病百出，此方主之。《准绳》备言之。

川大黄八两，酒蒸一次　黄芩酒洗，八两　青礞石火硝煅如金色，一两　沉香五钱

为末，水丸，姜汤送下，量虚实服。《准绳》加百药煎[1]五钱尤妙。

礞石性慓悍，能攻陈积伏匿之痰为君；大黄荡热实，以开下行之路为臣；黄芩凉心肺，以平僭上之火为佐；沉香能升降诸气，以导诸药为使也。

【注释】

[1] 煎：原作"尖"，据湘本及《证治准绳·类方》滚痰丸条改。

【提要】本节论述滚痰丸的组成及配伍意义。

【精解】滚痰丸具有泻火逐痰之功效。方中以礞石为君，取其咸能软坚，质重沉坠，功专下气坠痰，兼可平肝镇惊，为治顽痰之要药。臣以苦寒之大黄，荡涤实热，开痰火下行之路。佐以黄芩苦寒泻火，消除痰火之源；沉香降逆下气，亦即治痰必先顺气之法。方中大黄、黄芩用量独重，一清上热之火，一开下行之路。

【医案举隅】

滚痰丸主治实热顽痰。症见癫狂昏迷，或惊悸怔忡，或不寐怪梦，或咳喘痰稠，或胸脘痞闷，或眩晕耳鸣，大便秘结，苔黄厚腻，脉滑数有力。现代药理学研究表明，滚痰丸具有促进肠胃蠕动、调节内分泌、抗炎、抗菌、降血压、降血脂、镇静等作用。临床常用于治疗中风、精神分裂症、癫痫、偏头痛、神经官能症等属实火顽痰胶固者。

癫狂案

患者，男，40岁，于1993年4月12日住院。

[病史]患者10年前受惊吓刺激而发癫狂，经某精神病院临床治愈，但常因饮酒复发。入院前曾因大量饮酒，症见全身颤抖、语无伦次、少卧不饥、怒骂叫吼。入院后曾用大量氯丙嗪等治疗3天，病情如旧，方思给予中药治疗。查便秘尿赤，面红口干，舌红、苔黄燥，脉滑数。

[诊断]西医诊断：躁狂症；中医诊断：癫狂，痰火扰心、蒙蔽心窍。

[治法]清热养心，逐痰开窍。

[方药]金礞石10克，沉香10克，黄芩10克，大黄（后入）15克，芒硝（冲服）20克，石菖蒲15克，法半夏10克，胆南星12克，枳实6克，厚

朴6克，朱砂（研冲）6克。

服1剂，泻下大量燥屎，病情恢复近常。遂随症加减3剂，病愈出院。出院后给予健脾方剂，嘱其服半个月，并嘱戒酒。该患者于1994年6月17日又犯酒戒，上病复发。即予原方，1剂而止，如前法调治出院，至今未发。

王钦忠. 滚痰丸治疗癫狂的体会［J］. 福建中医药，2001（6）：31.

按语： 患者有嗜酒史，并无忧虑情志。笔者认为癫狂不独由七情所致，也可因嗜酒所致。盖酒性温热，嗜酒无度，湿热积聚，久则生痰化火，甚者蒙蔽心窍而发癫狂。滚痰丸乃为实热老痰而设。用黄芩清胸中无形诸热，大黄泻肠胃有质实火，此治痰必须清火也；以礞石之燥悍，此治痰必须除湿也；以沉香之速降，此治痰必须利气也；二黄得礞石、沉香，则能迅扫直攻老痰巢穴，浊腻之垢而不留。本例用滚痰丸原方改丸为汤，并佐以芒硝、枳实、厚朴以助大黄泻下，盖仿承气之意。以法半夏、胆南星助礞石化痰逐痰则效果倍增，朱砂、石菖蒲清心开窍宁神。诸药合用，则火降痰消神定。

文蛤散

【原文】 文蛤咸寒走肾，专于行水，一两

为末，沸汤调服二钱。

【提要】 本节论述文蛤散的组成及用法。

【精解】 文蛤散具有清热利湿、调和营卫的功效，主治营卫湿热证。常用于皮肤过敏症、淋浴后肌肤凸起症、过敏性风闭疹、以及皮肤结核结疖、慢性胃炎、慢性胰腺炎、甲状腺功能亢进症、糖尿病等临床表现符合营卫湿热证者。方中文蛤味苦性寒而燥，寒则清热，苦则燥湿，苦寒相用，以愈湿郁营卫证。

【医案举隅】

文蛤散出自《伤寒论》。主治太阳病，应以汗解之，反以冷水潠之，其热被劫不得去，弥更益烦，肉上起粟，意欲饮水，反不渴者。

小儿湿疮案

患者，女，2岁。

［病史］其母代诉：在1年前（即女儿出生3个月左右）发现女儿大腿内侧及臀部潮红、溃烂，虽经外用药治疗，可湿疮时轻时重，没有治愈。刻诊：局部潮红、溃烂，舌尖红，苔无明显变化，脉略数。

［诊断］西医诊断：慢性湿疹；中医诊断：湿疮，营卫湿热。

［治法］清热利湿，调和营卫。

［方药］文蛤100克，滑石100克，生甘草50克。2剂，共研细粉，将药

粉涂撒覆盖疮面，每日数次外用。

用药 1 周后，电话告知湿疮已基本痊愈，又嘱其继续用前方治疗 2 周，但要减少涂撒次数，之后达到预期治疗目的。

王付.《王付经方医案》[M]. 郑州：河南科学技术出版社，2016：263.

按语：本案患者湿疮反复不愈，视其症察其脉，辨为营卫湿热证，故用文蛤散外敷清热利湿，以愈湿郁营卫证。

白　散

【原文】桔梗_{开胸下气}，三分　川贝母_{宽郁利痰}，三分　巴豆_{散寒逐结，炒黑去油为霜}，一分

二味为末，入巴豆霜，再研匀，白饮和服。强人五六分，弱人减半，在上吐，在下利。不利，进热粥一杯；过利不止，进冷粥一杯。

【提要】本节论述白散的组成及用法。

【精解】白散为开肺祛痰、排脓破结、温下之方。主治寒实结胸，或急性喉炎，或肺痈等病。症见胸部或喉间或心下闭塞不舒，痰涎壅积，呼吸困难。但必须没有热证之象，而脉有力或大便秘者，方可试用。方中巴豆辛热，攻逐寒水，泻下冷结，其作用峻猛，为主药；贝母化痰开结；桔梗开提肺气，既可散结化痰，又可载药上行，使药力作用于上部。三药合用，可将寒水痰饮一举排出体外。因其药性峻猛，故用白饮（米汤）和服，既便于散剂的吞服，又能牵制巴豆之毒性。本方属温下寒实之剂，其性大热。服药后病在膈上者可能会呕吐，病在膈下者可能出现下利。

【医案举隅】

白散以畏寒喜暖、喘咳气逆、胸胁或心下硬满疼痛、大便不通、脉沉迟为辨证要点。现代临床常用于治疗肺痈、白喉、急性喉炎、流行性出血热等。

咳嗽案

患者，男，28 岁。

[病史] 咳嗽、胸痛已 40 多天，近日痰有臭气。患者于 1 个半月前在田间工作回来，觉怕冷发热，伴有咳嗽、四肢疼痛，即找中医诊治。服药数剂后，怕冷、四肢痛解而咳嗽甚剧，夜难成寐，发热不退，精神困疲，以致卧床不起。经 20 多天的中药治疗，咳嗽渐减，晚上较能入睡，一般情况较好，乃能离床，但体温时有波动，胸仍有隐痛，痰中虽无血液而增臭气，多药调理，效力不佳，前来诊治。刻诊：体温 37.8℃。咳嗽不甚剧，痰色稀黄，量中等，略有臭气。口干，脉数，舌苔黄腻薄，营养较差。诉胸有隐痛，诊为"肺痈"。经予苇茎汤、葶苈大枣泻肺汤、桔梗汤、泻白散加减以及犀角、醒消丸等治

疗，未见显示改善，乃停止诊治。1周后又来诊，发热，体温升至39.2℃，痰中臭气加重，痰量增多，杂有脓状，胸闷不畅，神疲乏力，凡事扫兴，食欲殊差，见其病势转剧，测其病灶化脓可能正在加重，乃试用桔梗白散之峻剂。

［方药］巴豆霜0.18克，浙贝母0.9克，桔梗0.9克。共研，开水送服，嘱服后泻不已吃冷粥一碗。

下午服药，至晚大便泄泻10余次，服冷粥一碗而泻止。次日病者主诉服药后热已退，咳嗽大减，痰无臭气，胸中甚畅，诸恙如释。检查体温37.3℃。脉平，舌净。偶有咳嗽而无臭痰，精神良好。

王焕庭. 桔梗白散治愈肺痈的经验［J］. 中医杂志，1955（4）：25.

按语： 本例患者证属表寒失解内陷，水寒互结内实。方用三物白散，取其化水寒、破结实之意。方中巴豆辛热攻逐寒水，泻下冷结；贝母化痰开结；桔梗开提肺气，既可散结化痰，又可载药上行，使药力作用于上部。三药合用，可将寒水痰饮一举排出体外，终获良效。

加味茵陈蒿汤

【原文】通治黄疸。

茵陈蒿　栀子　大黄各三钱　山药二钱　甘草　白术　猪苓　茯苓　木通　黄芩　黄柏　生姜各一钱

水煎温服。

【提要】本节论述加味茵陈蒿汤的组成及适应证。

【精解】加味茵陈蒿汤方中重用茵陈蒿，以其最善清热利湿退黄，长于"通身发黄，小便不利"，且其芳香舒脾而能透表畅气，是治疗黄疸之要药；栀子、黄芩、黄柏清热燥湿，并利三焦，引湿热下行；大黄逐瘀泄热，通利二便，以开湿热下行之道；山药、白术、猪苓、茯苓、木通健脾渗湿，利水消肿；甘草清热解毒，调和诸药。全方共奏清热通腑、利湿退黄之功，较茵陈蒿汤清热利湿退黄的效果更甚。

【医案举隅】

黄疸案

患者，女性，47岁，2012年7月20日首诊。患者双手发黄3个月余。

［病史］3个月前患者出现双手发黄，就诊于某医院，检查生化、彩超、CT均无异常，口服一些保肝药物后，双手黄染并未减轻，今来我院寻求中医治疗。现症见：双手色黄，鲜明如橘，巩膜无黄染。患者自述偶有腹胀、口干苦，饮食尚可，小便量少，大便黏腻不爽，急躁易怒，问诊患者并未进食过多的胡萝卜、南瓜、番茄等易出现假性黄疸的蔬菜。舌红、苔黄腻，脉滑数。

［诊断］西医诊断：黄疸；中医诊断：黄疸，肝胆湿热。

［治法］清热通腑，利湿退黄。

［方药］方用加味茵陈蒿汤加减。茵陈 30 克，栀子 15 克，生大黄 10 克，龙胆草 15 克，黄柏 15 克，枳实 15 克，茯苓 15 克，陈皮 10 克，川楝子 15 克。7 剂，水煎服，每日 1 剂，早晚温服。

二诊（2012 年 7 月 27 日）：患者双手色黄明显减轻，腹胀消失，略有口苦。患者自述服药后小便增多、色黄，排气增多，舌红苔腻，脉弦滑。

［方药］辨证治法如前，酌加金钱草 15 克、柴胡 10 克，10 剂，水煎服，每日 1 剂，早晚温服。

三诊（2012 年 8 月 6 日）：患者双手色黄消退，巩膜无黄染，无腹胀，无口干口苦，饮食正常，二便正常，舌淡红、苔薄白，脉细弦。

［方药］原方将生大黄改为 5 克，去枳实、川楝子。5 剂，水煎服，每日 1 剂，早晚温服以巩固疗效。

3 个月后随访患者，黄疸消失且无复发，身体无其他不适。

潘洋，冯洁，徐明. 加味茵陈蒿汤治验二则［J］. 黑龙江中医药，2013，42（2）：29-30.

按语：《伤寒论·辨阳明病脉证并治》曰："伤寒七八日，身黄如橘子色，小便不利，腹微满者，茵陈蒿汤主之。"说明茵陈蒿汤的主要适应证为身黄如橘子色、小便不利、腹微满。虽该患者仅双手色黄如橘，但伴随口干口苦、腹微满等症，仍属湿热发黄。该患者湿热熏蒸、胆汁瘀阻，故见双手色黄；湿热熏蒸肝胆，胆汁泛溢，故见口干口苦；湿与热合，郁积于里，腑气壅滞，故见腹满。治宜清热通腑，利湿退黄，方用茵陈蒿汤加减。本方具有清热通腑、利湿退黄的作用，是治疗湿热黄疸的主方。方中重用茵陈蒿为君药，以其最善清利湿热，利胆退黄，长于"通身发黄，小便不利"，且其芳香舒脾而能透表畅气，是治疗黄疸之要药；臣以栀子清热燥湿，并利三焦，引湿热下行；大黄降瘀泄热，通利二便，以开湿热下行之道；龙胆草清热燥湿，泄肝胆火；黄柏长于清下焦湿热，燥湿泻火；枳实破气除痞，化痰消积；茯苓健脾渗湿，利水消肿；陈皮健脾理气，燥湿化痰；诸药合用，共奏清热通腑、利湿退黄之功。

卷六

本草类辨

【原文】夫药之为类多矣，治病不要求奇，神明存乎其人。又记一百八十八种，一种连及者，又四十四味，分为十二剂。人参之外，非常不用，平易之物，用须辨明。俗云：多不如少，少不如好。今人趋利若鹜，以赝物欺人者皆是也，当局者不可不慎。再如苦菜、用苗五两，水十盏，煎三盏，分三次连服，治产后腹痛如锥刺，并腰脚刺痛者。茅根、芦根、竺根、艾叶、柳叶、荫叶、柏叶、茶叶、竹叶、竹茹、槐花、榆皮、大青、小蓟、小盐、化水洗乳岩及瘰疬极验。地锦草、紫地丁、蓼实、旱莲草、蒺藜、鸡内金、蜗牛、地龙、捣烂，入井水搅清饮之，治温病大热狂言，大腹黄疸，随宜用。并治肾风脚气。伏龙肝、石灰、百草霜、黑墨、葱、韭、薤、蒜、生姜、大茴、花椒、红曲、米醋、粳米、糯米、白扁豆、黑豆、赤豆、绿豆、薏苡仁、《金匮》方薏苡仁附子败酱汤，治腹痛有脓。薏苡仁五钱，附子一钱，败酱一钱五分，水煎，日三服。脂麻、蓖麻子、浮麦、麦芽、谷芽、西瓜、甘蔗、荸荠、荔核、元肉、橄榄、榧子、四物虽非北地土产，亦居家常有之物。白果、枣、梨、桑椹、乌梅、柿干、柿霜、柿蒂、发灰、尿碱、人中黄、五谷虫、官粉、铁锈、铜绿、驴溲、马勃、败鼓之皮，附记七十四味，随地皆有，取之甚便，察之甚明，用如其证，效如响应。世多舍近而图远，舍易而求难，岂非贵耳贱目乎！

陈茶芽煎 治多年偏正头风疼。

茶芽五钱　黑豆五十粒　灯心五十寸　金银花三钱　元参　蔓荆子　防风　天麻各一钱　川芎　辛夷花各五分

外用土茯苓四两煎汤。取三盅煎服，滓再取二盅煎服，重者不过二剂。

通淋膏 治五淋涩疼，并小便不通。

地龙一条　蜗牛一个

捣，敷脐上即愈。

来复丹

旱莲草二斤　地锦草二斤

煮浓汁去滓，入黑豆四斤，青盐四两，汁没豆一二指，细火搅煮，以汁尽为度，晒干。长服滋肾益肝，乌须明目，却病延年。

以上数方，至平至易之药，屡试屡验，可见治病全不在贵且异者。

【提要】本条论述临床用药须辨证施治，并简要介绍数味药及方用。

【精解】杨氏指出临床用药应辨证准确，不在于用奇药、贵药、异药，而应辨证施治。贵重药非必须不轻用，平常药使用时须辨证准确，用药时还应识别药材真伪，以防假药害人。

补剂类

【原文】**人参** 反藜芦。味甘微苦，阳中微阴，入手太阴肺，升也。阳气虚竭者，回之于暂败之初；阴血崩溃者，障之于决裂之后。独参汤主之。惟其气轻而不辛，所以能固气；惟其味甘而纯正，所以能补血。故凡虚而发热，虚而自汗，虚而眩晕，虚而困倦，虚而短气，虚而惊惧，虚而遗泄，虚而泻痢，虚而头疼，虚而腹痛，虚而饮食不运，虚而痰涎壅滞，虚而吐血衄血，虚而淋沥便闭，虚而呕逆烦躁，虚而下血失气等证，是皆不可不用者。第以气血相较，则人参气味颇轻，而属阳者多，所以得气分者十之八，得血分者十之二，总之为气分之物，而血分亦必不可少，未有气不生而血能自生者也。生脉散：人参五分，麦冬一钱，五味子十粒。治夏月火旺烁金，暑淫少气，汗多口渴，病危脉绝。盖心生脉，肺朝百脉，补肺清心，则气充脉复，转危为安矣。故扁鹊曰：损其肺者，益其气。须用人参以益之。肺气既旺，他脏之气皆旺矣。凡胜腑之有气者，皆能补之。然其性温，积温亦能成热，虽东垣云参、芪为退火之圣药，丹溪云虚火可补，参、术之类是也，此皆言虚火也。而虚火二字，最有关系，最有分解。若内真寒而外现假热之象，是为真正虚火，非放胆用之不可也。参附汤主之。附减半于参是也。然有一等元阴亏乏，而邪火燔烁于表里，神魂躁动，内外干枯，真正阴虚一证，谁为其非虚火？如过用人参，实能助热，若节庵云：阳旺则阴愈消，《节要》云：阴虚火动者不用。又云肺热还伤肺等说，固有此理，不可谓其尽非。而李月池辈皆极不然之，恐亦未必然也。夫虚火二字，当分实中有虚，虚中有实，阳中有阴，阴中有阳，就证论证，勿以成心而执偏见斯可矣。若龙雷之火，原属虚火，如巴蜀有火井，投以水则燔，投以火则灭，是即假热之火，故补阳即消矣。至于亢旱尘飞，赤地千里，得非阳旺阴虚，而可以补阳生阴乎？或曰：此正实火也，得寒则已。余曰不然。夫炎暑酷烈，热令大行，此为实火，非寒莫解。而干枯燥旱，泉源断流，是为阴虚，非水莫济。此实火与阴虚，亦自判然可别。是以阴虚而火不盛者，自可用参为君；若阴虚而火稍盛者，但可用参为佐。若阴虚而火太盛者，则诚有暂避人参，而惟甘寒壮水之剂，庶可收功。六味地黄汤，大剂浓煎。或人参固本丸：熟地、干地各二两，天冬、麦冬、青蒿、枸杞各一两，人参五钱。为末，炼蜜丸。盖天下之理，原有至是。谓之曰阴虚，必当忌参固不可，谓之曰阴虚，必当用参亦不可，要在斟酌病原，适其可，求其当而已。言闻曰：人参恶皂角。东垣：理脾胃，泻阴火，人参皂角同用，是恶而不恶也。人参畏五灵脂，古方疗月闭，四物汤加人参、五灵，是畏而不畏也。又吐痰在胸隔，人参、藜芦同用，而取其涌越，是急其怒性也，此非洞达经权者不能知。

熟地黄北方纯阴，土肥力大，怀庆者佳。 味甘微温，阴中微阳，气薄味厚，降也。《本草》言：手足少阴、厥阴经药，大补心血，滋培肾水，兼益藏血之经。此论盖得其大略，而未尽其奥妙。夫地黄产于中州沃土之乡，得土气之最厚者，其色黄，土之色也，其味甘，土之味也，得土之气味与色，而曰非太阴、阳明之药，吾不信也。惟是生用性寒，脾胃喜温，固所宜慎。至于熟则性平，禀至阴之德，气味纯静，故能补五脏之真阴，而于统血多血之脏为至要，岂非脾胃经药耶？仲景八味丸，以熟地黄为君，脾肾兼补也。经云：饮食生化而输于肾。夫人之所以有生者，气与血耳。气主阳而动，血主阴而静。补气以人参为君，而芪、术为之佐。补血以熟地为君，而芎、归为之佐。然在芪、术、芎、归，则又有所当避。而人参、熟地无有出其右者，故诸经之阳气大虚，非人参不可，诸经之阴血大虚，非熟地不可。凡阴血亏损，有为发热，为头痛，为焦思，为喉痹，为嗽痰，为喘气，或肾寒上冲为呕吐，或虚火载血于口鼻，或水湿泛溢于皮肤，或肾枯而泄利，或阴脱而跌仆，或阴虚而狂乱，或阴虚而神散，或阴虚而火升，或阴虚而躁动，或阴虚而刚急，或阴虚而水泛为痰，或阴虚而真气散失等证，舍熟地何以填精补髓，滴滴归源，使先天后天之阴血大旺，而阳有以化乎？然而阳性速，故人参少用暂用可以成功。阴性缓，故熟地非多用常用难以奏效。而今人有畏其滞腻者，则崔氏何以用肾气丸而治痰浮？有畏其滑湿者，则仲景何以用八味丸而治肾泄？有自蒸而用者，则带鲜而蒸者熟，既干而蒸者生，地头之甑大，气足而火候到，家常之甑小，气薄而火候微，此生熟之有殊，而功力之有间也。有谓阳能生阴，阴不能生阳者，盖亦偏说。夫阴阳之理，原自互根，无阳则阴无以生，无阴则阳无以化。《内经》曰：精化为气，得非阴亦能生阳乎？又若制用之法，有用姜汁炒者，则必中寒兼呕而后可。有用砂仁制者，则必胀满不行而后可。有用酒拌蒸者，则必经络滞壅而后可。使无此三证，而妄用此制法，是不知用熟地者，正欲其静重而反为动散，以逆其性，是蛇足也。余意总不如用黑豆煮汤，<small>肉黄皮黑，补脾补肾</small>。鲜者洗净，干者泡透，循环津润，九蒸九晒九露，以熟为度耳。今人即欲用之补阴，而必兼以渗利，则焉知补阴不利水，利水不补阴，而补阴之法不宜渗。既欲用之补血，而复疑其滞腻，则焉知血虚非燥土旱极望云霓，而枯竭之肠极喜滋润，设不明此，乃少用之，尚欲兼之以利，又孰敢单用之，而任之以多，单用而多且不敢，又孰敢再助以甘，而尽其所长，是又何异噎而废食也。悲夫！生地黄甘苦大寒，气薄味厚，沉也，阴也。入心包、肝、肾，泻丙丁，<small>导赤散</small>。清燥金，消瘀通经，平诸血逆，治吐衄崩中，淋沥尿血，骨蒸烦躁，及伤寒温病阳强，痘疹大热。干地黄性味功用与生地略同而稍缓。滋阴退阳，凉血活血而生血，润燥除烦而止渴，治一切阴虚发热之证。<small>乌龙丸治两目昏而复明，则他证可知。干地、熟地、川椒等分，为末，炼蜜丸，温酒送下。生地、熟地、归身、白芍、丹皮四钱，元参、沙参、云苓、牛膝、荆芥二钱，柴、芩、犀一钱，热逆呕血验。</small>

甘草<small>反甘遂、大戟、芫花、海藻，大忌无鳞鱼。</small> 味甘气平，性缓，生用补脾胃不足而泻心火，蜜炙补三焦元气而散表寒，可升可降，无毒而善于解毒，得中和之性，有调补之功。<small>仲景有炙甘草汤</small>。故毒药得之解其毒，刚药得之和其性，表药得之助其升，下药得之缓其行，助参、芪成阳虚之功，人所知也，助地、黄疗阴虚之危，谁其晓之。健脾胃，坚筋骨，长肌肉，祛邪热，随气药入气，随血药入血，无往不可，故称国老。余每用人参、熟地、甘草大剂浓煎，治气血两虚，阴阳将脱证，屡收奇功。惟中满勿加，恐其作胀。欲速下勿入，恐其缓功。恶心恶甘，呕吐亦忌。纯寒纯热之药，必用之以缓其力。<small>《金匮》方，饮馔中毒，未审何物，煎甘草荠苨汤，入口便活。《千金方》</small>

阴头生疮，蜜煎甘草末频频敷之。梢达肾茎，止疼。小蓟饮子用之。小蓟、藕节、当归、黑蒲黄、黑栀子、生地、木通、滑石、甘草梢、竹叶等分，水煎服，治尿血、血淋效。

黄芪生凉，炙温。 味甘气平，气味俱轻，升也，阳也。专于气分而达表，故能补元阳，壮脾胃，充腠理，长肌肉，治虚劳，除虚热，气虚难汗可发，表虚多汗可止。其所以止血崩血淋者，以气固而血自止也。故经曰：血脱补气。其所以除带浊泄痢者，以气升而陷自起也，故经曰：陷者举之。然而气味俱浮，专于气分，性不纯良，表实者不宜用，里虚者宜少用，恐升气于表，而里愈虚也。气实误用，则致喘急，胀满，关格；血虚过用，则致吐衄，痰壅咳嗽。仲景有黄芪建中汤。升阳益胃汤：黄芪二钱，人参、甘草、半夏一钱，陈皮、白术、白芍、白茯苓、泽泻、羌活、独活、柴胡、防风五分，黄连三分，生姜七分，大枣二枚，水煎。讱庵曰：东垣首重脾胃，而益胃又以升阳为先，故每用补中上升下渗之药，此汤补中有散，发中有收，脾胃诸方，多从此方也。

白术 味甘涩气温。气味俱厚，可升可降，阳中微阴。乳制润其燥，土炒窃其气。气温燥，故实脾胃，驱呕逆，止泄泻，祛劳倦，进饮食，除湿运痰，津液自生。味涩滞，故止汗实表，痈疽得之反多脓，奔豚遇之反增气，上焦燥热，气多壅塞者不可用。佐黄芩以安胎，君枳实以消痞。白术三两，枳实三两，水煎分三服，治心下水积，坚大如盘。在气主气，在血主血，四肢困倦，目不欲开，怠惰嗜卧，不思饮食，当加用之。无汗则能发，有汗则能止。

茯苓云南者佳。 味甘淡气平，性降而渗，阳中阴也。上达肺气，而下通膀胱。《本草》言：白行壬癸，赤泻丙丁，故能利窍渗湿。仲景有茯苓甘草汤。利窍则开心益志，导浊生津，渗湿则逐水燥脾，补中健胃。祛惊痫，厚肠脏，治痰之本，助药之降。以其味甘，故曰补阳，但补少利多耳。皮专行水，盖以皮行皮之义，治水肿肤胀。脾不能为胃行其津液，故肿胀。《澹寮》五皮饮：茯苓皮、五加皮、桑白皮、大腹皮、陈皮等分，加生姜皮煎。此于消肿之中，仍寓补脾之意。茯神附根而生，专理心经，补心气健忘，止恍惚惊悸，然总不外渗利，与茯苓不相远也。茯苓皮非补剂类也，一种而性味不同者甚多，观者勿以连及而误之，余仿此。

芍药反藜芦。 味微苦、微甘、微酸，气微寒，气薄于味，敛降多而升散少，阴中阳也。白补赤泻，生用气微凉，酒炒气极平，其性降，故入血。补肝虚，泻肝实，固腠理，消痈肿，止泄泻，利小便，除眼疼，缓三消，敛血虚之发热，驱血虚之腹痛。白者安胎热不宁，赤者能通经破瘀。按：芍药特补药中之微寒者，非若极苦大寒之比，乃产后补血和气之要药也。若谓其色白属金，寒伐生发，产后当忌，则凡白过芍药，寒过芍药者，又将何如？丹溪之言不可泥也。仲景芍药甘草汤，治荣气不足腹疼甚验。

当归 味甘辛，气温，味重气轻，可升可降。其味甘而重故补血，其气轻而辛故行血，补中有动，阴中有阳，血中气药也。头止血上行，身养血中守，尾破血下流，全和血不走。佐以补药则润，故能养荣，佐以攻药则通，故能止疼。荣虚而表不解，佐以葛根等剂，亦能散表。卫热而表不敛，佐以六黄之类亦能固表。惟其气辛而动，欲其静者当避之。惟其性滑而行，大便溏者当避之。若血滞为痢者，正所当用也，当归导滞汤，治痢神效。其要在动滑二字。入心生血，入脾统血，入肝藏血，凡血分受病必用之。血壅而不流则疼，须当归辛温以散之，使血气各有所归。诸头疼与心腹两胁疼，俱属肝木，故以血药主之耳。当归养血汤：黄芪一两，当归四钱，阳生阴长之义也。

远志甘草汤浸，去心，炒。 味辛苦，气温，升也，阳也。功专心肾，故可镇心定神，祛邪安梦，壮阳益精，强志助力，增益智慧不忘，和悦颜色耐老，治小儿惊痫客忤，疗妇人口噤失音。因其气升，同参、草、枣仁能举陷摄精，交接水火，但可佐不可多。小草，其苗叶也。除胸痹心疼气逆，禁虚损梦遗精滑。古方定志丸：远志、茯神、石菖蒲、人参为末，蜜丸。

山药 味甘淡性涩，健脾补肺，坚骨益心。治诸虚百损，疗五劳七伤、健忘、滑精、泻痢、痛肿。但其气味轻缓，难胜专任，故补心肺必主参、术，滋肾水必主地、黄，涩带浊须故纸同煎，固精滑仗茯、菟相济，止泻痢必借扁豆、莲子与芡实。生捣敷毒，能消肿硬耳。诸凡固本丸药，并可煮捣为糊。安道曰：仲景八味丸用之以强阴。

杜仲盐水拌，炒断丝。 味甘气温，色紫入肝，润燥补虚。子能令母实，故又滋肾，肝充则筋健，肾足则骨强，益精秘气，除阴囊湿痒、止小水梦遗，暖子宫，固胎气，坚筋骨，壮腰膝及足弱难行。孙琳曰：一少年新娶，得脚软病且疼甚，作脚气治不效。予思此肾虚也，用杜仲一两，水酒各半煎服，六日痊愈。

牛膝川出者佳，怀次之。 味甘苦，气微凉，性降而滑，阴也。酒蒸补髓填精，益阴和血，疗腰膝酸疼，滋须发枯白。酒渍走十二经络，助一身元气，主手足痿痹，血燥拘挛，通膀胱秘涩，大肠干结。生用其性下走如奔，破血癥，通血闭，引诸药下行。治心腹诸疼，淋沥尿血，堕胎极速，滑泄勿设。古方地髓汤，治尿血、血淋。牛膝一两，水煎服。切庵曰：热蓄膀胱，尿涩而疼曰淋。气淋便涩余淋，劳淋房劳即发，冷淋寒战后溲，膏淋便出如膏，石淋肝经移热于胞中，日久煎熬精结成石，非肾与小肠病也。色鲜心与小肠实热，色瘀肾与膀胱湿热，宜通气清心，平火利湿，不宜用补，恐湿热得补增剧也。牛膝诸淋要药，血淋尤宜。又有中气不足致小便淋沥者，宜补中益气，经云"气化则能出"是也，忌用淋药。李时珍曰：虎杖根尤通五淋，破宿血。《本事方》虎杖根二两水煎，去渣，入乳香、麝香少许服。一妇人沙石淋已十三年，每漩痛楚不可忍，偶得此方服之，一夕而愈，此予眼见者。又《圣惠方》治月经不通，癥瘕腹大如瓮，虚胀雷鸣，四肢沉重，气短欲死。虎杖根一斤，锉碎，水十碗，浸一宿，煎取二碗，再入菧根汁二碗，牛膝汁两碗，同煎如饧，每用三钱，酒化冲服，日二夜一，宿血当下，男积亦治。

何首乌 味苦甘涩，气温。夜则交藤，有阴阳交合之象。坚肾补肝，养血祛风，消瘰疬，散痈肿，疗五痔，止肠风，驱恶疟，乌须发，明耳目，添精神，长肌肉，补虚劳，强筋骨，益精髓，壮腰膝，治妇人经胎产崩漏等证。老弱尤为要药，久服生子延年，应节处方，嘉靖验之，此七宝美髯丹之所以传也。赤白合用，气血兼补，黑豆拌蒸，勿犯铁器。七宝美髯丹：赤、白何首乌二斤，黑豆汤浸，蒸晒九次，牛膝酒浸，蒸晒三次，白茯苓乳蒸，归身、枸杞子、菟丝子酒蒸八两，故纸四两，黑脂麻拌炒为末，炼蜜丸，盐水达下。

山茱萸酒蒸去核。 味辛酸，涩收敛，气平微温，阴中阳也。入肝肾，益精秘气，助水脏以暖腰膝，充精气以利九窍，壮阳道节小便，涩带浊敛汗止渴，调经收血，主心下邪气，除一切风，逐一切冷。所云滑则气脱，涩剂所以收之也。仲景八味丸用之，其性味可知。或云畏酸者暂已之。古方草还丹益元阳补元气，固元精滋元血，续嗣延年之要药也。山茱萸酒蒸去核一斤，破故纸酒炒八两，当归酒蒸四两，麝一钱，为末，炼蜜丸如桐子大。每服八十一丸，酒下。

胡桃仁 味甘气平，肉润皮涩，其汁青黑，入肺、肝、肾、命门、三焦。温肺润肠，固精秘气，养血滋阴。佐故纸减半，治肾虚腰疼，有木火相生之妙。上而虚劳喘嗽，中而遗精滑泄，下而腰脚痿躄，内而心腹之痛，外而痈疡之毒，皆可除也。加味青娥丸，治肾虚腰疼，并外邪所侵腰腿筋骨疼。胡桃仁八两，破故纸盐水炒、杜仲姜汁炒、牛膝酒炒、黄柏盐水炒四两，知母盐水炒三两，草薢四，盐、酒、童便、米泔各浸炒一分，晒干为末，春夏米粥为丸，秋冬炼蜜为丸，任下。

女贞子 味甘微苦，气平。其树似桂，少阴之精。益肝肾安五脏，养精神强腰膝，补风虚乌发须，疗百病聪耳明目，久服延年，古方罕用，何哉！女贞子酒蒸二十两，椹干十两，旱莲草十两，炼蜜丸，补肾益肝，强阴壮阳，治虚损百病。如四月捣桑椹汁，七月捣旱莲汁，不必用蜜。因其树隆冬不凋，故又谓之冬青子，亦女贞之义也，非两种也。

枸杞子 味甘微辛，气平，可升可降，润肺滋肾养肝。以其味重而纯，故能补阴，以其阴中有阳，故能补气。阴滋则血盛，气足则阳旺。谚云：去家千里，勿食枸杞，谓其能壮阳也。实则壮阳而无动性，故用以佐熟地最妙。其功聪耳明目。杞菊丸：等分炼蜜丸。益神魂添精髓，强筋骨补虚劳，止消渴，真阴虚而脐腹疼不止者，多用神效。地骨皮即枸杞根皮也，味甘辛微苦，性寒，走血分，入肝、肾、三焦、胆经。退阴虚血热，疗有汗骨蒸。凡不因风寒而热在阴分骨髓者，最宜此物。凉而不峻，可理虚劳，气轻而平，故亦清肺。时珍曰：枸杞、骨皮佐以青蒿，甘寒退大热，不比芩、连苦寒之伤胃也。

菟丝子 先以甜水洗净，浸胀，次酒浸，蒸熟，杵烂捏饼，晒干，炒。 味甘辛，气温，性固。入肝、脾、肾。补髓添精，助阳起痿，《千金方》菟丝饼五两，雄鸡肝三具，雀卵和丸，如小豆大，温酒每下六十丸，日二次服。暖腰膝冷疼，壮气力筋骨，开胃进食肥肌，尤安梦寐。《局方》茯菟丸，治精滑淋浊，及强中消渴。菟丝饼十两，五味子八两，白茯苓、石莲肉三两，山药六两，酒煮，山药糊为丸。精滑淡盐水下，赤浊灯心汤下，白浊白茯苓汤下，强中元参汤下，消渴米饮下。此方于补正气中泻肾邪也。

覆盆子 淘净酒蒸。 味甘，气温，入肝、肾。主肾伤精滑，阳痿不起，小便频数，补虚续绝，调气温中，安和五脏，益肾强阴，补肝明目，泽肌肤，乌须发，亦疗中风成惊。古方五子衍宗丸：覆盆子、菟丝子、枸杞子、五味子、沙苑、蒺藜子等分，为末，炼蜜丸。余意加车前子减半，强阴益精，利水不走气，亦犹仲景八味丸用泽泻之义。

五味子 皮甘肉酸，性平而敛，核味辛苦，性温而缓，兼有咸味，故名五味。入肺、肾。南治风寒咳嗽，北主虚损劳伤。整者，用其甘酸生津解渴，止泻除烦，收耗散之金，滋不足之水，敛虚汗解酒毒。敲碎，用其辛温敛气强阴，补虚明目，固元阳，《千金方》治阳痿不起，为末，温酒调二钱，日三服，一月见功。壮筋骨，除喘满。五味子汤，治喘而脉伏，及寒热而厥，昏冒无脉者。肝旺吞酸，助木克土。《卫生方》治久嗽肺胀。五味子二两，罂粟壳五钱，饧炒为末，饧丸弹子大，每水煎一丸服。又丹溪方治久嗽不已。五味子一两，五倍子、风化硝四钱，甘草三钱，为末，蜜丸噙化。

五加皮 味苦辛，气温。顺气化痰，胜湿祛风，坚筋健步，强志益精。去妇女阴痒难当，扶男子阳痿不举，小便遗淋可止，腰膝足痹能除，五加皮二两，牛膝一两，酒浸，木瓜一两，为末，米饮入酒一茶匙，调服二钱，尤治小儿三四岁不能行者。逐四肢因气不遂，祛肌肤瘀血多年。芬香五叶者佳。按五加皮乃五车星之精也。才应五湖，人应五德，位应五方，物应五车。故青精入茎，有东方之液；白气入节，有西方之津；赤气入花，有南方之光；玄精入根，有北方之饴；黄烟入皮，有戊己之灵。五神镇生，相转育成。饵之延年，服者反婴。《千金方》五月五采茎，七月七采叶，九月九采根，合为末，治五缓虚羸。

胡芦巴 味苦，气温，纯阳。《本草》云：番国萝卜子也。入右肾，暖丹田壮元阳，驱胀满腹胁中，退清黄面颊上。同硫黄、黑附子疗肾脏虚冷佳；三味等分为末，炼蜜丸，温酒下。合桃仁、大茴香治膀胱疝气效；三味等分，麸炒，为末。半以酒糊丸，盐汤下，半以散，米饮调下，丸散相间，早晚服。长服补火滋水，健脾

和胃延年。<small>桃仁，胡桃仁也。</small>

锁阳<small>酥炙。</small> 味甘咸，性温，入肾。补精壮阳，滋燥养筋，疗痿弱，润大便。因其固精，故有锁阳之名。老人枯秘<small>煮粥弥佳</small>，最为要药。<small>锁阳三钱，肉苁蓉三钱，苏子一钱，升麻五分，水煎，入蜜服。</small>

肉苁蓉 味甘咸辛酸，气温味重，沉也，阴也。以其味重甘温，故壮元阳补精髓，并绝阴不生，暖腰膝坚筋骨，除下焦冷痰。以其补阴助阳，故禁虚寒遗漏泄精，止淋沥带浊崩中；以其味酸性滑，故骤服立通大便，必需酒蒸五钱，性与锁阳相近。便滑溏泻勿掺。

骨碎补<small>去毛，蜜炙。</small> 味苦，气温，入肾。破血有功，止血甚验。主折伤，补精髓，疗耳鸣，治周痹，固牙齿，去湿热疼痛，及肾虚久泻。<small>研末，入猪肾中，煨熟食之。盖肾主二便，久利多属肾虚，不专责脾胃也。六味丸料加骨碎补，治肾虚牙疼效。</small>

阿胶 味甘辛，气平而厚，能升能降，阳中阴也。入肺、肝、肾。其性温和，故润肺疗痛痿，益气定喘嗽。其味甘辛，故除吐衄淋痢，扶劳伤羸瘦；其味甘缓，故安胎固漏，<small>下血，酒煎服。</small>理带止崩，补肝血，滋肾水，利大小肠，并治瘀浊及逆上之痰也。<small>杨士瀛曰：小儿惊风后瞳仁不正，阿胶倍人参服最良。以阿胶育神，人参益气也。仲景胶艾汤，治胎动血漏腹疼，并月水不调，淋沥不断。阿胶、艾叶、川芎二钱，当归、生地黄三钱，白芍四钱，水酒煎服，热加黄芩。</small>

龟甲胶<small>河水洗净，捶碎入水，桑柴火熬成膏。</small> 味甘，气平，属金与水，纯阴无阳。补心益肾，养阴资智。主骨蒸劳热，腰脚痿软，一切阴虚血弱之证。<small>甲酥炙或猪油炙。</small>与胶功同而力微。

鹿角胶<small>寸断，河水浸刮，桑柴火熬，入醋少许，再熬成膏，取角捣霜。</small> 味甘咸，气平，纯阳无阴。填精益气，大补阴中之阳。手足腰腿肩臂骨节疼痛，酒化服立效。头旋眼黑，遗浊崩带，大有殊功。敲碎炒珠，安胎亦神，入丸亦同此制。霜与胶功同而力微。鹿茸甘温纯阳，补命火，壮元阳，养血生精，壮骨强筋，其力更峻于胶，主一切虚劳危急之证，相火旺者并忌。<small>《医余》曰：一人有臁疮，赤肿而疼，用黄柏久不愈，加霜灰、发灰、乳香之类则愈。此阴阳寒暑往来之理也。《备要》曰：龟、鹿皆灵而有寿。龟首长藏向腹，能通任脉，故取以补心、补肾、补血，以养阴也。鹿鼻长反向尾，能通督脉，故取以补命门、补精、补气，以养阳也。此物理之玄微，神功之能事。观其一主阴虚血弱，一主阳虚气弱之病，可悟矣。龟甲、鹿角合熬去粗，入人参熬成，名龟鹿二仙膏，大益气血，兼理阴阳。</small>

丹砂 味甘微寒，色赤属火，体阳性阴。<small>离中虚，有阴也。</small>镇心安神，益气明目，发汗定惊，祛风解毒，通血脉，除烦热，止消渴，疗百病。多服久服，令人痴呆，炼熟大热有毒。丹砂安神丸：黄连、元参、云苓一两，归身、生地七钱五分，远志、黑枣仁五钱，琥珀、犀角、甘草二钱五分，丹砂三钱为衣，为末，竹叶、灯心汤丸，滚水送下。治一切神短烦躁不安，夜卧不宁，惊悸怔忡，恍惚健忘，甚验。

磁石色黑吸铁者真，火煅醋淬。诸石皆毒，独磁石冲和无猛气。　味辛咸，沉也。色黑属水，引肺入肾。补精益气，通耳明目，除烦祛热，疗虚羸周痹、骨节痛，治惊痫肿核吞针铁。时珍曰：《千金》磁辰丸但云明目，而未发出微义。磁石二两，镇养肾阴，使神水不外溢；辰砂二两，镇养心血，使邪火不上侵；佐以炒熟神曲一两，以敛其暴气；生神曲三两以生发脾胃之气，为末，炼蜜丸，熟水送下。乃黄婆媒合婴姹之理也。

玉竹一名葳蕤　味甘，气平，性温，阳中之阴。润肺补中。主心腹结气，腰脚冷疼，止眦烂双眸，逐风淫四末，泽容颜，调气血，全体康健，但性缓力微。《本草》言用代人参，若遇虚危证，纵加斤许，曾何益于毫末哉！惟多用常用，所主风湿虚劳之缓证耳。

【提要】本节介绍补益类中药的性味、功效及临床运用。

【精解】补益药是以补益人体物质亏损、增强人体活动功能、提高抗病能力、消除虚弱证候为主要作用的一类中药，又称补虚药、补养药。此类药物的作用可概括为补虚扶弱，具有益气、养血、滋阴、助阳的作用。结合药物的归经，又分别具有大补元气、补气升阳、补肺气、补脾气、补心气、补心血、补肝血、补肺阴、补胃阴、补肝阴、补肾阴、补肾阳、补精血、强筋骨等不同作用。根据药性和主治病证的不同，补益药一般分补气药、补血药、补阴药和补阳药4类。

①补气药。用于治疗气虚证。气虚证主要见于肺气虚和脾气虚。肺主气，肺气虚则少气懒言、动则气喘、易出虚汗。脾主运化，为后天之本，是气血生化之源。脾气虚则神疲乏力、食欲不振、脘腹胀满、大便溏泄，甚则浮肿脱肛等。凡具以上症状者均可选用补气药治疗。又因气能生血、气能摄血，故血虚或因脾不统血而出现的大出血，也当配补气药。因大吐、大泻、大失血、大病所致的元气极虚、脉微欲绝或汗出肢冷的亡阳厥脱证，也可配其他回阳救逆药来补气固脱，以资急救。常用的补气药有人参、党参、西洋参、太子参、黄芪、白术、山药、扁豆、甘草等。

②补血药。用于治疗血虚证。血虚证主要见于心血虚和肝血虚。心血虚常见面色不华、唇舌色淡、心悸怔忡、失眠多梦、记忆力减退或出现结、代脉。肝血虚常见面色萎黄、指甲苍白、眩晕耳鸣、视物昏花、月经后期量少色淡甚则经闭等。上述证候均可选用补血药治疗。因肝肾同源、精血同源，对一些肾

精不足者，也常配用补血药。常用的补血药有当归、熟地黄、何首乌、白芍、阿胶、龙眼肉等。

③补阴药。用于治疗阴虚证。阴虚证主要见于肺阴虚、胃阴虚、肝阴虚、肾阴虚。肺阴虚多见干咳少痰或咯痰带血、口干舌燥、咽痛音哑等症。胃阴虚多见舌绛苔剥、咽干口渴、纳呆不饥、胃中嘈杂、呕哕或大便燥结等。肝阴虚多见两目干涩、视物不清、肢体麻木、眩晕等症。肾阴虚多见腰膝酸软、遗精滑泄、潮热盗汗、手足心热、心烦失眠等。上述证候可选用补阴药治疗。常用的补阴药有沙参、麦冬、天冬、石斛、玉竹、黄精、百合、枸杞、桑椹、墨旱莲、女贞子、龟甲、鳖甲等。

④补阳药。用于治疗阳虚证。阳虚证多见于心阳虚、脾阳虚、肾阳虚。补心阳、温脾阳的药物参见温里药。肾阳为元阳，是人体阳气的根本。阳虚诸证往往与肾阳不足有关。肾阳虚可见肢寒畏冷、腰膝酸痛、阳痿早泄、宫冷不孕、白带清稀、遗尿尿频、小便清长等。上述证候均可用补肾阳的药物治疗。对于肾不纳气、呼多吸少的肾虚作喘，肾阳虚、气化不利、阳虚水泛的水肿，因肾火衰微而不能温运脾土的五更泄泻等，也须选用补阳药治疗。常用药有鹿茸、鹿角胶、巴戟天、肉苁蓉、仙茅、淫羊藿、胡芦巴、杜仲、续断、狗脊、骨碎补、补骨脂、冬虫夏草、蛤蚧、胡桃肉、紫河车、菟丝子、沙苑子、锁阳、海狗肾、韭菜籽、阳起石等。

人体的气、血、阴、阳是相互依存、相互转化的，在病理上又可相互影响。故在应用补益药时，除根据虚证的不同类型选用相应的补虚药（即气虚补气、血虚补血、阴虚补阴、阳虚补阳）以外，还应根据病情，注意药物的配伍应用。如气虚证的阳虚证，表示机体的活动能力衰退。阳虚多兼气虚，而气虚又多导致阳虚；阴虚和血虚证，表示机体精血津液的耗损；阴虚多兼血虚，血虚也易导致阴虚，故临证时往往补气药和补阳药、补血药和补阴药相互配合应用。对于气血两虚、阴阳俱虚的病证，应采取气血双补、阴阳并补的方法，补气药与补血药同用，或补阴药与补阳药同用。在应用补气药时，如出现气滞胸闷、脘腹胀满、食欲不振，应配伍理气药同用。在应用补血药时，常配以适当的补气药，以补气生血，增强补血效果。在应用补阴药时，余热未尽者，当与清热药同用；阴虚阳亢者，当配以潜阳药。在应用补阳药时，如见遗精滑泄、崩漏淋漓不止、白带绵绵不断、五更泻泄者，当配以涩精止遗、固崩止带、涩肠止泻药。此外温补肾阳时，还当考虑肾为水火之脏、阴阳互济的特点，当配以滋补肾阴的药物。

补益药不可用于实证，否则可致"闭门留寇"而加重病情。补益药并非有益无害、多多益善，用之不当也可产生不良后果。补益类药的注意事项包括：

①因证选药。根据气虚证、阳虚证、血虚证、阴虚证的不同，分别选用补气药、补阳药、补血药、补阴药。

②防止补当误补。邪实而正不虚者，不宜使用补药。

③正确处理祛邪与扶正的关系。分清主次，或先攻后补，或先补后攻，或攻补兼施，以祛邪而不伤正，补虚而不留邪为度。

④注意补而兼行，使补而不滞。或配伍行气药，或配伍消食药等。

⑤药物入煎剂，多宜适当久煎，使药味尽出。虚证一般病程较长，多采用蜜丸、煎膏、口服液等便于保存、服用并可增效的剂型。补血药黏滞难消，补阴药甘寒滋腻，凡脾胃虚弱、湿浊中阻、腹胀便溏者不宜使用。补阳药性多温燥，伤阴助火，阴虚火旺者不宜使用。

润剂类

【原文】**天门冬**去心，酒蒸。　味甘苦，气寒，沉也，阴也。上达肺气，清金降火，益水之上源；下通少阴，滋肾润燥。治肺痿、肺痈、吐血，痿为正虚，素感风寒，咳嗽短气，鼻塞胸胀，久而成痿。痈为邪实，热毒蕴结，咳嗽脓血，胸中隐痛。治痿宜养血补气，保肺清火。治痈宜泻热清痰，开提升散。痿重而痈轻也。疗虚劳内热，定喘，除骨蒸，解烦渴，清痰嗽，并足下热疼及骨痿难行。三才丸[1]髓丹降心火，益肾水，润而不燥，滋阴养血，治心火旺盛，肾精易于施泄。天冬二两，熟地二两，人参一两，黄柏三两、砂仁一两五钱，炙甘草七钱五分，为末，炼蜜丸。肉苁蓉五钱酒浸，煎汤送下。

麦门冬酒浸，去心。　味甘苦，气寒，降也，阳中阴也。以其甘多苦少，故能清心润肺，肺中伏火，非此不除。补上焦津液，解胸膈烦渴，止胃火[2]呕吐，胃火上冲则呕吐，宜麦冬。又有因虚，因寒，因痰、因食之不同，随证治之，不可执一也。疗手足痿躄，手足缓纵曰痿躄。阳明湿热上蒸于肺，肺热叶焦发为此证。经云：治痿独取阳明。《经疏》曰：麦冬实足阳明胃经之正药。益精强阴，泽肌润结，肺痿肺痈，咳唾衄血，经枯乳汁不行，肺燥痰嗽不绝。午前嗽多属胃火，宜芩、连、栀、柏、知母石膏；午后嗽及日轻夜重，多属阴虚，宜麦冬、五味子、元参、知母、六味。降火清心，消痰补怯，金受火囚。生脉散须加人参。便滑泻利，胃寒二冬勿设。古方麦冬饮子治劳嗽虚热，咳喘痰血。麦冬二钱，五味子、人参七分，黄芪二钱，归身、白芍、炙甘草一钱，水煎服。

款冬花甘草汤浸。　味甘辛，性温，阳也。入心、肺。主中风喉痹，治肺痈脓血腥臭，疗肺咳痰唾稠黏，润肺泻火邪，下气定喘促，驱久嗽。凡阴虚劳嗽，用款冬花、紫菀、百合、沙参、生地、麦冬、五味、知、柏、芩、芍。如内热骨蒸加丹皮、地骨皮、青蒿皆宜。如嗽而复泻，为脏腑俱病，嗽而发热不止，为阴虚火炎，皆难治。

紫菀蜜炙。　味苦辛，性温。入心、肺。主咳逆上气，喘嗽脓血，补虚调中，消痰泻热，开喉痹之恶涎，疗小儿之惊痫，散结下气，善利小便，专治血痰，为血劳圣药。海藏：紫菀汤治肺伤气极，劳热久嗽，吐痰吐血，肺痈肺痿。紫菀二钱，阿胶、知母、贝母一钱，人参、云苓、甘草、桔梗五分，五味子十二粒。便溏加莲子一钱。一方有款冬。

酸枣仁　味甘，气平，性润。其肉味酸，故名酸枣而入肝。其仁居中，故主收敛而入心。不眠炒用，多眠生用。宁心志，止虚汗，解烦渴，养血安神，益肝补中，收敛魂魄，祛心腹寒热，能安和五脏，润剂上品也。按：枣仁味酸，本入肝经，而心则其所生者也，脾则其所制者也，胆又其所依之府也，并宜入之。《圣惠方》云：胆虚不眠，寒也。炒熟为末，竹叶汤下。盖以肝胆相为表里，血虚则肝虚，肝虚则胆亦虚，得熟枣仁之酸温，以助肝气，则木乘土位。又主困倦，所以令人多睡。又《济众方》云，胆实多眠，热也。生研为末，姜汤调下。盖以枣仁秋成者也，生则得兑金之全气，而能制木，肝木有制，则脾不受侮，而运行不睡矣。此皆自然之理也。归脾汤用之。

柏子仁鲜者。　味辛甘，性润。气香透心肾而悦脾，养心气，润肾燥，助脾滋肝，资智宁神，聪耳明目，益血止汗，除风湿，愈痫惊，通关窍，泽皮肤，润剂上品也。讱庵曰：补脾药多燥，此润而香能舒脾，燥脾药中兼用最良。柏子仁丸：柏子仁二两，人参、白术、半夏、五味子、牡蛎粉、麻黄根一两，麦麸五钱，为末，煮枣肉丸，米饮下。此养心宁神，补阳敛汗之要药也。阴虚多汗加熟地黄、杜仲。

大麻仁即作布之麻，去皮用。　味甘，气平，性润。入脾、胃、大肠。缓脾润燥，疗胃热汗多而便难，三者皆燥也，汗多则津枯而便燥。仲景有麻仁丸。麻仁苏子粥酌量与服。破积血，通乳而利水。又木谷也，亦能治风。

百合白花入药，红花者不可用。　味甘淡，气平，故益气补血，安心定魄，调中润肺，逐惊悸，止涕泪，缓风湿咳嗽，散乳痈喉痹，解蛊毒，润大小便秘。仲景用治百合病，有百合地黄汤。盖借其平缓不峻，收失散之缓功耳。并治肺伤劳嗽，喘咳痰血。戴庵百合固金汤：百合、生地二钱，熟地三钱，麦冬钱半，元参、当归、白芍、贝母、桔梗、甘草一钱。此以甘寒培本，不以苦寒伤生发之气也。

枳椇子　味甘，气平。润五脏，解酒毒，除烦渴。赵以德治酒毒房劳而病热者，于补气血药中加葛根，反汗出懈怠。不禁葛根之散也，得枳椇子加入即愈。

牛乳　味甘微寒。润肠胃，解热毒，主噎膈反胃。按东垣云，上膈由气，治在和中降气；中膈由积，治在行气消积；下膈由寒，治在温中散寒。气血不足其本也，痰涎停滞其标也。非胃枯则胃寒，服香燥药取快一时，破血散气，是速其死也。韭汁牛乳饮主之。张氏随宜加姜汁、藕汁、梨汁名五汁安中饮。或酌加竹沥、莱菔汁、芦根汁、陈米酒，佐以理中汤、八味丸加减用之，无不愈者，此其大略也，润泽存乎一心。郑奠一治噤口痢，服牛乳即瘥，可想其性味功用耳。凡用牛乳十分，诸汁只二分。

竹沥 味甘，气平。疗阴虚发热，理中风噤牙，小儿天吊惊搐，入口便定。妇人胎产闷晕，下咽即苏。《衍义》云：胎前不损子，产后不碍虚。祛老痰，除涎饮，止惊悸，祛癫痫。痰在手足四末，非此不达；痰在皮里膜外，有此可驱[3]。竹沥达痰丸酌用六君子汤合滚痰丸为末，以竹沥三浸三晒，竹沥打面糊为丸。每服二钱，竹沥入姜汁送下，前证皆验。世人反以为寒，疑置不用，殊不知竹之有沥，犹人之有血也。气味甘平，经火煅出，何寒之有？

蜂蜜 七月勿食生蜜，令人霍乱暴下。 味甘，性平。入脾、肺经。益气补中，润燥解毒，除心烦，通便闭，止泻痢，悦颜色，润脏腑，和百药，除众病。蜜酥等分，熔化一处，或汤或酒，日数调服不拘时，治久病血枯，并润燥止渴。蜡味淡渗，去陈积，主下痢。古方蜡匮巴豆丸。治一切寒澼宿食，积滞疟痢。巴豆去心膜油，杏仁炒，各四十九粒，为末，熔蜡和丸，绿豆大，水下三、五九。灸疮固膜。蜡矾丸护膜托里解毒，成脓心烦加雄黄。

【注释】

[1] 凤：一作"封"，二者皆有出处。

[2] 火：原作"炎"，据扫本改。

[3] "《衍义》云……有此可驱"：出自《丹溪心法附余·本草衍义补遗》竹沥条语意，《本草衍义》无。

【提要】本节介绍润剂类中药的性味、功效、临床运用。

【精解】十剂最早源自北齐徐之才《药对》，是指宣、通、补、泄、轻、重、滑、涩、燥、湿。宋代寇宗在这个基础上补充了寒、热二剂，名为十二剂。杨栗山在书中多采用寇氏《本草衍义》中药物功效主治，将常用180余味药物分为补、润、寒、热、下、涩、消、燥、散、吐、攻、汗十二剂。杨氏重视药物的临床功效主治以及其所主治疾病，并进一步联系到常见的配伍和方剂。此种分类方式更接近临证处方用药思路，融方药于一体，便于临床使用。

本节介绍的润剂类药物共有12味，分别是天门冬、麦门冬、款冬花、紫菀、酸枣仁、柏子仁、大麻仁、百合、枳椇子、牛乳、竹沥、蜂蜜。功效以滋阴润燥、清热泻火为主。本类药性味以甘、寒、平为主，能清热者可有苦味。

其中能补肺胃之阴者，主要归肺胃经；能滋养肝肾之阴者，主要归肝肾经；少数药能养心阴，又归心经。

本类药均可润燥，并多兼滋阴和清热之效。滋阴包括滋肺阴、滋胃（脾）阴、滋肝明，滋肾阴、滋心阴等具体功效，分别主治肺阴虚、胃（脾）阴虚、肝阴虚、肾阴虚、心阴虚证。阴虚证主要表现为两类临床表现：一是阴液不足，不能滋润脏腑组织，出现皮肤、咽喉、口鼻、眼目干燥或肠燥便秘。二是阴虚生内热、出现午后潮热、盗汗、五心烦热、两颧发红；或阴虚阳亢，出现头晕目眩。

不同脏腑的燥证还各有其特殊症状：肺阴虚，可见干咳少痰、咯血或声音嘶哑。胃阴虚，可见口干咽燥、胃脘隐痛、饥不欲食，或脘痞不舒，或干呕呃逆等。脾阴虚大多是气阴两虚，可见食纳减少，食后腹胀、便秘、唇干燥少津、干呕、呃逆、舌干苔少等。肝阴虚可见头晕耳鸣、两目干涩，或肢麻筋挛、爪甲不荣等。肾阴虚可见头晕目眩、耳鸣耳聋、牙齿松动、腰膝酸痛、遗精等。心阴虚可见心悸怔忡、失眠多梦等。

使用本类药物治疗热邪伤阴或阴虚内热等燥证，常与清热药配伍，以利阴液的固护或阴虚内热的消除。用于不同脏腑的阴虚证，还应针对各种阴虚证的不同见症，分别配伍止咳化痰、降逆和中、润肠通便、健脾消食、平肝、固精、安神等药物，以标本兼顾。

寒剂类

【原文】元参反藜芦　味甘苦咸。甘能滋阴，苦能清火。因其味甘故降，性亦缓。《本草》言惟咸入肾经，不知其尤走肺脏，故退无根浮游虚火，散周身经络热壅，逐颈项喉咽痹毒，驱男子传尸骨蒸，解温病潮热晚来，及烦躁懊恼发斑，疗妇人产乳余疾，并肠中血瘕癥坚，补肾水滋阴明目，祛劳嗽痰血渴烦。肾脉贯肝膈，循喉咙，系舌本。肾虚则真阴失守，孤阳飞越，此喉痹咽肿，痰嗽吐衄之所由来也。骨蒸潮热亦本于此。元参壮水以制火，故并治之。元参、麦冬、生地、白芍、丹皮大剂煎汤，磨犀角汁兑饮，治热嗽痰血甚验。

沙参反藜芦　味甘苦，气薄体轻，性微寒。除邪热，专清肺，兼益脾、肾，滋养肝血，散游风瘙痒，消痈疽疮肿，疗胸痹止频惊，除疝疼心腹疼。但性缓力微，难胜专任。易老曰：人参补五脏之阳，沙参补五脏之阴。特以其甘凉而和，补中益气，故有是论。若言对待人参，相去天渊。沙参一两，阿胶五钱，大剂煎饮，治虚劳久嗽肺痿。《局方》沙参五钱水煎，治肺热咳嗽。

苦参反藜芦　味苦，性寒，沉也，阴也。入胃、大肠、肝、肾。主肠风下血，及热痢刮疼难当，疗温病狂乱，致心燥结胸垂死，酒煎一两，能吐天行温毒。赤癞眉脱，驱风除湿有力，讱庵云：郑莫一用苦参、藜芦，倍胡麻，治大风癞疥屡有愈者。黄疸食劳，失饥过饱所致，苦参、龙胆草等份为末，牛胆汁和丸，如桐子大，渐服五、七、九丸，日三次，生大麦芽汁送下，甚验。并一切痈疡风热斑疹。皂角四两，水揉滤汁。入苦参末二两和丸，温水送下钱余，治通身风疹瘙疼不可忍，即近隐处皆然者，亦多痰涎，夜不能卧，甚验。

黄连川出　味苦，大寒，味厚气薄。诸凉药皆润，而此独燥，降中微升，阴中微阳，专泻诸火。古方有黄连解毒汤。火在上米酒炒，火在下童便炒，火而呕者姜汁炒，火而伏者盐水炒。吴茱萸炒止疼，陈壁土炒止泻。同大黄治温病邪热，同枳实除宿食火胀，同花粉消痰热烦渴，同广木香治滞下泻利腹疼，同吴茱萸治肝热吞吐酸水。黄连六两，吴茱萸一两，名左金丸。清肝凉血，和胃厚肠，凉胆止惊痫，泻心除痞满，散阴户肿疼，驱食积热疳，去恶疮痈肿，除湿热郁烦，善消痔漏，亦治火眼。解乌、附、巴豆毒，泻血气痰食火。若虚火犯之，反从火化助热。仲景诸泻心汤用之。

胡黄连　味苦，性寒。入肝、胆、心、胃。与黄连同功。治温病瘵疟，骨蒸劳嗽，三消五痔，五心烦热，火毒血痢，同乌梅、伏龙肝等份为末，茶清调服。明耳目益颜色，疗胎蒸虚惊，除五疳虫热。胡黄连、黄连等份，丹砂减半，入猪胆内煮熟[1]，取出，加芦荟同连数，麝少许，糯米粥丸服。

黄芩　味苦，气寒。气轻于味，降而能升，阴中微阳。枯者入肺，条者入大肠。欲其上酒炒，欲其下生用。枯者清上焦之火，消痰利水，定喘止嗽，解温疫热毒，退往来寒热，清咽利膈，尤祛肌表之热，故治赤眼斑疹，鼠漏疮疡。条者凉下焦之热，能除赤痢，热蓄膀胱，大肠秘结，便血漏血。胎因火动不安，酌佐砂仁、白术。肠因火滞为疼，可加黄连、厚朴。仲景黄芩汤治太阳少阳合病下利。

黄柏　味苦微辛，大寒。阴中微阳，善降三焦之火。但其性多沉，专入足少阴本经，为足太阳、厥阴之引经[2]也。清胃火呕哕蛔虫，除伏火骨蒸烦渴，去肠风热痢下血，逐二便邪火结淋，上可解热渴口疮，喉痹痈疡，下可去足膝湿热，疼痛痿躄。黄柏、苍术名二妙散，治下焦湿热。总之，寒润降火最速。《本草》言其制伏龙火，补肾强阴。然吾谓龙火岂沉寒可制，水枯岂苦劣可补？阴枯水涸，得降愈亡，扑灭元阳，莫此为甚。水未枯而火盛者，用以抽薪则可；水既枯而发热者，用以补阴实难。当局者勿泥陈言，认为补剂。泻膀胱邪火，利小便热结，降下焦湿肿，治痢疾便血。但脾虚胃弱者，宜慎用之。脉滑大有力，盐水炒用。

知母酒、盐、水炒　味苦辛，气寒，气味俱薄，性沉而降，阴也。上清肺金而泻火，下润肾燥而益气，漏无根之浮火，退有汗之骨蒸，润肺解渴，消痰止嗽。治伤寒烦躁，疗温病大热，利二便，清浮肿。按：《本草》言其滋阴，又言滋化源者，正因苦寒灭火以救肾水，不致于涸耳。与黄柏略同，非真补肾也。时珍曰：知母佐黄柏，有金水相生之义，但黄柏入血分，知母入气分，各一两，肉桂二钱为末，炼蜜丸，名滋肾丸，治下焦积热小便不通。此东垣治王善夫方也。

栀子　味苦，性寒，味厚气浮。轻飘象肺，色赤入心。泻心、肺邪热，屈曲下行，而三焦之郁火以解，则热厥心疼以平，吐衄痢血以息，及心烦懊恼不眠，五疸五淋，津枯口渴，目赤紫癜，疱皶疮疡悉除。留皮除热在肌表，去皮却热在心腹。仲景因气浮而苦，极易动吐，合淡豆豉用为吐药，以去上焦之滞痰。《本经》谓其治大、小肠及胃中热，丹溪谓其解郁热行结气，其性屈曲下行，大能降火从小便泄出。非利小便，乃清肺也。肺清而化，膀胱为津液之府，故小便得以出也。余谓助以佐使，治各不同。加茵陈除湿热疸黄，加豆豉除烦躁不眠，加厚朴、枳实除烦满，加陈皮、生姜除呕哕，加生姜汁除心胃久疼，加延胡索除疼因血结。又止霍乱转筋，去目赤痛疖。炒黑尤清肝、胃之火，解郁止血，服末治吐，吹鼻治衄。

连翘去心　味苦辛，气寒，气味俱薄，轻清升浮，阳中有阴。入手少阴、手足少阳、阳明。泻心经客热殊功，降脾胃湿热神效。去寸白、蛔虫，通月水五淋。以其味苦轻，故达肌表，散痈毒斑疹，疮家号为圣药。以其气辛散，故走经络，通血凝气滞，结聚所不可无。河间双解、凉膈俱用之。

青黛波斯者良，次则福青　味甘苦，性寒。入肝、脾。除郁火，解热毒，散肿硬，同马齿苋捣，敷一切湿热疮。止血痢，疗伤寒、温病发斑，面黄鼻赤耳聋，目直视，治小儿疳疮虫瘦，惊痫狂邪稠痰，唇焦渴。青黛散治发颐，及两腮肿硬。青黛一钱，甘草、蒲公英二钱，银花五钱，瓜蒌半个，酒煎。

白头翁近根有白茸，得酒良　味苦，性寒。坚骨凉血，入阳明血分。主火毒血痢，仲景白头翁汤。温疟发狂，癥瘕积聚，瘰疬吐衄，齿骨疼痛，男子偏疝，小儿秃疮。

石莲子去壳　味苦，性寒。入心、胃、膀胱。主噤口痢，浓煎石莲汤，磨入沉香汁。及湿热渗入膀胱，而为遗浊淋沥，清心除烦，开胃进食。按：噤口痢由元气虚脱，大便频数，心气与胃不安故也。得石莲以通心气，而胃气自开矣。

川楝子浆水煮，去核　味苦，气寒，有小毒。入肝舒筋，治脏毒下血，炒末蜜丸，大米饮下。疗肾消膏淋，同茴香炒，等份为末，温酒调下。尤导小肠、膀胱之热，引心包相火下行，通利小便，为疝气主药。按：疝气初起，未有不因内虚外袭，留而不行，其病则实。然必先疏泄其气，所谓通则不滞不疼矣。若骤加补益，入腹攻心，变成危证。古人用五苓散加楝子、橘核、茴香，少加木通、槟榔，立方之工稳极矣。兼治伤寒、温病热厥热狂，心疼腹疼，疗疡疥，杀三虫。《夷坚志》曰：楝根白皮浓煎，入麝少许，治消渴有虫，耗其津液者，下其虫而渴自止。合乌梅、生姜、使君子，或煎或丸服，诸虫皆下。

牛蒡子酒蒸　味苦，气平，性寒。入十二经络。主风湿瘾疹盈肌，退风热咽喉不利，散瘰疬疮疡诸肿之毒，利手足腰膝凝滞之气，润肺止嗽，降气消痰，其性通散。温酒调末，每服二钱，祛齿牙虫疼，消面目浮肿。

青蒿　味微苦，性微寒，气清香。童便熬膏，退骨蒸劳嗽，治虚劳之圣药也。世以茵陈蒿代之，大混。鼻中息肉，用青蒿灰、石灰等份，淋汁熬膏，点之甚效。

茵陈蒿　味苦，性寒。入脾、胃、膀胱。利湿清热，专治疸黄，佐用栀子。黄而湿多肿，再加渗利；黄而燥干涩，再加凉润。惟阴黄一证不治。黄疸、谷疸、酒疸、黄汗疸、女劳疸。亦有蓄血发黄，不尽脾胃湿热。女劳疸必属肾虚。酌用四物、茵紫、六味、知柏壮其水，四君培其气，随证加利湿清热药自效。痰火湿热泻痢固宜，寒热瘴疟发黄尤效。仲景茵陈蒿汤。

山豆根广出者佳。　味苦寒。泻心火以保肺金，而大肠之风热亦清。主喉痛喉风，龈痛齿疼，热咳喘满，下痢腹疼，疗人马之急黄，治蛇狗之咬伤。桔梗甘草汤加山豆根、元参、荆芥穗、防风，治咽喉龈齿肿疼甚验。

防己车前草对蒸晒干，以心花黄色为佳。　味辛苦，气寒。入十二经。尤善[3]腰以下至足湿热肿盛，疗风湿手脚挛疼拘急，口眼歪斜[4]，止嗽清痰，利大小便。惟十二经真有湿热壅闭，及膀胱积热下注脚气，诚为要药。但臭味拂人，妄用令人减食。木、汉二种，木主风，汉主水，为不同。脚气乃寒湿郁而为热，治以防己为主药。湿加苍术、木瓜，热加芩、柏，风加羌活、草薢，痰加竹沥、南星，活血加四物，大便秘加桃仁、红花，小便秘加牛膝、泽泻，疼连胁加龙胆，疼连臂加桂枝、灵仙，冲心加槟榔，不可骤补。

石膏　味辛甘，气大寒，气味薄，体沉重。生用速，煅用缓，降而能升，阴中有阳。以其寒散清肃，故祛肺胃三焦之火，辛能清肺解肌，最逐温热暑湿而除头疼。甘能缓脾益气，极善生津止渴而却烦热。邪火盛不食，胃火盛多食，皆其所长。阳明热牙疼，太阴火痰喘，尤当速效。仲景有白虎汤。景岳玉女煎，滋少阴之水，泻阳明之火，良方也。

香薷　味苦辛，香散气轻，有彻上彻下之功。疗霍乱中脘绞疼，治伤暑小便涩难，清肺热拨浊四阴，降胃火郁滞潜解，去口臭水肿，亦消除烦热。麻黄为冬月发汗要药，香薷为夏天散暑良剂。《局方》香薷饮：香薷、白扁豆、厚朴、黄连等份。水煎，治中暑热盛，口渴心烦。湿加茯苓、木瓜，虚加人参、白术、陈皮、炙甘草，名十味香薷饮。

栝楼实 反乌头，连皮、子、瓤捣用，单用子误也。 味甘，气寒，味厚气薄，性沉降，阴也。降胸膈结滞痰涎，开脾胃热郁气闭，解消渴定喘胀，滑大便，疗胸痹。仲景有瓜蒌薤白白酒汤。《本草》言其又能补气治虚劳，恐未必然。天花粉即栝楼根也。酸能生津，甘不伤胃，微苦微寒，降火清金，阴中阳也。大宜虚热人，最凉心肺渴热，大降膈上热痰，消痈肿排脓，散跌仆瘀血，除狂热杂疾，杂疾者，杂气之疾也，即所谓温病也。去胃热黄疸，润枯燥利水道，止小便数，尤涤胸中郁热垢腻，为消渴之圣药。古人治消渴多用之。小柴胡汤以天花粉易半夏，仲景治少阳证口渴者。

马兜铃 味苦，性寒。阴中之阳，入肺经。主清肺，除咳痰气喘，疗血痔久瘘。按：兜铃主肺金，何以治痔瘘？盖肺与大肠相表里，肺移热于大肠，故有此证，清其里而表自清矣。马兜铃散治肺热咳喘痰血，兜铃钱半，阿胶、元参、生地、麦冬二钱，五味子、桔梗、甘草一钱，水煎服。根名青木香，下气甚速，散气最捷。

枇杷叶 去毛，蜜炙 味苦，性平。清金和胃而下气，气下则火降痰消，而热咳呕逆烦渴之证悉平。讱庵曰：一妇肺热久嗽，身如火炙，肌瘦成痨，用枇杷叶、款冬、紫菀、桑白皮、杏仁、木通等份，大黄减半，炼蜜丸，早晚嚼化一丸，未终剂而愈。

金银花 味甘，气寒。白入肺，黄入脾。大益气血，久服轻身延年。补虚止渴，疗水泻肠澼血痢，浓煎汤入蜜服，佐他药兼用最良。兼理风气，除湿气，尤主化毒，专治痈疽，银花五两，甘草一两，酒煎，日三服尽至大小肠通利，则药力到毒自消矣。未成则散，拔毒功深，已成则溃，回生力大。此有益无损之药也，世多忽之。

蒲公英 味甘苦，性寒。入脾、胃、肾。擦牙乌髭发，通淋称妙品。溃坚肿，消结核，屡著奇功。解食毒，散滞气，每臻神效。蒲公英五两，同金银花或藤，取汁入酒，日三服尽，治乳痈。按：蒲公英花黄属土，质脆，断之有白津，涂狐尿刺。茎如葱管而细，四时常花，花罢飞絮，絮中有子，落处即生。禀天地中和之性，故善解毒。又名地丁者，以其消疔毒也。白汁点之。

龙胆草 甘草汤浸，晒干 味苦，性大寒。入肝、胆、膀胱、胃。止泻痢，去肠中小虫，却惊痫，益肝胆二气，退胃中伏火及温病发黄，除下焦湿热，并酒疸黄胖，驱客忤疳气，疗痈疽口疮。酒浸辅佐柴胡，上治眼目赤疼，臀肉必加，翳障通用。《局方》龙胆泻肝汤：龙胆、黄芩、栀子、生地俱酒炒，木通、车前子、泽泻、柴胡、当归、甘草等份，煎服。利湿清热泻肝胆，诸方之准绳也。龙胆为末，以猪胆汁点温酒，每调服一钱，治伤寒后盗汗。

夏枯草 味苦辛，性微寒。入肝经。主瘰疬瘿瘤，疗湿痹脚肿，肝虚目珠夜疼，夏枯草、香附等份，甘草减半，水煎服。两眼冷泪羞明，散血破癥，生肌解毒。按：夏枯草冬至生苗，三月开花，正厥阴风木主令，其为肝经之剂无疑矣。丹溪云：夏至即枯者，盖禀纯阳之气，得阴气则枯也。

益母草紫红花者佳，白花不堪入药，去老秆。 味辛苦，气寒，性滑利。调妇人经胎产诸证，故有益母之名。安生胎，落死胎，生新血，行瘀血，消乳痈，散热毒，除小儿疳痢，水煎五钱，入蜜和服。男妇下血，瘾疹作痒，堪作浴汤，且善下水，又能消胀。《本草》又云：能益精轻身。按：血有瘀滞则胎不安，瘀去新生胎自安矣。故用其滑利之性则可，求其补益之功则未也。益精轻身之说，殆不足信，惟其气轻不甚消耗，故宜于胎产。若虚寒者宜忌。子名茺蔚，益精明目，行气消瘀，疗血胀血逆，心烦头疼，但行中有补，较胜于草。益母草花子一斤，柔桑枝三斤，寸断，慢火同煎浓汁，去粗熬膏，温酒和服。益血明目，润皮肤活筋脉，去痹疼瘰痒，男妇皆宜，并治紫、白癜风。

牡丹皮 味辛苦，气寒，味薄气轻，阴中阳也。入心、肾、心包、肝。泻血中伏火，退无汗骨蒸，除产后滞血寒热，祛肠胃蓄血坚癥，和血凉血而生血，定神志通月经，止吐衄疗疮痈，治惊痫搐搦，皆因阴虚血热，风火相搏，痰随火涌所致。下胎胞住疼。《本草》言其善补而实无补性，但气味和缓辛凉，善行血滞，滞去则瘀热解、劳蒸退，虽行滞而不峻也。心藏神，肾藏志，心肾不足，则神驰而志衰。仲景八味丸用丹皮定神志也。

桑白皮蜜炙 味甘辛，气寒。入肺，升中有降，阳中有阴。辛泻肺中伏火，甘故缓而不峻。止喘嗽唾血，解烦渴除痰。又水出高源，清肺亦能利水。古方泻白散：桑白皮、地骨皮、甘草、粳米。水煎服，此泻肺诸方之准绳也。桑叶甘寒，入阳明经。燥湿凉血，去风明目，带露炒末，米饮下，止盗汗。经霜水煎，早洗眼，去风泪。代茶治消渴。扶桑丸：桑叶、黑芝麻等份，为末，炼蜜丸。长服补肾养肝，去风胜湿，乌须明目效。桑枝除风湿，润脏腑，壮筋骨，明耳目。桑枝煎：采桑条柔[5]嫩者寸断，五两炒香，水煎日三服尽。治手臂挛痛，散脚气，润枯槁，去渴痒。许叔微[6]曰：予病手臂疼数年，诸药不效，服此数剂，寻愈。

代赭石火煅醋淬 味苦辛寒，沉也，阴中阳也。入心包、肝。养血气，平血热。疗小儿慢惊风，冬瓜仁煎汤，调赭石末一钱服，自愈。与急惊实热不同，若急惊风，则升降、凉膈，证须辨之。并吐衄崩带。产难胎动，及心下痞硬嗳气。仲景代赭旋覆汤[7]，取其重以镇虚逆，赤以养阴血也。后人用治噎膈因痰气阻塞故。

羚羊角磨汁 味苦咸，性寒。入肝，并入心、肺。疗风寒热在肌肤，温毒伏在骨间，惊梦狂越，魂魄不安，男女猝热[8]搐搦，产妇败血攻冲，清心凉肝，舒筋明目，磨汁消怒菀于上，烧灰主食噎不通。《本事方》羚羊角散[9]，治妊娠中风，涎潮僵仆，口噤搐搦，名子痫。羚羊角磨汁，入当归、茯神、黑枣仁、薏仁一钱，杏仁、防风、独活、川芎六分，木香磨汁，入甘草三分，姜煎。

犀角 磨汁　味苦辛，气寒，气味俱轻，阳中阴也。其性走散而升，色黑功力在尖，凉心清肝，除胃中大热，辟邪解毒，祛风利痰。时珍曰：五脏六腑皆禀气于胃，风邪热毒必先干之，饮食药物必先入之。犀角之精华所聚，直入胃中，能解一切毒，疗一切血，并治伤寒，温病发狂，发斑发黄，惊悸瞑惕谵妄之证。故伤寒热毒表闭而非汗不解者，磨尖掺入发散药中取汗，速如响应。今人止知犀角能解心胃热，而不知其凉而升散，尤速于升麻也。《活人书》治吐衄血，用犀角地黄汤，无犀角代以升麻，盖亦有理，朱二允非之，殊不尽然。但升麻纯阳气浮，有升无降；犀能分水，阳中有阴，升而能降，代治大小便下血则得矣。若吐衄恐血随气升，涌出不止，如气平火不上炎者，亦可代。孕妇切忌之。

童便 味咸，气寒，沉也，阴也。咸走血，寒凉血，故善清诸血妄行，吐衄能止，阴火自退。定喘促，降痰气，解烦渴，利大小便，要之非用童便也，实则用本人小便耳。不然，《内经》何以谓之还原汤，《纲目》何以谓之轮回酒乎？以自己之小便，治自己之病痛，入口下咽，引火下降甚速也。其如愚夫愚妇，执而不用何哉？炼为秋石，反失其性。

【注释】

［1］熟：原作"热"，据德本、扫本改。

［2］经：据文义此下疑脱"药"字。

［3］善：此下疑脱"治"字。

［4］斜：原文作"邪"，互通。

［5］柔：原作"桑"，据扫本改。

［6］许叔微：原作"孙叔微"，据此下引文及《普济本事方》卷七"服桑枝法"改。

［7］代赭旋覆汤：《伤寒论·辨太阳病脉证并治》中作"旋覆代赭汤"。

［8］热：原作"熟"，据扫本改。

［9］羚羊角散：《普济本事方》卷第二与此方名同而药味异。

【提要】本节介绍寒剂类中药的性味、功效、临床运用。

【精解】本节介绍的寒剂类药物共有35味，分别是元参、沙参、苦参、黄连、胡黄连、黄芩、黄柏、知母、栀子、连翘、青黛、白头翁、石莲子、川棟子、牛蒡子、青蒿、茵陈蒿、山豆根、防己、石膏、香薷、栝楼实、马兜铃、枇杷叶、金银花、蒲公英、龙胆草、夏枯草、益母草、牡丹皮、桑白皮、代赭石、羚羊角、犀角、童便，以清解里热为主要功效，常用以治疗里热证，故为寒剂。

本类药物药性寒凉，沉降入里，通过清热泻火、清热燥湿、清热解毒、清热凉血及清虚热等不同作用，使里热得以清解，即《黄帝内经》"热者寒之"、《神农本草经》"疗热以寒药"的用药原则。寒剂药物主要用治温热病高热烦渴，肺、胃、心、肝等脏腑实热证，及湿热泻痢、湿热黄疸、温毒发斑、痈疮肿毒及阴虚发热等里热证。由于里热证的致病因素、疾病表现阶段以及脏腑、病位的不同，里热证有多种证型，有热在气分、血分之分，有实热、虚热之别，需选择不同的清热药进行治疗。

使用寒剂类药物时应辨别热证的虚实。实热证有气分热、营血分热及气血两燔之别，应分别予以清热泻火、清热凉血、气血两清。虚热证则以养阴清热、凉血除蒸。若里热兼有表证，当先解表后清里，或与解表药同用，以表里双解。若里热兼有积滞者，宜配通腑泻下药。

本类药物药性寒凉，易伤脾胃，故脾胃虚弱、食少便溏者慎用。苦寒药物易化燥伤阴，热病伤阴或阴虚津亏者慎用。

热剂类

【原文】**附子**反半夏、瓜蒌、贝母、白及、白蔹，中其毒者以犀角、黄连、甘草、黑豆煮汤解之，是其所畏者也。　生者味辛甘，腌者味辛咸，性大热，有大毒，阳中之阳。其性浮中有沉，走而不守。除表里沉寒，厥逆口噤，仲景有四逆汤。且能引火归原，制伏龙火，仲景有白通加人尿猪胆汁汤。善助参、芪成功，尤赞地、黄建效。无论表里，但虚寒脉细无神者，皆当急用。仲景有附子汤。孕妇切忌之。川乌头即春间所采附子之嫩小者，主中风洗洗出汗。乌头、栀子等份，盐水煎服。治疝气，内郁热而外束寒者。侧子，即附子旁出小颗，其性轻扬，主发散，为风疹及四肢发散要药，反、恶、性味相类。辨附子制法：稽之古人，有单用童便煮者，有用姜汁、盐水煮者，有用黄连、甘草汤煮者，有数味兼用制之者，其中宜否，最要详辨。夫附子之性热而刚急，走而不守，土人以盐腌之，故其味咸而性降。今人所以用之者，正欲用其热性，以固元阳，以补脾胃，以行参、芪、地、黄等功。若制以黄连，则何以助其回阳？若制以盐水，则更以助其降性。若制以童便，则非唯更助其降，而脾胃大虚者，尿臭一入，极易动呕，是药未入口而先受其害，且令沉降尤速，何以达脾？唯姜汁一制，直中阴寒者用之最良。若常用而欲得其补性者，又不必用此。余意总不如用甘草，酌附子之多少对用，煮极浓汤，先浸三二日，剥去皮脐，切为四块，再易甘草浓汤，浸三二日，捻之软透，切为薄片，入锅文火炒至将干，口嚼尚有辣味，是其度也。若炒太干，则过熟而无辣味，其热性全失而无用矣。其所以必用甘草者，盖以附子之性急，得甘草而后缓；附子之性毒，得甘草而后解；附子之性走，得甘草而后益心脾；附子之性散，得甘草而后调荣卫。此无他，不过济之以仁而成其勇耳。若急用，则以面裹而火炮者亦可。直中阴寒厥逆将危，缓不及待，则单用炮附，不必更用他法。夫天下之制毒者莫如火，火之制毒者，以能革物之性，故以气遇火则失其气，以味遇火则失其味，刚者革其刚，柔者革其柔。如但煮之极熟，全失辣味，状若萝卜之可食矣，尚何补益之有？今人只知附子之畏，而不知过熟之无用也。

肉桂 味辛甘，性大热，阳中之阳。气味沉重，专补命火，引火归原。桂为木中王，故平肝，味甘故补脾生血。凡木胜克土而无大热者，用之极良。与参、附、地、萸同用，最降虚火，治元阳亏乏，阴虚发热。黄芪汤加肉桂为虚劳圣药，二味加人参、甘草是也。但善于动血坠胎，观仲景治蓄血证，桃仁承气汤用肉桂可知矣。桂枝味辛甘。气轻故能走表，调和荣卫故能发汗，又能止汗，四肢有寒疾非此不能达。仲景桂枝汤，治冬月中风，头疼发热，汗出脉缓者，千古良方也，治病多多矣。

干姜 味辛，大热。生用发汗，炮熟温中调脾，通神明去秽恶。凡脾寒而为呕吐者，鲜者煨熟用之；凡虚冷而为腹疼泻泄者，干者炒黄色用之。仲景理中汤皆治之。产后虚热者，炒黄黑色用之；虚火盛而吐血痢血者，炒黑灰用之。按：干姜炒为黑灰，已将失其性矣。其亦可以止血者，取血色属火，黑色属水之义，亦取姜灰性涩之义耳。若阴盛格阳，火不归原而上见血者，仍留性为妙，汗多者忌之。丁香纯阳，泄肺温胃，疗肾虚，壮阳暖阴。去胃冷胀呕呃忒。

益智子盐炒 味辛，气温。入心、肾。主君相二火，以补脾胃之不足，治遗精崩漏泄泻，小便余沥。同乌药酒煮，山药丸，名缩泉丸。开郁散寒，建中摄涎，合六君子汤。按：益智辛温，善逐脾胃之寒邪，而土得所胜，则肾水无冷克之虞矣。

破故纸盐炒 味苦辛，气大热，性燥而降。壮元阳，暖水脏，治命火不足而精流带浊，脾肾虚冷而溏泻滑痢。以其补阳，故暖腰膝酸疼；以其性降，故能纳气定喘，然气微宜避之。古方补骨脂丸，益元气，壮筋骨，治下元虚败，手足沉重，夜多盗汗，此恣欲所致也。破故纸四两，菟丝饼四两，胡桃仁一两，沉香一钱五分。为末，炼蜜丸如桐子大，每服三十丸，盐水温酒按时令送下，自夏至起冬至止。唐·张寿知广州得方于南番。诗云：三年时节向边隅，人信方知药力殊，夺得春光来在手，青娥休笑白髭须。

淫羊藿 辛香甘温。入肝、肾、命门。治绝阳不生，绝阴不成。

石硫黄番舶者良 味酸，性大热，阳中之阳，有毒。与大黄并号将军。补命门真火，桂、附不如也。性虽热而能疏利大肠，与燥涩者不同。如元阳暴绝，脾胃虚冷，久患泄泻、寒澼、遗漏、精滑者，用之大有起死回生之功。古谓热剂兼补，此类是也。古方玉真丸：石硫黄二两，（硫黄入猪大肠头内，烂煮三时，取出晒干为末，蒸饼和丸，名来复丹。补命门真火，大有功效。---眉批）半夏、石膏、硝石一两。为末，姜汁糊丸。治寒厥头疼，与仲景白通汤加人尿、猪胆汁义同。古方花蕊石散：石硫黄五钱，花蕊石二两，为末服，下胞衣恶血。

米酒 味甘、辛、苦。大冰凝海，唯酒不冻，阳中之阳，过则伤人，少则养气和血，大有补益。入口下咽，上至天，下至泉，内脏腑，外皮毛，无处不到，能引诸凉药至热所，驱逐邪气外散，尤为温病圣药。《易》曰"火就燥"是也。

【提要】本节介绍热剂类中药的性味、功效、临床运用。

【精解】干姜、附子与肉桂，三药均味甘辛散性温热，皆入心与脾经，均为温里祛寒之主药，可用于治疗脾胃虚寒之脘腹冷痛、大便溏泄等。三药在临床上常相须配伍应用。其中，附子与肉桂并能散寒止痛，治寒湿痹痛效佳。然三者在归经、功效上又有不同。

干姜辛热燥烈，主入脾胃、肺、肾经，具有温中散寒、健运脾阳、温肺化饮之功效，为温暖中焦、回阳通脉、散寒化饮之要药。用治于脾胃虚寒，脘腹冷痛；亡阳厥逆，脉微欲绝；寒饮咳喘，背冷痰稀诸症。由于本品力弱，故临床运用时应与附子相须为用，功效才显著。

肉桂味辛甘性大热，能温补肝肾、补火助阳，并引火归原，益阳消阴，外散寒邪，内温阳气，温经通脉，作用温和持久，为命门火衰之要药。临床常用于治疗肾阳不足，命门火衰之阳痿宫冷、腰膝冷痛、夜尿频多、滑精遗尿、虚喘、心悸、身寒肢冷、吐泻腹痛等症。

附子味甘辛散而性热，为纯阳燥烈之药，效力强大。能上助心阳以通脉，中温脾阳而散寒，下补肾阳以益火，尤能复散失之元阳，有回阳于顷刻之间之功效，为"回阳救逆第一品药"。临床多与干姜、甘草配用，用治久病体虚，阳气衰微，阴寒内盛，或大汗、大吐、大泻所致亡阳证。本品辛甘温煦，有峻补元阳、益火消阴之效，故可用于治疗肾阳不足、命门火衰所致的阳痿宫冷、不育不孕、腰膝冷痛、夜尿频多、久泻久痢及脾虚水肿等诸症。

补骨脂与益智仁均味辛性温，皆归经于脾与肾，都具有温肾壮阳、固精缩尿、温脾止泻之功效，均可用治肾阳虚衰之阳痿不举、遗精遗尿、带下白浊等。不同点在于：补骨脂味兼苦，能补肾助阳、纳气平喘，多用治肾虚腰痛、酸软无力、肾不纳气、呼多吸少、动辄气喘之虚喘证；益智仁温中散寒之力强，性兼收涩，具有温脾止泻、摄涎止唾之功效，多用治于中焦脾胃虚寒、腹痛吐泻、口多涎唾。

石硫黄为硫黄矿或含硫矿物冶炼而成的块状物。石硫黄味酸性温，有毒，入肾、大肠经，具有解毒杀虫、补火助阳功效。内服入丸剂治命门火衰、阳痿、腰酸膝冷、肾虚喘促、虚寒腹痛、泻痢、便秘；研末油调外用治疥癣、秃疮、阴疽恶疮、湿疹等。因本品有毒，内服中毒可出现呕吐、吞咽困难、头痛、眩晕、腹痛、腹泻甚至虚脱等症，孕妇忌服。十九畏中石硫黄畏朴硝，故不宜与芒硝、元明粉同用。

米酒味苦、甘、辛，性温，有毒，入心、肝、肺、胃经。米酒可通血脉，御寒气，醒脾温中，行药势。主治风寒痹痛、筋挛急、胸痹、心腹冷痛。

燥剂类

【原文】**白附子**新罗者佳，泡用。味甘辛，纯阳，大热有毒。入肝、脾。去头面游风，可作面脂。主血痹心疼，且行药势，驱诸风冷气，解中风失音，磨醋擦身背汗斑，尤去疥癣，用茄蒂裹边，捻药擦三日，愈忌澡洗。研末，收阴囊湿痒，并灭瘢痕。牵正散治中风口眼㖞斜。白附子、白僵蚕酒炒、全蝎炙，等份，温酒调末服。脾胃燥热者忌之。

蛇床子 味辛苦，气温。肾、命、三焦气分之药。强阳益阴，补精散寒，祛风燥湿。主男子阳痿囊湿，女子阴疼湿痒，同吴茱萸煎汤熏洗，或同白矾煎洗。子脏虚寒，产门不闭，及腰酸体痹，带下脱肛，湿痒恶疮，一切风湿之证。

吴茱萸汤泡 味辛苦，气温性燥。气味俱厚，升少降多，有小毒。虽入脾、肾，实肝家主药。胸膈停滞而为呕逆吞酸，同白茯苓为末，炼蜜丸，名吴仙丹，吞酸醋心为向导。肠胃阴寒而为脐腹胀疼，及小肠、膀胱寒疝寒疼，少阴下利，厥阴头疼，皆其所长。仲景有吴茱萸汤。东垣曰：浊阴不降，厥气上逆，膈塞胀满，非吴茱不可治也。其性虽热，而能引热下行。古方导气汤，吴茱萸钱半，小茴二钱，木香三钱，川楝子四钱，荔核二个，长流水煎，治小肠、膀胱寒疝寒痛。根杀寸白三虫，煎服即出。枝疗二便关格，入口立通，并向东南方取之方获实效。《本草》曰：凡用树根、树皮，宜采向东南方者，凡采根皮，出土上者杀人。

肉豆蔻_{面包煨熟，去油，切片，酒炒} 味辛，气香。理脾燥湿，行气调中，逐冷祛痰，涩肠止泻。治积冷腹内胀疼，恶心吐沫，疗小儿胃寒吐泻，乳食不下。因其固肠，则元气不走，故曰能健脾胃，非真补益也。性尤善于下降，得中则和平，过用则泄气耳。古方四神丸，治元阳衰惫，脾泻肾泻。肉蔻二两，五味三两，故纸四两，吴茱萸一两。《准绳》加木香五钱为末，生姜四两，大枣百枚同煮，以枣肉丸，任下。

白豆蔻 味辛，气温，味薄气厚，升也，阳也。流行三焦，温暖脾胃，实肺家本药。别有清爽之气，散胸中冷滞，温胃口止疼，除呕逆反胃，祛宿食胀膨，退目眦红筋，去白睛翳膜，消痰气，解酒毒。欲其速效，嚼咽甚良。

草豆蔻 味辛，气燥，升也，阳也。入脾、胃。消痰食除胀满，祛寒湿止霍乱泻痢，辟山岚瘴气。但其性燥急，不如白蔻有清爽之气，而辛温发散，又与草果相似。同砂仁温中，佐常山截疟。胃燥发热三蔻并忌。

苍术_{茅山者佳，米泔浸炒} 辛温燥烈，气味俱暴，可升可降，阳也。然性不纯良，能温散，故发汗宽中，却心腹胀满，散风眩头疼，消痰癖气结。能燥湿，故强脾胜湿，止吐泻消肿，驱足痿带浊，去水饮澼囊。苍术一斤，茯苓四两，为末，以姜煮枣用肉，入脂麻汁捣丸，任下。又能总解六郁，有燥热者大忌。

【提要】本节介绍燥剂类中药的性味、功效、临床运用。

【精解】燥剂类中药，多为辛温燥烈之品，有燥湿的功效。需注意的是，有燥热者实不可用，否则有耗津伤阴之弊。本章节吴茱萸、肉蔻、草蔻、苍术多与消导行气之品配伍治疗脾胃病。脾喜燥恶湿，胃腑以通为顺，一般见舌苔厚腻者，苍术可用。李东垣在《脾胃论》提出苍术的燥湿作用强盛，特别适用于湿邪困脾症状。苍术可通过炮制减轻燥性，增强疗效。近几年也有大量实验证实，麸炒苍术疗效更佳，米泔水制苍术能够更好地发挥其健脾和胃的功效。肉豆蔻、草豆蔻均芳香，含有挥发油，煎煮时需后下。

涩剂类

【原文】莲子_{福建者佳} 味甘涩，气平。益十二经脉气血，涩精气，厚肠胃，除湿热，治脾泻久痢，白浊梦遗，血淋吐衄崩漏。莲子、茯苓等份，入雄猪肚内，煮烂捣丸，莲叶汤下，治前证悉效。此脾之果也，交水火而媾心、肾，安静上下君相二火，犹黄婆媒合婴儿姹女之理也。莲藕生甘寒，凉血散瘀，止渴除烦；熟甘温，益胃补心，止泻平怒。莲须清心滋肾，益血固精。莲叶色青中空，形仰象震，补脾胃而升阳，散瘀血而生新。主一切血证，洗肾囊风湿，疗梦遗泄精。莫一云：莲叶为末，酒调服三钱，龙骨、牡蛎不若也。

治浊固本丸：莲须、猪苓、黄连二两，黄柏、砂仁、益智仁、半夏、茯苓一两，甘草五钱，为末，炼蜜丸，莲叶汤下。此固本之中兼利湿清热，解郁调气而除痰也。余两子夏在亳，一少年张姓，咳血遗精已经二年，狼狈之甚，诊其脉沉细面数，用红莲花十八片，莲子、莲须、莲房、莲叶、藕节俱二钱，水煎七服而吐遗止。后用六味丸加莲子、芡实子、金樱子，莲叶汤下，服百日康健如故，因名爱莲汤。

芡实子 婴儿多食，能令形体矮小，慎之。 味甘，气平。入脾、肾经。能健脾养阴，故治腰膝疼痛；强志益精，能补肾益髓，故令延寿耐老，目明耳聪，且收脱住泻，秘气涩精。但其性和缓，难收速功。芡实散：芡实粉、金银花、干藕，蒸熟晒，等份为末，冬汤夏水调下。久服却病延年。

木瓜 味酸涩，气温。敛肺平肝，理脾和胃，化食止渴。气脱能收，气滞能散，调荣卫，利筋骨，去风湿。治霍乱转筋，脚气泻痢，肩臂腰足无力之证。木瓜酒方：治肩臂腰疼，并风湿痰气，手足腿膝麻木疼。木瓜、川续断、威灵仙、钩藤钩、防风三钱，钻地风、金银花、归身五钱，红花、桂枝、升麻一钱，煮黑红谷酒四斤，早晚服。若腰以下疼木，去升麻，加杜仲、牛膝三钱，此和荣卫利筋骨之要药也。（愚意腰腿疼属肾虚，加熟地黄为妙。——眉批）

秦皮 渍水碧色，书纸不脱。 味苦，气寒，色青，性涩。补肝、胆而益肾。以其平木，故治目疾惊痫；以其收涩而寒，故治崩带血痢；仲景白头翁汤用之。加阿胶三钱，炙甘草三钱，治产后痢虚极者。以其涩而秘气，故益精有子。时珍曰：天道贵涩，惟收涩故能补。

川续断 酒浸，川出者佳。 味苦而涩，气微凉。入肝、肾。他产者味甘、辛，苦少涩少不效。其味苦而重，故调血脉续筋骨，疗跌仆折伤，消肿毒生肌肤，理金疮痈疡，乳结瘰疬殊功，肠风痔漏立效。其味涩而收，故治腰疼，暖子宫，止胎漏崩中，调血痢缩小便，固梦遗精滑。佐以人参、甘草、熟地、山药之属，其效尤捷。讱庵曰：惯堕胎者，受孕一两月，川续断酒浸，晒干二两，杜仲糯泔浸，炒断丝八两，山药六两，煮糊丸，米饮送下。大补肾气，托住胎元，何堕之有？血热者又当别论。沙苑蒺藜辛温，泻肺气而散肝气，苦温补肾，治三经虚劳之证。

诃子 去核 味甘酸涩，苦重酸轻，性急善降，阴也。入肺肝、脾、胃、大肠。生用清肺，煨熟固肠，消宿食去腹胀，通津液破结气，逐滞开胃，驱风降痰。因有收敛降火之功，故定喘止嗽，下气除满。若上焦元气虚陷者，煨熟少用，虽欲固下，而苦降之性在所当避，盖能涩肠，又能泄气故也。丹溪曰：文只有六路为真，东垣诃子散，治久泻久痢虚脱，诃子煨，干姜炮，罂粟壳蜜炙，等份，橘红减半，调末服。即诃黎勒。

罂粟壳泡去筋膜，醋拌浸炒。　味微甘，性多涩。入肺、大肠。久痢滑泄必用，须加甘补同煎，久虚咳嗽劫药，欲用要当知慎。三元汤，治虚痢、久痢、久泻滑脱不禁。罂粟壳蜜炙三钱，莲子十枚，元肉十枚，小枣十枚，竹叶三十片，灯心三十寸，水煎，入蜜服。

椿樗白皮去粗，蜜炙。　苦燥湿，寒胜热，涩收敛。椿入血分，樗入气分。去肺胃陈痰，主湿热为病，久痢滑泻，遗精便数，肠风崩带，合滑石为末，粥丸，米饮下，治白带效。大有断下之功。时珍曰：一妇久痢年余，素耽饮，好食鱼蟹，积毒在脏，便与脓血杂下，肛门疼甚，诸药不效，用人参、樗皮等份为末，温酒或米饮调下二钱，数服寻愈。樗根白皮半斤捣汁，入水少许，用小枣四两，煮三炷香去枣，量调蜜数匙，露一宿，早服，治大便下血年久者。

五倍子炒　味咸酸，其性涩敛肺，其气寒降火，生津化痰止嗽，黄昏咳嗽，乃火浮肺中，宜五倍、五味敛而降之。敛汗，以自己漱口水调末，敷脐上效。疗泻痢五痔，下血脱肛，脓水湿烂，子肠坠下。色黑乌须。《医学纲目》云：王元珪虚而滑精，诸药不效，后用五倍子一两，白茯苓二两，为末，丸服，遂愈。切庵曰：凡用秘涩药，必能通而后能秘，此方茯苓倍于五倍，一泻一收，是以能尽其妙也，世罕知此。

地榆　味苦酸涩，性寒，气味俱薄，阴中阳也。入肝与大肠。虽理血病，惟治下焦。禁肠风下血，塞痔瘘来红，疗月信不调，并带下崩中，却疳热泻痢，及积瘀时行。《纲目》曰：地榆三两酸煎，日三服尽，治下血痢血不止，并妇人漏下，赤白带下。加鼠尾草三两水煎，如前法服，治下血二十余年者验。又曰：地榆三钱，炙甘草三钱，砂仁一钱，水煎，治结血下血腹疼。

赤石脂　味甘温酸涩，性平。色赤入心养血，甘温益气生肌而调中，酸涩收湿止血而固下。疗久痢肠澼，仲景有桃花汤。崩带遗精，痈痔脱肛，合伏龙肝、白矾等份为末，敷之。催生下胞。东垣曰：固肠胃有收敛之能，下胞衣无推荡之峻。

牡蛎煆粉　味咸涩，入肾。涩收敛，咸软坚。同熟地、山萸肉固精秘气；同杜仲、麻黄根补阴止汗。柴胡为引，疗胁下硬疼；茶芽为引，消颈下结核。禁梦交淋沥，止精滑崩带。牡蛎粉两半，苦参二两，雄猪肝煮烂，捣末和丸，酒下二钱，治妇女赤白带下。

龙骨五色者佳　味甘，性涩。入心、肝、肾、大肠。收敛浮越之正气，治惊痫风热，祛崩中带下，止肠风下血，疗泻痢便滑，敛虚汗缩小便，皆涩以止脱之义。龙齿涩凉，镇心安魂，主惊痫痉癫狂热。《宝鉴》所谓虎属金定魄，龙属木安魂是也。仲景柴胡牡蛎龙骨汤，治少阳病误下，胸满烦惊，谵语身重，小便涩。

【提要】本节介绍涩剂类中药的性味、功效、临床运用。

【精解】莲子与芡实二者味甘涩而性平，均归脾、肾二经，甘可补脾，涩可固肾，故二者能止泻、止带、固精。可治脾虚久泻、脾肾亏虚之带下病、肾虚尿频、滑精、遗精及小便失禁等症。不同点在于：莲子的补脾之力较芡实强，素有"脾果"之称，可兼入心经，能补益心气安神，可治心虚不寐之证，但其性平缓；芡实的除湿之力强于莲子，敛而不燥不腻不留邪，可治脾肾气虚，还能制水，以疗水邪众多横溢所造成的水肿者常用，但效果平缓。

诃子、罂粟壳二药均入肺、大肠经，味皆酸涩，相须为用，协同增效，使敛肺涩肠之功更加显著。然二者功效又各有侧重。诃子苦则降气，酸涩收敛，生用入肺，既能敛肺气、止咳逆，又能下气降火、清音利咽，可用治肺虚久咳、失音。煨用入肠，能涩肠止泻，下气消胀，常用治久泻久痢、脱肛等。诃子未成熟果实为藏青果，降火利咽开音之功更好，用治咽喉肿痛、声音嘶哑之症。罂粟壳酸涩收敛，具有较强的敛肺止咳、涩肠止泻作用，适用于肺虚久咳不止、久泻久痢而无邪滞者，还有良好的麻醉止痛作用。然本品有毒，易成瘾，不宜长期服用。

木瓜、川续断均归肝经，均可用于治疗关节疼痛。二者不同在于：木瓜又归脾经，味酸性温偏于化湿，善治湿痹拘挛、腰膝关节酸重疼痛、吐泻转筋、脚气水肿。川续断微温性味苦、辛，亦归肾经，善于补益，具有补肝肾、强筋骨功效，善治续折伤、止崩漏。

秦皮、椿樗、五倍子、地榆、赤石脂均可入大肠经，具有涩肠止泻之功，治疗久泻久痢。不同之处在于：秦皮又归肝、胆经，性味苦涩寒，善清热燥湿、收涩明目，用于治疗赤白带下、目赤肿痛、目生翳膜。椿樗味苦性平，又入肺、胃经，兼有清热解毒、健胃理气、杀虫固精之功，善治外感风寒、风湿痹痛、胃痛、痢疾、白带浑浊等。五倍子兼归肺、肾经，性味酸、涩、寒，以敛肺降火之功显著，善治肺虚久咳、肺热痰嗽。外用亦可治疗便血痔血、外伤出血、痈肿疮毒、皮肤溃烂等。地榆又入肝经，味苦、酸、涩性微寒，兼具凉血止血、解毒敛疮之功。善治便血、痔血、血痢、崩漏、水火烫伤、痈肿疮毒等。赤石脂兼归胃经，性味甘、酸、涩、温。外用生肌敛疮，可治疗疮疡不敛、湿疹脓水浸淫。

牡蛎与龙骨皆味涩，均归经肝与肾，二者功效相近，均有重镇安神、平肝潜阳、收敛固涩之功效。同治心神不安、惊悸怔忡、失眠多梦、惊痫癫狂，还可用治于肝阴不足、肝阳上亢之头晕目眩、烦躁易怒等，以及多种正虚滑脱之证，如肾虚精关不固的遗精、滑精，心肾两虚致小便频、遗尿，冲任不固的崩漏、带下，表虚自汗、阴虚盗汗等。不同点在于：牡蛎味咸性微寒，又具有软坚散结的作用，用治瘰疬、痰核、癥瘕积聚有效，其平肝潜阳之功效显著，但收敛固涩之力逊于龙骨；龙骨味甘性平，兼入心经，以安神功效显著，收敛固涩作用优于牡蛎，但无软坚散结功效。多用治于心神不安、心悸失眠、健忘多梦、遗精滑精、遗尿尿频、崩漏、带下、汗证。

消剂类

【原文】**缩砂仁** 味辛温，气香窜。入肺、脾、胃、大小肠、膀胱、肾。补肺益肾，和胃醒脾，行气消食，醒酒逐寒，祛痰嗽逆咳立止，疗霍乱大除恶心，消胀满安气滞之胎，_{同枳壳服。}却腹疼，驱脏寒之泻，_{同干姜、五味服。}治泻痢呕吐膈噎，散咽喉口齿浮热。欲其温散姜汁炒研。益智、人参为使，入脾、胃；白蔻、檀香为使，入肺；茯苓、黄柏为使，入膀胱、肾；赤石脂为使，入大小肠。总之，砂仁为行散之药，故能引入七经。性温而不伤于热，行气而不伤于克，尤为太阴脾之要药。常嚼最妙。《尊生书》曰：漫言水谷消融，且化骨硬铜铁，因收入消剂。安胎散治跌坠损伤。凡因所触，致胎不安，痛不可忍者，砂仁炒熟，去皮为末，温酒调服二钱，觉腹内胎动极热则安矣。又方：砂仁、威灵仙、砂糖，醋煎服，治诸骨硬。

沉香_{忌火} 味苦辛，气温，可升可降，有阳有阴。其性缓，故抑阴扶阳，补助相火；其气香，故通天彻地，条达诸气。《谈野翁试验方》：沉香五钱，芫花三钱，月季花头二钱，锉碎，入大鲫鱼腹中，就以鱼肠封固，水酒各半煮熟，食之即愈。所用之鱼，须安粪水内游死者方效。原文曰：此家传方，治瘰疬未破者，活人多矣。行气不伤气，温中不助火，除心腹疼痛，治噤口毒痢，坠痰涎平怒，调翻胃呕逆。古方摄生饮，治中风、中痰、中气、中食、上壅垂危。沉香五分磨汁，入木香、半夏、南星钱半，枳实、细辛、石菖蒲一钱。痰盛加全蝎二枚，生姜水煎。一方有苍术。

广木香_{忌火} 味苦辛微甘，气味俱厚，降也，阳中阴也。行肺、肝、脾、气滞如神，去心腹胁气疼甚捷，和胃气止呕泻，散逆气除胀满，气顺癥癖自散，气调胎孕亦安。佐黄连治暴痢，固大肠。《本草》言其性补，或以滞去食进，而脾自健耳，非真能补也。子和木香槟榔丸，推荡一切实积，泻痢食疟咸宜。木香、槟榔、青皮、陈皮、枳实、黄连、黄柏、三棱、莪术五钱，香附、大黄一两，牵牛二两。为末，芒硝水丸，量虚实服。清火利气破滞，为摧坚峻品。湿热积聚去，则二便调，而三焦通泰矣。盖宿垢不净，清阳终不能升也。

枳实、枳壳麸炒　时珍曰：实、壳上世未分，至魏晋始分用，乃一物也。小如指顶而实者为实，长成而空者为壳。枳实，味苦酸微寒，气味俱厚，阴中微阳，性沉急于枳壳。除胀满消宿食，削坚积化稠痰，逐瘀血破滞气，疗结胸胸痹。仲景枳实薤白汤，治胸痹结胸。其证心下痞坚，留气结聚胁下，逆气抢心。枳实五钱，厚朴五钱，薤白一两，肉桂一钱，栝楼实一枚，连皮子瓢捣烂，水煎分二服，连进。热加黄连。佐白术能健脾，佐大黄能推荡，但损真气，虚者忌之。下气泻痰滑窍，有推墙倒壁之功。故心下痞，脾血积也，东垣有枳实白术汤；若胸中痞，肺气结也，《活人》有枳壳桔梗汤。皆取其疏通快泄，破结散滞之义。枳壳，其气略薄，味亦稍轻，性亦稍缓，功亦相类。但枳实性重，多主下行心腹削坚，而枳壳气轻，多主上行胸膈破气。因其性缓，故用以束胎，虚者亦忌。治胸中痞塞，泄肺气，凡刺疼皆宜用，破滞气亦用，看何经分，以引经药导之。

青、陈皮皆橘子皮也　陈皮味苦，气辛气实，痰滞必用。留白味甘缓，去白味辛速。泻脾胃浊痰，散心腹滞气，饱逆胀满堪除，呕吐恶心皆效。解酒除烦，利水破积，通达上下，统治百病，皆理脾燥湿之功。丹溪曰：二陈汤能使大便润而小便长，岂独治痰一节乎？橘核治疝气，橘叶散乳痈。橘叶七片，青皮二钱，石膏八钱，甘草节一钱八分，栝楼实一枚，酒煎服。一方加蒲公英三钱，金银花三钱，连翘二钱，川芎钱半，并治吹乳寒热交错者。青皮即橘之嫩小者，苦能去滞，辛能散气，酸能入肝，又入三焦、胆。消坚癖除胁疼，驱恶疟散乳痈，解郁怒劫疝疏肝，破滞气宽胸消痰。肝虚者忌之，盖有滞气则破滞气，无滞气则损真气也。

厚朴姜炒　味苦辛，气温。气味俱厚，可升可降，有阳有阴，有小毒。治霍乱转筋，消膨胀下气，止呕逆吐酸，除腹疼泻痢，能缓脾，善走气。与苍、陈、甘草同用谓之平胃，能除湿满。与枳实、大黄同用谓之承气，能泻实满，孕妇忌之。按：胀满证治各不同，气虚血虚宜补，湿热宜清利，痰食宜消导，寒郁散寒，怒郁行气，蓄血消瘀，清补贵得其宜，不可专用行散药，亦不可概作脾肺肾虚治也，临病宜致详焉。

藿香叶广出　味辛甘，气温。气味俱薄，香甜不峻，快脾顺气，开胃进食，除口臭水肿，止霍乱吐泻。藿香五钱，陈皮五钱，黄土澄水煎服。理脾滞同乌、沉等剂，健脾土入六君同煎。

桔梗　味甘辛，气微凉，气轻于味，阳中阴也。载药上浮，有舟楫之名。入心、肺、胸膈、上焦。载散药清理风寒头目，载寒药冷利齿牙咽喉，载肺药解肺热，疗痈痿唾脓咳嗽，载痰药消痰涎，止喘呕利膈宽胸，引大黄可使上升，引青皮平肝止痛。仲景桔梗甘草汤，治咽喉肿疼，阴阳通用。

槟榔海南子佳，今所用者皆大腹子　味辛涩，微苦，气微温，味厚气薄，降也，阴中阳也。攻坚去胀，逐水除痰，消食醒酒，温中快气，疗瘴疠疟痢，脚气冲心，童便、姜汁、温酒调槟榔末二钱，连服。杀三虫，开停滞，止心疼，坠胸中至高之气至于下极。按：《本草》言"治后重如奔马"。夫后重，乃毒聚大肠而气陷所致。此物性降，气必愈降，味涩，毒必不散，恐非后重所宜。《本草》又言"泄气极速，较枳壳、青皮尤甚"。而广南之人终年朝夕啖嚼，似非泄气极速者。两说极言其效，皆未尽其妙。盖此物辛温而燥，故能解毒利气，逐胀导滞。然其味涩，故行中有留，气薄，故降中有升，虽泄气散毒而不伤气，故治后重，长啖嚼皆无妨也。《林玉露》曰：饱能使之饥，饥能使之饱，醉能使之醒，醒能使之醉。详味斯言，可得其性味矣。

　　大腹皮，大腹子皮也。捶碎，黑豆汤洗。辛泻肺，温和脾，下气行水，通大小肠。治瘴疟霍乱，痞胀痰膈，水肿脚气。气虚者忌。

乌药　味苦辛，性温。入胃、肾。诸冷能除，凡气堪顺，止翻胃，消食积作胀，缩小便，逐气冲致痛，辟瘴疠时作，解蛊毒卒中，攻妇人凝滞血气，去小儿积聚蛔虫。又疗痈疖疥癞，猫犬病磨汁灌效。严氏四磨汤：乌药、沉香、枳壳、槟榔等份，磨汁煎服，治七情气逆。虚加人参服，若暴怒气厥，加枳实、木香，白酒磨服。

香附海南者佳　味苦辛，性温，气味俱厚，阳中有阴，气中血药也。童便炒下行，醋炒理血滞，酒炒散气疼。行气开结，和血解郁，去皮肤瘙痒，消腹胁胀疼。治经胎产诸证，号为妇女圣药。若阴虚燥热，汗出血妄者忌。绀珠正气天香散：香附四钱，乌药、苏叶、陈皮一钱，干姜五分，水煎服。平肝行气，则气顺血和而经自调，疼自止矣。

滑石桂府者佳　味甘淡，气寒，性滑，降也，阴也。入膀胱、大肠。利六腑之涩结，六一散：滑石六两，甘草一两，为末服。分水道逐凝血，行津液利九窍，实大肠清热降火，坠胎亦捷。炼石丹，治痞胀屡效。滑石三钱，琥珀三钱，陈石灰一两，为末，水丸。茶清送下二钱，烦躁青黛为衣，心闷乱丹砂为衣。

猪苓　味淡而苦，气平，降也，阳中阴也。入膀胱、肾。通淋消肿满，除湿利小便。因其苦故泻滞，因其淡故滑窍。仲景有猪苓汤，利湿兼清热，治黄疸便闭渴呕。《衍义》云：行水之功居多。仲景五苓散用之。按：五苓为治水之总剂。讱庵谓：曾世荣治惊风，亦用五苓。盖以茯苓安心神，猪泽导小水，水利则火降，金得木而旺，木得桂而枯，抑木则风息，风火宁而惊自定。曾可谓善用五苓者矣。可知仲景制一方，即可通百病，人特不善体会耳。

泽泻　味苦淡微咸，气寒，气味颇厚，沉而降，阴中微阳。入膀胱、胆。渗水去湿利小便，泻伏火收阴汗，引药下行。经云：除湿止渴圣药，通淋利水仙丹。若湿热壅闭而目不明，非《本草》久服昏目之说也。泽泻三两，白术二两，水煎分三服，治心下有水。久服泽泻，未有不与熟地、山萸同用者。古人制方，有补必有泻，此仲景八味丸用泽泻之微义也。后人处方，多填塞补药，何益之有？当局者悟之。

木通 味苦，气寒，沉也，降也。泻小肠火郁，利膀胱热淋，导痰湿呕哕，消腹疼壅塞，木通二两，水煎服。通则不壅不疼矣。利血脉九窍，通达上下，以其利水故也。小水利则心火降，故导赤散用之。古谓消剂兼通，此类是也。通灵散，治血瘀绕脐腹疼甚验。木通、五灵脂、赤芍三钱，水煎服。

车前子 味苦，气寒。入膀胱与肝。祛风湿目赤翳膜，通尿管热淋涩疼，炒末，米饮调服二钱，并治水泻皆效。利水除湿痹，性滑善催生，凉血止吐衄，强阴能益精。茎、叶治淋沥癃闭，并尿血衄痢生，捣汁频服。更妙，不走肾气。子、叶性味无异。古方三奇丸治目内障。车前子、麦冬、熟地等份为末，炼蜜丸服。

灯心草 味淡，性寒。入心、小肠。通阴窍利小水，除癃闭成淋，消水湿作肿，烧灰敷金疮止血，疗小儿夜啼。少加冰片，吹喉中治急喉痹，再加珠子煅研，其效更捷。钵擂乳香，少入油润全无，罐藏冰片，多加分两不耗。

山楂 味甘酸，性消导，然其气轻，故不耗真气。解宿食，化痰滞，去瘀血，克肉积，除癫疝，祛膨胀，发痘疹，润肠胃，健脾土。保和丸：山楂三两，神曲、麦芽、半夏、茯苓一两，陈皮、莱菔子、连翘五钱，蜜丸。此内伤气未病者，但以平和之味，消而化之，不必攻补也。加白术二两，名大安丸，则兼补矣。

六神曲 味甘，气平。生发脾气，熟敛暴气。走脾、胃二经，助中焦土气。逐痰消积，化滞调中，运化水谷，开胃破癥。其气腐故除食热，其性涩，故止泻痢。疗妇人胎动因滞，治小儿腹坚因积。化生丹：神曲半生半炒五两，香附三两，陈香橼二两，卜子半生半炒，三棱、莪术、橘红、茯苓、泽泻一两，山楂、青皮五钱，为末，蜜丸，米饮下。治气蛊、血蛊、食蛊、水蛊。

附：造神曲法 白面五斤，杏仁炒研五两，赤小豆四两煮熟，捣烂。外用苍耳草、野蓼、青蒿，俱取自然汁，及河水各一小碗，于六月六日合一拌匀，干湿得所，握团以苘叶裹之，悬风处，经年用。

使君子忌茶 味甘，气温。健脾、胃，除虚热，杀脏虫，治五痔泻痢，同芦荟为末，米饮下。白浊疮癣，浑身头面阴囊虚肿，蜜炙为末，米饮调服。小儿尤宜。上证皆由脾胃虚弱，因而乳停食滞，痛热瘀塞而成，脾胃健则诸症悉平。消癖丸，治小儿痞块腹大，面黄肌瘦，渐成疳疾。使君子仁三钱炒，木鳖子仁炒五钱，为末，水丸，龙眼大，鸡子一个，破顶入药丸，封固蒸熟食之。肥儿丸，治小儿脾弱疳积诸大证。使君子肉炒、芡实粉、黄连、神曲、麦芽、青皮五钱，陈皮一两，胡黄连、白茯苓、芦荟三钱，木香、人参二钱五分，为末，饴丸如芡实大，米饮化下一丸，冬姜汤化下。加五谷虫、山楂、枳实各五钱更妙。泻，加建莲子五钱，蜜丸。

莱菔子 味大辛，气温，气味俱厚，可升可降。入脾、肺。下气消痰食，有推墙倒壁之功。捣汁掺薄荷汁服，立吐痰食。磨墨服止血。凡胃有气、食、痰饮停滞，致成膨胀者，非此不除。合皂角烧去皮、子，等份为末，姜汁入炼蜜丸，白水下二钱，治一切痰气。生升气，炒降气。升则散风寒，吐痰食，宽胸膈；降则定痰喘，止咳嗽，却内疼除后重，皆利气之功。莱菔即萝卜也。生捣汁调蜜服，治噤口痢，重者用黑牃羊肝一叶，以箸戳数十孔，入甘草末四两，煮熟，续吃效。止消渴，涂跌伤烫火伤。炒熟用宽中降气，化痰消瘀，治吐衄咳喘，吞酸利便，制面毒、豆腐积。服何首乌、熟地忌之，恐白须发，以多食渗血故也。古方滋补丸：莱菔汁、藕汁、梨汁、人乳各一碗，熬成膏。入炼蜜一斤，用小黑药豆炒焦为末，同蜜膏和令得所，每丸重一钱五分，丹砂为衣。细嚼，滚水送，日三服。

白芥子 味大辛，气温。调五脏消痰癖，除胀满平喘急，宽中利膈开结散滞，辟除冷气。然味厚气轻，故开导虽速，而不甚耗气。能去胁肋皮膜之痰，则他处可知，过煎则无力。三子养亲汤：白芥子、紫苏子、莱菔子。合二陈汤更妙。

旋覆花 即金沸草 味甘咸，性温。入肺、肝、大肠、膀胱。主结气、风气、胁下气，膈上痰如胶漆，下气利大肠，逐水湿。丹溪曰：走散之药，虚者少服。金沸草散加杏仁、五味子，下气降痰，治诸咳嗽皆验。

前胡 味苦，气寒，性降。下痰气如神，开结滞亦速，去胸中喘满，消风热霍乱，除肝胆风痰，解婴儿热疳。己卯岁试，商邑庠生宋知，年四五十岁一子，其子内得疳热已经三岁，骨蒸肌瘦，危迫极矣。余用前胡、柴胡、秦艽、青蒿、黄芩、栀子、龙胆草、胆星、生地黄一钱，人参、甘草五分，生梨、生藕二片，一服热退神清而愈，快哉！

半夏 反乌头，生嚼戟喉闭气，生姜制 味大辛，气温，能走能散，可升可降，阳中阴也。体滑性燥，和胃健脾，补肝润肾，发表开郁，下逆气止烦呕，发声音利水道，除痰涎胁疼、呕恶气结，消痰核肿突、脾湿泄泻，祛痰结头疼、眉棱骨疼。经云：半夏和胃而通阴阳。若呕吐不止，加姜汁微炒，即孕妇服之亦无妨也。二陈汤加枇杷叶，去毛蜜炙，三钱，治孕妇恶阻。古有三禁，血家、汗家、渴家，然间有用之者。按《局方》半硫丸：半夏、硫黄等份，姜汁糊丸服，治老人虚秘，取其润滑也。《内经》云：胃不和则睡不安，治之以半夏汤。半夏二升，秫米一升，水煎服。是果性燥者乎？不知湿去则土燥，痰涎不生，非半夏之性燥也。世徒以性燥而治湿痰，则半夏之功用不彰矣。

川贝母反乌头　味辛，气寒，气味俱轻，用须加倍。解肝经郁怒，散心中逆气，祛肺痈痰脓喘嗽，降胸中因热结胸。足生人面疮，烧灰油调频敷。产难胞不下，研末用酒和吞。亦除瘰疬喉痹，亦止消渴烦热，赤眼翳膜堪点，脾郁黄疸能驱。但贝母治肺燥之痰嗽，与半夏治脾湿之痰嗽为不同耳，须辨之。

胆南星九套者佳　味苦，性沉而平。降痰涎因火动如神，疗急惊有痰搐必用。总之有实痰实火壅闭上焦，而气喘烦躁，焦渴胀满者，非此不除。古方金星散治大人小儿犯咸哮吼者。胆星一钱，紫苏叶一钱，甘草五分，水煎，调鸡内金末七分服。南星祛风散血，胜湿除痰，下气破癥，攻积拔肿，性更烈于半夏。

郁金楚产蝉肚者佳　味辛苦，性寒，纯阴之品。入心、肺。主顺气破血、开郁，治尿血吐衄，驱血气作疼，消血积归经，经不下行，上为吐衄。郁金二钱，和韭汁、姜汁、童便服，血自下行。有痰涎入竹沥。且善治蛊毒。同升麻煎服，不吐则下矣。其性轻扬上浮，故散郁遇有功，入血分兼入气分，行滞气不损正气，破瘀血亦生新血。白金丸，治产后败血攻心，癫狂失心者，郁金七两，白矾三两，为末，米粥丸服。盖郁金入心散恶血，白矾化顽痰故也。

姜黄广产　性味与郁金相似，然较烈。下气最捷，破血立通，调月信，消癌肿，升降散用为佐。但稍损真气，用宜慎之。

丹参反藜芦　味苦，性微寒。入心定神，破瘀除癥，消痈散肿，生肌排脓。治风邪留热，眼赤狂闷，驱骨节疼痛，四肢不遂，破宿血生新血，落死胎安生胎，理妇女经脉不调，血崩带下。郑奠一曰：养神定志，通利血脉，实有神验。一味丹参散，功同四物。温酒调末三钱，治妇人经、胎、产诸证。

五灵脂去砂　味甘，性温。入心、肝。主心腹冷气疼痛，肠风产后血晕，去痦蛔，痦热有虫肚胀，同胡黄连为末，丸服。散目翳，解蛇毒。酒浸行血，醋炒止血，其功最捷。失笑散，散瘀结甚验。

延胡索　味辛苦，气温。入肺、脾、心包、肝。行血中气滞，气中血滞。止腹疼通经，调月水淋闭，除跌仆凝血，散癥瘕疝气，一切因血作疼之症，悉治之。生用破血，炒用调血，酒炒行血，醋炒止血，但其力迅堕胎，血枯勿加。延胡索、当归、肉桂等份为末，温酒调服三钱，治肢体拘挛，并冷气腰疼，皆气血凝滞所致也。

红花酒炒　味甘，微苦，气微寒。阴中微阳，惟入血脉，尤宜女科。少则和血行经，多则破血通瘀，瘀行则血活，热结于中，吐紫黑血者，吐出为妙。吐未尽，加桃仁、红花以行之。大抵鲜血宜止，瘀血宜行也。能下死胎，亦疗血晕，达痘疮血热难出，散斑疹血滞不清。《金匮》红蓝花酒云：治妇人三十二种风。子能解消渴。与麦门冬同煎更妙。

泽兰叶 味甘苦，性微温。入小肠，通肝、脾之血。治经胎产百病，通九窍利关节，散头风目疼，疗吐血鼻红，消痈疖排脓。按：泽兰叶通利小肠，则脾、肝无壅瘀之患，故透窍以理血脉，行血无推荡之苦，养血无滞腻之虞，女科为圣药，有自来矣。痈疽由血热，故亦治之。泽兰叶汤治产后阴户燥热成翻花，名曰阴翻。先以泽兰叶四两煎汤熏洗三次，再加枯矾五钱煎洗之即安。又方治产后水肿，泽兰叶、防己等份为末，酒、醋调服二钱。

紫草茸 味甘咸，气寒。茸初得阳气，和血凉血，利九窍通二便。治温病邪热，小清凉散用之。蓄血黄疸，痘疹血热，恶疮疳癣，皆血分湿热所致也。

桃仁 味甘苦，气平，阴中有阳。入心包、肝。甘缓肝气而生新血，苦泻血滞而破瘀血。生研用行血，治血瘀血闭血结，通血隔，破血瘕，逐血瘀，皮肤血热燥痒，蓄血发热如狂。仲景桃仁承气汤悉治之。炒研用和血，治热入血室，小柴胡汤加生地、丹皮、红花、桃仁。润秘结大肠。血枯不可妄用，双仁有毒难当。《尊生书》曰：桃仁不可去皮尖，以皮红取其血，尖取利气而行瘀也。花治阳狂。

杏仁 炒研 味苦甘辛，气温平，味厚于气，降也，阴中阳也，有小毒。入肺、胃、大肠。其味苦降，故定气逆气喘上冲，通大肠气闭干结；其味辛甘，故泻肺中滞气，逐膈上痰涎，佐以半夏、生姜尤散风寒咳嗽。仲景麻黄汤、大青龙汤俱用之。按：桃仁、杏仁俱治大便秘，但当以血气分之。脉沉在血分，桃仁、陈皮治之。脉浮在气分，杏仁、陈皮治之。贲门上主往来，魄门下主收闭，故言肺与大肠为通道。

茜根 味咸，气寒，阴中微阳，血中要药。或云茜草、蒨茹一物也，非也，破瘀同。《内经》蒨茹合乌贼骨等份为末，崔卵为丸，鲍鱼汤下，治妇女血枯甚验。味咸故能通经闭，气寒故能止动血。惟能通，故能止。治劳伤吐衄时来，除血虚崩漏不止，散跌仆血凝瘀聚，解蓄血疸黄燥肝。有胎须忌之。凡血闭、酒煎服一两效。血枯、血热、血动并建奇功。八珍汤加茜根五钱，治脾虚而吐衄、崩漏、尿血、便血者。

雄黄 味辛，性温。得正阳之气，搜肝强脾，杀百毒。治惊痫痰涎，暑湿疟利，化瘀血为水，散百节大风，除劳疳疮疥，破结滞杀虫。孕妇佩之生男，姑存此说。解毒丸，治缠喉急痹。雄黄一两，郁金二钱，巴豆七粒，为末，面糊丸，津咽三五丸。如不能咽，先吹末喉中，后自下。

【提要】本节介绍消剂类中药的性味、功效、临床运用。

【精解】消剂类中药源自中医消法。消法即通过消导和散结的作用对气、血、痰、湿、水、虫等所结成的有形之邪渐消缓散的一种治疗方法。可以用于治疗气滞、痰瘀、食积、水湿积聚等。本节消剂大致可以分为行气类、利水类、消食类、消积类、化痰类、活血类六大类。

消剂类药物大多乃辛味之品。辛味药能行能散，《药品化义》中有"辛能散结、能驱风、能横行、能利窍、能润燥"的描述。"散"是指辛能外解六淫（风、寒、暑、湿、燥、火）邪毒，内疏气血郁结，使郁结之气得以消散。比如半夏、胆南星能化痰散结。"能横行"主要体现在行气、行血方面。"行气"是指辛味有疏通气滞之功效，能调达气机升降。比如杏仁、砂仁、沉香、木香、枳实、枳壳、青陈皮、厚朴、藿香叶、桔梗、槟榔、乌药、香附、姜黄等可疏通气机，消除气滞。"行血"是指能够促进血液运行，比如活血化瘀药多有辛味，味辛则能散、能行，譬如丹参、五灵脂、玄胡、红花、泽兰叶、紫草、桃仁、茜根等。正所谓"气行则血行"，因而化瘀过程中要配伍行气药，比如《金匮要略》中破血消癥、祛瘀通经之大黄蛰虫丸，方中配伍杏仁可降肺气、开大肠，加强祛瘀之功。正所谓"气行则湿化"，行气之品亦有化湿之力，比如砂仁是行气药，也是化湿药，无论是湿滞胃肠、湿滞胸膈、湿困脾土，但凡一派湿阻气滞导致的吐泻食积都可以用砂仁。正所谓"不通则痛"，因而本节之行气类、活血类均有止痛的作用，比如沉香可除心腹疼痛，延胡索可治疗一切因血作疼之症。辛味药亦多有芳香之品，芳香类中药可醒脾开胃、化湿辟浊从而使脾湿得以运化、秽浊得以化除，譬如砂仁、藿香叶等。

滑石、泽泻、猪苓、木通、灯心草均有利水之功效。滑石、猪苓、泽泻均为味淡之品，仲景猪苓汤中用这三味药来利水渗湿、通利小便。其中滑石气寒性滑，尤擅清热利小便，一般淋证治疗多用。木通除利小便外，亦能清心除烦、通经下乳。灯心草亦可清心利小便。

山楂、六神曲消食之功在于运脾。使君子、莱菔子、白芥子可消食消积消痰，且消食力强。使君子尤擅驱虫，乃驱蛔要药，轻症单用炒香嚼服即可。莱菔子与白芥子均善于消痰以治痰喘咳嗽，然莱菔子性质和缓，专走脏腑，重在调肺、胃、大肠之气机，以除胀满、消食积，寒痰、热痰均可用之；白芥子辛温燥烈，主走经络，以利气机、豁痰结，善治皮里膜外之痰，且只宜治寒痰喘咳，热痰当忌之。

散剂类

【原文】**白僵蚕**去丝，酒炒　味辛咸，性平，气味俱薄，升也，阳中之阳也。三眠三起，生于甲木，成于丙火，胎于午土，僵得金水之化，色白而不腐，喜燥恶湿，食桑叶而不饮，有大便无小便。余因其不饮，而用之不饮之病；_{邪热渴饮非正味之饮也}。因其有大便，而用治大便不通之病。火泻无度亦治之。盖以天地清化之气，涤疵疬旱潦之气，于温病尤宜。可见温病乃天地之杂气为病，非四时风、寒、暑、湿、燥、火之六气为病也。_{热病即温病，特以春夏分别言之耳}，所以世人多误以为时气。知此者稀矣。陶弘景曰：人家养蚕，时有合簿皆僵者。余因合簿皆僵之蚕，而用治合家皆病之疫。李时珍曰：蚕病风，其色白，死不腐，故曰僵。余因病风之蚕，而用治病风之人，古谓因其气相感而以意治之者也。又曰：散风痰头疼，风热齿疼，咽喉痹疼，皮肤斑疹，风疮丹毒风痒，一切风热肿毒。观此则僵蚕之升阳散火，祛风胜湿，清热解毒可知。《普济方》夸其善于治腹内之疼，余谓腹内之风热火毒可知。《圣惠方》称其长于去头上之风，余谓大头瘟、虾蟆瘟，用升降散、加味凉膈散立消，以方有僵蚕、蝉蜕也。张元素曰：此物气味俱薄，轻浮而升，阳中之阳，故能去皮肤诸风如虫行。余谓升其清阳之气，而浊阴之气自降也，故止渴除烦并验。朱丹溪曰：此物属火，兼木与土，老得金气，僵而不化。上治咽喉，取其清化之气，从治相火，散浊逆结滞之痰也。余谓春夏多温病，势如火炎土燥，焚木灼金，一得秋分之金气，而炎热自退，故僵蚕为温病之圣药。时珍又曰：蚕属火，喜燥祛风胜湿，主疗温病风湿之证。余谓若温病而误用麻黄、桂枝、羌活、独活、细辛、白芷、苍术等味，辛温发汗以散风湿，则烦躁益甚，而热毒愈炽，此麻黄汤、桂枝汤、冲和汤、人参败毒散治温病之所以坏事也。千年长夜，万古遗憾。世人何曾梦见，余经阅历而悟此。

蝉蜕 味甘咸，性寒。土木余气所化，升也，阳中之阳也。夫蜕者退也，脱然无恙也。岂独能疗惊痫，除失音，止夜啼，发痘疹，杀疳虫，为小儿要药已哉！又岂独退翳膜侵睛，祛𪖏[1]肉满眵，为眼科要药已哉！吸风饮露而不食，有小便无大便。余谓人一日不再食则饥，七日不食则死。肺气不下降，膀胱不气化则死，肾虚膀胱不约则遗尿亦死。因其不食，而用治不食之病；因其有小便，而用治小便不通之病。短赤淋遗亦治之。以意治病，其义深，其理微，与蚕之食而不饮，有大便无小便，彼此相资，化育流行，天然配偶，此造物神功之妙，皆温病之圣药也。宗奭曰：蝉性善脱，胎前禁用。余谓有病则病当之。《内经》云：有故无殒，亦无殒也。孕妇患温病，余屡用之，每收奇功，未见动胎，此阅历之言，不必致疑于禁用二字矣。时珍曰：主治头风眩晕，皮肤壮热，斑疹作痒。余谓：温病有头目眩晕者，有皮肤发热斑疹杂出作痒者，总是热毒攻冲，所以用之大

卷六

验。又曰：主治惊痫狂乱，瘛疭心悸。余谓风热生惊，惊则瘛疭心动，去其风热则肝气和心神安，惊搐自定，瞤惕自止，发狂奔叫自息矣。又曰：主治头风疼痛。又曰：去壮热，治肠中幽幽作声。余谓蝉乃清虚之品，处极高之上，与肺相似，肺热移于大肠，肺热去而大肠之热自去，而声亦无矣。头疼目眩，风热上攻，故并治之。《卫生方》中有清膈散，治胃热吐食用蝉蜕[2]、蜂蜜。余谓呕哕吐食皆胃热也，故亦用蝉蜕、蜂蜜。古人有先得我心者，非余之杜撰也。

淡豆豉 味苦辛，形腐类肾，性寒泻肺。虽理瘴气，专治伤寒。佐葱白散寒热头疼，助栀子除烦躁懊憹，足疼酒浸速尝，痢疾薤白同煎，盗汗炒渍酒饮。按：豆豉之入肺，《内经》所云肺苦气上逆，急食苦以泄之之意也。毒丹臭雾，山岚瘴气，以及杂气流行，风寒暑湿，皆肺先受之。喘吸燥闷，亦肺气有余耳，何弗治之耶？

附：造豆豉法 黑豆水浸透，淘蒸，摊匀蒿覆，候生黄衣，取晒簸净，水拌得所，筑瓮中，桑叶厚盖，泥封，晒七日，取出再晒，即水拌入瓮如前法七次，再蒸收用。

石菖蒲九节者佳，米汁浸蒸 味辛微苦，性温。入心、肺、膀胱。主手足湿痹，可使屈伸，开心气洞达，能出声音，通九窍，明耳目，益智慧，除健忘，温心腹，坚齿牙，疗恶疮疥癣，驱上气咳逆。《本草》又言：常服成仙，此医家夸张之说，殆不可信。菖蒲补心丸：石菖蒲、茯苓、茯神、远志、酸枣仁、柏子仁、地骨皮、熟黄精、山药、枸杞子、预知子等份，人参、朱砂减半，为末，炼蜜丸，如芡实子大，每嚼一丸，人参汤下。治心气不足，精神恍惚，语言错妄，忪悸烦郁，健忘少睡，忧喜惨凄，夜多异梦，寐即惊魇[3]，或发狂眩暴，不知人等证。

甘菊花 味甘，性平，可升可降，阴中阳也。入肺、脾、肝、肾。以其味甘补阴血，故驱头风眩晕，清脑第一，收眼泪翳膜，明目无双，利一身血气，逐四肢游风。冬芽秋花，多得金水之化。冬春采根，夏秋采叶，疗肿垂死，取汁顿服立活。甘菊丸，治肾水枯竭，肺、肝侵伤，五脏俱损，瞳仁倒背者：甘菊花四两，枸杞子二两，五味子二两，肉苁蓉一两五钱，巴戟天一两五钱，为末，炼蜜丸服。余谓加车前子七钱五分更妙。

威灵仙忌茶 辛泄气，咸泄水，气温属木。其性善走，能宣疏五脏，通行十二经络。中风，痛风顽痹，癥瘕积聚，膈噎，灵仙一两，生姜一两，水煎去渣，入砂糖一两，再煎数沸，温服。痰水疟疾，黄疸浮肿，大小便秘，一切风湿痰气之证。性极快利，积疴不痊者服之有捷效。然疏泄真气，虚人慎用。按：顽痹由湿热流于肢节之间，肿属湿，疼属热，汗多属风，麻属气虚，木属湿痰死血。四[4]肢麻木亦是胃中有湿痰死血，以脾主四肢故也。痛风当分新久，新疼属寒，宜辛温；久疼属热，宜清凉。河间所云"暴病非热，久病非寒"是也。《威灵仙传》曰：一人手足不遂数十年，遇一人令服威灵仙而愈。

钩藤用有钩者，过煎无力　味甘苦，性微寒。入十二经。主肝风相火，疗瘈疭惊痫，胎风客忤，热壅痰喘，中风失音，煎汤频服。夜啼不眠，舒筋活血，头旋目眩。盖风静火自息矣。

荆芥穗　味辛，气散，浮而升，阳也。其味辛，散血中之风，故解肌表，消头目发痘疹，通血脉，疗疼痹诸疮，去皮毛诸风；其性升，故提血崩眩晕；其气散，故行五脏瘀血。华佗愈风散：荆芥穗醋炒燥为末，豆淋酒调服三钱，治产后血晕不省，并中风危笃，及妊娠腰疼，且能发表。《千金》曰：一以去风，一以消血结。后人加芎、归煎，并验。

薄荷苏出者佳　味辛微苦，升也，阳也。凉散透窍入肺、肝。清六阳会首，散一切毒风。其气辛香，通窍发汗，引诸药入荣卫，开风涎透利关节，下气消胀。薄荷煎汤调服蝉蜕末一钱，治小儿久疳，天柱骨倒。

辛夷花　辛温，入肺、胃。助胃中清阳上升通于头脑，主九窍风热之证。

柴胡南出者佳　味辛气温，升也，阳中之阴也。辛者，金之味，故平肝；温者，春之气，故就之以入胆。专主往来寒热，肌表潮热，肝胆火炎，胸胁疼结。又主升散火郁，伤寒邪热，温疟寒热，少阳头疼，肝风郁结。尤善理热入血室，月经不调。虽引清气上升，中气虚寒宜避。仲景有小柴胡汤、大柴胡汤、柴胡芒硝汤[5]，酌定前证，皆验。

川芎　味大辛，气温，升也，阳也。专入胆，并入心包、肝。气中血药也，助清阳而开诸郁，四物汤用以宣血气之滞耳。行气和血而通阴阳，散风寒头疼，破瘀血经闭，解气结逐腹疼，补肝虚胁风，排痈脓消肿。同艾叶服，验胎孕有无，合细辛煎，治金疮作疼。然升散太过，故风寒头疼极宜。若三阳火壅于上而头疼者，得升反甚。今人不明升降，一概用之，误矣！多服久服致暴亡，极言其辛散太甚也。

天麻煨熟，酒炒　味辛，气平。入肝。疗风热眩晕，治惊悸瘈疭，祛风湿痹[6]痹不仁，主瘫痪语言不遂。和血脉疏痰气，强筋骨利九窍。《内经》曰：诸风眩掉，皆属肝木是也。易老曰：头旋眼黑，非天麻不能定，是也。古方天麻丸：天麻、川芎等份为末，炼[7]蜜丸，茶酒任下。主消气散痰，清利头目，宽胸快膈，治心忪烦闷，头晕欲倒，项急肩背拘急，神昏多睡，支节烦疼，皮肤瘙痒，偏正头疼，鼻鼽[8]，面目浮肿并验。河间曰：中风非外来之风，良由将息失宜，心火暴甚，肾水衰败，不能制之，故猝倒无知也。莫如地黄饮子，补水火和脏腑，养气血通经络，其证自愈。熟地四钱，肉桂、附子、苁蓉、巴戟、山萸、茯苓、远志、石斛、石菖蒲、麦冬、五味[9]子一钱，薄荷七分，水煎服。亦可炼蜜丸服。此口噤身冷，四肢不收之良剂也。古人云：治风先活血，血活风自灭。非此之谓乎！

秦艽 味辛苦，散风胜湿，去肠胃之热，益肝胆之气，养血荣筋。主风寒湿痹，周身挛拘，虚劳骨蒸，和血便利，去下牙疼。《直指》秦艽扶羸汤，治肺痿骨蒸，劳嗽声嗄，体倦自汗。秦艽、鳖甲、当归、地骨皮钱半，柴胡二钱，半夏、紫菀、人参、甘草一钱，生姜一钱二分，枣二枚，水煎。此肺劳蒸嗽之剂也。

升麻 味苦辛，气味俱薄，浮而升，阳也。入肺、脾、胃、大肠。升清阳之气于浊阴之下，提胃气之下陷，举大肠之滑脱，散皮肤肌热斑疹，解腹内下痢后重。引石膏驱齿牙热肿，使葱白除阳明头疼。《内经》曰：地气上为云，天气下为雨。天地不交，则万物不通也。升麻葛根汤：升麻、葛根、白芍二钱，甘草一钱，葱白，水煎服。此钱仲阳治阳明伤寒，发热头疼无汗，升发表邪之剂也。

葛根 味甘寒，气轻浮而升，阳中微阴。以其凉散，故虽达诸阳而阳明为最；以其凉甘，故虽主发表而泻热独良。仲景有葛根汤。发痘疹解肌，祛酒毒热痢。仲景有葛根黄连黄芩汤。古谓散剂发汗，此类是也。

白芷 味辛，气温，味薄气浮，升也，阳也。以其温散祛毒，故逐阳明寒邪以止头疼，去肺经风热以发斑疹；以其辛香达表，故消痈疡排脓，止痒定疼，托肠痔久瘘，生肌长肉。炒黑提妇人漏下赤白，血闭阴肿。欲去面斑，仍须生用。为末，炼蜜丸弹子大，煎荆芥汤，点腊茶嚼下，治诸风头疼。

羌活 味微苦，气辛微温，气味俱轻，升也，阳也。以其温散定疼，虽入诸经而太阳为最。散肌表之邪热，利周身之疼痛，逐新久之风湿，排太阳之痛疽。气雄力健，大有拨乱反正之功，虚者禁用。羌活胜湿汤，治湿气在表，头腰疼且重者。羌活、独活钱半，藁本、川芎、蔓荆子、防风、甘草八分。寒湿加炮附子、防己六分，水煎温服。

独活 味苦，气香，性降微凉。入肾与膀胱。理下焦风湿，除两足疼痹。因风湿而头眩齿疼，亦以此降之。文彦博方：生地二两，独活二钱，治牙疼甚验。

细辛辽出者佳 味大辛，气温，气味俱厚，升也，阳也，有小毒。入肝、肾。散阴分寒邪，逐本经头疼，仲景有麻黄附子细辛汤。辛散利窍，除诸风湿痹，驱风泪眼疼，口臭牙疼煎含。多服大散真气。按：此物辛甚，故能大散阴分之寒邪。阴分且然，阳分可知，亦岂有辛甚而不入阳分者？但阳证忌热，当慎用耳。

蔓荆子 辛苦，入肝、胃。通利九窍，主头面风热之证。

防风 味甘辛，微温，气平，升也，阳也。虽脾、胃、膀胱经药，然随诸药各经皆至，为风药卒徒。发脾中伏火，于土中泻木。气味俱轻，故散风邪，治周身之疼痹。性能胜湿，故去湿热，除遍体之湿疮。虽云风药中润剂，亦能散上焦元气。泻黄散：防风一两，甘草五钱，栀子二钱五分，石膏、藿香二钱，为末，炒香，蜜酒调服三钱，发脾胃郁火，治口烂唇焦甚验。

【注释】

[1] 胬：原作"弩"，据文义改。

[2] 蝉蜕：《本草纲目》"蝉蜕"条引《卫生家宝》方，此下有滑石。

[3] 魇（yǎn 掩）：《说文》："梦惊也。"

[4] 四：原作"十"，据文义改。

[5] 柴胡芒硝汤：《伤寒论·辨太阳脉证并治》中作"柴胡加芒硝汤"。

[6] 癵（qún 群）：原作"瘑"，据文义改。《字汇》："癵，手足麻痹也。"

[7] 炼：原作"燥"，据文义改。

[8] 齆（wèng 瓮）：《字汇》："鼻塞曰齆。"

[9] 味：原作"桂"，据文义改。

【提要】 本节介绍散剂类中药的性味、功效、临床运用。

【精解】 散剂类药物包括白僵蚕、蝉蜕、淡豆豉、石菖蒲、甘菊花、威灵仙、钩藤、荆芥穗、薄荷、辛夷花、柴胡、川芎、天麻、秦艽、升麻、葛根、白芷、羌活、独活、细辛、蔓荆子、防风等。此类药物多以辛味药为主，缪希雍认为"惟辛可通四气"，说明辛味具有通散开泄、调畅气机的作用。辛性趋上，最符合头面部病变特点。比如升麻、葛根、石菖蒲、钩藤、川芎、天麻等引清阳上行头窍，亦可宣散祛风，主治头痛、眩晕、中风；薄荷、蝉蜕、甘菊花、柴胡等轻灵宣散，既可舒达肝气，又可通窍明目。此外，本类药物升散发越，又极具通达之力，比如白芷、羌活、独活等又可温燥化湿、健脾运脾。《素问》曰："肾苦燥，急食辛以润之。"辛散药辛散开泄，具有通阳化气之特性，故肾中津液布散，滋润肾阴，脏腑恢复正常功能。但需注意的是，本类药物易伤阴耗血，因此阴血亏虚者应慎用。

汗剂类

【原文】麻黄 味辛，气温，气味俱薄，轻清而浮，升也，阳也。入心与大肠、膀胱，实肺家专药。发汗解表，治冬月正伤寒里胜，泻卫实去荣寒，利血脉通九窍，开毛孔除身热头疼，疗咳逆气喘。春夏温病最忌，秋燥疟疾切减。或醋泡，或蜜炙，陈久者良。根止汗固虚。按：麻黄专主冬月伤寒，发汗解表，春、夏、秋不可妄用。即伤寒六脉不浮紧者，亦不可轻投。盖汗乃心之液，若不可汗而汗，与可汗而过汗，则心血为之动矣。或至亡阳，或至口、鼻、目出血，而成大患。丹溪以麻黄、人参同用，亦攻补兼施法也，当局者宜悟。仲景有麻黄汤，又麻黄升麻汤。

紫苏叶 味辛入气分，色紫入血分。以其辛香气烈，故发汗解肌，祛风寒甚捷。开胃益脾，疗胀满亦佳。和血下气，宽中消痰，止疼安胎，去风定喘，利肠宜加，口臭能辟。严氏紫苏饮子，治子悬。紫苏叶钱半，大腹皮三钱，当归、川芎、白芍、陈皮、人参、甘草一钱，青葱五叶，水煎服。子降滞气，消痰喘润大便。梗性缓而和，顺气安胎，虚人最宜。《局方》有苏子降气汤，气降则痰行。苏子、前胡、橘红、半夏、厚朴二钱，当归、甘草一钱，沉香五分。虚极加五味。

苍耳子 去刺，酒蒸 味甘苦，气温，善发汗散风湿，通脑顶行足膝，达皮毛。治头疼目暗，鼻渊肢挛，乳痈瘰疬瘙痒之证。苍耳散，治鼻渊。苍耳子二钱，薄荷四钱，辛夷四钱，白芷八钱，为末，任调下。《内经》云：中气不足，九窍为之不利。治以补中为主，专用行散药，恐不可救。《斗门方》云：一妇人血风攻脑，头旋闷绝倒地，不省人事，用喝起草为末，温酒调服钱许，其功甚捷。此物善通顶门连脑，盖即苍耳也。

水萍 紫背者佳，青色者不堪用 辛散轻浮，入肺达皮毛，通脉利窍。其发汗甚于麻黄，止消渴，捣汁服。浴瘙痒，煮汁。又能下水气利小便，治一切风湿瘫痪。为末，炼蜜丸，酒服，治三十六种风。高供俸采萍歌云：不在山不在岸，采我之时七月半，选甚瘫风与缓风，些小微风都不算，豆淋酒下三五丸，铁扑头儿也出汗。

【提要】本节介绍汗剂类中药的性味、功效、临床运用。

【精解】汗类药物包括麻黄、紫苏叶、苍耳子、水萍等。本类药物性味多属辛温，辛以发散汗出，温可祛寒，故以发散肌表风寒邪气为主要作用。主治风寒表证，症见恶寒发热、无汗或汗出不畅、头身疼痛、鼻塞流涕、口不渴、舌苔薄白脉浮紧等。部分汗类药兼有祛风止痒、止痛、止咳平喘、利水消肿等功效，又可用于风疹瘙痒、咳喘以及水肿、疮疡初起等兼有风寒表证者。

汗类药物用量不宜过大，以免发汗太过，耗伤阳气，损及津液，造成"亡阳""伤阴"之弊。汗为津液，血汗同源，故表虚自汗、阴虚盗汗以及疮疡日久、淋证、失血患者，虽有表证，也应慎用。同时使用汗类药物还应注意因时因地而异，如春夏腠理疏松，容易出汗，用量宜轻；冬季腠理致密，不易出汗，用量宜重。北方严寒地区用药宜重；南方炎热地区用药宜轻。且汗类药物多为辛散轻扬之品，入汤剂不宜久煎，以免有效成分挥发而降低药效。

下剂类

【原文】**大黄** 川产者良 味辛，气大寒，气味俱厚，阴中之阴，降也。推陈致新，走而不守，酒浸上下通行，清脏腑蓄热，夺土郁壅滞，逐坚癥，涤痰食，导瘀血，疗吐衄，仲景有大黄黄连泻心汤。通月闭，消痈肿。因其峻烈威风，号为将军，故积聚能荡之顷刻。水渍便饮生，泻心下痞气；仲景泻心汤类。入汤煎服，熟除肠胃热瘀。仲景承气汤类。气虚同人参名黄龙汤，承气汤加人参，减大黄之半。蓄血同四物名玉烛散。四物汤合调胃承气汤。佐甘草、桔梗可缓其行，佐枳、朴、芒硝益助其锐，多寡量人虚实，误用与鸩为类。按：阳药用气，阴药用味。大黄味厚，属阴中之阴，水渍生用，为心下痞，恐味厚伤中气也。煎熟无力之说，《缵论》错悟，一唱百和之失，谁其辨之。或问心气不足而吐衄，何不补心而反泻心？丹溪曰：少阴不足，亢阳无辅，致阴血妄行，故以大黄泻其亢甚之火。又心本不足，肺、肝各受火邪而病作，故以黄芩救肺，黄连救肝。肺者阴之主，肝者心之母，血之舍也，肺、肝火退，则血归经而自安矣。李士材所谓，浊阴不降，则清阳不升，瘀血不去，则新血不生是也。古人精义入神，岂后人所能及乎？《本草汇》曰：治实火之血，顺气为先，气降血自归经；治虚火之血，养正为先，气壮自能摄血，此虚实所由分，而治法之不同也，临证者宜详之。《千金方》治妇人嫁痛，即阴户肿痛也。大黄一两，酒三盏，煎二三沸，顿服。

芒硝 味辛苦咸，气大寒，降也，阴中之阴也。有毒。性峻速，柔金化石。咸能软坚，推逐陈积，去脏腑壅滞，破瘀血癥瘕。治伤寒温病，疟疾胀闭，热积谵妄。凡属各经实邪，悉可泻除。《内经》曰：热淫于内，治以咸寒，芒硝是也。佐之以苦，大黄是也。二味合枳实、厚朴，即大承气汤。合甘草即调胃承气汤。孕妇忌之。然有故无殒，亦无殒也。

巴豆 不去心作呕，不去膜伤胃，烧存性，去油为霜。中其毒者，以大黄、黄连，或黑豆、甘草，或凉水解之，皆其所畏者也 味辛热，有大毒，可升可降，能行能止。生猛熟缓，峻用大可去病，缓用亦可和中，通经坠胎，主开窍宣滞，去脏腑陈寒，为斩关夺门之将，破痰食癥癖，血瘕聚积，生冷硬物，治癫痫泻痢，口㖞眼斜，耳聋喉痹。但属峻剂，不可轻投。

按：大黄、巴豆同为峻下之剂，但大黄性寒，腑病多热者宜之；巴豆性热，脏病多寒者宜之。故仲景治伤寒传里用大黄，东垣治五积属脏用巴豆，各有所宜也。

甘遂 反甘草，面裹煨 味苦，气寒，有小毒。泻肾及隧道水湿，直达水气所结之处，以攻决为用，为下水之圣药。主十二经水。凡大腹水肿，邪热结胸，留饮宿食，痰迷癫痫之证。仲景大陷胸汤治之。孕妇切忌。丹溪曰：治水肿健脾为主，脾实气运则水自行，以四君子汤视所挟证加减之，不可徒恃利水药。仲景方治妇女血结，小腹满如敦状，小便微难不渴，此为水与血俱结在血室也。甘遂一两，阿胶一两，大黄二两，水碗半，煮半碗，顿服，其血当下。

紫大戟 反甘草，杭产，面裹煨　味苦，性寒，有小毒。入十二经。主水肿蛊毒，癥结腹满腹疼，利小便，通月经。苗名泽漆，退皮肤邪热，却面目浮肿，大腹水气立遣。孕妇并忌。

芫花 反甘草，醋煮　味苦辛，气温，有小毒。去水饮痰癖，散皮肤五脏水肿，消胸膈痰沫善唾，咳逆上气能除，咽肿短气可驱。仲景十枣汤：芫花、大戟、甘遂等份为末，十枣汤调服一钱。经云：洁净府，去陈莝是也。

葶苈子 糯米沿炒，再酒浸　味辛，气大寒。属火性急，大能下气，行膀胱水，肿中有水气奔急者，非此不除。所谓大黄泻血分，葶苈泻气分是也。仲景葶苈大枣泻肺汤治肺气喘急不得卧。葶苈为末，用大枣十枚煎汤调服一钱，辅以大枣补土，所以制水，与十枣汤义同。

牵牛子 白属金，黑属水，炒取头末　味辛，性寒，有小毒。达右肾走精隧，入肺与大小肠。主下气通二便，祛壅滞气急，退水肿，消风毒，疗膀胱疼痛，有孕妇忌，杀寸白虫。肉汤调末二钱。按：牵牛自宋以后，刘河间、张子和始倡为通利下药，汉以前未入《本草》，此仲景所以无用法也。如顺气丸治一切积气宿食不消，黑牵牛头末四两，萝卜剜空，安末于内，盖定蒸熟，入白蔻末二钱，捣丸，白汤送下钱许。古方牛郎散：牵牛末一两，槟榔末五钱，紫苏叶汤调服二钱，治气筑奔冲，疼不可忍，并能追虫取积。炼蜜丸，陈皮、生姜汤送下，治五积神效，再辅以补脾之剂。时珍曰：予甥素多酒色，二便不通，胀疼呻吟七昼夜，通利之不效。予思此湿热之邪在精道，壅隧路病在二阴之间，前阻小便，后阻大便，不在膀胱、大肠经也。用川楝子、大茴香、穿山甲一线，牵牛子二钱，水煎，一般减，三服平。亦可丸服。

【提要】本节介绍下剂类中药的性味、功效、临床运用。

【精解】大黄、芒硝二药皆为苦寒，同走手足阳明二经，同气相求，相须为用。大黄偏于荡涤肠胃，芒硝偏于软化燥结。

大黄气味苦寒，沉降下行，既入气分又入血分。入气分，其苦以通泻、清泻、降泻、燥湿，寒以清热、泻火、解毒。善攻肠胃实热积滞，为苦寒攻下要药，而治热结便秘；又清热泻火解毒而治热毒疮疡、肠痈、汤火烧伤等；且苦寒既可降泻上炎之火，釜底抽薪，导热下行而治头痛目赤，咽喉肿痛；又可降上逆之胃气，而治胃热呕吐。还可清热燥湿，利胆退黄治湿热黄疸，热淋。入血分，则直清血热，凉血则可止血，又可活血，血热妄行之吐衄，用之可止血；血瘀经闭，产后腹痛，瘀血着脐，跌打损伤瘀血作痛，用之可活血。

芒硝苦、咸，寒。咸以软坚，苦以通泄，寒以清热，故有软坚泻下、清热泻火之功。以咸为主，咸能软坚散结，除软化燥结而泻下之外，且又可外敷儿童腹部治食积；外敷腹部（压痛点）治肠痈；外敷乳房可回乳，或治乳肿痛；口服治胆囊炎、胆结石、尿路结石等。

芫花、大戟与甘遂三药均辛行苦燥，有毒，皆归经于大肠、肺与肾，均为峻下逐水药，皆为毒品，其药性峻猛，宜用治于水饮壅滞之重证、实证。三药功效之别在于：芫花又具祛痰止咳之功效，可用治于胸胁停饮所致的痰饮喘咳。大戟取泻水逐饮之力，可用治于痰湿水饮停滞胸膈而致胁肋隐痛、痰唾黏稠者；又能消肿散结，以外用为主，用治热毒壅滞之痈肿疮毒及痰火凝结的瘰疬、痰核；甘遂苦寒峻下，能荡涤痰涎，故可用治痰热上扰、蒙蔽清窍而致癫痫发狂者；还可清热解毒，消肿散结，用治湿热壅滞、痈肿疮毒。

葶苈子、牵牛子、巴豆，三者逐水之力虽较甘遂、大戟、芫花稍缓、但仍为峻下之品，以水饮停蓄正气未衰者为宜。不同之处在于：葶苈子归肺、膀胱经，味辛、苦，性大寒，善于泻肺平喘、利水消肿，可应用于痰涎壅盛、喘息不能够平卧者；另外葶苈子可以泄肺气之壅闭而通调水道、利水消肿，因此可用于治疗水肿、悬饮、胸腹积水、小便不利。牵牛子归肺、肾、大肠经，味苦、性寒，有毒，善泻水通便、消痰涤饮，用治于水肿胀满、二便不通、痰饮积聚、气逆喘咳；此外，其具有杀虫攻积功效，对虫积腹痛、蛔虫、绦虫病等多种肠道虫积均有效。巴豆性热，味辛，功能破积、逐水、涌吐痰涎，有助于治寒结便秘、腹水肿胀、寒邪食积所致的胸腹胀满急痛、大便不通、泄泻痢疾、水肿腹大、痰饮喘满、喉风喉痹，外用治疗痈疽、恶疮疥癣。

攻剂类

【原文】**穿山甲**土炒或油煎，色宜黄　味甘咸，微[1]寒，有小毒。入肝、胃。以其穴山寓水，故能出入阴阳，贯穿经络，直达荣卫至于病所，以破邪结。治风湿冷痹，通经下乳，消痈排脓，和伤发痘[2]，克血积，攻痰癖，疮家、疟家须为上剂。又治痔漏蚁瘘，山甲烧存性，敷之立愈。去皮风。复元和血汤治跌坠损伤，停滞瘀血痛疼，至不敢喘咳唾者。穿山甲、当归、桃仁、红花、茜根、天花粉、香附、甘草一钱，柴胡二钱，川大黄三钱，酒煎，连进效。

鳖甲忌马齿苋，酥炙，醋炙　味咸，性属金与土。色青入肝，并入肺、脾。主骨蒸劳嗽，化积聚癥瘕，除息肉阴蚀，痔疽血瘕，且愈肠痈消肿。并治温疟寒热，及妇人五色漏下，催生坠胎。时珍曰：介虫阴类，故皆补阴。

谦甫鳖甲秦艽散：鳖甲、归身、柴胡、地骨皮二钱，牡丹皮、知母、秦艽、元参、青蒿一钱，乌梅一枚。汗多加黄芪。此劳嗽骨蒸，退热敛汗之剂也。

干漆 炒令烟尽 味辛咸，气温。入胃、大小肠。追积杀三虫，补中安五脏。疗男子风寒湿痹，时作痒痛；治妇人癥瘕坚结，和脉通经。痞积腰疼可驱，血风心疼能除。丹溪曰：漆性急而飞补，用之中节，瘀去新生，人所不知也。指南万应丸，治月经瘀闭，绕脐疝气疼彻，及产后血气不调，痞积癥瘕。干漆炒透、牛膝酒浸等份，为末，生地黄取汁熬膏，入药和丸如桐子大。初服三丸，渐加五、七、九丸，温酒或米饮下。

京三棱 味苦辛。入脾、肺。主行气行血，多年癥癖如石能化为水，为血中气药。盖气随血行，气聚则不流，故生癥癖之患，非此不能治也。然有斩关之势，欲先入血醋炒，欲先入气火炮，与莪术同，虚人并忌之。

莪术 味苦辛，性温。开胃进食，疗心腹疼，行瘀血，破积聚，利月水，除奔豚，定霍乱，下小儿食积。性亦猛厉，大能开气，不能益气耳。古方三棱莪术散，治浑身燎泡如棠梨状，每个出水，有石如片，如指甲盖大，其泡复生，抽尽肌肉，即不可治。三棱醋炒，莪术醋炒，等份为末，每服一两，日三夜一，温酒调，连进以愈为度。一方加穿山甲减半。

青礞石 硝石、礞石等份，打碎拌匀，煅至硝尽，礞色如金为度 味甘咸，有小毒。体重沉坠，色青入肝，并入肺、大肠、胃。主荡涤宿食，消磨陈积，平肝下气，为治惊利痰之圣药。王隐君[3]滚痰丸，千古良方也。砀邑监生刘效郭，年近六旬，因惊气裹痰，致怪病百出，百药不效，七年不能起于床，自分必死。丁亥秋，余诊之脉沉滑，枯瘦而声宏，令服滚痰丸钱半，竹沥入姜汁送下，大便下恶物倾盆，两服而足能行，病如扫，快哉！

按：攻积诸药，如莱菔子、麦芽攻面积；六神曲、谷芽攻米积；山楂、阿魏攻肉积；陈皮、苏叶攻鱼蟹积；枳椇子攻酒积；当门子攻酒果积；甘遂、大戟攻水积；雄黄、腻粉攻涎积；礞石、蛤粉攻痰积；木香、槟榔、枳壳攻气积；肉桂、干漆、桃仁攻血积；三棱、莪术、穿山甲、鸡内金攻癥瘕；巴豆攻冷积；大黄、芒硝攻热积。认证施药，各从其类也。

又按：《内经》云：诸疼为实[4]。此实字要参酌，不必虚实之"实"为实也。凡有痰水、寒热、酒食、气血之实邪，皆可言实。《内经》又曰：疼随利减[5]。则涤痰逐水，泻热祛寒，解酒消食，破气攻血，皆可言利。邪气去，正气复，何虚之有？若真虚疼而无实邪，独参汤可矣。有寒加附子，有热加黄连，大便不通加酒炒大黄。总当斟酌轻重，随证攻补，自得之矣。

【注释】

[1] 微：原作"薇"，据文义改。

〔2〕痘：原作"豆"，据文义改。

〔3〕君：原作"若"，据《本草纲目》礞石条引文改。

〔4〕诸疼为实：非《内经》语，文见《类经·疾病类·诸卒痛》张景岳按语云："观王荆公解痛利二字曰：治法云：诸痛为实，痛随利减。"

〔5〕随利减：非《内经》语。见前"诸疼为实"注。

【提要】本节介绍攻剂类中药的性味、功效、临床运用。

【精解】攻剂类药物包括穿山甲、鳖甲、干漆、京三棱、莪术、青礞石等。本类药物味多辛苦，均归肝经血分。药性峻猛，走而不守，能破血逐瘀、消癥散积，主治瘀血日久造成的癥瘕积聚。亦可用于血瘀经闭、瘀肿疼痛、偏瘫等病。应用本类药物时，常配伍行气药以加强破血消癥之效，或配伍攻下药以增强其攻逐瘀血之力。本类药物药性峻猛，易耗气动血、伤阴，所以凡出血证、阴血亏虚、气虚体弱者及孕妇，当忌用或慎用。

吐剂类

【原文】**瓜蒂** 味苦，有毒。入口即吐，实热痰涎多用之。《类编》曰：一女子病齁喘不止，遇一人令取瓜蒂七枚为末，调服其汁，吐痰如胶之黏，三进而病如扫。仲景有瓜蒂散。子和用瓜蒂、藜芦、防风等份为末，名三圣散，莝荠汁调末一钱，吐风痰。

白矾 味酸咸寒，性涩而收。燥湿追涎，化痰坠浊，解毒生津，止血定疼，通大小便。主痔疾，生好肉蚀恶肉，除痼热在骨髓。时珍曰：能吐风热痰涎，取其酸苦涌泻也。白矾、茶芽为末，冷水调服，吐一切毒。古方白矾滑石汤，治热毒怪证，目赤鼻胀大喘，浑身生斑，毛发如铁，此热毒气结于中下焦也。白矾二两，滑石二两，水三碗，煎减半，不住饮之，饮尽再作。鹤顶丹，治结胸胸痹，痰火声嘶。白矾三钱，银朱[1]一钱五分，同研，入瓦盏，置炭火上熔化，去火，候干为末。每服一钱五分，姜茶煎汤调下。听其心上隐隐微声，结者自散。白矾化痰解毒，银朱破积消滞也。铁化汤，洗一切眼疾，痘后翳膜侵睛，赤烂云点尤妙。生白矾、枯白矾、胆矾、青盐、五味子二钱，川椒五分，乌梅二枚，杏仁七粒，新针七个，无根水泡七昼夜，针亦化为水矣。一日三洗效。

牙皂 味辛咸，性温，有小毒。入肝、肾。主风痹死肌，头风目泪，通关窍，理痛疽。妇人吹乳及乳痛，牙皂烧灰同蛤粉研末，调服二钱。消胀满化水谷，除咳嗽疗骨蒸，搐鼻喷嚏立至，敷肿疼痛即除。和白矾可吐风痰，拌蜜煎名为导箭。刺主厉风，鼻梁崩倒，眉发自脱。又主痛疽未溃者能发空窍，已溃者引药排脓，直透达脓处成功。诸般恶疮咸不可缺。《千金方》治二便关格，皂荚烧末，米饮调服三钱立通。《宣明》酒打面糊，丸如桐子大，温酒下二钱。又方铁角散，治痰喘咳逆，及哮吼神验。长皂角三条，一条入半夏十粒，一条入杏仁十粒，一条入巴豆十粒，用蜜炙入半夏条，姜汁炙入杏仁条，麻油炙入巴豆条，俱黄色为度，去皮子研为末，每服二三分，安手心以姜汁调之，舌餂[2]咽下。

常山 味辛苦，微寒，有小毒。能引吐行水，祛老痰积饮。痰有六：风痰、寒痰、湿痰、热痰、气痰、食痰。饮有五：流于肺为支饮，于肝为悬饮，于心为伏饮，于经络为溢饮，于肠胃为痰饮。常山力能吐之下之。同甘草用则吐，同大黄用则下，多用生用亦必吐。若酒浸炒透，但用钱许能起沉疴，每见奇功，未见其或吐也，勿泥雷公久病忌服之说。讱庵曰：常山吐疟痰，藜芦吐风痰，瓜蒂吐热痰，附子尖吐湿痰、寒痰，莱菔子吐气痰、食痰。若体虚人涌吐痰涎，惟人参芦为最。

藜芦 反细辛、芍药、诸参。取根去头 味辛苦，性寒，有大毒。入口即吐，善通顶，令人嚏，风痫证多用之。藜芦一钱，郁金五分，为末，温浆水和服探吐。通顶散治诸风头痛。藜芦一钱，黄连一分，为末，搐鼻。子和曰：一妇病痫数年，采食百草，状若葱苗，误蒸食之，觉不安，吐胶涎数日，昏困汗出后，轻健如常，以所食访人，即藜芦也。

人参芦 味苦，气轻。以逆流水煎服五钱，或入竹沥。涌出痰涎，虚人无损。《千金方》烧盐熟汤调服，以指探吐，凡病皆宜，亦无损也。

按：《内经》云：其高者，因而越之，在上者涌之，木郁夺之。越以瓜蒂、豆豉之苦，涌以赤小豆之酸，夺去上焦有形之物，而木得舒畅，则是天地交而万物通也。丹溪曰：吐中就有发散之义，以吐发汗，人所不知也。讱庵曰：汗、吐、下、和，治疗之四法。仲景瓜蒂散、栀豉汤并是吐法。子和治病用吐尤多。丹溪治许白云大吐二十余日，小便不通，亦用吐法。甚至四君、四物以引吐。成法具在，今人惟知以和为上，汗下次之，而吐法绝置不用，遇邪在上焦当吐不吐，致结塞而成坏病，背弃古法，枉人性命，可痛也夫！

【注释】

［1］朱：原作"珍"，据扫本、德本改。

［2］餂（tiǎn 舔）：取也。《孟子·尽心章句下》："是以言餂之也。"

【提要】本节介绍吐剂类中药的性味、功效、临床运用。

【精解】吐剂类药物包括瓜蒂、白矾、牙皂、常山、藜芦、人参芦等。本类药物味多酸苦辛，归胃经，具有涌吐毒物、宿食、痰涎的作用。适用于误食毒物停留胃中，未被吸收；或宿食停滞不化，尚未入肠，胃脘胀痛；或痰涎壅盛，阻于胸膈或咽喉，呼吸急促；或痰浊上涌，蒙蔽清窍，癫病发狂等。吐剂类药物的运用，属于"八法"中的吐法，旨在因势利导，驱邪外出，以达到治疗疾病的目的。

涌吐药作用强烈，且多具毒性，易伤胃损正，故仅适用于形证俱实者。为了确保临床用药的安全、有效，宜采用"小量渐增"之法，切忌骤用大量；同时要注意"中病即止"，只可暂投，不可连服或久服，谨防中毒或涌吐太过，导致不良反应。若用药后不吐或未达到必要的呕吐程度，可饮热开水以助药力，或用翎毛探喉以助涌吐。若药后呕吐不止，应立即停药，并积极采取措施，及时抢救。吐后应适当休息，不宜马上进食。待胃肠功能恢复后，再进流质或易消化的食物，以养胃气，忌食油腻辛辣及不易消化之物。凡年老体弱、小儿、妇女胎前产后以及素体失血、头晕、心悸、劳嗽喘咳者，均当忌用。因本类药物作用峻猛，药后患者反应强烈而痛苦不堪，故现代临床已少用。药理研究表明，本类药物具有催吐的作用，主要是刺激胃黏膜的感受器，反射性地引起呕吐中枢兴奋所致。

跋

【原文】世尝谓伤寒家，如戴复庵偏于温补，刘河间偏于寒泻，是殆循迹以求，而未深尝其味者。盖复庵以伤寒汗下失宜，寒凉太过，始为热中，未传寒中，诚得治伤寒坏病之要诀，而非偏于温补也。河间以伤寒为杂病，温病为大病，特制双解、凉膈、三黄石膏表里两解，诚得治温病郁热之要诀，而非偏于寒泻也。各擅其胜，易地则皆然矣。不得要领，而动相非议，又何怪人异其旨，家异其学耶！余才浅学疏，未入阃奥[1]，惟是博考先哲议论，零星辐辏[2]，详辨温病脉证与伤寒大异，病分常气杂气，治分气分血分，与夫阴阳寒热，表里虚实，条分缕晰，而理归一贯，其论证处方，于先哲之隐深者明显之，诘屈[3]者流利之，以就浅近非，故点金成铁也。将使因证检书，而求治方者，寒温补泻各适其宜，不至多歧而惑，则幸甚。

戊子春栗山璿书

【注释】

［1］阃（kǔn 捆）奥：比喻学问或事理的精微深奥所在。

［2］辐辏：形容人或物聚集像车辐集中于车毂一样。

［3］诘屈：曲折。引申为不顺畅。

【提要】本节论述作者编写本书的目的。

【精解】杨氏在本节表明了编写本书的目的。伤寒温病各有不同，治法方药也大异，但辨证论治理论则归一贯。文中提到伤寒、温病治分气分、血分，这里需明确无论伤寒温病在病变过程中皆可出现气血分。本书论述伤寒、温病之异，明确其治法之别，为学习者解惑。

方名索引

（按笔画排序）

方名索引

397

「伤寒瘟疫条辨」临证精解